JN335016

ENT [耳鼻咽喉科] 臨床フロンティア

Clinical Series of
the Ear, Nose
and Throat

Frontier

子どもを診る
高齢者を診る
耳鼻咽喉科外来診療マニュアル

専門編集　山岨達也　東京大学

編集委員　小林俊光　仙塩利府病院耳科手術センター
　　　　　髙橋晴雄　長崎大学
　　　　　浦野正美　浦野耳鼻咽喉科医院

中山書店

【読者の方々へ】

本書に記載されている診断法・治療法については，出版時の最新の情報に基づいて正確を期するよう最善の努力が払われていますが，医学・医療の進歩からみて，その内容がすべて正確かつ完全であることを保証するものではありません．したがって読者ご自身の診療にそれらを応用される場合には，医薬品添付文書や機器の説明書など，常に最新の情報に当たり，十分な注意を払われることを要望いたします．

中山書店

シリーズ刊行にあたって

　この《ENT 臨床フロンティア》は，耳鼻咽喉科の日常診療に直結するテーマに絞った全10巻のユニークなシリーズです．従来の体系化された教科書よりも実践的で，多忙な臨床医でも読みやすく，日常診療の中で本当に必要と考えられる項目のみを，わかりやすく解説するという方針で編集しました．

　各巻の内容を選択するにあたっては，実地医家の先生方からの意見や要望を参考にさせていただき，現場のニーズを反映し，それにきめ細かく応える内容を目指しました．その結果，もっとも関心が高かった「検査」，「処置・小手術」，「急性難聴」，「めまい」，「薬物療法」，「口腔・咽頭・歯牙疾患」，「風邪」，「のどの異常」，「子どもと高齢者」，「がんを見逃さない」の10テーマを選びました．

　内容は臨床に直ぐに役立つような実践的なものとし，大病院のようなフル装備の診断機器を使わなくてもできる診断法，高価な機器を必要としない処置，小手術などに重点をおきました．また最新の診療技術や最近の疾患研究などの話題もコラムやトピックスの形で盛り込みました．記載にあたっては視覚的に理解しやすいように，写真，図表，フローチャートを多用するとともに，病診連携も視野に入れ，適宜，インフォームドコンセントや患者説明の際に役立つツールを加えました．

　各巻の編成にあたっては，テーマごとにそれぞれのスペシャリストの先生方に専門的な編集をお願いし，企画案の検討を重ね，ようやくここに《ENT 臨床フロンティア》として刊行開始の運びとなりました．また，ご執筆をお願いした先生方も，なるべく「実戦重視」の方針を叶えていただくべく，第一線でご活躍の方々を中心に選定させていただきました．

　このシリーズは，耳鼻咽喉科診療の第一線で直ぐに役立つことを最大のポイントとするものですが，実地医家や勤務医のみならず，耳鼻咽喉科専門医を目指す研修医の先生方にも広く活用していただけるものと大いに期待しております．

2012 年 5 月吉日

小林俊光，髙橋晴雄，浦野正美

序

　本邦では少子高齢化が進み，2005年に出生数が110万人を切って以降，出生数は110万人を切り続けている．平成23年時の統計では，年少人口（0〜14歳）は1,670万5千人（13.1％）で前年に比べ13万4千人の減少，生産年齢人口（15〜64歳）は8,134万2千人（63.6％）で39万3千人の減少となったのに対し，老年人口（65歳以上）は2,975万2千人（23.3％）で26万8千人の増加となり，うち75歳以上人口は1,470万8千人（11.5％）で51万4千人の増加となっている．このような背景から，耳鼻咽喉科医が高齢者を診る機会はますます増加し，高齢者特有の疾患や予防・介入に関する知識が求められるようになってきている．本書では高齢者診療のコツと注意点（薬物投与等），在宅医療，高齢者によく見られる感覚障害，音声・嚥下障害などについて取り上げた．

　小児については，急性・滲出性中耳炎，副鼻腔炎，アレルギー性鼻炎，アデノイド増殖症，扁桃炎・肥大，気道異物など，診察の機会が多く十分な臨床経験が得られる疾患についてはエビデンスに基づく治療として，診療ガイドライン等を中心に解説した．また小児診療においてとくに大きく変わったものは難聴児に対する対応であり，重点的に取り上げた．

　乳幼児の難聴は他覚的聴力検査の登場以前には的確な診断そのものが困難であったが，他覚的聴力検査の導入以降も耳鼻咽喉科医の関与は難聴の有無・鑑別診断・重症度診断に留まりがちで，診断後の対応，すなわち補聴器装用から療育については聴覚特別支援学校（聾学校）や難聴幼児通園施設に依存する傾向にある．この結果，難聴児が診断後どのような療育を受け，どのような経過をたどるかの情報を得る機会は限られ，難聴児をめぐる社会的諸問題はもとより医学的問題について深く経験することも困難な現状にある．小児高度難聴児に対する医療は人工内耳登場により劇的に変化し，適切な対応をすれば聴覚を十分に活用したコミュニケーション能力を獲得することが可能となっている．とくに早期装用の効果は広く認識され，日本耳鼻咽喉科学会福祉医療委員会は2014年に人工内耳適応基準を改定し，適応年齢を原則1歳以上（体重8kg以上）と引き下げた．また両耳装用についても明確な態度を示してこなかったが，今回の改定では，「音声を用いてさまざまな学習を行う小児に対する補聴の基本は両耳聴であり，両耳聴の実現のために人工内耳の両耳装用が有用な場合にはこれを否定しない」という文言も追加された．

　このような背景から耳鼻咽喉科医が小児難聴により積極的に参加する事が求められており，小児難聴や人工内耳に関する理解を深めるため，先天性難聴を来たす重要な疾患，一側聾の取り扱い，重複障害の影響，人工内耳の適応評価と成績など，難聴に関する多くの項目を取り入れることにした．

本書では，診断から治療に至る考え方につきフローチャートでまとめ，診療の流れにより反映しやすいように工夫を加えた．豊富な臨床経験に基づき，実臨床に役立つ実践的な内容の御執筆を頂いた各専門領域の著者の先生方にこの場を借りて厚く御礼申し上げたい．本書が小児および高齢者の耳鼻咽喉科診療において役立つことを祈っている．

2014年3月

東京大学耳鼻咽喉科学教室
山岨達也

ENT 臨床フロンティア
子どもを診る 高齢者を診る──耳鼻咽喉科外来診療マニュアル
目次

第1章 小児に特有な耳鼻咽喉科疾患の診療

小児の診療の進め方

小児の診察のコツと注意点 ……………………………………… 工藤典代　2
　小児の耳鼻咽喉科診療の手順　2／小児耳鼻咽喉科診療における注意点　5

小児の治療上の注意点 …………………………………………… 坂田英明　7
　喘鳴（吸気性）への対応　7／鼻・咽頭疾患の予後と対応　9／滲出性中耳炎の治療　9／めまい症例の特徴とカクテル療法　10

　Column　学校健診 ……………………………………………… 大滝　一　13

外耳

小耳症・耳介奇形──手術と保存的治療 ……… 成島三長, 飯田拓也, 光嶋　勲　16
　正常な耳の解剖　16／先天奇形の種類・分類　16／埋没耳　17／副耳　19／スタール耳　20／耳垂裂　22／扁平耳　23／小耳症　23

先天性耳瘻孔 …………………………………………… 三塚沙希, 守本倫子　27
　先天性耳瘻孔とは　27／病因・病態　27／症状　27／治療　27／鑑別疾患　30

外耳道狭窄・閉鎖 ……………………………………………… 坂本幸士　32
　先天性外耳道狭窄症　32／先天性外耳道閉鎖症　36

中耳

急性中耳炎 ……………………………………………………… 上出洋介　40
　急性中耳炎について　40／診断の手順　41／治療のアルゴリズム　44

滲出性中耳炎 …………………………………………………… 飯野ゆき子　48
　滲出性中耳炎の自然治癒　48／滲出性中耳炎の診断手順　49／滲出性中耳炎の急性期, 亜急性期の治療　50／滲出性中耳炎の治療アルゴリズム　50／保存的治療　50／手術的治療　51

先天性真珠腫 …………………………………………………… 土井勝美　54
　定義　54／症状　55／発症機序と組織型　55／病期分類　56／治療と予後　58

耳小骨奇形 ……………………………………………… 欠畑誠治, 古川孝俊　60
　耳小骨の発生　60／耳小骨奇形の分類　60／耳小骨奇形の診断法　62／手術時期　63／手術上の注意点　64

小児の顔面神経麻痺 ･･･ 馬場信太郎，近藤健二　66
小児における顔面神経麻痺の分類　66／麻痺の評価と検査　67／電気生理学的検査と予後について　68／ステロイド，抗ウイルス薬使用の是非について　68／ハント症候群のは発症予防は可能か─ワクチン接種について　69

内耳・その他

一側聾 ･･･ 伊藤　健　72
一側聾について　72／症候・症状　72／病因・鑑別診断　72／治療　74／予防　74／聴覚障害に対する対応　74

Topics　先天性蝸牛神経低形成・無形成症 ････････････････････ 伊藤　健　76

先天性高度感音難聴─遺伝性難聴 ･････････････････ 工　穣，宇佐美真一　78
先天性難聴児の診断フローチャート　78／遺伝子検査とカウンセリング　81／日本人難聴患者に高頻度に見いだされる難聴遺伝子　82

先天性高度感音難聴─胎生期感染症 ･･････････････････････････ 浅沼　聡　87
先天性サイトメガロウイルス感染症　87／先天性風疹症候群（CRS）　90

先天性高度感音難聴─内耳奇形 ･････････････････････ 岸本逸平，内藤　泰　95
内耳奇形とは　95／診断　95／治療　101

重複障害 ･･･ 内山　勉　105
先天性難聴児の早期発見・早期療育効果　105／先天性難聴と他障害の合併　105／難聴と知的障害の合併　107／難聴と脳性麻痺・運動機能障害との合併　110／難聴と視覚障害の合併　111／難聴と重度知的障害と重度運動障害の合併　111／難聴と軽度発達障害の合併　112

補聴器装用のコツ ･･･ 福島邦博　114
小児における補聴器　115／装用指導　117／補聴器にかかわる各種の制度について　121／情報補償　122

人工内耳の適応評価と成績 ･････････････････････････････････････ 樫尾明憲　124
難聴の診断から人工内耳手術まで　124／聴力評価の方法　125／聴覚活用・言語発達の評価　127／画像的評価・平衡機能評価　127／難聴原因の検索　128／術側の決定　129／人工内耳の総合的適応評価　129／人工内耳の成績・限界　129

小児にみられるめまい ･･･ 矢部多加夫　132
小児にみられるめまいの診察　132／小児にみられるめまいの検査　133／小児にみられるめまいの診断　135／小児にみられるめまいの治療・予後　137

鼻・副鼻腔

小児のアレルギー性鼻炎 ………………………………… 大久保公裕　139
　AR・花粉症の疫学調査　139／小児 AR の QOL　140／小児 AR の診断
　と治療　141

小児の鼻・副鼻腔炎 ……………………………………… 清水猛史　145
　鼻・副鼻腔炎の病態と起炎菌　145／小児の鼻・副鼻腔炎の特徴　145
　／鼻・副鼻腔炎の診断　146／急性鼻・副鼻腔炎の治療　146／急性鼻・
　副鼻腔炎の合併症とその対策　148／慢性鼻・副鼻腔炎とマクロライド
　療法　151／鼻・副鼻腔炎に対する手術療法　151

鼻出血 ……………………………………………………… 杉本太郎　154
　小児の鼻出血の原因　154／小児の鼻出血の対応　156

先天性後鼻孔閉鎖 ……………………………… 金谷佳織，近藤健二　160
　症状　160／診断手順　160／治療　162

口腔

アデノイド増殖症・口蓋扁桃肥大・慢性扁桃炎 ……… 高野賢一，氷見徹夫　164
　アデノイド増殖症・口蓋扁桃肥大　164／慢性扁桃炎・反復性扁桃炎
　166／手術の実際　167

のど・気道

小児の呼吸困難 …………………………………………… 仲野敦子　170
　症状の特徴　170／年齢別の特徴　170／診断方法　171／治療　172／
　呼吸困難をきたす疾患　172

気道の奇形 ………………………………………………… 田山二朗　177
　気道の奇形　177／診断の手順　177／疾患　178

小児気道異物 ……………………………………………… 阪本浩一　184
　上気道異物　184／気管・気管支異物　188

頸部先天性嚢胞・瘻疾患 ………………………………… 市村恵一　194
　正中頸嚢胞　194／側頸嚢胞・瘻　197

小児の唾液腺疾患 ………………………………………… 吉原俊雄　201
　小児唾液腺疾患の診断手順　201／代表的疾患　202／治療法の要点
　205

音声・言語

小児の音声・言語障害 …………………………………… 熊田政信　208
　小児の音声言語障害：概論　208／小児の発声障害　212

構音障害 ………………………………………………………… 大塚満美子　217
子どもの構音障害　217／口蓋裂　220／機能性構音障害　222／構音訓練　223

吃音 ……………………………………………………………… 友永朋美　225
吃音とは　225／吃音の概要　225／吃音の症状　225／吃音の評価　226／自然回復　226／吃音の治療　226／診察の手順　227／経過観察とする場合の注意点　227／診察の際のポイント　228

言語発達障害 …………………………………………………… 下嶋哲也　229
言語発達障害とは　229／聴覚障害によることばの遅れ　230／知的発達の障害　231／社会性の障害によるコミュニケーション障害　234／言語領域に特化した高次脳機能の発達障害　238

第2章　高齢者に特有な耳鼻咽喉科疾患の診療

高齢者の診療の進め方

高齢者の診察のコツと注意点 ……………………………… 木村百合香　242
高齢者福祉医療三原則　243／高齢者の診療のコツと注意点　244

高齢者における治療上の注意点—薬物投与を中心に ……… 神崎　晶　248
高齢者に対する薬物治療の注意　248／高齢者に対する全身麻酔下手術とその周術期管理の注意　254

Column　耳鼻咽喉科における在宅医療 ……………………… 浜井行夫　256

耳・めまい

老人性難聴・耳鳴 ………………………… 内田育恵，杉浦彩子，植田広海　260
老人性難聴　260／耳鳴　265

加齢による（高齢者の）耳管機能障害 …………………… 山口展正　271
耳管の発達と退行変性（高齢者・老化）　271／耳管開放症　273／滲出性中耳炎　275／いわゆる耳管狭窄症　276／環境圧変化にともなう気圧外傷　276

老人性平衡障害 …………………………………… 橋本　誠，山下裕司　279
加齢と平衡障害　279／加齢と平衡機能検査　280／老人性平衡障害とは　281／老人性平衡障害の診断　281／老人性平衡障害に関する検査　282／転倒と平衡障害　282／老人性平衡障害への対応，アンチエイジング　283

椎骨脳底動脈循環不全 ……………………………………… 山中敏彰　285
概念と定義　285／原因・病因　285／診断基準　285／臨床症状　286／VBI診断のための検査　287／予後　289／治療　290

鼻・口腔

加齢性嗅覚障害 ……………………………………………………………… 三輪高喜　292
嗅覚の加齢変化　292／嗅覚障害の病態と原因　293／加齢性嗅覚障害の診断　294／嗅覚障害による日常生活の支障度　295／嗅覚障害の予防と対策　295

加齢性味覚障害 ……………………………………………………… 坂口明子，阪上雅史　298
加齢による味覚機能の生理的変化　298／加齢による味覚障害の原因　299／高齢者の味覚障害　300／高齢者での味覚障害治療　301／高齢者の味覚障害の治療経過　302／高齢者の味覚障害への予防と対策　302

口腔乾燥症・舌痛症 ………………………………………………………… 石本晋一　304
口腔乾燥症　304／舌痛症　309

のど・気道

老人性音声障害 ……………………………………………………………… 山内彰人　312
老人性音声障害の疫学　312／老人性音声障害の診断　312／老人性音声障害の治療　314

胃食道逆流症 ………………………………………………………………… 平林秀樹　316
概念　316／臨床症状　316／診断　317／治療　318

誤嚥性肺炎・嚥下障害 ……………………………………………………… 大前由紀雄　322
高齢者の誤嚥性肺炎　322／高齢者の誤嚥性肺炎の特徴　323／摂食・嚥下のとらえ方　323／高齢者の嚥下機能の変化　324／嚥下障害の診断　324／誤嚥の生じる嚥下機能を評価する　326／ガイドラインに基づいた対応　328／高齢者における対応の留意点　330

付録　診察に役立つ資料集

高齢者に対してとくに慎重な投与を要する薬物のリスト ……………………………… 332
高齢者に多い合併症と使用を控えるべき薬剤 …………………………………………… 334
学校健診に関する資料―耳鼻咽喉科保健調査票
市立幼稚園用 ……………………………………………………………………………… 337
小学校用 …………………………………………………………………………………… 338
中学校・中等教育学校・高等学校用 …………………………………………………… 339

索引 ………………………………………………………………………………………… 340

執筆者一覧 (執筆順)

工藤典代	千葉県立保健医療大学健康科学部	金谷佳織	東京逓信病院耳鼻咽喉科
坂田英明	目白大学耳科学研究所クリニック	高野賢一	札幌医科大学耳鼻咽喉科
大滝　一	大滝耳鼻科クリニック	氷見徹夫	札幌医科大学耳鼻咽喉科
成島三長	東京大学形成外科	仲野敦子	千葉県こども病院耳鼻咽喉科
飯田拓也	東京大学形成外科	田山二朗	国立国際医療研究センター病院耳鼻咽喉科
光嶋　勲	東京大学形成外科	阪本浩一	兵庫県立こども病院耳鼻咽喉科
三塚沙希	国立成育医療研究センター耳鼻咽喉科	市村恵一	自治医科大学名誉教授
守本倫子	国立成育医療研究センター耳鼻咽喉科	吉原俊雄	東京女子医科大学耳鼻咽喉科
坂本幸士	東京大学耳鼻咽喉科	熊田政信	クマダ・クリニック
上出洋介	かみで耳鼻咽喉科クリニック	大塚満美子	クマダ・クリニック／東京大学耳鼻咽喉科
飯野ゆき子	自治医科大学附属さいたま医療センター耳鼻咽喉科	友永朋美	クマダ・クリニック
土井勝美	近畿大学耳鼻咽喉科	下嶋哲也	国立障害者リハビリテーションセンター学院言語聴覚学科
欠畑誠治	山形大学耳鼻咽喉・頭頸部外科	木村百合香	東京都健康長寿医療センター耳鼻咽喉科
古川孝俊	山形県立新庄病院耳鼻咽喉科	神崎　晶	慶應義塾大学耳鼻咽喉科
馬場信太郎	日本赤十字社医療センター耳鼻咽喉科	浜井行夫	石田耳鼻咽喉科医院
近藤健二	東京大学耳鼻咽喉科	内田育恵	愛知医科大学耳鼻咽喉科
伊藤　健	帝京大学耳鼻咽喉科	杉浦彩子	国立長寿医療研究センター耳鼻咽喉科
工　穣	信州大学耳鼻咽喉科	植田広海	愛知医科大学耳鼻咽喉科
宇佐美真一	信州大学耳鼻咽喉科	山口展正	山口内科耳鼻咽喉科
浅沼　聡	埼玉県立小児医療センター耳鼻咽喉科	橋本　誠	山口大学耳鼻咽喉科
岸本逸平	神戸市立医療センター中央市民病院耳鼻咽喉科	山下裕司	山口大学耳鼻咽喉科
内藤　泰	神戸市立医療センター中央市民病院耳鼻咽喉科	山中敏彰	奈良県立医科大学耳鼻咽喉・頭頸部外科
内山　勉	富士見台聴こえとことばの教室／国立病院機構東京医療センター感覚器センター	三輪高喜	金沢医科大学耳鼻咽喉科
福島邦博	岡山大学耳鼻咽喉・頭頸部外科	坂口明子	兵庫医科大学耳鼻咽喉科
樫尾明憲	東京大学耳鼻咽喉科	阪上雅史	兵庫医科大学耳鼻咽喉科
矢部多加夫	都立広尾病院耳鼻咽喉科	石本晋一	JR東京総合病院耳鼻咽喉科
大久保公裕	日本医科大学耳鼻咽喉科	山内彰人	東京大学耳鼻咽喉科
清水猛史	滋賀医科大学耳鼻咽喉科	平林秀樹	獨協医科大学耳鼻咽喉・頭頸部外科
杉本太郎	東京医科歯科大学耳鼻咽喉科	大前由紀雄	大生水野クリニック

第1章 小児に特有な耳鼻咽喉科疾患の診療

第1章 小児に特有な耳鼻咽喉科疾患の診療

小児の診療の進め方
小児の診察のコツと注意点

- 小児は自分の症状を上手に訴えられない．言語獲得ができていない乳幼児ではなおさらである．病状の把握は主として保護者から得ることになる．子どもは，乳幼児期から存在する病態であれば自分の身体の異常としてとらえていない．
- わずかな子どもの表情の変化も見逃さない．親子の関係の濃淡，親の観察力・表現力を見抜くこと，医療者の観察眼を鍛えることも小児診療では重要である．
- 正常の状態とは，正常の幅はどうか，常に子どもの成長と発達を念頭におき診療にあたる．子どもは成人を単に小さくしただけではない．心身ともに発達途上にある．
- 診察・検査・治療に子どもの協力は得られにくい．子どもと保護者の心に寄り添い，子どもの目線で考える習慣を身につけよう．

> 医療者の観察眼を鍛えることも小児診療では重要

> 常に子どもの成長と発達を念頭において診療する

> 子どもと親の心に寄り添い，子どもの目線で考える習慣を

小児の耳鼻咽喉科診療の手順

- 保護者が知りたいこと5点[1]をまとめた．（❶）診療は一般的には問診から始まるが，診療室に入ってくるときの，子どもの状態，親子の関係，目線，発声，歩き方，動きなどを把握しておく．

❶ 保護者が知りたいこと5点
① 病名（診断名）
② 原因（環境や遺伝も含めて）
③ 治療法（薬物治療，手術，ほか）
④ 予後（治るか，どれぐらい日数がかかるか）
⑤ 再発の有無

■ 問診

- 主として情報は保護者から得る．あらかじめ，発症のころの状態，症状や今までの経過，疑問点などを紙に書いてもらっておくと診療を進めやすい．待ち時間を活用する．自由記載欄など自筆の欄は，親の関心度や理解度を知る情報源ともなる．
- 子どもとも，できる限りコミュニケーションを図る．あいさつはもちろん，ひとことほめて，医療者は敵ではないことを知ってもらう．以降の診療に欠かせない重要な儀式と考える．
- いつからどのような症状で，どの医療機関に行ってどのような治療を受けたか，症状に変化はあったか，など医療者が知りたいことは限りない．待合室で書いてもらった用紙をみながら，保護者に語ってもらい，必要

Column　先天性嗅覚障害の病態の自覚

先天性嗅覚障害の子どもの相談を受けたことがある．その子は嗅覚，ニオイというものがあるのも知らなかった．どんなものかもわからない．「給食室からいいにおいがする」というような会話は，「ふーん」と気にもしていなかった．初めて，自分はおかしいのではないか，と思ったのは高校生になってからである，と．

> **Column** 自由記載欄には情報が満載
>
> 診療がほぼ終わり，入院手術の承諾書を書いてもらおうと承諾書を手渡したとき，「私は字が書けないんです」と言われた．兄を呼ぶので夕方まで待っていてくれ，と．外来診療での日常会話からは，保護者の子どもをみる観察力の力量は予想がついても，読解力や文章力は測りにくい．問診用紙の自由記載欄にはその点も含めて豊富な情報が満載である．さまざまな経験から，保護者に対する説明書などは，イラスト入り，漢字を使用するときは振り仮名つきの平易な文章を心がけるようになった．

> **Advice** 全身の観察をくまなく行う
>
> 保護者と話をしながら保護者の観察と子どもの観察をしていた際，保護者の襟元から見えたわずかなカフェオーレスポットが診断のきっかけになったことがある．

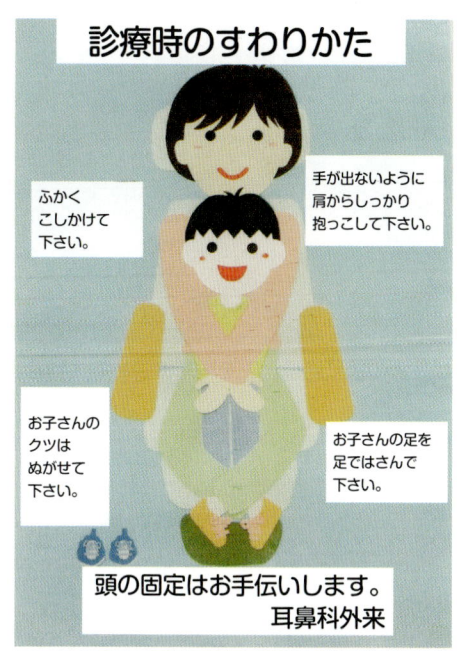

診療時のすわりかた

ふかくこしかけて下さい。
手が出ないように肩からしっかり抱っこして下さい。
お子さんのクツはぬがせて下さい。
お子さんの足を足ではさんで下さい。
頭の固定はお手伝いします。
耳鼻科外来

❷こども病院耳鼻咽喉科の外来の掲示

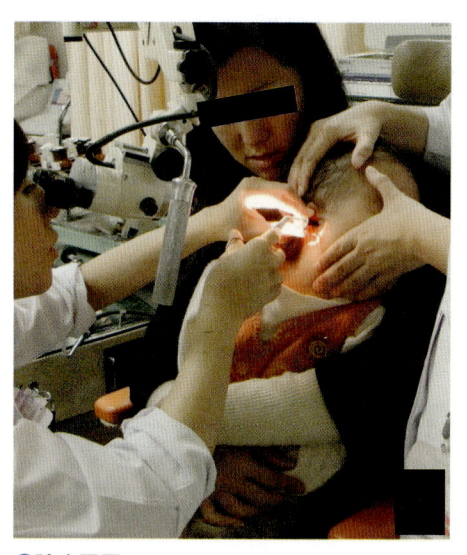

時はこちらから尋ねる．畳みかけるような問診では，保護者が萎縮してしまい正確な情報が得られなくなる．
- 問診しながら子どもの全身の観察をくまなく行う．少しの動きや異常も見逃さない．

■ 耳鼻咽喉科診察
- 恐怖心をもたさないような工夫をする．医療者の顔は隠さず見えるほうがいいが，感染症対策のため，現在はマスク着用が勧められている．ただ，難聴児者に対してはマスクを取って口元が見えるようにしている．診療室には子どもの興味を引くようなイラストやアニメ関連グッズがあるとよい．乳幼児に性別を問わず人気なのは「アンパンマン」である．
- 耳鼻咽喉科の診療椅子に座る．一人で座れる子ども（幼稚園児以降ぐらい）もいるが，初診時は不安が大きい．保護者の膝に乗るか一人かは子どもの意思を尊重する．
- 椅子に座ったところでいきなり押さえつけない．保護者の膝の上に座った場合は保護者にも児の固定に協力してもらう．保護者には「診察時に急に動くことがあるので，お子さんを支えましょう」と断る．頭部の固定は医療補助者が行うが，「お手伝いさせてね」と子どもと親に断ってから頭部を固定する（❷，❸）．
- 子ども用の器具をそろえておく．鼻鏡などは使用前に人肌程度に温めておく（❹）．もちろん医療者の手も温めておく[2]．子どもは冷たい器具が顔に当た

❸診療風景
1歳児の耳垢除去．患児の手足は保護者が固定，頭部の固定は医療補助者が行う．

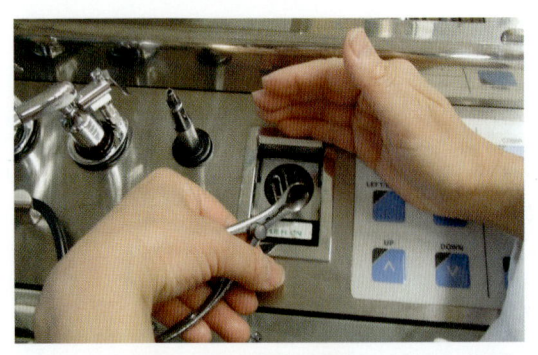

❹診療の前に鼻鏡と手を同時に温める（秋から冬季）

❺**子どもの検査における基本原則**
①子どもに理解できる言葉で検査の説明をする
②子どもの体格に合った検査機器を使用する（鼻鏡や内視鏡など）
③子どもの発達に応じた検査機器を使用する（聴覚検査など）
④侵襲の少ない検査から始める
⑤上手に検査ができたら子どもをほめる，親もほめる
⑥睡眠下の検査で睡眠薬を使用する際には，とくに丁寧な対応を行う

ることだけでも恐怖を覚える．

検査

- 子どもの検査における基本原則を❺に示した．
- 器具の大きさや仕様など，小児に使用できるものをそろえておく．たとえば軟性内視鏡はファイバー本数が多いほど画像は良いが，外径3mmであれば，新生児も含め使用可能である．逆に，新生児でこの内視鏡が鼻腔を通過しない場合には，狭鼻の可能性が生じる．
- 侵襲の少ない検査から始める．アデノイド増殖症を疑い，いきなり鼻咽腔内視鏡をすると以降の診療に恐怖を感じ，診療に協力が得られなくなる．上咽頭側面のX線撮影で気道に関する多くの情報が得られる．

Advice 自閉症関連障害児の診療

外来診療で本当に困るのは自閉症や体格が成長した重度の精神発達遅滞児者である．前者は言葉が遅い，という主訴で受診したり，成長途上で耳の掃除を一度もしたことがない，などの主訴で受診することがある．通常の言語によるコミュニケーションがとりにくい，あるいはまったくとれないことが多いため，何の準備もせずに診療をしようとすると，患児の協力は期待できず反撃に遭うこともしばしばである．

自閉症関連障害（自閉症，アスペルガー〈Asperger〉症候群，自閉症スペクトラム障害，この3つのどれにも当てはまらないが，3つの特徴（ウイング〈Wing〉の「三つ組」）を有する）についてはその特徴を知ったうえで，診療への工夫が必要である．3つの特徴とは，①人とのかかわりの質，②社会的コミュニケーションの質，③社会的イマジネーションの質において柔軟性に乏しく，発達上，苦手と感じている状態である．とされる．3つの特徴の現れ方は一人ひとり異なる．

自閉症関連障害と知的障害とは別もので合併することもあるが合併しないこともある．

聴覚の偏り（苦手な音がある一方，ある種の音をすぐに覚える）や触覚の偏り（頭部に触られるのを極度に嫌う，特定の手触りを好むなど）などは一人ひとりが異なるので，前もって詳細に保護者から情報を得ておくとよい．診療場面でできる具体的な対応の工夫が示された本『発達障害のある人の診療ハンドブック』[3]や，耳鼻咽喉科診療所からも「知的障害・自閉症関連障害の方の受診のために」という教育キットが紹介されている[4]．診療の紹介（病院や診療所の入り口から診療室，診療室内部，使用する機器など）を写真を使い，前もって保護者から学習してもらう．当日はこれらの障害を理解できる医療者と，慣れた医療補助者とで子どもの意思を尊重して対処する．とくに小児をみることが多い耳鼻咽喉科医は自閉症関連障害について知識をもつことが重要であろう．

- 聴覚検査は，子どもの発達段階に応じた検査を行う．peep show test や遊戯聴力検査，レシーバを使用するか，自由音場で行うか，など個々の発達段階に応じた検査法を選択する．

小児耳鼻咽喉科診療における注意点

■ 治療について

- 子どもは病識が乏しいばかりか自覚もないことが多い．「なぜ治療が必要なのか」子どもにわかるように説明する必要がある．
- 親にとっても，「痛い，具合が悪い」のは子どもであり自らの症状ではない．そのため，治療の必要性を理解できないままに医療者に不信感をもつことがある．親にも子ども同様丁寧な説明が重要である．
- 医療者が「こんなに悪くなるまで受診しないとは！」と思う場合は，自閉症関連障害などで受診ができていない場合もある．保護者を責めてはいけない．「どうして受診できなかったのか」を考える．

> 治療の必要性を子どもにわかるように説明する
> 同様に，親にも丁寧な説明を

■ 経過観察について

- 多くの場合，子どもが自ら通院するわけではない．親が治療の必要性を理解し，子どもを病院に連れて行くことになり，子どもの診療は「親の認識次第」になる．
- 治療途上で受診しない場合，他院への転院の可能性もあるが，メディカルネグレクト（medical neglect：医療における保護の拒否・怠慢）の可能性もあ

Advice　聴覚検査——発達段階に応じた検査法を選択する

初めて聴覚検査を行う5歳児に，レシーバを装着し標準純音聴力検査を実施，30～40 dBのデータが得られ，難聴扱いになっていた児を経験した．初回の検査では検査に対する理解がまだ十分ではないために，聴覚閾値が上昇しているかのような結果が得られる場合があることに留意する．この年齢でも知的発達が正常であれば，何度か経験すると成人に使用する純音聴力検査でも正確な結果が得られるようになる．逆に，小学生以上であっても発達遅滞があれば遊戯聴力検査で対応するなど，発達に応じた検査法を選択することが重要である．

Column　代理ミュンヒハウゼン症候群

代理ミュンヒハウゼン症候群は，「自分の子どもをわざと病気にさせたり，けがを負わせておきながら，その子を献身的に看病することで，自分の自己を確認するという精神の病」とされる．なんでもないのに耳鼻咽喉科への通院回数が非常に多かった子どもの親がこれにあたるケースを経験した．親自身の「自分を認めてほしい，自分にかまってほしい」という現れであり，ケースワーカに相談することになる．

る.
- 症状も異常所見もほとんどないのに通院回数が多い場合は,代理ミュンヒハウゼン症候群(Münchausen syndrome)の可能性もある.
- 長期間を要する経過観察には,保護者にも子どもにも,「また,病院に来よう,医療者に会いに来よう」,という気持ちにさせる工夫が重要である.

(工藤典代)

引用文献

1) 横田俊平.家族はなにを欲しているか.小児の外来診察 ABC.第1版第4刷.東京:東京医学社;1999. p.16-8.
2) 工藤典代.子どものみみ・はな・のどの診かた.東京:南山堂;2009.
3) 大屋 滋ほか.発達障害のある人の診療ハンドブック―医療のバリアフリー.自閉症・知的障害・発達障害児者の医療機関受診支援に関する研究会(代表:大屋 滋)編.東京:2008.
4) 藤原裕美.知的障害・自閉症関連障害の方の受診のために.むぎ耳鼻咽喉科.http://www.mugi-ent.com/kit.html

第1章 小児に特有な耳鼻咽喉科疾患の診療

小児の診療の進め方
小児の治療上の注意点

はじめに

- 学生時代，医学部小児科の講義ではしばしば「小児は大人のミニチュアではない」と教えられた．当時はそういうことなんだろうとしか思っていなかったが，小児耳鼻科医として日々の日常臨床を行っていると「まさに名言！」，実に的を射ていると実感する．
- たとえば，小児の抗癌剤や難治性中耳炎の抗菌薬治療で量を決定する場合である．体重あたりで投薬量を計算するが，時に成人量に達することもあり大丈夫であろうか？ととちゅうちょすることがある．しかし，ガイドラインなどを参考に十分な検討を行い病状の重症度に合わせ，時には量が多いと感じても決断しなければならないこともある．いわゆる通常量では効果が発現しにくいのが現状で，小児の治療上の特徴でもある．
- また，小児診療の特徴としてチームや地域ネットワークとの関連も重要で，常に念頭におく必要がある．医師同士の情報交換のみならず，看護師や薬剤師，コメディカルであるST（言語聴覚士），PT（理学療法士），OT（作業療法士），心理療法士，保育士，地域保健師との連携が必要なことも多い．
- 本項では，小児の疾患や病態の特徴を十分考慮し，常に後の成長・発達との関連も鑑みながら治療を進めるうえでの要点について数多い問題のなかから「喘鳴への対応」，「鼻・咽頭疾患の予後と対応」，「滲出性中耳炎の治療」，「めまい症例の特徴とカクテル療法」などについて述べる．

> 「小児は大人のミニチュアではない」

喘鳴（吸気性）への対応

▋ 特徴

- 喘鳴は気道狭窄により生じ，その原因疾患は多岐にわたる．
- 喘鳴は気管より上の場合吸気性となりstridor，下の場合は呼気性でwheezingとなる．
- 小児の場合，1歳以下であると口呼吸がほとんど不良なため鼻呼吸がきわめて重要となる．鼻閉による鼻腔抵抗の増大でも喘鳴となる．
- 先天性と後天性があり，先天性では喉頭軟弱症が最も多い．後天性では気道異物，感染症が多い．
- ❶に喘鳴診断の流れを示す[1]．

> 1歳以下は口呼吸がほとんど不良なため鼻呼吸がきわめて重要

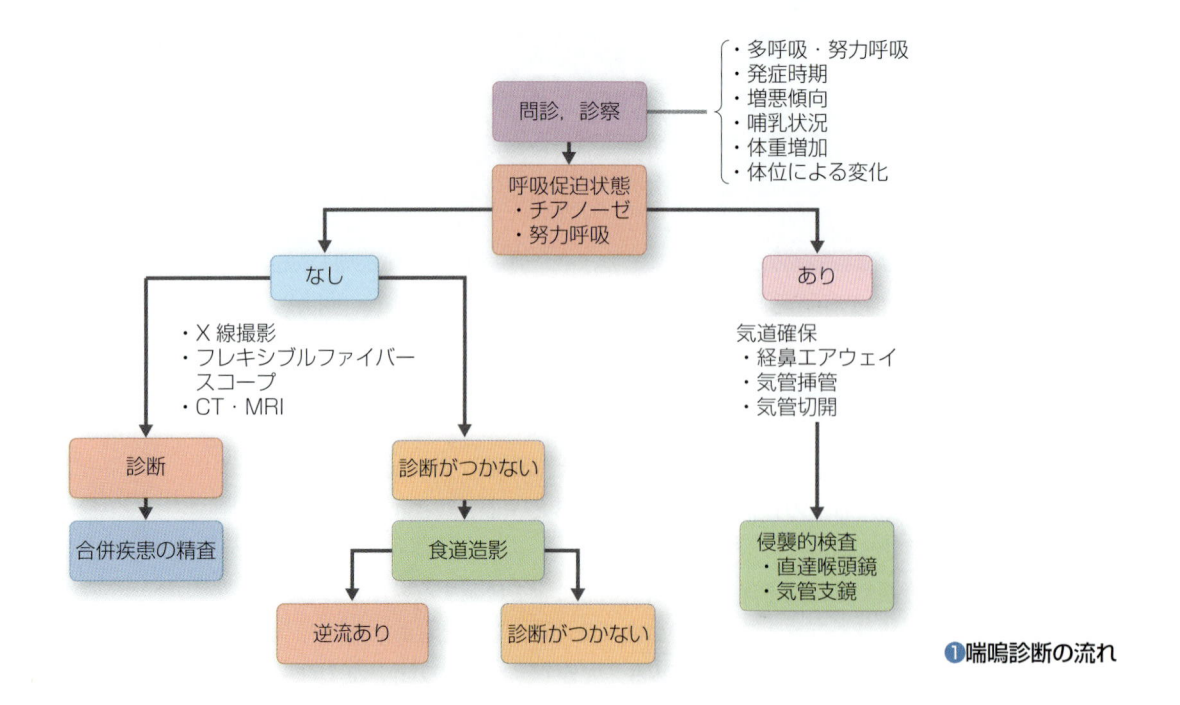

```
                              ┌ ・多呼吸・努力呼吸
                              │ ・発症時期
                   ┌─────┐ │ ・増悪傾向
                   │問診, 診察├─┤ ・哺乳状況
                   └──┬──┘ │ ・体重増加
                      │       └ ・体位による変化
                 ┌────┴────┐
                 │ 呼吸促迫状態  │
                 │ ・チアノーゼ  │
                 │ ・努力呼吸   │
                 └────┬────┘
          ┌──────────┴──────────┐
       ┌──┴──┐                  ┌──┴──┐
       │ なし │                  │ あり │
       └──┬──┘                  └──┬──┘
          │                          気道確保
 ・X線撮影                        ・経鼻エアウェイ
 ・フレキシブルファイバー              ・気管挿管
   スコープ                         ・気管切開
 ・CT・MRI
    │             │
 ┌──┴──┐   ┌────┴────┐
 │ 診断 │   │ 診断がつかない │
 └──┬──┘   └────┬────┘
    │             │                   ┌────────┐
┌───┴────┐  ┌──┴──┐              │ 侵襲的検査  │
│合併疾患の精査│  │食道造影├              │ ・直達喉頭鏡 │
└────────┘  └──┬──┘              │ ・気管支鏡  │
                ┌───┴───┐            └────────┘
            ┌──┴──┐ ┌──┴─────┐
            │逆流あり│ │診断がつかない│
            └─────┘ └────────┘
```

❶喘鳴診断の流れ

■ 治療の進め方

- 経過,治療での注意点は,とくに乳児の場合,
  ①哺乳障害・経口摂取障害の有無：成長・発育障害につながるため,摂取量の程度と体重増加の経過をみて,障害が強い場合,経管栄養により対応を考慮する必要がある.
  ②呼吸障害の有無：感染症が加わると急激に悪化し重篤となる.感冒症状がある場合は成人と異なり早めの予防投与が推奨される[2].

保存治療

- 嚥下障害を伴う症例では,とろみ食や経管栄養を行う.
- 気道の分泌亢進や粘膜の炎症を軽減するため吸入は有効である.一般には,β刺激薬（サルブタモール硫酸塩〈ベネトリン®〉）や去痰薬（ブロムヘキシン塩酸塩〈ビソルボン®〉）が多く用いられているが,これらだけで効果不十分なときは,ステロイドやエピネフリンを含む混合液が有効なことがある.

> 混合液などの吸入療法が有効

経鼻エアウェイ

- 舌根沈下や鼻腔狭窄などの上気道狭窄には,経鼻エアウェイ（airway）が新生児期より有効である.
- いくつかの種類があるが,素材や患者の運動範囲を考慮して適したものを選択する必要がある.
- 気管挿管チューブを用いることもあるが,固定のために鼻孔から突出する部分が長くなり,体動の多い患児には不向きである.
- 最近では,やわらかい素材（シリコーン製）で新生児用に作製された経鼻エ

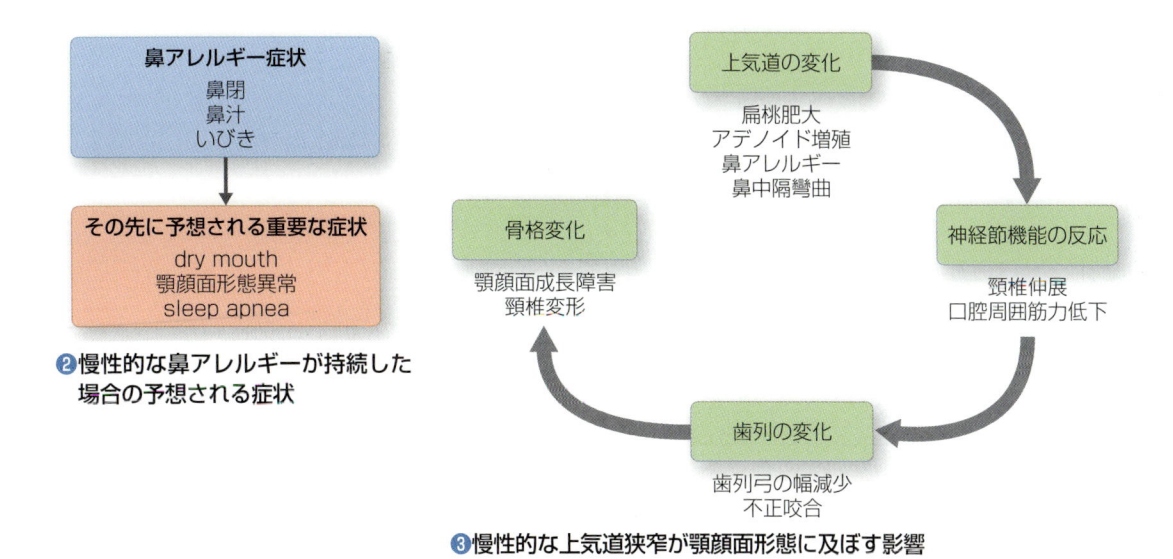

❷ 鼻アレルギー症状
鼻閉
鼻汁
いびき

↓

その先に予想される重要な症状
dry mouth
顎顔面形態異常
sleep apnea

❷慢性的な鼻アレルギーが持続した場合の予想される症状

上気道の変化
扁桃肥大
アデノイド増殖
鼻アレルギー
鼻中隔彎曲

神経節機能の反応
頸椎伸展
口腔周囲筋力低下

歯列の変化
歯列弓の幅減少
不正咬合

骨格変化
顎顔面成長障害
頸椎変形

❸慢性的な上気道狭窄が顎顔面形態に及ぼす影響

アウェイもあり，患者に応じて適した素材や形態を選択する必要がある[3]．

鼻・咽頭疾患の予後と対応

■ 特徴
- 小児の鼻疾患において最も考慮しなければならないのは，慢性的な鼻閉がもたらす後の成長・発達への影響である．
- とくに小児鼻アレルギーの低年齢化は深刻であり，背景に食生活変化，免疫系未熟，環境変化などがあげられる．
- risk factor に性差（男児），両親のアレルギー性鼻炎の有無，第一子，食物アレルギー，アトピー性皮膚炎の有無などがある．
- ❷にとくに慢性的な鼻アレルギーが持続した場合の予想される症状を示す．
- ❸に慢性的な上気道の狭窄が顎顔面形態に及ぼす影響を示す．
- ❹に小児期からの慢性的鼻閉，いびき，夜間の無呼吸が後の成人期までに引き起こすさまざまな病態と疾患について示す．

■ 治療の進め方
- 保存療法は内服治療および点鼻治療が中心である．
- ❺に重症鼻アレルギーでの治療内容を示す．
- ❻には閉塞性睡眠時無呼吸症候群での治療内容を示す．

滲出性中耳炎の治療
- 小児の耳疾患のなかで急性中耳炎診療ガイドラインは改訂もあり進んでいる．しかし滲出性中耳炎は最も多いが治療方法は病期や，年齢，聴力などに

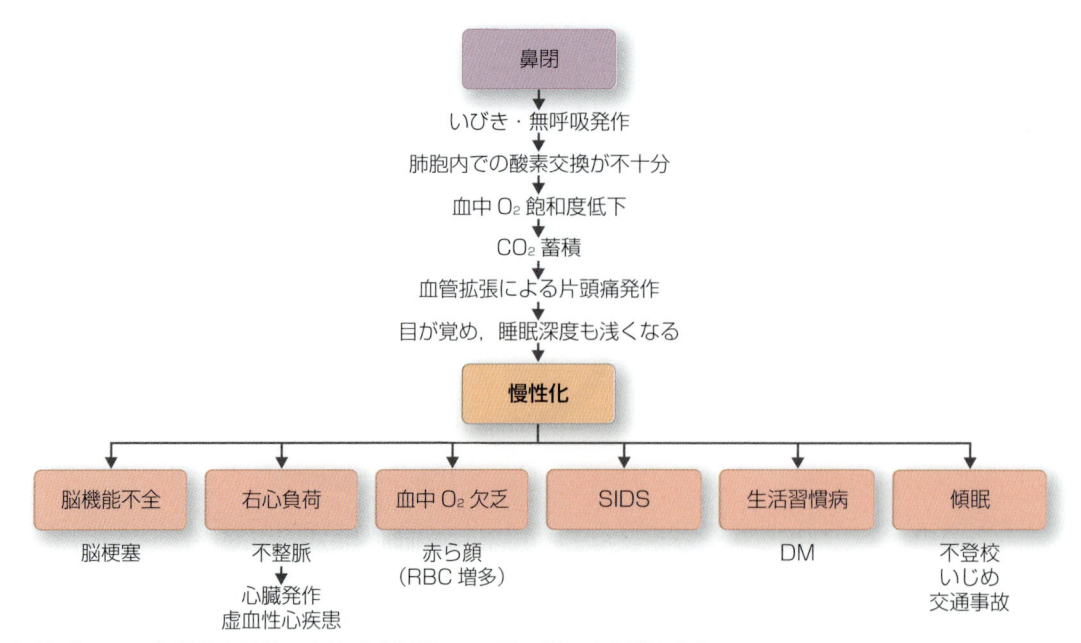

```
          鼻閉
           ↓
       いびき・無呼吸発作
           ↓
       肺胞内での酸素交換が不十分
           ↓
       血中 O₂ 飽和度低下
           ↓
       CO₂ 蓄積
           ↓
       血管拡張による片頭痛発作
           ↓
       目が覚め，睡眠深度も浅くなる
           ↓
          慢性化
```

脳機能不全	右心負荷	血中O₂欠乏	SIDS	生活習慣病	傾眠
脳梗塞	不整脈 心臓発作 虚血性心疾患	赤ら顔 (RBC 増多)		DM	不登校 いじめ 交通事故

❹ 小児期からの慢性的鼻閉等の症状が成人期までに引き起こす病態と疾患
SIDS：乳幼児突然死症候群，DM：糖尿病，RBC：赤血球数.

❺ 鼻アレルギー治療

- 内服
- 吸入療法（カクテル）
- 点鼻（ステロイド）
- 免疫療法（注射，舌下）
- 減感作療法
- 生活指導

手術治療
- レーザー治療
- APC（アルゴンプラズマ）
- 下甲介切除術
- vidian 神経切断術

- 鼻腔底拡大装置

❻ 閉塞性睡眠時無呼吸症候群の治療

- 口蓋扁桃摘出術・アデノイド切除術
- 口蓋垂軟口蓋咽頭形成術（UPPP）
- 鼻・副鼻腔手術（レーザー，APC）
- 経鼻エアウェイ挿入
- C-PAP
- 気管切開術
- 生活指導（減量），睡眠時の体位の工夫
- スリープスプリント
- 上顎弓拡大装置

C-PAP：持続的気道陽圧法．

応じて異なるため，施設によりさまざまである．

● 急性中耳炎に対する抗菌薬の選択とは異なり，どこまで薬物治療で経過観察するか，鼓膜切開は？ チューブ留置術の適応は？ 耳管機能は？ 免疫機能は？ など考慮しなければならない問題が多岐にわたる．

● 2014 年現在ガイドラインの作成が予定されている．参考に飯野ら[4]の滲出性中耳炎の治療アルゴリズムを❼に示す．

めまい症例の特徴とカクテル療法

■ 特徴

● めまい症例の特徴を列挙すると，
① 成人のめまいとはまったく異なる
② 本人からの訴えはまれで母親などからの問診が重要
③ 救急医療で遭遇することは少ないが，疾患は限られており，年代別に念頭に入れておく
④ 発症時期によって対象となる疾患や病態が異なる
⑤ 乳幼児期は中枢神経系とくに小脳が発達途上である
⑥ 内耳（前庭と三半規管）平衡覚に異常はないか

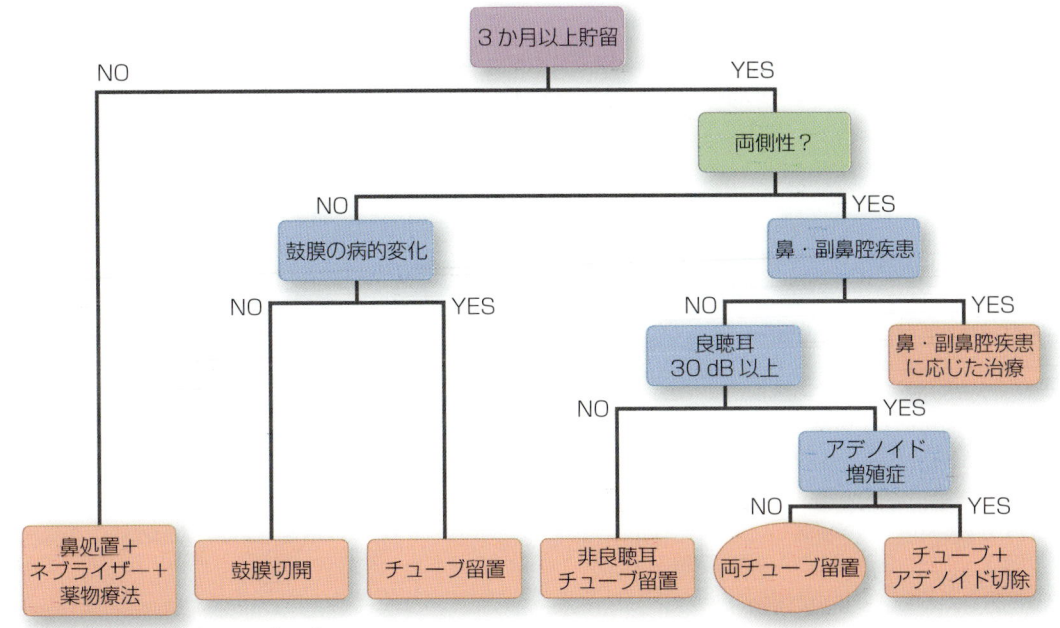

❼ 滲出性中耳炎の治療アルゴリズム

（飯野ゆき子．耳鼻咽喉科臨床 2009[4]）より）

⑦各年齢における粗大運動と微細運動の学習と獲得の遅れはないか
⑧重大な病気が潜んでいる可能性もあり，めまいを一過性と軽視しない

などとなる．

治療の進め方

- ❽に生活指導の要点，❾に小児で使用するめまいに対するカクテル療法を示す[5]．
- 薬剤は病状，所見に応じて適宜使用する．

- 小児の診療を進めていくうえで最も重要なことは，改善させることはもちろんであるが，成長・発達過程の途上であることと，どのような機能異常が生じているかなどを，チームや地域ネットワークで議論していく必要がある．

（坂田英明）

❽生活指導の注意要点

- めまい，乗り物酔い予防体操をする
- 便通を良くする（便秘薬は避ける）
- 塩・油・肉類はほどほど，野菜・魚を摂る
- 熱風呂，長風呂はほどほどに
- 嗜好品（カフェイン）は控える
- 強大音響，有機溶剤に注意
- ボールが頭部に当たったなど外傷後は注意
- 高熱のあと長引くふらふらには注意
- ストレスを残さぬようにする

小児のめまい治療はカクテル療法を

❾めまいの治療（カクテル療法）

1. 対症的一時しのぎ治療	
メリスロン®〔ベタヒスチンメシル酸塩〕，セファドール®〔ジフェニドール塩酸塩〕	
2. カクテル療法	
神経賦活	ATP（顆粒）
抗不安	ソラナックス®〔アルプラゾラム〕，メイラックス®〔ロフラゼプ酸エチル〕
循環促進	（脳）ケタス®〔イブジラスト〕・セロクラール®〔イフェンプロジル酒石酸塩〕，（心）コメリアン®〔ジラゼプ塩酸塩水和物〕
血圧調整	（低）メトリジン®〔ミドドリン塩酸塩〕
不整脈	ヘルベッサー®〔ジルチアゼム塩酸塩〕
自律神経調節	グランダキシン®〔トフィソパム〕
脳幹痙攣	リボトリール®〔クロナゼパム〕
片頭痛	イミグラン®〔スマトリプタン〕
胃酸分泌抑制	セルベックス®〔テプレノン〕，コランチル®〔ジサイクロミン塩酸塩・酸化マグネシウム・乾燥水酸化アルミニウムゲル配合〕
*発作予防	イソバイド®〔イソソルビド〕 トラベルミン®〔ジフェンヒドラミン・ジプロフィリン配合〕 ナウゼリン®〔ドンペリドン〕

薬剤名は，商品名〔一般名〕．

引用文献

1) 坂田英明．上気道の障害と呼吸困難．JOHNS 1998；14(4)：516-20．
2) 安達のどか．他の小児喘鳴疾患．日本小児耳鼻咽喉科学会編．小児耳鼻咽喉科診療指針．東京：金原出版；2009．p.287-93．
3) 守本倫子ほか．小児先天性喉頭喘鳴の検討．日耳鼻会報 2004；107：690-4．
4) 飯野ゆき子．小児滲出性中耳炎の治療アルゴリズム．耳鼻咽喉科臨床 2009；102(2)：77-86．
5) 坂田英明．〔めまいのカクテル療法―使い方のポイント〕小児のめまいに対するカクテル療法．Monthly Book ENTONI 2010；(120)：25-30．

Column

学校健診

学校健診の現況

　学校健診は全国で実施され，児童，生徒の健康管理と健全育成の一環として重要であり，耳鼻咽喉科医にとっても学校医として大切な職務の一つである．

　しかし，一般開業医を中心として，全国の多くの耳鼻咽喉科医が学校健診にかかわっているにもかかわらず，耳鼻咽喉科の成書には健診の記載はほとんどみられず，関連する学会や研究会もきわめて少ないのが現状である．さらに，健診の目安となる健診結果の報告がほとんどないため，自分が行っている健診についての不安や疑問を感じている医師も少なくない．

　そこで，ここでは健康診断や聴力検査の対象学年，健診における疾患名についての基本事項を簡潔にまとめ，参考として新潟市の健診結果を提示した．健診業務の一助となれば幸いである．

健康診断の対象と疾患名

　耳鼻咽喉科の健康診断と聴力検査についての実施年齢，学年は2008年（平成20年）公布の学校保健安全法施行規則により規定されており（❶），健診の実施期間としては原則として6月30日までに行うこととされている[1]．

　1995年（平成7年）4月1日に日本耳鼻咽喉科学会学校保健委員会から「日本耳鼻咽喉科学会 専門医通信第42号」で，学校健診で診断される疾患名（疑いを含む）がお知らせとして記載されている（❷）[2]．

❶耳鼻咽喉科健診と聴力検査の対象学年

	幼稚園	小学1年	2年	3年	4年	5年	6年	中学1年	2年	3年	高校1年	2年	3年	大学
健康診断	◎	◎	◎	◎	◎	◎	◎	◎	◎	◎	◎	◎	◎	◎
聴力検査	◎	◎	◎	◎	▲	◎	▲	◎	▲	◎	◎	▲	◎	▲

◎：ほぼ全員に実施される，▲：検査を除くことができる．
耳鼻咽喉科に関する健診と聴力検査の対象は学校保健安全法施行規則で定められている．それによると健診は幼稚園から大学生までほぼ全員とされ，また聴力検査については小学校4年と6年，中学2年，高校2年，大学生においては検査を省くことができるとされている．

（衞藤　隆．学校保健マニュアル．第8版．南山堂；2010[1] より）

❷学校健診で診断される疾患名

1) 耳	2) 鼻	3) 咽頭および喉頭	4) 口腔
①難聴の疑い ②耳垢栓塞 ③滲出性中耳炎 ④慢性中耳炎	①慢性鼻炎 ②アレルギー性鼻炎 ③副鼻腔炎 ④鼻中隔彎曲症	①アデノイドの疑い ②扁桃肥大 ③扁桃炎 ④音声異常 ⑤言語異常	唇裂，口蓋裂およびその他の口腔の慢性疾患

昭和33年に施行された学校保健法施行規則が平成7年に大幅に改定された．その際に日本耳鼻咽喉科学会学校保健委員会からのお知らせ（定期健康診断の見直し）として日本耳鼻咽喉科学会が発行する『専門医通信』に載せられた記事である．そのなかにおいて学校健診で診断すべき疾患名を表に示した内容とするお知らせがなされた．

（日本耳鼻咽喉科学会学校保健委員会．日本耳鼻咽喉科学会専門医通信 1995[2] より）

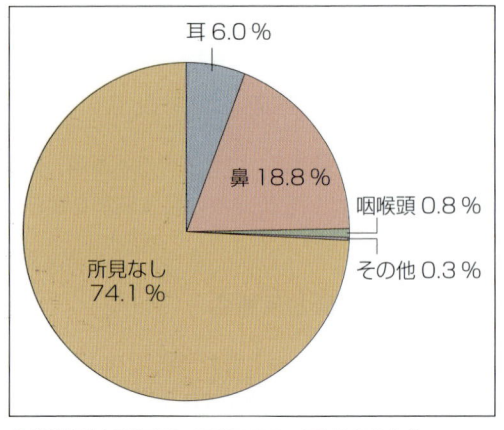

❸ 部位別有所見率(昭和54~平成20年)

昭和54年~平成20年の30年間に新潟市で学校健診を受けた小学生は延べ約107万人で,そのなかでなんらかの診断がついた有所見児童は27万7,000人で全体の25.9%であった.これを部位別にみると,鼻が最も多く18.8%で,次いで耳が6.0%であった.咽喉頭は0.8%と少なく,その他が0.3%であった.
(大滝 一.新潟市医師会報2011[3])より)

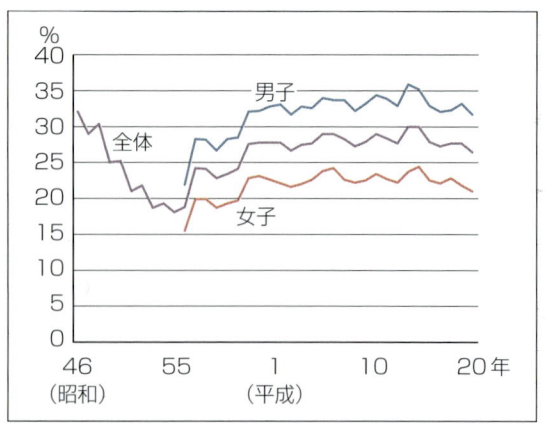

❹ 有所見率の推移

新潟市の小学校における,昭和46年~平成20年までの有所見率の推移をみたものである.昭和46年から55年にかけて有所見率は著明に低下していた.健診体制の確立,治療技術の進歩,公衆衛生の発達が寄与していると思われた.しかし,その後は徐々に上昇し平成以降の20年間は30%弱で推移していた.アレルギー性鼻炎の増加がその要因と思われた.
(大滝 一.新潟市医師会報2011[3])より)

新潟市における健診結果

1979年(昭和54年)から2008年(平成20年)までの30年間に健診を受けた新潟市の小学生の総数1,071,291人中,所見のあった児童は277,734人で全体の25.9%であった.部位別では鼻が最も多く18.8%で,耳6.0%,咽喉頭0.8%,その他0.3%であった(❸).1971年(昭和46年)からの有所見率の推移をみると,昭和46年から昭和55年にかけて著明に低下したが,その後は徐々に上昇し,1989年(平成元年)以降は30%弱で推移していた(❹).

保育園児から中学生までの有所見率を1999年(平成11年)からの10年間でみると,保育園児と小学校1年生では30%以上であった.小学生では学年が上がるごとに約1%低下し,中学2,3年生の有所見率は20%以下であった(❺).また,小学生の疾患別有所見率を学年別にみると,学年が上がるとともにアレルギー性鼻炎が高くなり,他の疾患では低下していた(❻)[3)].

なお,新潟県市で用いている耳鼻咽喉科保健調査票を巻末p.337に掲載したので参照されたい.

学校健診の現状と課題

1958年(昭和33年)に学校保健法が公布され,昭和30年代後半から耳鼻咽喉科の学校健診が全国で本格的に行われるようになった.以後,耳鼻咽喉科医は内科医,眼科医とならびに学校医としての職務を担っている.その学校医に関して,2009年(平成21年)に改訂された学校保健安全法では学校健診に加えて,健康相談,保健指導,救急処置などを含め,学校への助言を行うこととしている.しかしながら,近年の多くの耳鼻咽喉科学校医において,その職務への意識は希薄となり,健診業務のみを行っているのが現状と思われる.

文部科学省は2003年(平成15年)から,従来の上記3科の学校医に加え,整形外科,産婦人科,皮膚科,精神科の4科を学校相談医とし,学校保健のさらなる充実を目指している.そのようななかで,一部には学校医としての耳鼻咽喉科医の存在意義が薄れてきているという声もある.

耳鼻咽喉科領域には呼吸,摂食・嚥下,発声という人間の基本的機能,さらには聞いて言葉を覚え,話すことによる学校や社会でのコミュニティ形成の面で重要な要素が含まれている.これらにかかわる

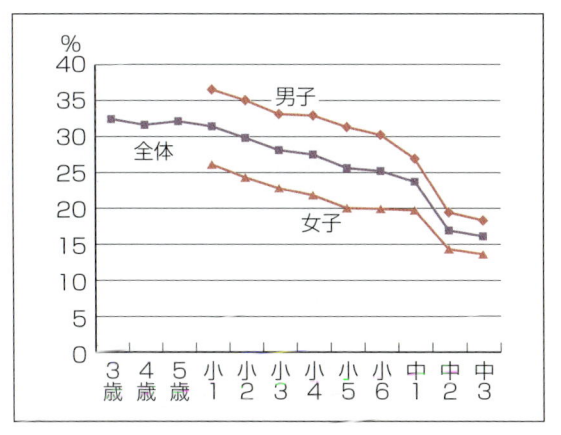

❺ 年齢，学年別有所見率（平成11〜20年）

平成11年から10年間の新潟市の3歳から中学生までの有所見率を年齢別に示した．3歳から小学校1年生までは，有所見率が30％以上と高かった．小学生では学年が1学年上がるごとに約1％ずつ有所見率は低下していた．中学生においては健診が1年生中心の抽出健診の影響もあるためか，中学2，3年生では20％以下であった．

(大滝 一．新潟市医師会報2011[3] より)

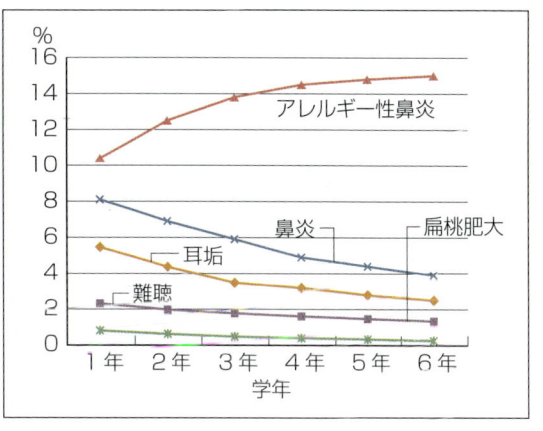

❻ 疾患別有所見率（昭和54〜平成20年）

小学生の疾患別の有所見率を昭和54年からの30年間で検討した．アレルギー性鼻炎だけが学年とともに有所見率が高くなり，他の鼻炎，耳垢や難聴は学年とともに少なくなっていた．高学年の有所見児童のほとんどはアレルギー性鼻炎という結果であった．

(大滝 一．新潟市医師会報2011[3] より)

のが耳鼻咽喉科医である．

　最近では，難聴や鼻閉のある児童，生徒の学習能力，難聴児へのいじめの問題なども取り上げられている．これらもふまえ，耳鼻咽喉科医として，今後は健診業務だけにとどまらず，耳鼻咽喉科疾患の啓蒙活動なども行い，学校保健活動へのさらなる積極的な参加が強く望まれる[4]．

(大滝 一)

引用文献

1) 衞藤 隆．定期健康診断の検査項目および実施学年．衞藤 隆，岡田加奈子編．学校保健マニュアル．第8版．東京：南山堂；2010．p.12．
2) 日本耳鼻咽喉科学会学校保健委員会．学校保健委員会からのお知らせ（定期健康診断の見直しについて）．日本耳鼻咽喉科学会専門医通信 1995；42：30．
3) 大滝 一．新潟市における小学校の耳鼻咽喉科健診の結果と課題（昭和54年度〜平成20年度）．新潟市医師会報 2011；488(11)：2-6．
4) 宇高二良．学校保健で重要なことは？ JOHNS 2012；28(3)：535-7．

外耳
小耳症・耳介奇形
──手術と保存的治療

正常な耳の解剖（❶）

- 耳介は第1鰓弓と第2鰓弓上にそれぞれ3個の軟骨性隆起（耳介小丘）が移動融合することにより形づくられる．
- 耳介の大きさ，耳介の長さ，軟骨の長さ，耳介の幅などの成長は，耳長は16〜17歳，耳幅は10歳前後で男女とも安定する．大きさはさまざまな報告があるが，上下幅約6cm，耳幅約3cmである[1]．
- 耳の整容的にとくに重要な部分は，耳輪，対耳輪，耳垂，耳珠，耳甲介である．

_{耳輪，対耳輪，耳垂，耳珠，耳甲介が整容的に重要}

先天奇形の種類・分類

- 分類に関しては，同じ形態異常がさまざまな名称で報告されているため一部混乱することもある．
- とくに日常診療でみかける頻度が高い先天奇形（埋没耳，副耳，スタール耳，耳垂裂，扁平耳，小耳症）に関して述べる．

_{日常診療でみかける頻度が高い先天奇形について}

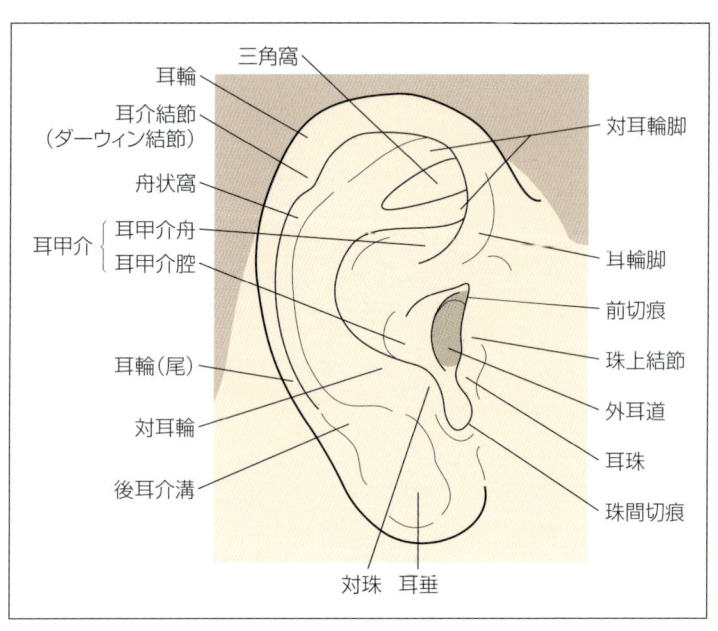

❶外耳各部の名称

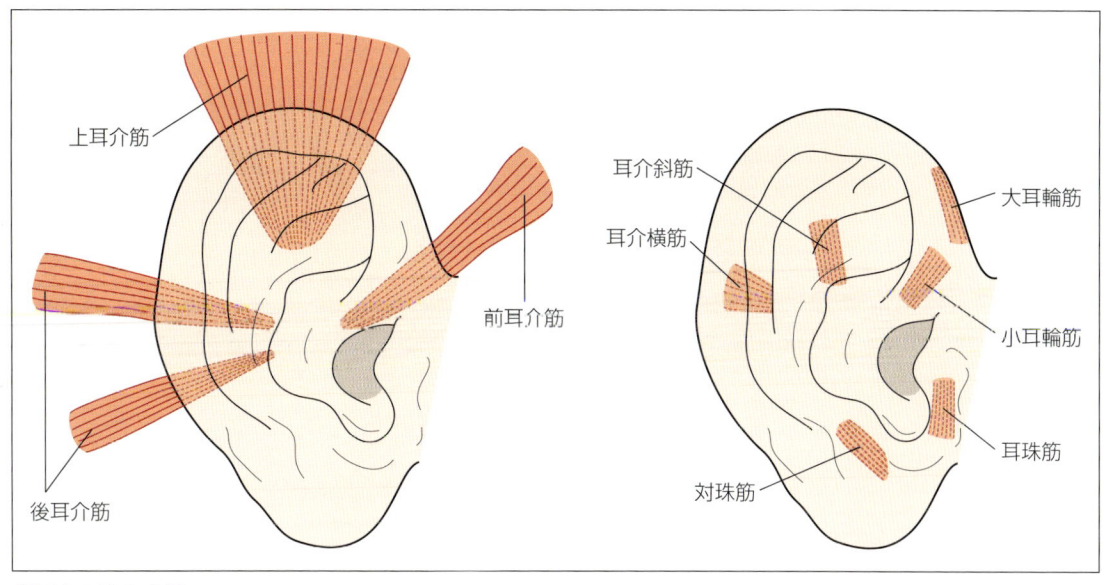

❷耳介の筋肉走行
（野村恭也ほか．耳鼻科カラーアトラス—形態と計測値．シュプリンガーフェアラーク東京；1992．p.41-9．を参考に作成）

埋没耳[2-4]

- 埋没耳（cryptotia）は，耳介の頭側1/3が屈曲変形にて側頭部皮下に埋没する耳である．
- 外観上耳介上部が立っていないため，見た目だけでなく，マスクや眼鏡の装着が難しい場合がある．
- 頻度は0.2～0.25％．
- ①耳介上部の頭側皮下への埋没，②耳介軟骨の変形（とくに対耳輪上脚の欠損，下脚屈曲，舟状窩発育不全，耳輪上部の後方屈曲，第三脚の合併など）を伴う．
- 主たる原因として，上耳介筋の付着異常とするものと，内耳介筋（耳介横筋・耳介斜筋）の分布発達異常により耳上部が折りたたまれることによるとするものがある（❷）．
- 自然軽快することはないので，早期に保存治療を開始するのがよい．
- 保存療法を試して改善が得られない場合には手術を考慮する．

■ 非観血的治療（❸）
治療時期
- 生後数日から装着できれば，短期間で矯正可能である．

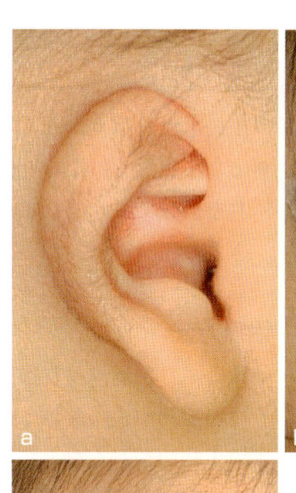

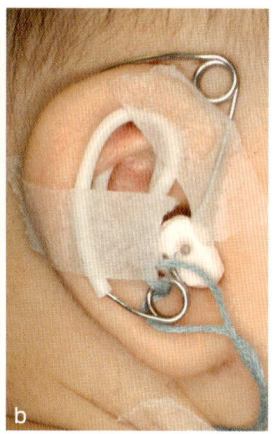

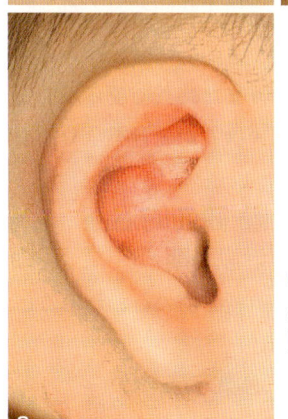

❸埋没耳（1歳，男児）
a：治療前．
b：非観血的矯正装具（大久保法〈新秋山法〉耳かけ耳内挿入複合式）．
c：治療半年後．

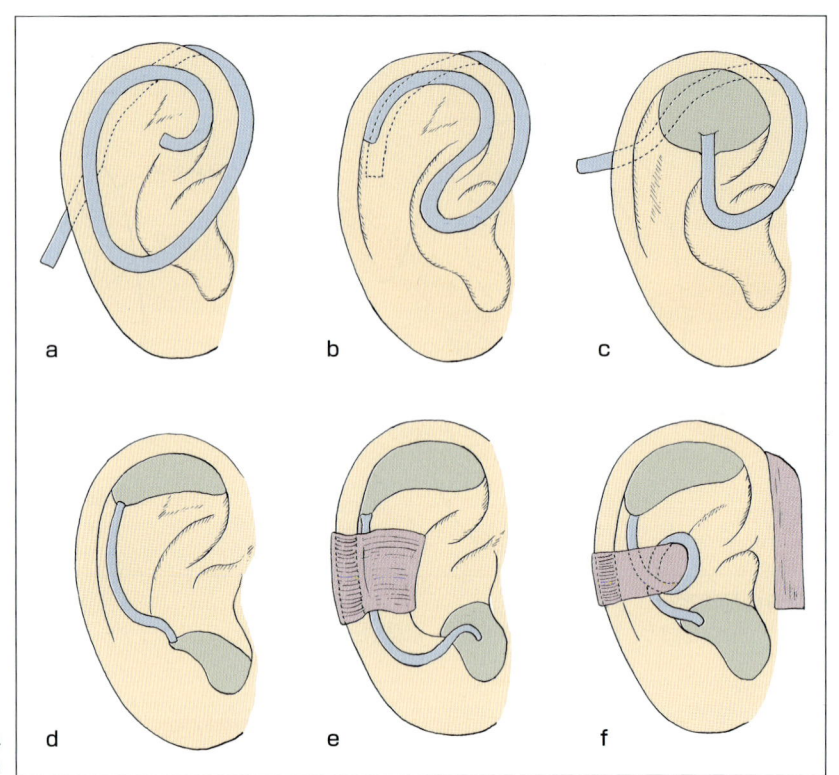

❹埋没耳矯正装具
〔耳かけ型〕a：広瀬式，b：松尾式，c：西岡式．
〔耳内挿入型〕d：上石式，e：村岡式，f：高戸式．
（福田　修ほか．耳介の形成外科，克誠堂：2005[2]）より）

- 生後1か月以上になると1～2か月の矯正期間が必要になる．
- また1歳近くになると治療は可能ではあるが，軟骨が硬くなり，また矯正器具を自分で外してしまうようになるので，継続的な治療の際に親の負担が大きくなる．

治療方法

- 秋山式，広瀬式，友野式，四ツ柳式，村岡式，高戸式，大久保式などさまざまな装具が報告されている（❹）．
- 矯正時期が遅くなった場合にはとくに微調整が重要となり，引き出しながら耳の形に合わせて日々調整する必要がある．

装具によるびらんや皮膚壊死などに注意

- また装具でびらんや皮膚壊死なども起こしやすくなるので注意する．
- 軟骨が発育不全や欠損している場合には，完全な形をつくることは難しい．

■ 観血的治療

治療時期

- 就学前に行われることが多い．

治療方法（❺）

- 非常に多くの術式がある．多くは局所皮弁法による．
- どの方法が最良かは，術者によって見解が分かれる．

治療の基本原則

- 治療の基本原則は，①耳介上部の皮膚不足分を補充，②上耳介筋の付着位置

18　第1章　小児に特有な耳鼻咽喉科疾患の診療

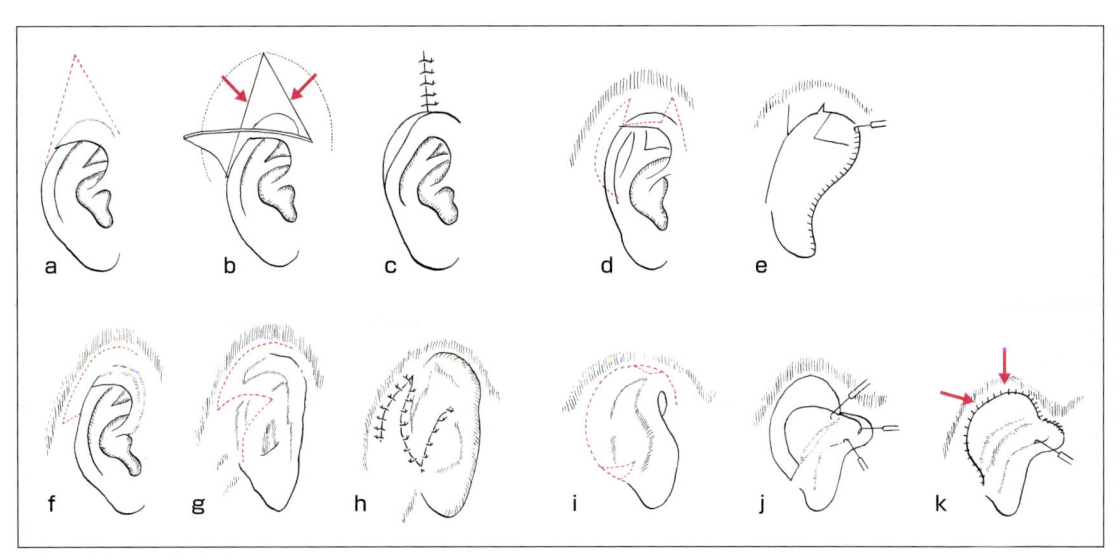

⑤ 観血的埋没耳治療法
a〜c：VY 皮弁（久保法）．
d, e：VY 皮弁＋他皮弁併用法（安瀬〈猫耳〉皮弁法）．
f〜h：Z 形成術（四ツ柳法）．
i〜k：他皮弁（松尾法）．

（福田　修ほか．耳介の形成外科．克誠堂；2005[2]より）

を三角窩裏に固定し直す，③耳介軟骨変形の矯正，である．

- ①については，VY 皮弁（久保・山川・福田法），VY 皮弁＋他皮弁（安瀬〈猫耳〉皮弁法），Z 形成術（四ツ柳・高橋法），他皮弁（松尾法）がある．tissue expander 法による皮膚拡張を行う方法もある．
- ③については耳介軟骨後面から軟骨に細切りを加えたりマットレス縫合を行い，対耳輪上脚を矯正し耳輪と舟状窩は反転法や軟骨移植にて治療する．

副耳[2]

- 副耳（accessory ear）は，耳介またはその周辺に耳介組織に等しい組織の隆起を認めるものである．
- 発生頻度は 0.14〜1.5 % に認めると報告されている．

副耳の分類

A) 耳珠前方上部：軟骨を含まない有茎性病変（preauricular tag）．
B) 耳珠隣接：耳珠に隣接し軟骨を含む（duplicated tragus）さまざまな形態のものがみられ，耳珠の変形や欠損，耳甲介前方の変形がみられたり副耳が複数みられることもある．
C) 頰部：口角から外耳道を結んだ線上の頰に認める．上顎突起と下顎突起の癒合線にあたると考えられている．皮膚突起だけでなく陥凹がみられることもある．
D) 頸部：まれであるが側頸部にみられるもの．胸鎖乳突筋前縁下 1/3 に生ず

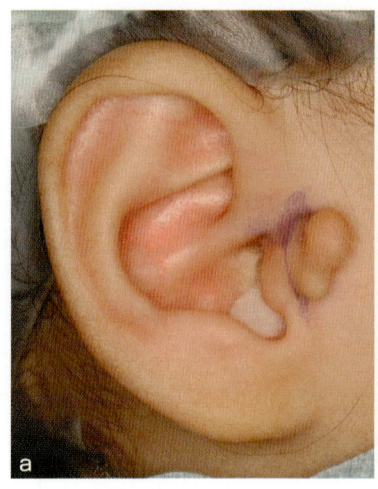

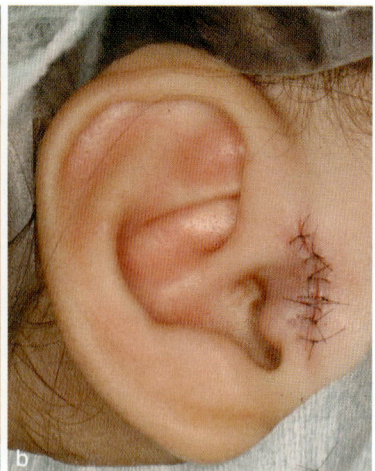

❻副耳
a：切除前．縦方向に紡錘形に切除ラインをデザイン．
b：切除後．耳珠の形態にも気を配りながら軟骨切除．

る．

手術時期
- あくまで整容的なものであるので，家族の希望によって決定する．乳幼児期に全身麻酔で行うことが多い．

治療法（❻）

結紮法
- 有茎性で茎が細い場合，根部を糸で結紮する方法．
- 1 週間ほどで壊死脱落する．
- 簡便であるが，根部に隆起が残存するのが欠点である．

切除法
- 根部から紡錘形のデザインを皮膚線や耳輪に沿って行い副耳を切除する．
- 茎が太いタイプや軟骨を含む場合は，この方法が整容的に優れる．茎が細い場合でも隆起なく治療したい場合にはこちらを選択する．
- 軟骨を温存すると後日隆起してくる場合があるが，深部まで完全に切除する必要はない．耳珠が欠損している場合に，副耳の軟骨を用いて再建することがある．
- 深くまで処置する場合には耳前部の血管や顔面神経にも念のため注意する．

スタール耳（❼）[2,5]

- スタール（Stahl）耳は，対耳輪から舟状窩を後上方に横切る軟骨性隆起（第三脚）が存在する形態異常である（❼-a）．
- わが国においては 0.04～1.2％とされている．

❼スタール耳

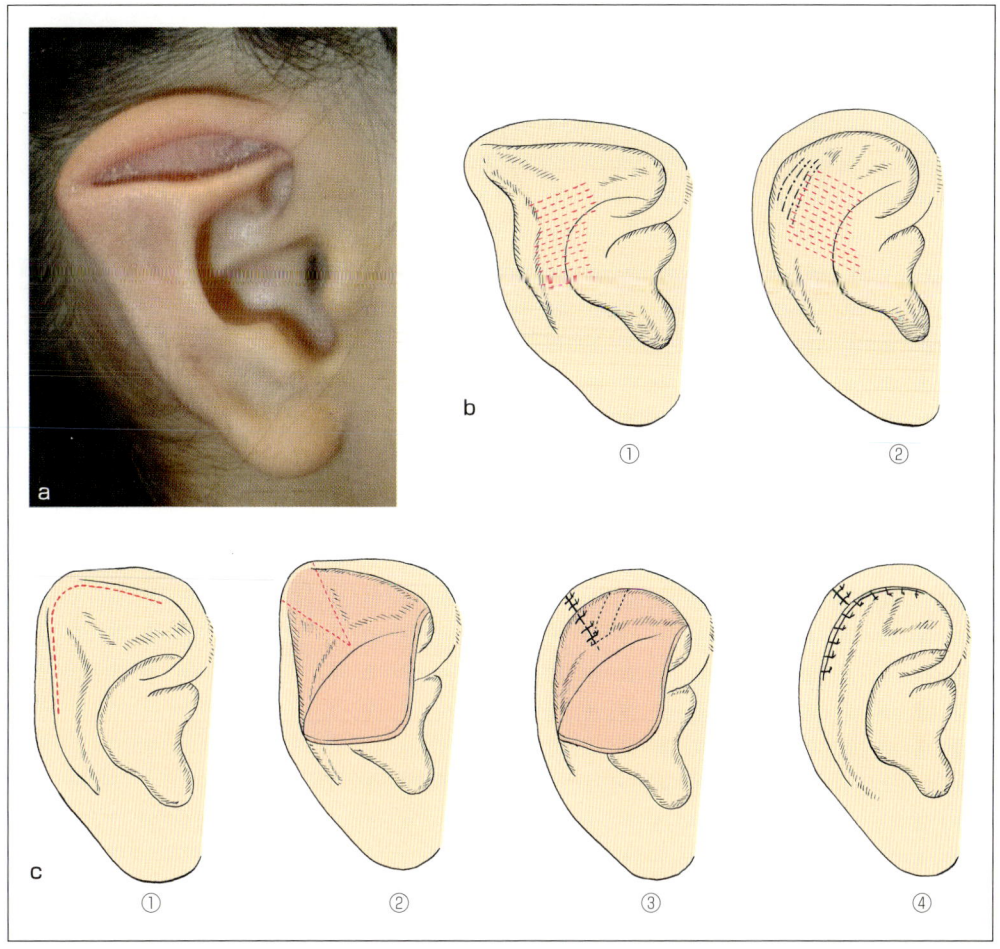

a：スタール耳．
b：軟骨切開法（四ツ柳）．耳介後面より第三脚に直交するようにメスにて数本の筋を入れて軟部組織を上方へ移動し，上行脚を作成するように縫合固定する．
c：楔状切除法（Kaplan）．耳輪内側縁に沿って皮膚を切開し軟骨膜上で剥離し，第三脚を楔状に切除．切除した軟骨の一部を対耳輪上脚として onlay 皮膚弁を戻す．

（福田　修．耳介の形成外科．克誠堂；2005[2] より）

保存療法

- 新生児，乳児ではよく反応する．生後1年以内は治る可能性が高く，それ以上では難しいが治ることもある．

手術法

- 軟骨を矯正するのみ（❼-b）の方法や，第三脚を切除する方法（❼-c）

> **Column　後天性耳垂裂**
>
> 　ピアスで耳垂裂となることが多い．できれば完全に切断になる前に治療できるとよい．ピアスの穴を温存しながら治療する方法も報告されている．

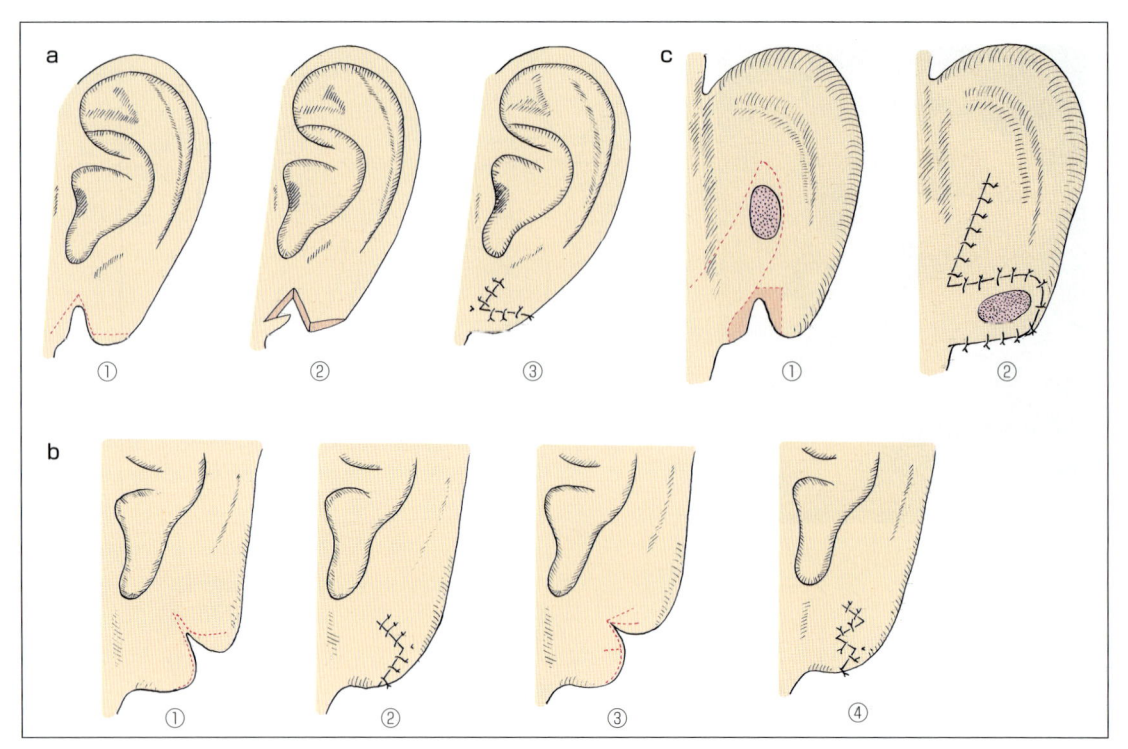

❽耳垂裂手術
a：山田法，b：藤田法，c：四ツ柳法（耳垂の組織不足分を耳後部の皮膚軟骨組織で補充）．
（福田　修．耳介の形成外科．克誠堂：2005[2)] より）

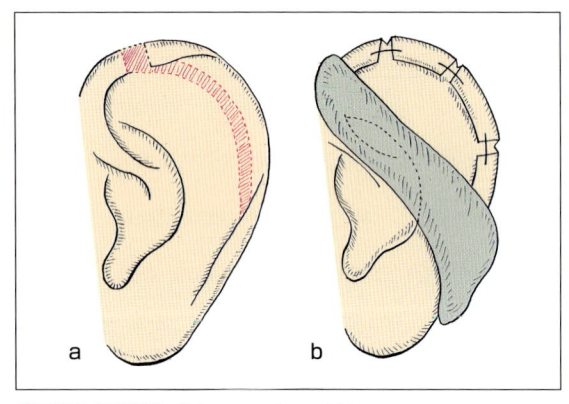

❾扁平耳手術法（Ducourtioux法）
a：耳輪前上方で切除する．
b：耳介軟骨を露出し楔状切除を数か所に加えて耳輪を作成し，皮膚を戻す．
（福田　修．耳介の形成外科．克誠堂：2005[2)] より）

などさまざまある．

- 埋没耳の治療法と同様，術者によって治療法選択の見解が分かれる．
- 軟骨を矯正する場合は，彎曲はなめらかであるが他の部分に歪みがくることがあるので注意が必要である．また切除する場合は，歪みは少ないが切除部分に段差ができることがある．どちらにしても術後後戻りすることがあるので非吸収糸で固定し，術後の保存的矯正も併用する．

耳垂裂[2)]

- 耳垂裂（cleft lobule）は，耳垂が先天的に分割されるさまざまな形態が報告されている．
- 単純に裂を寄せて直線状に縫合すると，縫合部が拘縮して陥凹になるため，これを防止する工夫がさまざま報告されている（山田法，四ツ柳法，藤田法）（❽）．

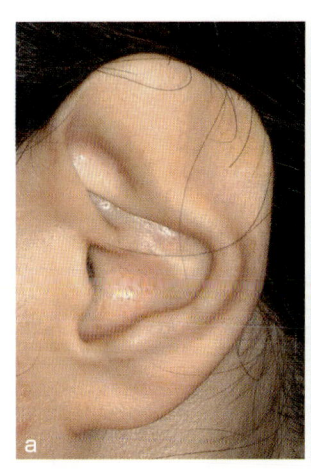

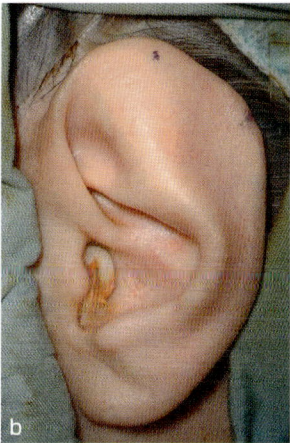

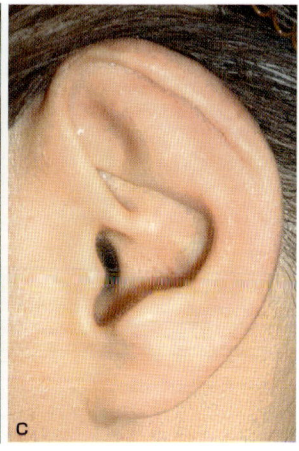

⑩扁平耳
a：術前．
b：皮膚を後面より剝離しピオクタニンのマークのところで軟骨のみ切開を入れる．切離された軟骨を重ね合わせて折りたたみながら耳輪を形成する．
c：術後．

扁平耳[2]

- 耳輪の巻き込みがなく，平坦である．耳介上1/3にみられることが多い．
- 部分的なものはスタール耳などでみられる．

保存療法
- 乳児期であれば他の奇形と同様矯正できる．

手術法
- 三日月上の皮膚軟骨切除耳輪の皮膚をいったん剝離翻転して軟骨を露出させ，楔状切除を数か所に加えて耳輪をつくり皮膚を戻す方法もある（⑨）．この際，耳輪の背面が角ばった形になる危険性があるので，段差が目立ちにくいように，楔状切除の代わりに切開のみ辺縁に加え扇を重ね合わせるように縫合し，耳輪の辺縁同士を結ぶ線を一直線にみえるよう調整すること，無理に彎曲をつけすぎないようにするのもよい（⑩）．

小耳症（⑪，⑫）[2,6,7]

分類
- 小耳症（microtia）の分類はさまざまあるが，われわれは，大きく3つに分類している．
    ① lobule type，② small concha type，③ concha type．
- 福田らは質的な違いを加味した10分類を報告している．

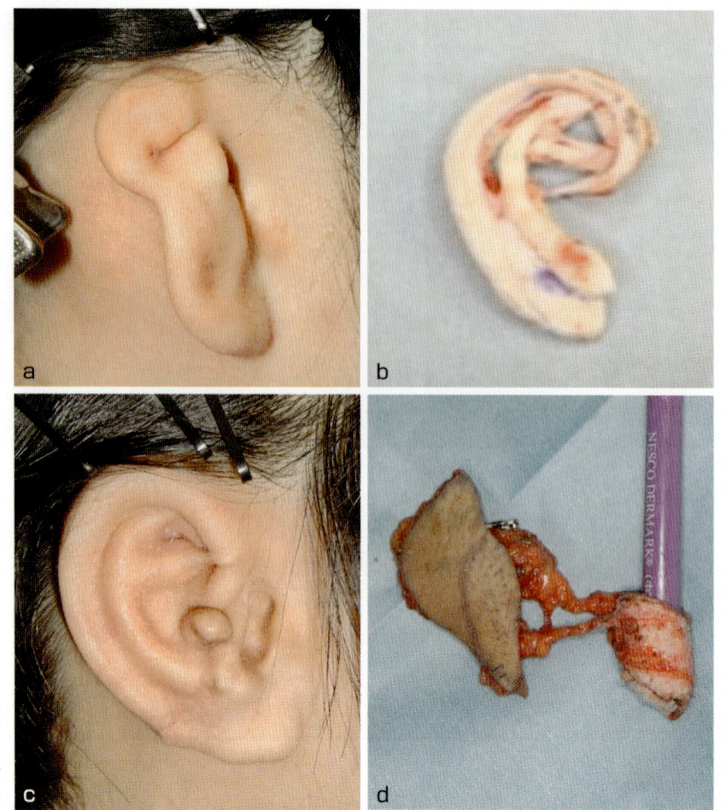

⑪ 小耳症　small concha type
a：術前.
b：肋軟骨から作成した耳介の framework.
c：軟骨挿入後.
d：PSP 皮弁による外耳道への皮弁と耳後部への皮弁.
　（Narushima M, et al. J Plast Reconstr Aesthet Surg 2011[7] より）

手術時期
- 日本人では，10歳ごろで胸囲 60 cm を超える程度がよいとされる．理由は，framework をつくるのに必要かつ十分な肋軟骨を採取できるだけの成長を遂げているからである．

手術法
- 一般的には，肋軟骨挿入による耳介形成と耳介挙上の二期的手術が多いが，エキスパンダーを用いた皮膚拡張術，肋軟骨挿入術，耳介挙上術の三期的手術もある．
- 今回は二期的手術と最近新しく行っている超薄皮弁を用いた外耳道同時形成術について述べる．

1 回目手術
framework の作成
- 対側より健常耳介の形態をもとに，採取した第 6，7，8 肋軟骨で実際の大きさよりも細くやや小さめのものを作成する．
- ①第 6，7 肋軟骨で土台を作成し，②第 8 肋軟骨で耳輪と対耳輪，耳珠などを作成する．③必要に応じて耳珠を作成する．
- ステンレスワイヤーにて軟骨同士を固定する．幅は 3 cm 以下とし，とくに耳輪の形態をきれいに保つため，耳輪外側部分はできるだけ削らず元の第 8

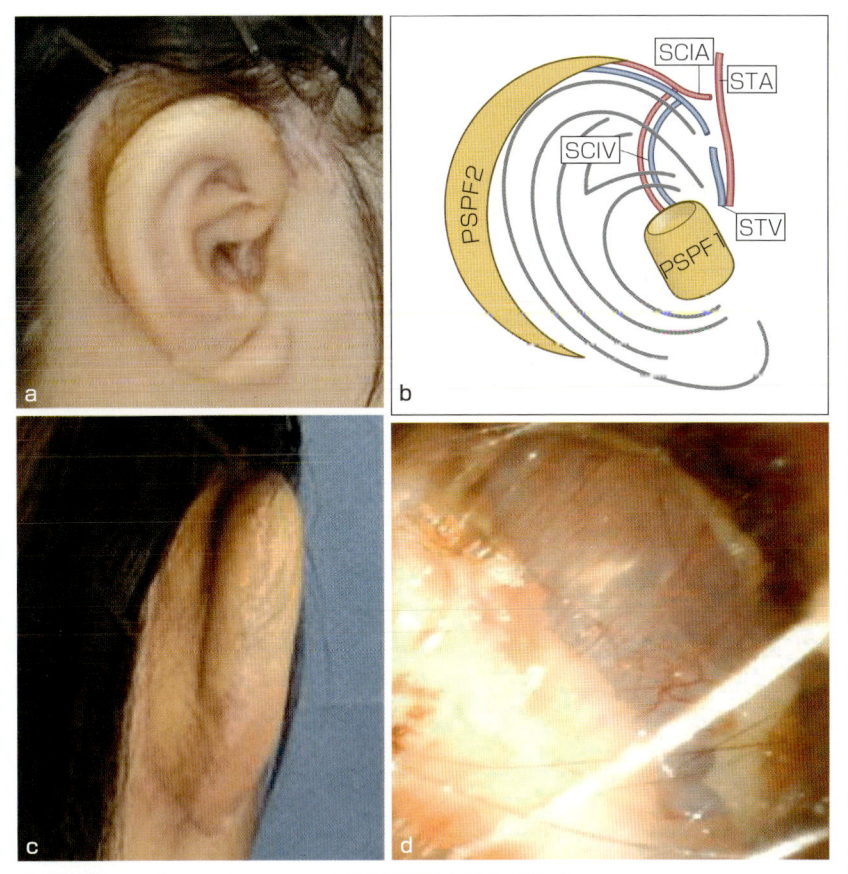

⓬ 小耳症 small concha type の 2 回目手術（⓫の症例）
a：皮弁移植後，b：皮弁移植図，c：後背，d：外耳道鼓膜．
PSPF：pure skin perforator flap，SCIA：superficial circumflex iliac artery（浅腸骨回旋動脈），STA：superficial temporal artery（浅側頭動脈），SCIV：superficial circumflex iliac vein（浅腸骨回旋静脈），STV：superficial temporal vein（浅側頭静脈）．

(Narushima M, et al. J Plast Reconstr Aesthet Surg 2011[7] より)

肋軟骨の表面を曲げて利用する．厚みは 1 cm 前後とする（⓫-a，b）．

側頭部皮下ポケットの作成

- 片側小耳症の場合，対側の耳介位置を参考に位置を決定する．
- 2 回目手術の耳介挙上の手術にてやや前傾となるため，長軸の傾きを対側に比べてやや後傾にする．
- 皮下剝離は，真皮とわずかに皮下脂肪が少し付く程度に行う．
- 耳甲介の位置に 0.5～1 cm 径の皮下茎を作成することで，剝離部の皮膚血行を安全に保つことが可能となる．
- 剝離はデザインより上方と後方に 0.5～1 cm ほど余分に行う．

framework の固定

- 作成した皮下ポケットの止血を確認したのち framework 軟骨を挿入する．

- framework がポケットに収まることを確認し，J-VAC®ドレーンを挿入する．
- 皮膚をトリミングしながら縫合する．

■ 2回目手術 ⑫

- 鼓室形成が可能な症例に対しては，非常に薄い皮弁を用いて外耳道と耳後部の挙上を行う．
- 1回目術後4か月～1年のあいだに行う．
- 挙上までの期間を長めにおいたほうが，挙上後の耳の形のぼやけが少ない印象がある．
- 耳介後方の皮膚を切開し耳介を挙上する．
- 外耳道をつくらない場合，肋軟骨の支柱を耳後部におき，一般的には浅側頭動静脈を血管茎とした側頭筋膜を用いて被覆後，表面に植皮を行う．しかしこの方法の場合，植皮による拘縮と軟骨の吸収による挙上の後戻りが起きることもあるため，鼠径部から pure skin perforator flap（PSP皮弁）を用いて被覆する方法もある．さらにこの方法では同じ血管にもう1皮弁作成することで，外耳道形成も行うことが可能となる．
- 外耳道形成に関しては「外耳道狭窄・閉鎖」(p.32) の項に譲る．

（成島三長，飯田拓也，光嶋　勲）

引用文献

1) Altmann F. Malformations of the auricle and the external auditory meatus：A critical review. AMA Arch Otolaryngol 1951；54(2)：115-39.
2) 福田　修，荻野洋一．耳介の形成外科．形成外科手術手技選書3．東京：克誠堂出版；2005.
3) 杠　俊介ほか．埋没耳の治療（1）．形成外科　2013；56：585-95.
4) 大慈弥裕之ほか．埋没耳の治療（2）．形成外科　2013；56：596-602.
5) 寺島洋一ほか．立ち耳・スタール耳の治療．形成外科　2013；56：603-8.
6) 朝戸裕貴ほか．小耳症・外耳道閉鎖症に対する機能と形態の再建．東京：金原出版；2009.
7) Narushima M, et al. Pure skin perforator flap for microtia and congenital aural atresia using supermicrosurgical techniques. J Plast Reconstr Aesthet Surg 2011；64(12)：1580-4.

第1章 小児に特有な耳鼻咽喉科疾患の診療

外耳
先天性耳瘻孔

先天性耳瘻孔とは

- 先天性耳瘻孔（congenital preauricular fistula）は，先天性の外表の奇形であり，耳介周囲に存在する瘻孔である．発生頻度は100人に1~2人といわれており，日常診療で比較的多くみられる先天性奇形の一つである．
- 瘻孔の大きさや深さは個人差があり，瘻孔の大きさは小さくても，その奥は大きな嚢胞になっていることもある．
- 本症例を認めても感染を生じない場合は，経過観察でよい．感染が反復する場合や膿瘍を形成する症例であれば手術を行うことが望ましい．

発生頻度は100人に1~2人で日常診療で比較的多い

感染を生じない場合は経過観察でよい．反復感染や膿瘍形成では手術を検討する

病因・病態

- 胎生5~6週ごろに，第1，2鰓弓由来の耳介結節とよばれる6個の小隆起が形成され，胎生12週ごろに複雑に発達，融合し耳介が形成される．その際の癒合不全によって瘻孔が生じる（❶-a）．
- 本疾患では，遺伝的性質をもつといわれており，家族内発生などの報告がある．多因子遺伝ともいわれている[1]．
- 瘻孔の部位は前耳輪部，耳前部および耳輪脚部でほぼ8~9割を占めるとされている[2]．その他の部位に瘻孔ができることはそれほど多くはない（❶-b）．

瘻孔部位は前耳輪部，耳前部，耳輪脚部が8~9割

症状

- 感染を起こしていない瘻孔は無症状である．瘻孔部位から，白色の分泌物が出てくることがあり，瘻孔を圧迫すると白色のアテローム様の物質が絞り出されることがある．
- 感染をきたすと，瘻孔周囲が発赤・腫脹し，さらに増悪すると膿瘍形成する．膿瘍が自壊すると皮膚に瘢痕組織を形成する（❷）

治療

感染時の初期治療

- 腫脹が軽度であれば，抗菌薬治療のみでよい．原因菌として多いのが黄色ブドウ球菌であるが，なかには嫌気性菌による感染もある．第一選択薬はペニ

外耳／先天性耳瘻孔 27

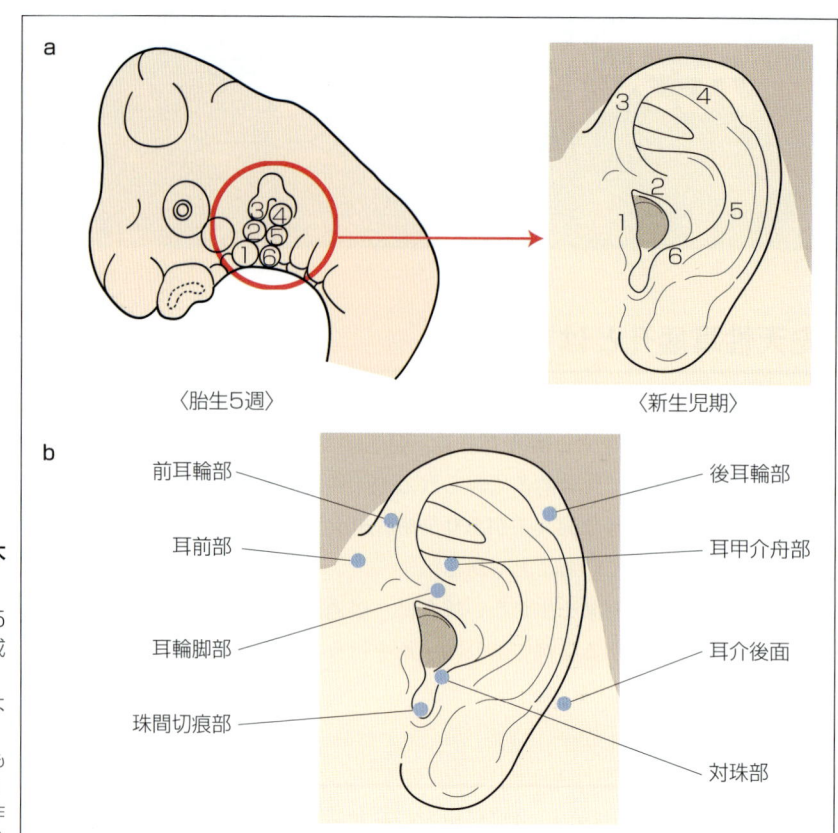

❶耳介の形成過程と形成不全による耳瘻孔の出現
a：6つの耳介隆起（胎生5〜6週）から耳介が形成される．
b：耳介隆起の癒合不全による耳瘻孔出現部位．
（中島龍夫．よくわかる子どものための形成外科．永井書店；2005．p238-9[3)]をもとに作成）

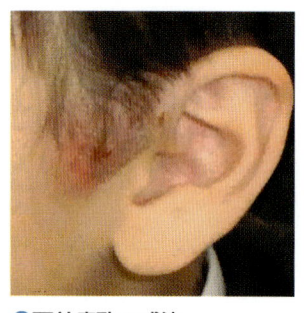

〈胎生5週〉　〈新生児期〉

前耳輪部　後耳輪部
耳前部　耳甲介舟部
耳輪脚部　耳介後面
珠間切痕部　対珠部

❷耳前瘻孔の感染
皮膚の発赤・腫脹があり，触ると肉芽または膿瘍が形成しているのがわかる．

シリン系もしくはセフェム系を使用する．
- 膿瘍形成をした場合は，抗菌薬と穿刺もしくは切開し，排膿する．切開は今後の手術の切開を予想して，できれば縦切開で行う．切開部位にガーゼもしくはペンローズ（Penrose）ドレーンを挿入して排膿を2，3日継続する．
- 切開した部位には病的な肉芽が形成されている場合が多く，ステロイド軟膏ガーゼをドレーンとして切開部位に挿入するとよい（❸）．排膿がなくなれば，自然に創部が閉じる．
- 周囲の組織への波及が広範囲で，顔面の腫脹などがある場合にはできれば入院で点滴加療が望ましい．

ポイント
瘻孔は常に清潔を心がける，などの指導をする．

手術適応
- 無症状であれば，手術で摘出する必要はない．感染時に膿瘍形成を認めたり，感染が反復している場合には，摘出する．
- 未感染の場合でも，瘻孔から臭いの強い白色の分泌物が出てくるような症例

28　第1章　小児に特有な耳鼻咽喉科疾患の診療

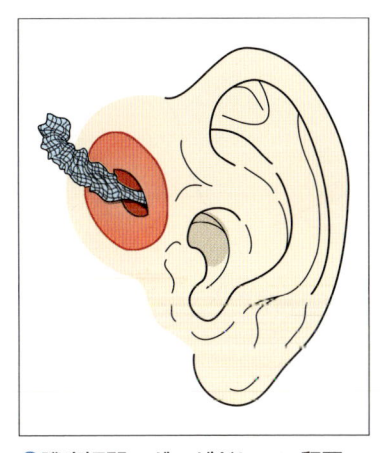

❸膿瘍切開・ガーゼドレーン留置

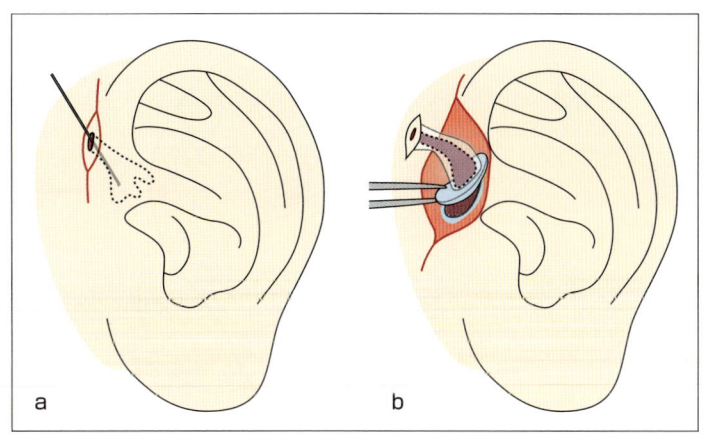

❹耳前部瘻孔の手術方法
a：鼻涙管ゾンデなどを耳瘻孔に挿入，向き，深さなどを確認する．
b：染色された瘻管を損傷しないように剥離し，付着している軟骨ごと摘出する．

では手術の適応がある．
- 小児の場合，手術年齢の適応は全身麻酔となるため，麻酔の危険性もふまえ1歳以上が望ましい．しかし，抗菌薬を中止するとすぐに再燃を繰り返したり，膿瘍形成をした症例においては1歳未満でも手術する場合がある．

手術のタイミング

- 炎症の活動期は避ける．手術中の出血が多くなってしまうことや創部離開を生じる原因となるためである．また，切除部位が広くなってしまうのも難点である．
- 抗菌薬を中止すると感染を反復してしまうような症例では早めに手術を検討する．炎症の活動期が持続している場合は抗菌薬の静注投与を数日行い，炎症をある程度落ち着かせてから手術に臨むほうが望ましい．

炎症の活動期は避ける

手術方法

- 成人であれば局所麻酔下にて可能であるが，小児の場合は動いてしまうため原則として全身麻酔下にて行う．
- 鼻涙管ゾンデを挿入し，瘻管の長さや方向を確認する．瘻管は多房性に存在していることが多く，取り残した場合は再発するため完全に摘出しなければならない．ピオクタニンブルーを注射針の外套を用いて挿入し，瘻管の盲端まで染色する[★1]（❹-a）．
- 局所麻酔薬を皮膚切開周囲に注射し，止血を行う．切開部位は基本的には舟状に切開をおく．瘢痕組織や膿瘍が一部残る症例では，摘出後の縫合がしやすいように事前に考えておき，切開線を工夫する．
- 瘻孔に涙管ブジーを挿入し，瘻管の方向や深さを適宜確認しながら組織を剥離していく（❹-b）．瘻管は軟骨を貫通しているため，軟骨，瘻管，囊胞や炎症組織を一塊にして摘出する．

★1
染色する際に強圧下では囊胞壁外に漏出したりしてしまうため，圧をかけすぎないようにする．また局所注射も，瘻管が破れることがあるため，周辺から浸潤麻酔するように心がける．

外耳／先天性耳瘻孔 29

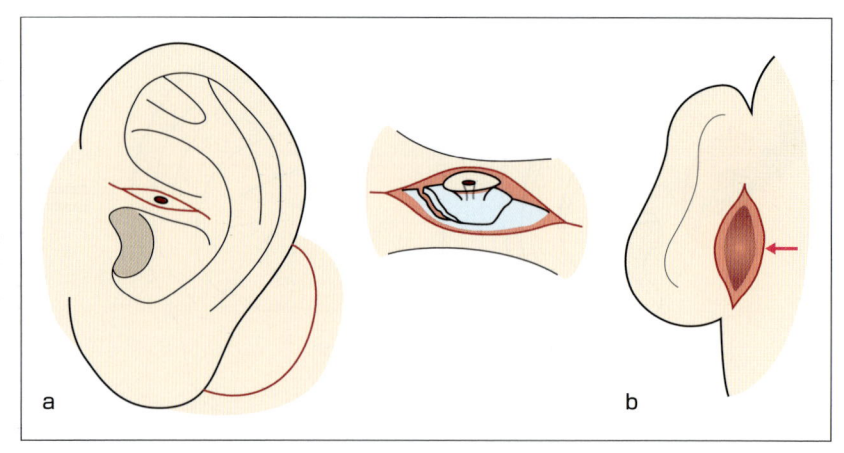

❺耳輪脚部瘻孔の手術
a：耳瘻管は軟骨内に入っていくため，必ず軟骨ごと摘出する．縫合しにくくなるため，皮膚は大きく切除しない．
b：感染した場合，耳後部にまで炎症が波及して膿瘍形成することがある．耳後部の皮膚も瘻管と一塊にして摘出する．

- 縫合は吸収糸で皮下縫合をし，圧迫する．小児では埋没縫合のみにすると術後の抜糸が不要となる．創部が大きい場合や術後に離開する可能性がある場合には，ナイロン糸で皮膚縫合をする．
- 頻度は低いが，耳輪脚などに瘻孔がある場合は，耳前部よりも手術の難易度が上がる（❺）．同様に軟骨を含め摘出するが，皮膚が薄く，縫合するゆとりがないことも少なくないため，皮膚はなるべく小さめに切開し，軟骨は大きめに切除する[4]．
- 術後1～2週間で抜糸としている．問題がなければ経過観察を終了としてよい．

> **ポイント**
> 術中に浅側頭動脈や顔面神経を損傷する危険もあるので，注意が必要である．

■ 再発した場合

- 初回の手術で目印となる部位を摘出してしまっているため，残存瘻管の場所の特定は難しく，感染部位周囲の瘢痕組織も大きく取り除く．
- 再発を防ぐためにも，術前の瘻管の走行や感染部位の解剖学的理解を正確に行い手術に臨むことが重要である．

鑑別疾患

鰓裂由来の瘻孔

- 第1鰓裂由来の瘻孔は，顎下腺部より外耳道に至るまでに存在するもので，通常の先天性耳瘻孔と比べると位置が低く存在する．この場合，下顎角部，側頸部，耳後部から外耳道へ瘻管が続くため，感染すると外耳道から膿の流

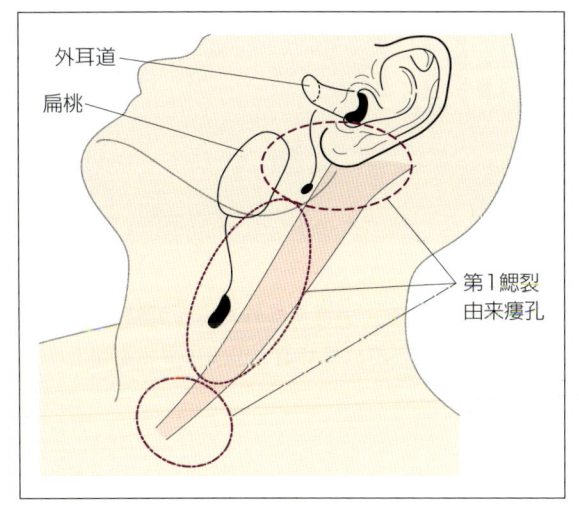

❻鰓裂由来瘻孔の認められる部位

> Column **合併奇形**
>
> 耳瘻孔を合併する代表的な症候群としてBOR（branchio-oto-renal syndrome）症候群（鰓弓耳腎症候群）がある（❼）．頻度は約4万人に1人であり，①先天性耳瘻孔（82％），②頸部瘻孔（50％），③難聴（93％），④腎奇形（67％）などを合併する常染色体優性遺伝疾患である[6]．難聴は，伝音性，感音性，混合性のどれも認められ軽度から高度とさまざまである．前庭水管拡大も50％に認められ，進行性に聴力が低下する例もあるため，念頭にはおいておく必要がある．

出が認められることもある[5]（❻）．手術の際には，顔面神経の走行に注意が必要である．

- また，第2鰓裂由来の瘻孔は，この場合は胸鎖乳突筋前縁下1/3から扁桃に至る瘻孔である．胎生期の鰓溝の遺残から発生する場合には大部分が第2鰓裂由来である．

（三塚沙希，守本倫子）

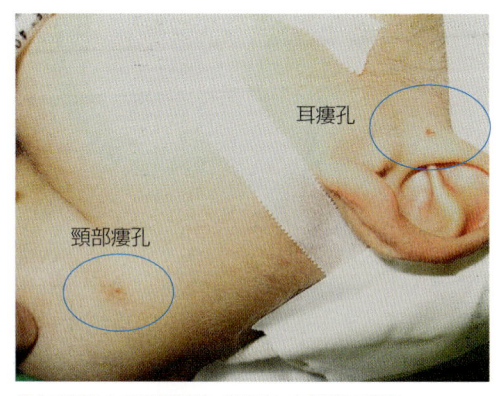

❼耳瘻孔と頸部瘻孔（BOR症候群症例）

引用文献

1) 由良いづみほか．小児耳科―先天性耳瘻孔．日本小児耳鼻咽喉科学会編．小児耳鼻咽喉科診療指針．東京：金原出版；2009．p.96-101.
2) 大橋菜都子ほか．先天性耳瘻孔414症例の検討．小児科臨床 2002；55：2141-4.
3) 中島龍夫．耳介の解剖．中島龍夫編．よくわかる子どものための形成外科．東京：永井書店：2005．p238-239.
4) 林 歩ほか．第一鰓裂嚢胞および瘻孔の4例．耳鼻臨床 2005；98：979-98.
5) 須納瀬弘．外来でできる耳前部瘻孔摘出術―耳前部瘻孔摘出術．浦野正美編．ENT臨床フロンティア 耳鼻咽喉科の外来処置・外来小手術．東京：中山書店；2012．p.10-5.
6) Chen A, et al. Phenotypic manifestation of branchio-oto-renal syndrome. Am J Med Genet 1995；58：365-70.

第1章 小児に特有な耳鼻咽喉科疾患の診療

外耳
外耳道狭窄・閉鎖

- 耳の奇形は大奇形と小奇形に分けられる．小奇形は外耳道と鼓膜は正常で，異常は中耳の奇形に限定されるが，大奇形は外耳道・鼓室の異常を呈し，通常，耳介の奇形を伴う．
- 先天性外耳道狭窄症（congenital aural stenosis），先天性外耳道閉鎖症（congenital aural atresia）はともに大奇形に属し，狭窄症は閉鎖症の奇形の程度が軽い状態と解釈される．
- 先天性外耳道狭窄症は閉鎖症と比較して外耳道真珠腫の合併がはるかに高率であり，実際の臨床上の重篤度は狭窄症のほうが重症であることも少なくない．
- 両側性の場合，両者とも医学的介入が遅れると言語発達遅滞をもたらす可能性がある．

> 外耳道真珠腫の合併は外耳道狭窄症では高率である．

> 両側性の場合，言語発達遅滞をもたらす可能性がある．

❶ Marx 分類

タイプI	耳輪と対耳輪のわずかな低形成を伴う耳介の軽度の低形成
タイプII	耳介の主要な構造物がある程度残存
タイプIII	耳介，外耳道のランドマークがほぼない

（Marx H. Harbuch der Spez Aral Hist. Springer Verlag；1926；12：620[1] より）

❷ Marx 分類タイプIの軽度の耳介奇形

先天性外耳道狭窄症

■ 疾患概念
- 外耳道最狭窄部の直径が 4 mm 以下と定義される．
- 耳介の奇形の分類として Marx 分類があるが[1]（❶），通常，タイプIないしタイプIIの耳介奇形を合併している．

■ 疫学
- 約1〜2万人に1人の割合で生じる．
- 両側性よりも一側性が多い．

■ 症状
- 軽度の耳介奇形を呈することが多い（❷）．
- 耳介奇形は中耳奇形の程度と相関することが示されており，狭窄，耳小骨奇形の程度により最大 50 dB 程度の伝音難聴をきたす．通常，内耳奇形は合併せず感音難聴はきたさない．
- 耳垢の自然排出が困難なため外耳道炎をきたしたり，外耳道真珠腫を合併すれば頑固な耳漏を認める（❸）．

■ 診断
- 軽度の耳介奇形を伴い，外耳道の狭小化を認めるため診断は容易で

ある.

■ 検査

視診
- 耳介奇形の程度を調べる．Marx 分類を参照して奇形の程度を把握しておく．

耳鏡検査
- 外耳道狭窄部の径を把握する．
- 外耳道入口部が狭窄している場合は検索は容易であるが，より内側部の狭窄の場合は耳鏡を軟骨部外耳道に挿入，圧迫しての観察が必要である．
- 頑固な耳漏や debris の排出を認める場合，外耳道真珠腫の合併が疑われるが，起炎菌同定のため細菌検査を施行しておく．

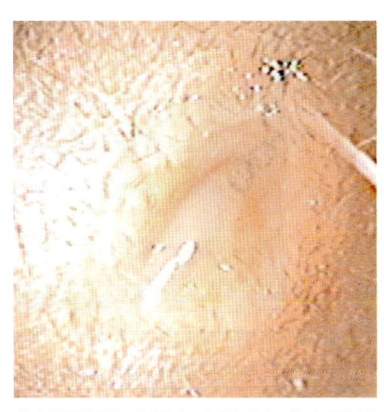

❸外耳道真珠腫を合併する先天性外耳道狭窄症の外耳道入口部
頑固な耳漏を伴っている．

聴力検査
- 純音聴力検査，語音聴力検査で難聴の種類，程度を調べる．
- 通常，内耳奇形は合併せず感音難聴はきたさない．伝音難聴かカーハルト（Carhart）効果[★1]による見かけ上の骨導閾値上昇による混合難聴を呈する．
- 幼少のため通常の聴力検査ができない場合，聴性脳幹反応（auditory brainstem response：ABR）や聴性定常反応（auditory steady-state response：ASSR）で難聴の程度を確認する．

画像検査

HRCT
- high resolution computed tomography（高分解能 CT：HRCT）は，外耳道狭窄の部位，鼓室・乳突洞の発育の程度，耳小骨奇形の程度，外耳道真珠腫合併の有無の把握のためには必須の検査である．
- 外耳道真珠腫を合併する症例の CT を示す（❹）．
- Jahrsdoerfer grading scale は CT 所見により外中耳の発育程度を評価する指標である[2]（❺）．本来は後述の先天性外耳道閉鎖症の評価に用いられる指標であるが，外耳道狭窄症においても適用される．9項目について評価し，それぞれ1点を割り当てる．アブミ骨の存在のみ重みをつけて2点を割り当てる．満点を10点とし5点以下は手術適応なし，6点を境界域，7点以上を手術適応ありと判断する．

MRI
- magnetic resonance imaging（MRI）は，感音難聴の合併が疑われる場合，内耳奇形の有無の検査のため必要である．

★1 カーハルト（Carhart）効果
内耳への音のエネルギーの伝播経路は，耳小骨が関与しない①音による頭蓋骨の振動が直接内耳骨胞を振動させる経路，以外に耳小骨が関与する②耳小骨連鎖の慣性によって，音による頭蓋骨の振動が耳小骨連鎖を振動させる経路，③音のエネルギーが外耳道から鼓膜経由で伝播される経路，などが存在する．
耳小骨連鎖に異常をきたす伝音難聴が存在する場合，②と③の経路が障害され骨導閾値が見かけ上昇する．これをカーハルト効果という．耳硬化症でしばしば観察される2kHzの骨導閾値の上昇（Carhart's notch）はカーハルト効果の一部である．

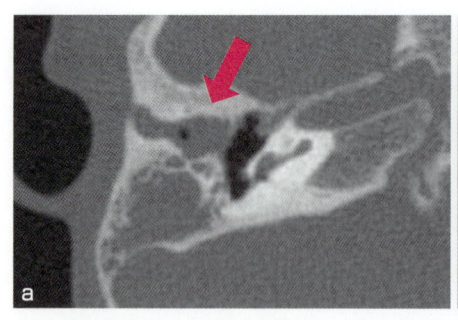

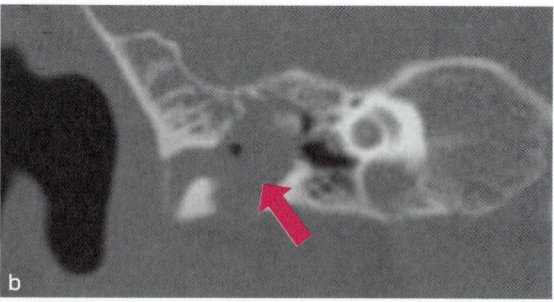

❹ 外耳道真珠腫（矢印）を合併する右先天性外耳道狭窄症の HRCT 画像
a：軸位断画像，b：冠状断画像．

❺ Jahrsdoerfer grading scale

パラメータ	点数
アブミ骨が存在	2
卵円窓が開存	1
中耳腔の発育良好	1
顔面神経の走行異常がない	1
ツチ・キヌタ複合体の発育良好	1
乳突洞の含気化良好	1
ツチ・キヌタ関節が連続	1
正円窓が開存	1
耳介奇形の程度が少ない	1
合計	10

アブミ骨の存在のみ重みをつけて2点を割り当て，その他の項目は各1点とする．満点を10点とし5点以下は手術適応なし，6点を境界域，7点以上を手術適応ありと判断する．

★2
Coleらによれば3歳未満の症例では狭窄部の径の大きさによらず外耳道真珠腫は認められなかった．狭窄部径が2mm以下，かつ12歳以上の症例の91％で外耳道真珠腫の合併を認めハイリスク群とみなされ6～12歳での手術を推奨している[3]．

治療

- 外耳道狭窄症は外耳道・鼓室の奇形の程度が軽く，Jahrsdoerfer grading scaleが7点以上の症例が多く，大部分で外耳道・鼓室形成術の手術適応がある．また，耳介の奇形の程度も軽度で，後述する外耳道閉鎖症に伴う耳介奇形のように肋骨によるフレームワークの作製や耳介挙上が不要な場合がほとんどである．
- 根治的治療は耳介・外耳道・鼓室形成術であるが，一側性か両側性か，年齢，難聴，外耳道真珠腫の合併の有無★2により手術時期が異なる．
- 治療方針をフローチャートで示す（❻）．

一側性の場合

- 他側の聴力は正常の場合が多いため，一側性の中等度の難聴しかきたさない．この場合は言語発達遅滞を考慮する必要はない★3．

外耳道真珠腫が合併する場合

- 外耳道真珠腫が進行すると頭蓋内合併症，顔面神経麻痺・外側半規管瘻孔などの重篤な症状をきたしうるためできるだけ早期の外耳道・鼓室形成術が必要となる．
- 耳介形成手術は必要ならば外耳道・鼓室形成術と同時，あるいは後ほど行う．

外耳道真珠腫が合併しない場合

- 早期の手術は不要で手術をする場合も待機的でよい．
- 患者本人が難聴の改善を希望したときに手術を考慮するが，耳介形成手術については前項と同様である．

両側性の場合

- 両側性の中等度の難聴を呈するため言語発達遅滞をきたす可能性がある．このため早期の骨導補聴器装用が必要である．
- 耳介奇形が軽度で気導補聴器の使用が可能であれば早期の両側気導補聴器の

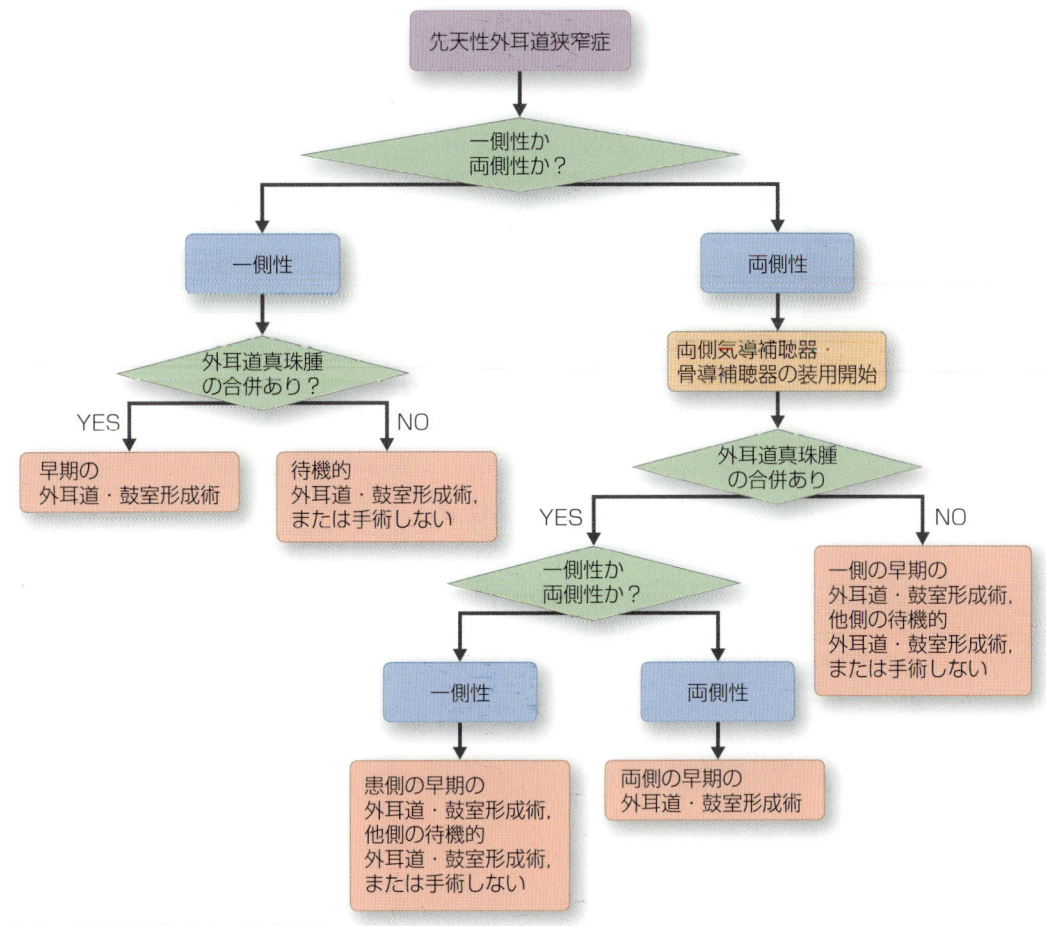

```
                    先天性外耳道狭窄症
                          │
                    ◇一側性か両側性か？◇
                    │              │
                  一側性           両側性
                    │              │
              ◇外耳道真珠腫       両側気導補聴器・
                の合併あり？◇     骨導補聴器の装用開始
              YES│   │NO            │
                 │   │        ◇外耳道真珠腫
              早期の  待機的      の合併あり◇
              外耳道・ 外耳道・   YES│    │NO
              鼓室形成術 鼓室形成術，  │    │
                     または手術しない │  一側の早期の
                                │  外耳道・
                          ◇一側性か   鼓室形成術，
                           両側性か？◇ 他側の待機的
                          │      │  外耳道・
                        一側性   両側性 鼓室形成術，
                          │      │  または手術しない
                    患側の早期の  両側の早期の
                    外耳道・     外耳道・
                    鼓室形成術，   鼓室形成術
                    他側の待機的
                    外耳道・
                    鼓室形成術，
                    または手術しない
```

❻ 先天性外耳道狭窄症の治療方針
一側性か両側性か，外耳道真珠腫を合併するか否かで大きく判断が分かれる．

装用を考慮する．

外耳道真珠腫が合併する場合
- 重篤な症状をきたしうるためできるだけ早期に患側の外耳道・鼓室形成術が必要となる．
- 両側外耳道真珠腫が合併する場合も早期に両側の手術が必要である．耳介形成については前述と同様である．

外耳道真珠腫が合併しない場合
- 言語発達遅滞を防ぐため，まず両側気導補聴器や骨導補聴器の装用を開始する．一側の早期の手術を考慮し他側の手術は本人の希望により待機的手術を考慮する．
- 耳介形成については前述と同様である．

★3
一側性の難聴は補聴器による介入や外科的治療を本当に急ぐ必要はないのであろうか．他側が健常であるため言語獲得に重大な影響を及ぼす可能性は低い．しかし，学童児を対象にした研究では口語使用能力の低下[4]，学業低下率が大きいこと[5]，クラスでの認知行動問題の発生率が大きいこと[5]などが指摘されており，可能ならば早期の介入が望まれる．

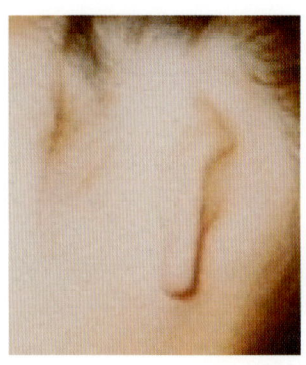

❼ Marx 分類タイプ III の耳介奇形

外耳道真珠腫の合併は外耳道閉鎖症ではきわめてまれである

先天性外耳道閉鎖症

■ 疾患概念
- 耳介奇形も高度で Marx 分類でタイプ III の小耳症を伴う．外耳道は存在せず，耳小骨奇形も高度なことが多い．
- 一方，外耳道狭窄症と異なり外耳道真珠腫を伴うことはきわめてまれである．

■ 疫学
- 外耳道狭窄症と同程度であり，両側性よりも一側性が多い．

■ 症状
- 耳介奇形は高度で痕跡状である．
- 最大 50 dB 程度の伝音難聴をきたす．通常，内耳奇形は合併せず感音難聴はきたさない．

■ 診断
- 高度の耳介奇形を伴い，外耳道入口部も存在しないため生下時より容易に診断される．

■ 検査
視診
- 耳介奇形の程度を調べる．通常 Marx 分類タイプ III の小耳症を伴う．代表的な耳介所見を示す（❼）．

耳鏡検査
- 外耳道入口部が存在しないことを確認する．
- 入口部のみ痕跡状に存在する場合もある．

聴力検査
- 純音聴力検査，語音聴力検査で難聴の種類，程度を調べる．
- 難聴の程度は外耳道狭窄症と同程度以上である．通常，内耳奇形は合併せず感音難聴はきたさない．
- 幼少児では ABR や ASSR で難聴の程度を評価するのも同様である．

画像検査
HRCT
- 鼓室・乳突洞の発育の程度，耳小骨奇形の程度，atresia bony plate の評価のためには必須の検査である．狭窄症と同様に Jahrsdoerfer grading scale で評価し手術適応の決定に役立てる．また三次元構築画像は形成耳介と外耳

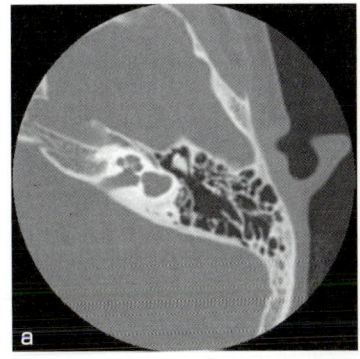

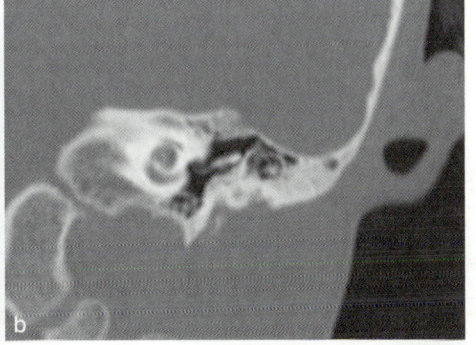

❽ Jahrsdoerfer grading scale 8 点相当の左先天性外耳道閉鎖症の HRCT 画像
a：軸位断画像．まれではあるが内耳奇形（外側半規管の形成不全）を呈する．
b：冠状断画像．

道造設部位の位置関係を決定するうえで重要である．Jahrsdoerfer grading scale 8 点相当の外耳道閉鎖症の HRCT（❽）と三次元構築 CT（❾）を示す．

MRI

- 感音難聴の合併が疑われる場合，内耳奇形の有無の評価のため必要である．

治療

- 外耳道閉鎖症は奇形の程度が重く外耳道・鼓室形成術の手術適応とならない症例も少なくない．また，耳介の奇形の程度が強く，通常肋軟骨による耳介のフレームワークの作製を要する．
- 耳介形成手術は二段階手術であり，軟骨による耳介のフレームワークの皮下移植後，約半年後に耳介挙上術を施行する．
- どの時期に，どういう順番で耳介形成術，外耳道・鼓室形成術を行うか議論の余地がある．
- 外耳道形成術が先に行われた場合，周囲の瘢痕形成が強いため肋軟骨移植術を行っても良好な耳介の輪郭を得ることが非常に困難であり耳介形成の難易度は非常に高くなる．
- 耳介形成が先に行われた場合，耳鼻科医にとって再建耳介の位置は必ずしも外耳道形成術に好都合であるとはいえず，また外耳道形成の術野が十分に確保しにくい．
- 第一段階手術の肋軟骨移植術は肋骨の発育を十分待ち，術後の胸郭変形を予防するために約 8〜10 歳，胸囲 60 cm 以上となるまで待って行う．

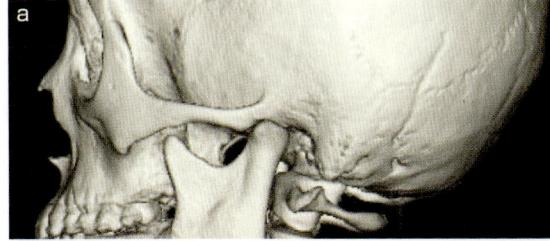

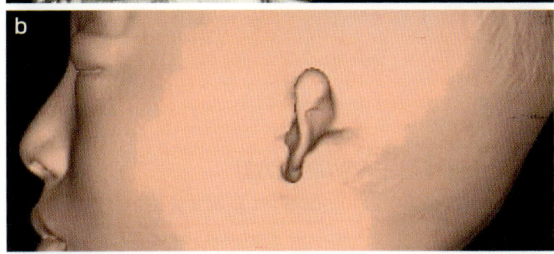

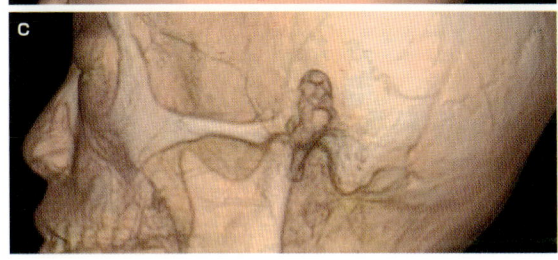

❾ 三次元構築 CT
a：❽と同じ症例の 3D-CT（骨条件）．側頭線の下方，かつ顎関節窩の後方に外耳道を造設する
b：❽と同じ症例の 3D-CT（軟部組織条件）．
c：前二者の合成画像．造設する外耳道と挙上する耳介の場所との整合性を考慮する．

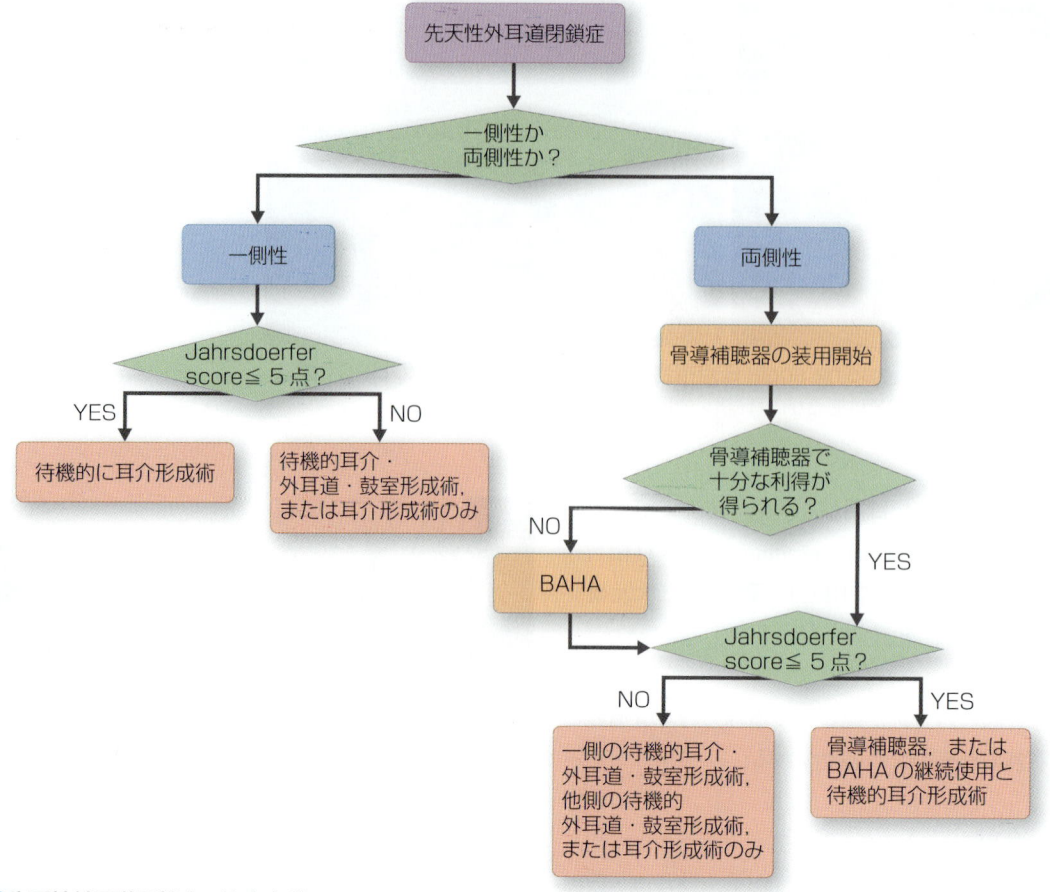

```
                先天性外耳道閉鎖症
                        │
                        ▼
                  ┌──────────┐
                  │ 一側性か   │
                  │ 両側性か？ │
                  └──────────┘
                   ┌──────┴──────┐
                   ▼             ▼
                 一側性          両側性
                   │             │
                   ▼             ▼
            ┌──────────┐   骨導補聴器の装用開始
            │Jahrsdoerfer│        │
            │score≦5点？ │        ▼
            └──────────┘   ┌──────────┐
           YES ┌──┴──┐ NO   │骨導補聴器で│
               ▼     ▼     │十分な利得が│
          待機的に  待機的耳介・│得られる？  │
          耳介形成術 外耳道・鼓室   └──────────┘
                  形成術，      NO ┌──┴──┐ YES
                  または耳介    ▼          ▼
                  形成術のみ  BAHA    ┌──────────┐
                              │     │Jahrsdoerfer│
                              └────▶│score≦5点？ │
                                    └──────────┘
                                   NO ┌──┴──┐ YES
                                      ▼     ▼
                              一側の待機的耳介・  骨導補聴器，または
                              外耳道・鼓室形成術， BAHAの継続使用と
                              他側の待機的       待機的耳介形成術
                              外耳道・鼓室形成術，
                              または耳介形成術のみ
```

❿ 先天性外耳道閉鎖症の治療方針
一側性か両側性か，Jahrsdoerfer grading scale が 5 点以下か 6 点以上かで大きく判断が分かれる．

- 外耳道・鼓室形成術は耳介挙上術と同時に施行する．
- 外耳道狭窄症と異なり，通常は外耳道真珠腫の存在を考慮する必要はない．
- 治療方針をフローチャートで示す（❿）．

一側性の場合
- 他側の聴力は正常の場合が多いため，一側性の中等度の難聴しかきたさない．この場合は言語発達遅滞を考慮する必要はない．

Jahrsdoerfer grading scale が 5 点以下の場合
- 外耳道・鼓室形成術の適応はない．
- 整容上の問題から耳介形成の希望がある場合に待機的に耳介形成手術のみを行う．

Jahrsdoerfer grading scale が 6 点以上の場合
- 8〜10 歳時に肋軟骨によるフレームワークの皮下移植術を行う．その約半年後耳介挙上術を行い，同時に外耳道・鼓室形成術を行う．聴力改善の希望がなければ待機的に耳介形成術のみ行う．

両側性の場合
- 両側性の中等度の難聴を呈するため言語発達遅滞をきたす可能性がある．このため早期の骨導補聴器装用が必要である．

通常の骨導補聴器で十分利得が得られる場合
1）Jahrsdoerfer grading scale が5点以下の場合
- 外耳道・鼓室形成術の適応はない．
- 整容上の問題から耳介形成の希望がある場合に待機的に耳介形成手術のみを行う．

2）Jahrsdoerfer grading scale が6点以上の場合
- 待機的に耳介・外耳道・鼓室形成術を行う．
- 他側は患者の希望があれば待機的に耳介・外耳道・鼓室形成術を考慮するが，耳介形成術のみにとどめる場合もある．

通常の骨導補聴器で十分利得が得られない場合
1）Jahrsdoerfer grading scale が5点以下の場合
- BAHA（bone-anchored hearing aid；埋め込み型骨導補聴器）を考慮する．
- 外耳道・鼓室形成術の適応はなく，整容上の問題から耳介形成の希望がある場合に待機的に両側の耳介形成手術のみを行う．

2）Jahrsdoerfer grading scale が6点以上の場合
- 待機的に耳介・外耳道・鼓室形成術を行う．
- 他側は患者の希望があれば待機的に耳介・外耳道・鼓室形成術を考慮するが，耳介形成術のみにとどめる場合もある．

〈坂本幸士〉

引用文献
1) Marx H. Die missblindungen des ohres. In：Henke F, Lubarsch O, editors. Handbuch der Spez Anal Hist. Berlin：Springer Verlag；1926；12：620-5.
2) Jahrsdoerfer RA, et al. Grading system for the selection of patients with congenital aural atresia. Am J Otol 1992；13：6-12.
3) Cole RR, et al. The risk of cholesteatoma in congenital aural stenosis. Laryngoscope 1990；100：576-8.
4) Lieu JE, et al. Unilateral hearing loss is associated with worse speech-language scores in children. Pediatrics 2010；125：e1348-55.
5) Lieu JE. Speech-language and educational consequences of unilateral hearing loss in children. Arch Otolaryngol Head Neck Surg 2004；130(5)：524-30.

第1章 小児に特有な耳鼻咽喉科疾患の診療

中耳
急性中耳炎

急性中耳炎について

■ 定義

- 「小児急性中耳炎診療ガイドライン」では急性中耳炎（acute otitis media）を「急性に発症した中耳の感染症で、耳痛、発熱、耳漏を伴うことがある」と定義した[1]★1.
- 急性に発症とは、本人の訴えあるいは両親や保護者により急性症状が発見され、その48時間以内に受診した場合とする.
- 急性炎症の持続期間については、明確なエビデンスは存在しないが、3週間を超えないとする.
- 対象は15歳未満の小児急性中耳炎で、発症1か月前に急性中耳炎ならびに滲出性中耳炎がない症例、鼓膜換気チューブが留置されていない症例、頭蓋・顔面奇形のない症例、免疫不全のない症例とする★2.

■ 疫学

- 高頻度に小児が罹患する代表的な上気道炎である.
- わが国の好発時期は秋から冬と5月ごろで、気道感染症好発時期と集団保育開始時期に一致する.
- 欧米の報告では、生後1歳までに62％、生後3歳までに83％が少なくとも1回は罹患する[2]、1歳までに75％が罹患するなどがある[3].
- 生後6か月未満で5％程度であるが、生後6か月から12か月間では25％にみられた[4].

■ 発症要因

- 急性中耳炎の誘因として、呼吸器ウイルス感染が考えられており、感染により粘膜バリアの破綻が生じる.
- 秋、冬ではRSウイルスが多く、そのほかインフルエンザウイルス、アデノウイルスなどがみられる. 春にはヒトメタニューモウイルスによる中耳炎もみられる★3.
- 鼻咽腔ぬぐい液からは三大起炎菌として肺炎球菌、インフルエンザ菌、モラクセラ・カタラーリスが検出される★4.
- 中耳貯留液からは主に前二者が検出される. モラクセラ・カタラーリスの検出頻度は4～7％程度であるが、βラクタマーゼ産生菌が多く、間接的な病原

★1
本項は2013年に改訂された「小児急性中耳炎診療ガイドライン」[1]を基に記載した.

★2
小児急性中耳炎診療ガイドラインの対象とならない例は、顔面神経麻痺・内耳障害などの合併症を呈する急性中耳炎、ならびに急性乳様突起炎に伴う耳介聳立、グラデニーゴ（Gradenigo）症候群などがみられる急性中耳炎である.
生後3歳までに83％が少なくとも1回は罹患

★3
RSウイルス：パラミクソウイルス科に属するRNAウイルスの一種で、乳幼児は気管支炎・肺炎などの原因になる. ヒトメタニューモウイルス（human metapneumovirus）：RSウイルス感染症とよく似ていて、RSウイルスより高熱で有熱期間が長く、熱性痙攣を起こしやすい.

- 菌（indirect pathogen）とよばれている．
- 免疫応答の未熟な時期である生後6か月以降でこれらの菌の上咽頭での定着率が増加する★5．
- 解剖学的要因として，乳児は成人に比べて耳管の角度が水平に近く，長さが短く（14〜18mm 程度）5），径が太いなどがあげられる．
- 寝たままの授乳や，授乳後に十分な脱気をしないと胃食道逆流によって上咽頭に流入したミルクが中耳炎の誘因となることがある．

検出菌1)

急性中耳炎からの検出菌頻度年次推移

- 肺炎球菌は2007年のサーベイランスまでは34.1％と増加傾向にあったが，2012年では29.2％と減少している．
- インフルエンザ菌は2007年は24.2％，2012年は26.7％と横ばいとなっている．

薬剤耐性菌1)

- 中耳貯留液中の肺炎球菌（183株）のうち PSSP が 35.5％，PISP が 37.2％，PRSP は 27.3％であった．インフルエンザ菌（208株）は BLNAS が 29.8％，BLNAR が 69.3％，BLPAR が 0.9％であった（多施設間臨床研究 2005〜2008年）★6,7．
- 3学会合同抗菌薬感受性サーベイランス（2012年）では肺炎球菌（113株）中，PSSP が 50.4％，PISP が 37.2％，PRSP が 12.4％であり，PRSP の比率が減少している．同様に中耳貯留中のインフルエンザ菌（106株）は，BLNAS が 34.0％，BLNAS が 50.9％，BLPAR が 15.1％であった．
- その他の報告6)では2003年から2011年でPRSPが4.7％から1.2％に減少した．BLNARは同年間比較で21.2％から46.4％に増加し，2011年ではBLAPR，BLPACRも確認された．

■ 症状

- 耳痛は中耳炎の主症状とされているが約半数程度の訴えである．
- 乳児は感冒症状に紛れて中耳炎を併発していることが多い．
- 感冒後も持続する不明熱，不機嫌や耳いじりが発見のきっかけとなる．
- 幼児では耳痛を訴えることも多いが臨床症状の多くは数日で消失することから，一度は保護者に気づかれてもそのまま放置されることもある．

診断の手順★8

■ 問診

- 耳痛，耳漏の訴えばかりでなく，鼻汁，後鼻漏，咳を主症状に受診することも多く，注意深い問診が必要である．

★4
肺炎球菌（Streptococcus pneumoniae）：グラム陽性球菌でさまざまな疾病の起炎菌となるが，中耳炎のような局所感染症ばかりではなく全身性（侵襲性）感染症を起こす．
インフルエンザ菌（Haemophilus influenzae）：グラム陰性桿菌で生物型ではI〜VIII型までの8つに分類される．莢膜の血清型はa〜fの6型に分けられる．中耳炎の主体は無莢膜型が多くNTHi（nontypeable Haemophilus influenzae）と略す．
モラクセラ・カタラーリス（Moraxella catarrhalis）：グラム陰性双球菌で，検出される多くはβラクタマーゼ産生菌であり，βラクタム系抗菌薬が分解され抗菌活性が低下するため抗菌薬の選択には留意する．

★5
母親からの移行免疫は生後半年ごろに低下する．1歳半を過ぎて能動免疫が上昇するまでのあいだは免疫応答の未熟な期間であって，この時期に一致して中耳炎を発症しやすい．

★6
PSSP：ペニシリン感受性肺炎球菌（penicillin susceptible S. pneumoniae）．
PISP：ペニシリン中等度耐性肺炎球菌（penicillin intermediately resistant S.pneumoniae）．
PRSP：ペニシリン高度耐性肺炎球菌（penicillin resistant S.pneumoniae）．

★7
BLNAS：βラクタマーゼ非産生アンピシリン感受性インフルエンザ菌（β-lactamase non-producing ampicillin susceptible H. influenzae）．
BLNAR：β-ラクタマーゼ非産生アンピシリン耐性インフルエンザ菌（β-lactamase non-producing ampicillin resistant H. influenzae）．

❶鼓膜観察用器材

	拡大耳鏡（裸眼）	デジタル拡大耳鏡	鼓膜内視鏡 （CCDカメラ付き）	手術用顕微鏡 （CCDカメラ付き）
光量	バッテリーの残量に依存．耳垢で光が深部に到達しないことがある	耳垢で光が深部に到達しないことがある	十分な光量	十分な光量．耳垢で光が深部に到達しないことがある
鼓膜所見と記録	本人のみ確認可能	第三者も確認可能	第三者も確認可能	第三者も確認可能 立体視できる
鼓膜前下方視	観察できないこともある	観察できないこともある	観察容易	観察できないこともある
新生児，乳児	観察が難しいこともある	観察が難しいこともある	観察容易	観察が難しいこともある
画像記録	できない	できる	できる	できる
操作性	簡便	簡便	慣れが必要	慣れが必要

（上出洋介．耳鼻咽喉科展望 1999[7] より）

BLPAR：β-ラクタマーゼ産生アンピシリン耐性インフルエンザ菌（β-lactamase producing ampicillin resistant H. influenzae）．
BLPACR：β-ラクタマーゼ産生アモキシシリン/クラブラン酸耐性インフルエンザ菌（β-lactamase producing amoxicillin/clavulanate resistant H. influenzae）．

★8 診断手順
問診
↓
臨床所見，鼓膜所見
↓
重症度スコアリング
↓
治療

★9
グラデニーゴ（Gradenigo）症候群は，片側性の外転神経麻痺，三叉神経痛（第1-2枝），急性中耳炎を示す．成人では増悪した糖尿病に合併した症例報告が散見される．

★10
乳児では溢乳による外耳炎が多く，中耳炎との鑑別を要する．

- 急性中耳炎の多くは乳幼児期に発症するが，患児自身が正確に訴えることは少ない．
- 不機嫌，発熱などは感冒症状に紛れてしまい保護者が気づかないことは多くみられる．
- 乳幼児で感冒後鼻汁，咳が長く続くときは鼓膜所見取りは必須である．
- 急性中耳炎に罹患した症例の生活背景，既往を把握することは，急性中耳炎の起炎菌の耐性化の程度，難治性か否かを予測するうえで有用である．
- 集団保育を受けている患児は抗菌薬耐性菌の検出率が高く重症化しやすい．
- 細菌感染は，家庭内で容易に感染することから，兄弟姉妹の有無も重要である．
- 反復する急性中耳炎の既往は，耐性菌の保有，免疫上の問題が推定される．

臨床症状

- 耳痛，発熱，啼泣，不機嫌に関して聴取する．
- 顔面神経麻痺・内耳障害などの合併症を呈する急性中耳炎，ならびに急性乳様突起炎に伴う耳介聳立，グラデニーゴ症候群★9などの有無を確認する．
- 秋から冬にかけてはインフルエンザやRSウイルス罹患後の中耳炎発症に注意する．春先からヒトメタニューモウイルス罹患後の中耳炎もみられる．

鼓膜所見

- 鼓膜を適切に観察するには，外耳道の耳垢を除去し，適確に観察光を鼓膜に照らすことが必要である．
- 鼓膜の詳細な観察，画像保存には，手術用顕微鏡，内視鏡（とくにCCDカメラを装着した）による鼓膜観察が望ましい（❶）[7]．
- 鼓膜所見取りで急性中耳炎に関連する中耳貯留液や炎症を示す所見がみられた場合には診断はほぼ確定である（❷）★10．
- ガイドラインでは鼓膜発赤，膨隆（腫脹），耳漏の3点を重症度スコアの指

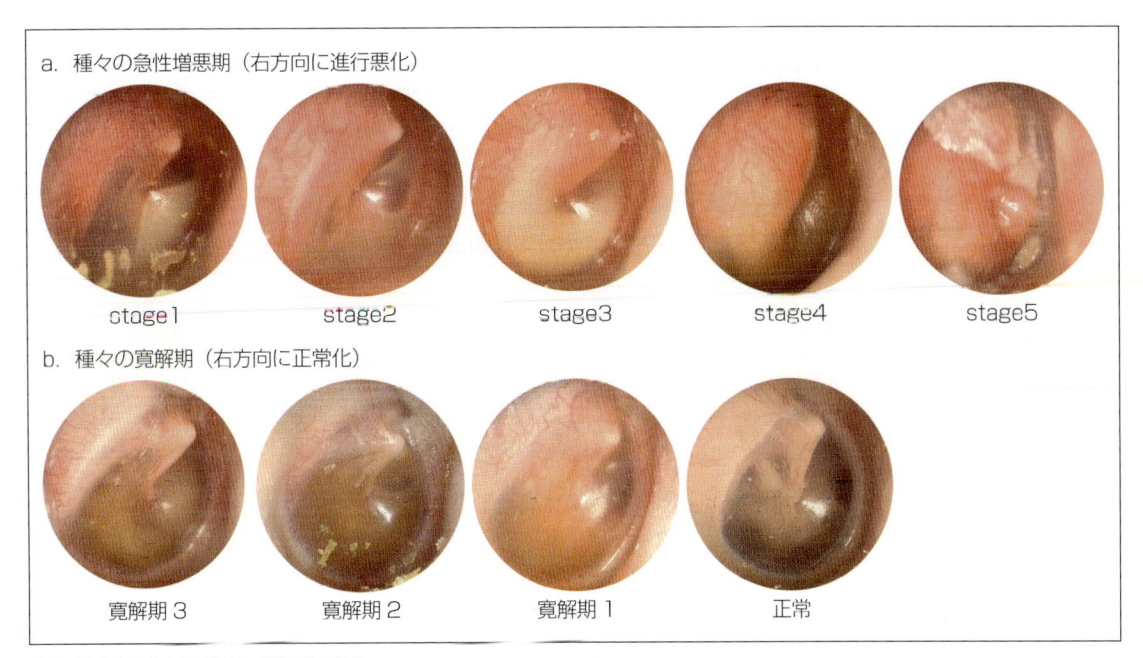

a. 種々の急性増悪期（右方向に進行悪化）

stage1　stage2　stage3　stage4　stage5

b. 種々の寛解期（右方向に正常化）

寛解期3　寛解期2　寛解期1　正常

❷急性中耳炎病期分類（筆者提案）

❸重症度スコア

年齢	24か月齢未満は3点を加算する					
臨床症状	耳痛	なし	0	痛みあり	1	持続性の高度疼痛	2
	発熱（腋窩）	37.5℃未満	0	37.5℃から38.5℃未満	1	38.5℃以上	2
	啼泣・不機嫌	なし	0	あり	1		
鼓膜所見	鼓膜発赤	なし	0	ツチ骨柄あるいは鼓膜の一部の発赤	2	鼓膜全体の発赤	4
	鼓膜の膨隆	なし	0	部分的な膨隆	4	鼓膜全体の膨隆	8
	耳漏	なし	0	外耳道に膿汁あるが鼓膜観察可能	4	鼓膜が膿汁のため観察できない	8

（日本耳科学会ほか編．小児急性中耳炎診療ガイドライン2013年版．金原出版；2013[1]より）

標としている．光錐の減弱消失も重要な所見となりえるが，ガイドライン2013年版では重症度スコアの指標から除外された．
- 急性中耳炎の診断がついたら重症度スコア（年齢，臨床症状，鼓膜所見：❸)[1]の各スコア点数を合計して重症度（❹)[1]を決定する．

■ その他の診断機器

- オージオメーター
- ティンパノメトリー[★11]

注）これらの機器は難聴や貯留液の存在を確認するうえでは重要であるが，急性中耳炎を証明するわけではない．

❹重症度のスコアによる分類

軽症	5点以下
中等症	6～11点
重症	12点以上

（日本耳科学会ほか編．小児急性中耳炎診療ガイドライン2013年版．金原出版；2013[1]より）

★11
ティンパノメトリーは，鼓室内の貯留液の存在を推測する機器として信頼性が高いが，乳児では耳垢塞栓，啼泣，外耳道の密閉不全，検査の協力を得がたいなどがある．

治療のアルゴリズム

●重症度スコアで軽症，中等症，重症に応じて治療を開始する．

1）軽症であると判断した場合（❺-a）

- 軽症（スコア0〜5点）では，抗菌薬非投与で3日間の経過観察を行う★12,13．
- 3日後改善あれば経過観察とする．
- 3日後改善がなければAMPC（アモキシシリン水和物）常用量を3日間投与する．
- 3日後に経過を判定し，改善があればさらにAMPC常用量を2日間追加投与する．改善がなければ，①AMPC高用量，②CVA/AMPC（クラブラン酸/アモキシシリン水和物）（1：14製剤），③CDTR-PI（セフジトレン ピボキシル）常用量のいずれかを選択し，3日間追加投与する．
- さらに3日後に経過を判定し，改善があれば同じ薬剤を2日間追加投与する．改善がなければ感受性を考慮し，①AMPC高用量，②CVA/AMPC（1：14製剤），③CDTR-PI高用量のいずれかを3日間追加投与する．

2）中等症であると判断した場合（❺-b）

- 中等症（スコア6〜11点）では，AMPC高用量3日間投与する．
- 3日後改善があればさらにAMPC高用量2日間投与する．改善がなければ感受性を考慮し，①CVA/AMPC（1：14製剤）②CDTR-PI高用量，③鼓膜切開＋AMPC高用量のいずれかを3日間投与する．
- 3日後に経過を判定し，改善があれば同じ薬剤を2日間追加投与する．改善がなければ，①鼓膜切開＋CVA/AMPC（1：14製剤），②鼓膜切開＋CDTR-PI高用量，③TBPM-PI（テビペネム ピボキシル）常用量，④TFLX（トスフロキサシントシル酸塩水和物）常用量のいずれかを3日間追加投与する．

★12
抗菌薬を投与せず，経過観察することに不安をもつ保護者に対しては十分説明する必要がある．

★13
悪化する可能性を考えれば，セーフティーネットとして抗菌薬ならびに鎮痛解熱薬を処方し，要事に服用させることも一案である．

Column　治療に抵抗する中耳炎

　急性中耳炎の診療上，治療アルゴリズムに沿った治療を行っても改善傾向がなく，あるいは悪化している例がある．そこでガイドラインではそれらをいくつかの範疇に分類する試みをした．

・難治性中耳炎は「急性中耳炎の治療を行っても鼓膜所見が改善せず，臨床症状や鼓膜の異常所見が持続しているか，悪化している状態」とする．
・反復性中耳炎は「過去6か月間に3回以上，12か月以内に4回以上の急性中耳炎の罹患」とする中耳炎で，急性中耳炎の間欠期が正常であるもの，間欠期にしばしばsemi-hot earなどの鼓膜所見を呈するもの，滲出性中耳炎を呈しているものなどがあげられる．
・遷延性中耳炎は耳痛発熱などの急性症状が顕在化していない状態で，急性中耳炎にみまがう鼓膜所見を呈している状態が3週間以上持続している状態とする．

　さらにこのような状態は混在することがしばしば見受けられる．

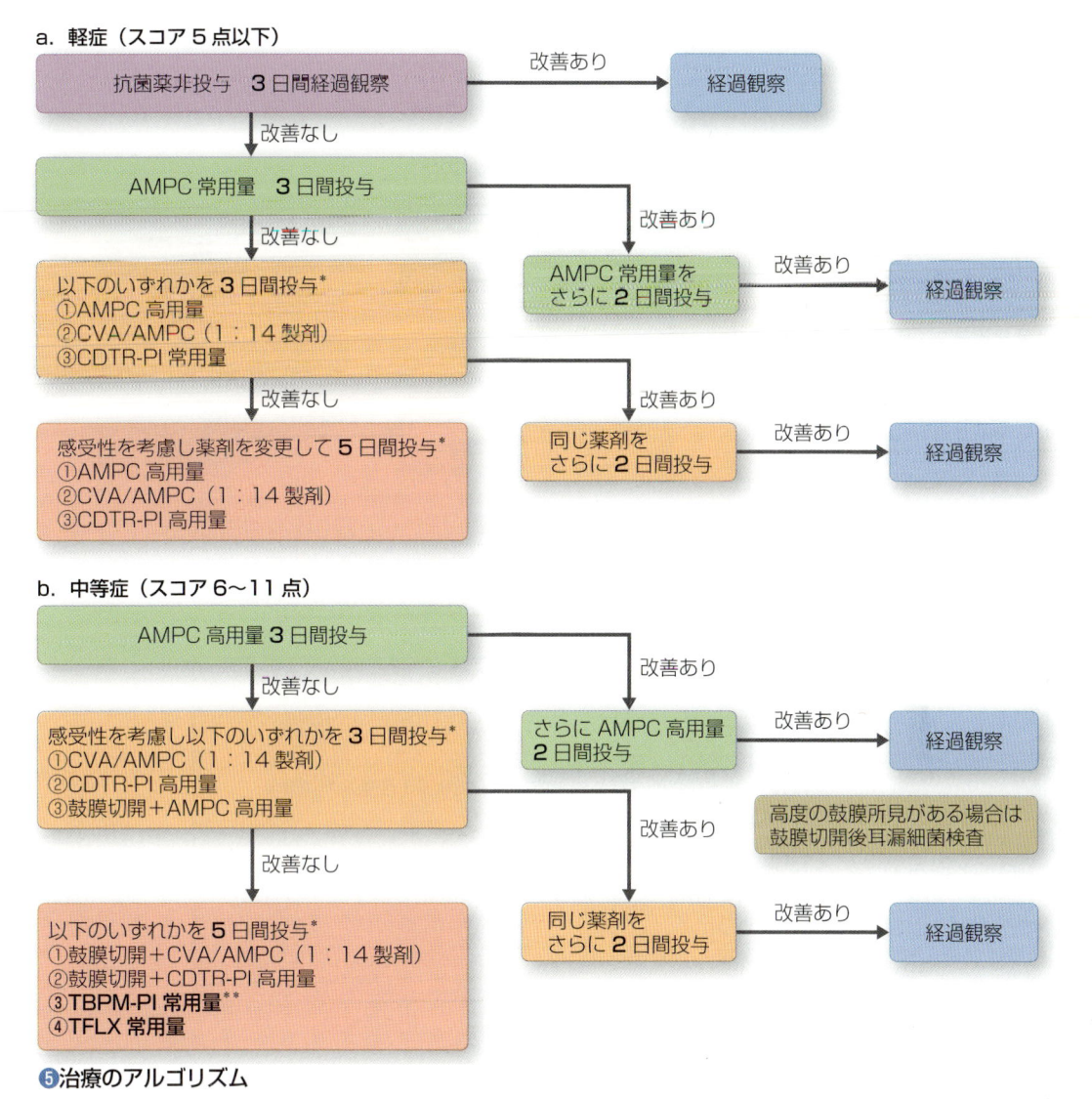

a. 軽症（スコア5点以下）

```
抗菌薬非投与 3日間経過観察 ──改善あり──→ 経過観察
       │改善なし
       ▼
AMPC常用量 3日間投与 ──改善あり──→ AMPC常用量をさらに2日間投与 ──改善あり──→ 経過観察
       │改善なし
       ▼
以下のいずれかを3日間投与*
①AMPC高用量
②CVA/AMPC（1：14製剤）
③CDTR-PI常用量 ──改善あり──→ 同じ薬剤をさらに2日間投与 ──改善あり──→ 経過観察
       │改善なし
       ▼
感受性を考慮し薬剤を変更して5日間投与*
①AMPC高用量
②CVA/AMPC（1：14製剤）
③CDTR-PI高用量
```

b. 中等症（スコア6〜11点）

```
AMPC高用量3日間投与 ──改善あり──→ さらにAMPC高用量2日間投与 ──改善あり──→ 経過観察
       │改善なし
       ▼
感受性を考慮し以下のいずれかを3日間投与*
①CVA/AMPC（1：14製剤）
②CDTR-PI高用量
③鼓膜切開＋AMPC高用量 ──改善あり──→ 同じ薬剤をさらに2日間投与 ──改善あり──→ 経過観察
       │改善なし                    高度の鼓膜所見がある場合は
       ▼                            鼓膜切開後耳漏細菌検査
以下のいずれかを5日間投与*
①鼓膜切開＋CVA/AMPC（1：14製剤）
②鼓膜切開＋CDTR-PI高用量
③TBPM-PI常用量**
④TFLX常用量
```

❺ 治療のアルゴリズム

（日本耳科学会編．小児急性中耳炎診療ガイドライン2013年版．金原出版；2013[1]より）

3）重症であると判断した場合（❺-c）

- 重症スコア（12点以上）では，鼓膜切開と①AMPC高用量，②CVA/AMPC（1：14製剤），③CDTR-PI高用量のいずれかを3日間投与する．
- 3日後改善があればさらに同一薬剤を2日間投与する．改善がなければ感受性を考慮し，①鼓膜切開＋CVA/AMPC（1：14製剤），②鼓膜切開＋CDTR-PI高用量，③TBPM-PI常用量，④TFLX常用量のいずれかを3日間投与する．
- 3日後に経過を判定し，改善があれば同じ薬剤を2日間追加投与する．改善がなければ，①鼓膜（再）切開＋TBPM-PI常用量，②鼓膜（再）切開＋TFLX常用量のいずれかを5日間追加投与する．または①ABPC（アンピシリン水和物）150 mg/kg/日 分3点滴，④CTRX（セフトリアキソンナトリウム水和物）60 mg/kg/日 分2または分1 点滴（新生児は50 mg/

c. 重症（スコア 12 点以上）

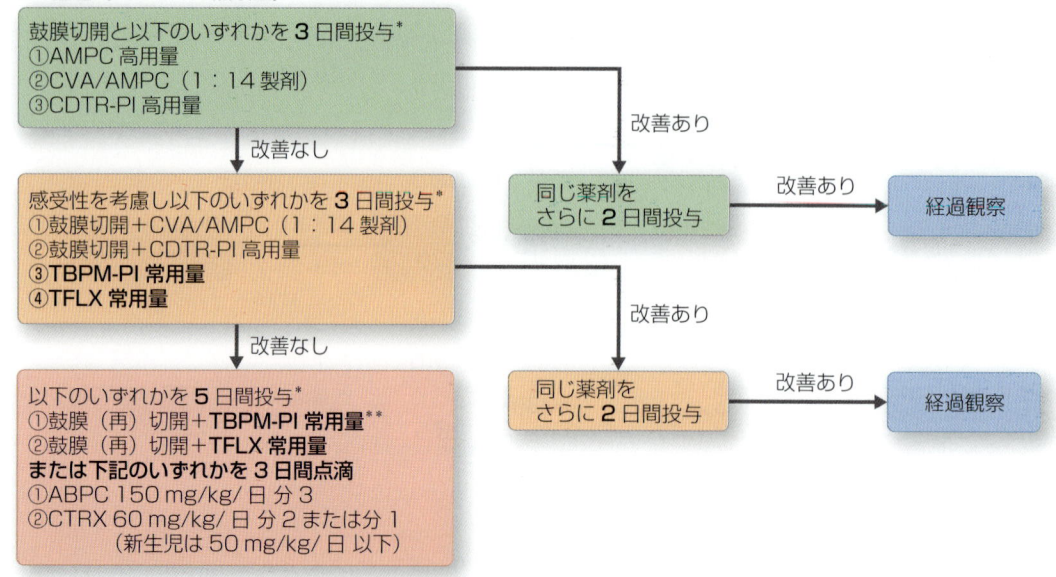

鼓膜切開と以下のいずれかを 3 日間投与*
① AMPC 高用量
② CVA/AMPC（1：14 製剤）
③ CDTR-PI 高用量

↓ 改善なし

感受性を考慮し以下のいずれかを 3 日間投与*
① 鼓膜切開＋CVA/AMPC（1：14 製剤）
② 鼓膜切開＋CDTR-PI 高用量
③ **TBPM-PI 常用量**
④ **TFLX 常用量**

↓ 改善なし

以下のいずれかを 5 日間投与*
① 鼓膜（再）切開＋**TBPM-PI 常用量****
② 鼓膜（再）切開＋**TFLX 常用量**
または下記のいずれかを 3 日間点滴
① ABPC 150 mg/kg/日 分 3
② CTRX 60 mg/kg/日 分 2 または分 1
　　（新生児は 50 mg/kg/日 以下）

改善あり → 同じ薬剤をさらに 2 日間投与 → 改善あり → 経過観察

改善あり → 同じ薬剤をさらに 2 日間投与 → 改善あり → 経過観察

（注）

耳痛，発熱（38.5℃以上）ではアセトアミノフェン 10～15 mg/kg（頓用）を用いることも可．
鼻所見ある場合は 鼻処置も併用する．
上咽頭（鼻咽腔）あるいは耳漏から細菌検査を行う．
抗菌薬投与時の下痢には耐性乳酸菌や酪酸菌製剤が有効な場合がある．
＊で経過が思わしくない場合には肺炎球菌迅速診断なども参考のうえ，抗菌薬の変更を考慮する．
＊＊：保険診療上の投与期間は 7 日間である．
抗菌薬投与量は下記の用量を超えない．
　AMPC：1 回 500 mg，1 日 3 回 1,500 mg
　CDTR-PI：1 回 200 mg，1 日 3 回 600 mg
　TBPM-PI：1 回 300 mg，1 日 600 mg
　TFLX：1 回 180 mg，1 日 360 mg
経過観察は初診時より 3 週までとする．

❺ 治療のアルゴリズム（つづき）

kg/日以下）のいずれかを 3 日間追加投与する．

■ 経過観察

- 当初ウイルス性中耳炎であっても，乳児では細菌との混合感染に移行して遷延することも多いので抗菌薬の投与，非投与にかかわらず注意深い経過観察が必要である．

Column　急性中耳炎の再燃と再発

ガイドライン[1]では急性中耳炎の再燃と再発に関して以下のように定義した．
　再燃とは急性中耳炎の治療を開始し，改善傾向がみられたにもかかわらず，ふたたび鼓膜所見が悪化し，急性中耳炎の症状を呈してきたもの．
　再発とはいったん鼓膜所見が正常化したにもかかわらず，3 週間以内に急性中耳炎を発症したもの．

- 中耳炎の臨床症状の消失と改善程度とは必ずしも一致しない点には注意が必要である．
- 中耳炎の再発や再燃もよくみられるため，抗菌薬の投与のみで終始することは戒める．

（上出洋介）

引用文献

1) 日本耳科学会ほか編．小児急性中耳炎診療ガイドライン2013年版．東京：金原出版；2013．
2) Teele DW, et al. The Greater Boston Otitis Media Study Group. Epidemiology of otitis media during the first seven years of life in children in Greater Boston：A prospective cohort study. J Infect Dis 1989；160：83-94.
3) Faden H, et al. Otitis media：Back to basics. Pediatr Infect Dis J 1998；17：1105-13.
4) Bentdal YE, et al. Early acute otitis media：Predictor for AOM and respiratory infections in schoolchildren？ Int J Pediatr Otorhinolaryngol 2007；71：1251-9. Epub
5) Wittenborg MH, Neuhauser EB. Simple roentgenographic demonstration of Eustachian tubes and abnormalities. Am J Roentgenol Radium Thera Nucl Med 1963；89：1194-200.
6) 林　達哉ほか．ガイドライン推奨抗菌薬の肺炎球菌インフルエンザ菌に対する感受性変化．小児耳 2013；34：34-9.
7) 上出洋介．耳鼻咽喉科開業医の枝葉末節考（1）．耳展 1999；42：427-9.

第1章 小児に特有な耳鼻咽喉科疾患の診療

中耳
滲出性中耳炎

小児滲出性中耳炎は生後24か月までに90％以上が罹患

- 小児における滲出性中耳炎（otitis media with effusion）の罹患頻度は非常に高く，諸家の報告によれば生後24か月までに90％以上の小児が一度は罹患するとされている（❶）[1]．
- 小児滲出性中耳炎は自然治癒が期待できる疾患である．よって発症後3か月までは経過を観察し，治癒しない場合は積極的な治療が推奨されている．
- 幼小児が対象のため，その診断と治療には苦慮することが多い．本項では小児滲出性中耳炎の診断の手順を述べる．またさまざまな病態に起因することがあるため，その病態に応じた治療法について述べてみたい．

滲出性中耳炎の自然治癒

発症後3か月までは経過観察，治癒しない場合は積極的治療を推奨

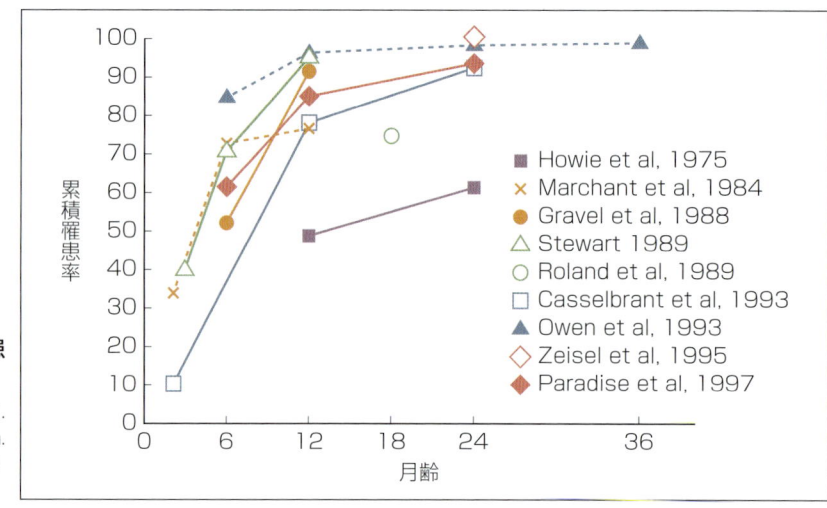

- 新たに発症した滲出性中耳炎に対し無治療で自然治癒をみた文献のメタアナリシスでは，1か月後では22％，3か月後では28％の症例で，ティンパノグラムはB型からA/C1型に改善をみている．これにC2型を含めると，3か月では58％と半数以上の改善が見込まれる[2]（❷）．
- 3か月を経過した慢性期の滲出性中耳炎例では，6か月後でも25％，1年で31％，2年で33％と自然治癒率は極端な低下をみる．これらの結果から，滲出性中耳炎発症後3か月までは経過を観察し，治癒しない場合は積極的な治療が推奨されている[2]（❷）．

❶滲出性中耳炎の累積罹患率
（Casselbrant ML, et al. Evidence-based Otitis Media. 2nd edition. BC Decker ; 2003[1]より）

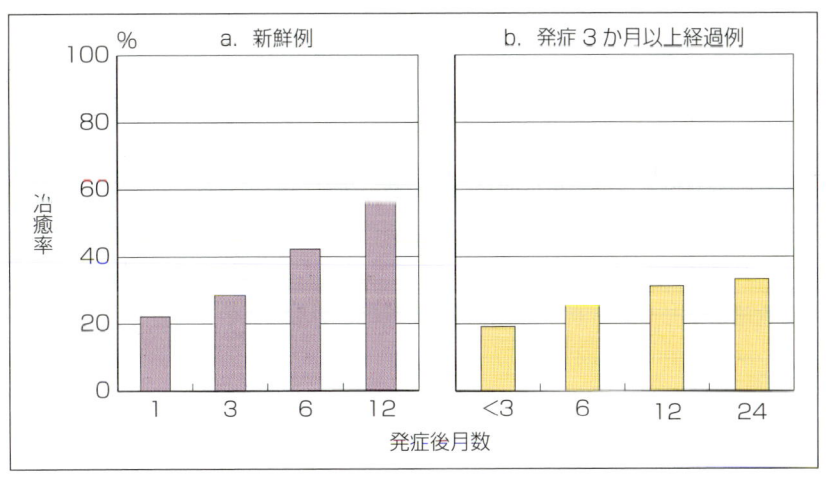

❷ 滲出性中耳炎の自然治癒
(Rosenfeld RM, et al. Evidence-based Otitis Media. 2nd edition. BC Decker ; 2003[2] をもとに作成)

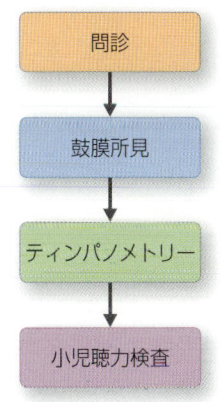

❸ 滲出性中耳炎の診断手順

滲出性中耳炎の診断手順

- 診断のポイントは，①鼓膜の変化の有無，②聴力障害の程度，③合併症や周辺臓器の病変の有無，である．これらを把握することが治療法の選択に有用である．
- 診断は問診，鼓膜所見，聴覚検査，鼻咽腔口腔所見の結果を総合的に判断する（❸）．
- 顕微鏡下，あるいは内視鏡下での鼓膜所見で中耳貯留液の存在を推定する．必ず pneumatic otoscope を用いて鼓膜の可動性をみる．また鼓膜が高度に陥凹している場合には鼓室岬角に接着しているのか，癒着しているのかの判定にも役立つ．
- 貯留液の有無の判定にはティンパノメトリーが有用である．B 型あるいは C2 型を示した場合，貯留液の存在が推定される．
- 学童期であれば純音聴力検査が可能である．幼児の場合は年齢に見合った幼児聴力検査を施行し，難聴の程度を判定する．
- 鼻・副鼻腔疾患（副鼻腔炎，アレルギー性鼻炎，など），アデノイド増殖症，ダウン（Down）症や口蓋裂などの先天性頭蓋顔面奇形の有無を把握する．

診断のポイント
①鼓膜の変化の有無
②聴力障害の程度
③合併症や周辺臓器の病変の有無

> **ポイント**
> 乳幼児の耳鏡所見をとる際，あるいは耳垢除去や鼓膜切開といった処置を行う際は，仰臥位で手術用顕微鏡下に行うと非常に便利である．身体をバスタオルなどで上下肢ごと巻いて，身体を親に，頭を看護師に保持してもらうと楽に診察，処置が可能である．

滲出性中耳炎の急性期，亜急性期の治療

- 発症3か月までは自然治癒が期待できるためアメリカのガイドラインではwatchful waitingが推奨されているが，わが国では発症の初期の診断時から耳鼻咽喉科医が直接診療に関与し，同時に遷延の要因となりうる鼻・副鼻腔疾患等の診断と治療も可能なため，薬物投与のほか鼻処置，ネブライザー治療，耳管通気などが行われる．
- 薬物治療として，粘液線毛輸送系を活性化させる気道粘液修復薬であるカルボシステイン（ムコダイン®）が広く用いられており，エビデンスの面からも勧められる治療とされている[3]．

処方例
- 発症後3か月まで
  ムコダイン®細粒（50％）　1回　20mg/kg　1日3回
  上記内服に加え，鼻処置，ネブライザー処置，耳管通気を行う．

滲出性中耳炎の治療アルゴリズム

- 発症から3か月以上経過した滲出性中耳炎は慢性期と定義される．6か月ほどは保存的治療が推奨される．保存的治療が無効の場合は手術的治療も考慮する必要がある．治療アルゴリズムを示す（❹）[4]．

保存的治療

> 合併する鼻・副鼻腔炎に対して適切な治療を

- 小児の滲出性中耳炎では膿性鼻汁を伴う鼻・副鼻腔炎を合併する頻度が非常に高く，半数以上に鼻・副鼻腔炎が合併するという報告が多い．また慢性鼻・副鼻腔炎は滲出性中耳炎の非常に高い危険因子とする報告もある．よって合併する鼻・副鼻腔炎に対して適切な治療を行うことにより滲出性中耳炎の改善をみる場合が多い．鼻ネブライザー，鼻処置に加え14員環マクロライド薬の少量長期投与（マクロライド療法）が鼻・副鼻腔炎を合併した滲出性中耳炎の小児には有効である[5]．
- マクロライド療法は鼻・副鼻腔炎を合併し，3歳以上でアデノイド増殖症のない児が対象で2か月をめどに投与する．

処方例
Rp）クラリスロマイシンDS（10％）　1回　30～40mg/kg　1日2回
　　ムコダイン®細粒（50％）　1回　20mg/kg　1日3回

- アレルギー性鼻炎は滲出性中耳炎の発症因子とはなりにくいが，増悪因子，遷延化因子と考えられる．鼻咽腔のアレルギー性炎症は，鼻咽腔粘膜のみならず耳管咽頭口や耳管粘膜にも浮腫を生じせしめ，耳管機能に影響を与える

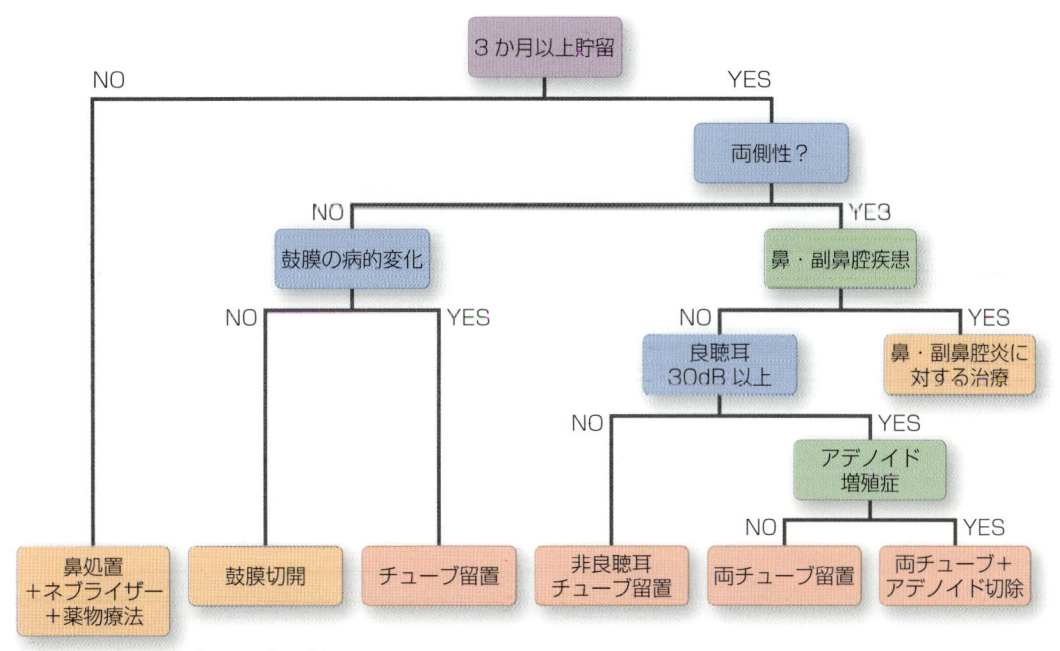

❹滲出性中耳炎診療アルゴリズム

(飯野ゆき子ほか. 耳鼻咽喉科臨床 2009[4]より)

と考えられる．アレルギー性鼻炎に対する治療も必要である．

> **処方例**
> Rp）セチリジン塩酸塩（ジルテック®DS）（1.25％）　1回
> 　　　　　　　　　　　　　　　　　　0.2g（2〜7歳未満）
> 　　　　　　　　　　　　　　　　　　0.4g（7歳〜15歳未満）
> 　　　　　　　　　　　　　　　　　　1日2回
> 　　ムコダイン®細粒（50％）　1回　20mg/kg　1日3回
> 　　フルチカゾンプロピオン酸エステル（フルナーゼ®）小児用点鼻液
> 　　　25μg56噴霧用　1日2回噴霧

- アデノイド増殖症は病原菌の貯蔵庫として中耳への感染源となること，また耳管咽頭口を圧迫し耳管機能障害が生じることが知られている．睡眠時無呼吸や高度のいびき，口呼吸などがない場合はとりあえず保存療法を試みる．

> **処方例**
> Rp）フルナーゼ®小児用点鼻液　25μg56噴霧用　1日2回噴霧
> 　　プランルカスト水和物（オノン®DS）　1回3.5mg/kg　1日2回

手術的治療

- 手術的治療として鼓膜切開術，鼓膜換気チューブ留置術，アデノイド切除術（＋扁桃摘出術）が主に行われている．

- 鼓膜切開は滲出性中耳炎の予後に関しては影響を与えない[4]とされているが，難聴の訴えが強い場合の補助治療としては選択してよいと思われる．
- 鼓膜換気チューブ留置術は，その後の合併症である耳漏，永久穿孔，鼓膜の石灰化などの説明をしっかり行ったうえで施行する．
- 鼓膜換気チューブ留置を行う際はその適応を十分に考慮したうえで，短期型チューブを用いた1年以内のチューブ留置を行い，その後は経過を観察すべきであろう．

> **ポイント　鼓膜換気チューブ留置術の適応**
>
> 半年から1年の保存的治療で中耳貯留液が消失しなくとも，鼓膜の変化がなく，また難聴の程度が軽度であればチューブ留置術の必要はない．しかし，以下が認められる場合は鼓膜換気チューブ留置術を行う．
> ①良聴耳の聴力が30 dB以上の場合
> ②鼓膜の病的変化が強い場合，とくにatelectatic eardrumでいまだ中耳貯留液が認められる場合，鼓膜緊張部，鼓膜弛緩部の陥凹が高度の場合
> ③言語発達や構音，学習に影響を与えていると考えられる場合

- アデノイド切除術の適応は，①中等度以上のアデノイド増殖症を伴った副鼻腔炎合併例，②高度の鼻閉例，③睡眠時呼吸障害合併例，でかつ4歳以上である[7]．鼓膜切開，鼓膜換気チューブ留置術とともに行う．
- 扁桃の中等度以上の肥大があり，睡眠時無呼吸や高度のいびきを伴う場合はアデノイド切除術とともに扁桃摘出術を行う．

> **ポイント　アデノイド増殖症の診断は？**
>
> Neriら[8]によると，内視鏡を用いたアデノイド増殖症の診断法は耳管閉塞の度合いがよく観察できるため，アデノイド切除術の適応の決定にはX線や症状よりも適していると述べている．鼻咽腔ファイバースコープを使用した診断はX線の被曝もなく，われわれ耳鼻咽喉科医にはより適した診断法と思われる．

Topics　subannular tube

atelectatic eardrumで鼓膜の陥凹が高度であり，かつ中耳貯留液がある状態の場合，鼓膜換気チューブ留置術の適応といえる．しかし，このような場合は中耳腔にはチューブを挿入するスペースが前上象限にかろうじて存在する程度であり挿入できても短期間で脱落する場合が多い．さらに鼓膜は高度に菲薄化しているため，チューブ留置後の永久穿孔が生じる可能性も高い．このような問題を解決したのがsubannular tubeである．

外耳道後下部の鼓膜より7～8 mm手前に弧状切開をおき，外耳道皮膚を鼓膜方向に剝離し，鼓膜輪の下で中鼓室に入る．貯留液を吸引除去後鼓膜輪を十分に挙上し，T tubeを鼓室内に挿入する．

subannular tubeは1980年代に初めて報告された．その後注目を浴びなかったが，近年，難治性滲出性中耳炎に対して用いられ，その有効性が報告されている[6]．筆者らも追試をしたところ，このatelectatic eardrumに対して著明な鼓膜所見の改善をみた（❻）．画期的な治療法との印象が強いが，留置期間など，この治療法の予後について検討する必要がある．

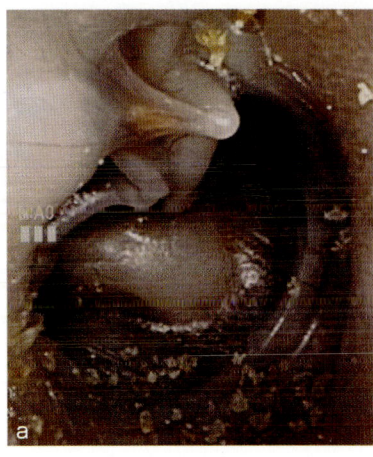

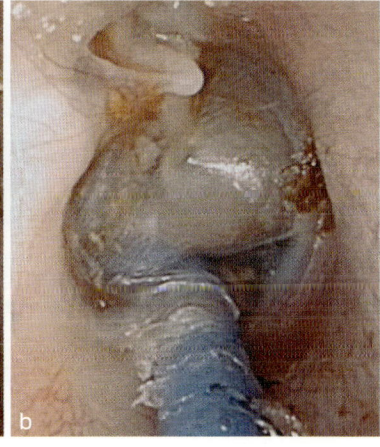

❺ subannular tube
atelectatic eardrum症例（6歳女児）．a：治療前，b：subannular tube挿入後1か月．

（飯野ゆき子）

引用文献

1) Casselbrant ML, et al. Epidemiology. In：Rosenfeld RM, et al, editors. Evidence-based Otitis Media. 2nd edition. Hamilton, Ontario：BC Decker；2003. p.147-62.
2) Rosenfeld RM, et al. Natural history of untreated otitis media. ibid. p.181-95.
3) Moore RA, et al. S-carboxymethylcysteine in the treatment of glue ear：Quantitative systematic review. BMC Fam Pract 2：3 Epub 2001, 2001.
4) 飯野ゆき子ほか．小児滲出性中耳炎の治療アルゴリズム．耳鼻臨床 2009；102：77-86.
5) 飯野ゆき子ほか．小児滲出性中耳炎に対するマクロライド療法．耳展 1999；42：585-90.
6) Saliba I, et al. Advantage of subannular tube vs repetitive ventilation tube technique. Arch Otolaryngol Head Neck Surg 2011；137：1210-6.
7) Rosenfeld RM, et al. Clinical practice guideline：Otitis media with effusion. Otolaryngol Head Neck Surg 2004；130：S95-118.
8) Neri G, et al. Rhinopharynx endoscopy in the diagnosis of chronic otitis media with effusion in infancy. Acta Otorhinolaryngol Ital 2004；24：63-7.

第1章　小児に特有な耳鼻咽喉科疾患の診療

中耳
先天性真珠腫

初期の先天性真珠腫は，鼓室前上部に白色塊として見つかることが多い

- 先天性真珠腫（congenital cholesteatoma）については，1953年のHouse[1]による報告が最初のものである．
- 典型的な初期の先天性真珠腫では，正常な鼓膜の内側，鼓室内の前上部に白色塊として見つかることが多い（❶）．
- 診断時に伝音難聴や混合難聴を呈するものもあれば，まったく無症状で診断されるものもある．
- 比較的まれな疾患であり，従来は真珠腫全体の約2％を占めるにすぎないとされてきたが，本疾患への認知度が近年高まったこともあり，最近の報告では真珠腫全体の3.7〜20％，小児真珠腫全体の10〜28％を占めるとされる．1992〜2012年の期間内に筆者自身が治療を担当した真珠腫性中耳炎の新鮮例は1,212例であるが，先天性真珠腫はそのうち54例（54/1,212＝4.5％）であった．
- 小児から若年者で診断されることがほとんどであるが，HouseとSheehy[2]も報告しているように，成人例の一部にも先天性真珠腫の診断基準を満たす症例が存在していて，筆者が手術を行った症例では，手術時年齢は2〜40歳，平均年齢は10歳（中間値7歳）で，54例中4例（7.4％）が成人例であった．
- 男女比は2:1もしくは3:1で男性に多いとされ，自験例でも男性36例，女性18例で2:1とやはり男性優位であった．

定義

- DerlackiとClemis[3]は，先天性真珠腫の診断基準として，
  ①正常鼓膜の内側に白色真珠腫塊が存在する，
  ②鼓膜緊張部・弛緩部は正常で，真珠腫との連続性がない，
  ③過去に耳漏，鼓膜穿孔の既往がなく，耳科手術・処置の経験がない，
  という3つをあげている．
- 2歳までに約70％の小児は，少なくとも1回は急性中耳炎に罹患するとの報告もあり，後にLevensonら[4]は上記③の条件は現実に即しておらず，診断基準から除くべきであるとしていて，最近の報告では急性中耳炎の罹患例も先天性真珠腫のなかに入れられることが多い．

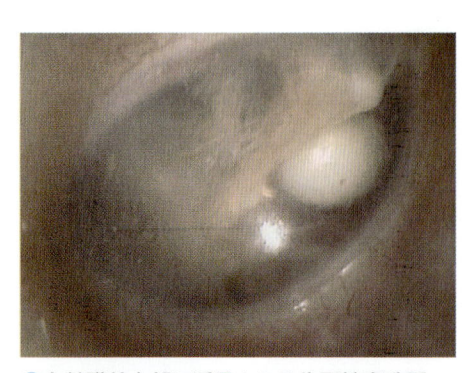

❶右鼓膜前上部に透見される先天性真珠腫

- 診断基準には含まれていないが，先天性真珠腫の多くの症例では，中耳腔の発育はきわめて良好で，CT 検査では含気化した大きな中耳腔が確認できる（❷）．手術時の所見としても，真珠腫の局在する部位以外の中耳粘膜はほぼ正常である．

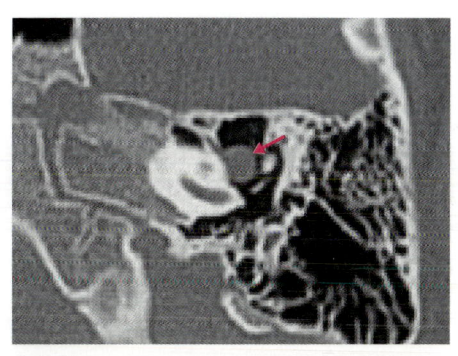

❷ 左鼓室内でツチ骨前方に限局する真珠腫

症状

- 一般的には，先天性真珠腫は左右いずれかの耳（左右ほぼ同数）に一側性に発症する．
- 診断時に無症状の症例が 40〜50％とされ，学校健診に際して，急性中耳炎の治療中に，あるいは鼓膜切開時に，偶然に異常な鼓膜所見や白色の真珠腫塊が確認されて診断に至る．
- 30〜40％の症例では難聴の自覚があり，真珠腫により耳小骨の融解が生じるか耳小骨奇形を合併する症例では伝音難聴を，内耳障害・感音難聴を合併した症例では混合難聴を呈する．
- その他の自覚症状としては，耳痛（約 20％），耳鳴（約 10％），耳閉感（約 10％）などがある．さらに病変が進行すれば，後天性真珠腫と同様に，高度感音難聴，聾，回転性めまい，顔面神経麻痺，髄膜炎，脳膿瘍などの重篤な頭蓋内外の合併症を発症する危険性がある．

> 診断時，無症状の症例が 40〜50％
>
> 学校健診や急性中耳炎の治療中に確認されることが多い

発症機序と組織型

- 欧米では，初期の先天性真珠腫は鼓室前上部に限局する白色塊として見つかることが多く（❶），Michaels[5] は，先天性真珠腫の発生母地としては，ツチ骨前上方，耳管鼓室口上方，鼓室前上部の鼓膜輪の近傍に，胎生 33 週まで存在する重層扁平上皮が限局性に局在する部位（epidermoid formation〈EF〉と称される）があり，同部位がアポトーシスの障害により生後も中耳内に残存し，徐々に拡大，感染を生じて発症するとの仮説を提唱している．
- ヒト側頭骨病理の解析により，EF の大きさは長さ 220〜440 μm，幅 40〜80 μm とされる．
- それ以外の先天性真珠腫の発症機序として，感染やなんらかの刺激による中耳粘膜の重層扁平上皮化生説，胎生期の外耳道重層扁平上皮の中耳迷入説などの報告がある．
- Levenson ら[4] によれば，後天性真珠腫（9〜15 層の上皮層）と比較して，先天性真珠腫では上皮層の厚み（4 層程度）が薄く，核や細胞質が小さいと同時に，細胞質内の仁・核小体も少ないことが，先天性真珠腫の組織学的特徴とされる．
- Michaels[5] が最初に報告したように，先天性真珠腫には，嚢胞を形成して増大するクローズド・タイプと，嚢胞形成なくマトリクスが拡大していくオー

> クローズド・タイプとオープン・タイプがある

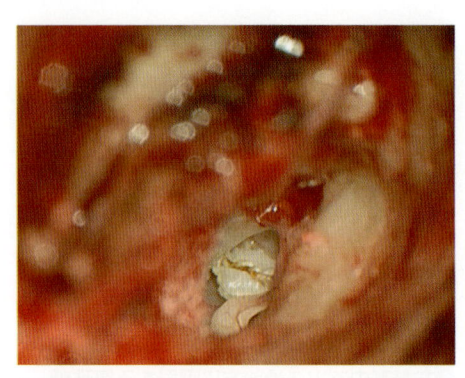

❸左鼓室内でキヌタ骨前方からツチ骨前上部に局在する真珠腫

プン・タイプの2種類がある．
- クローズド・タイプの先天性真珠腫は，上記の EF より発生すると推察されていて，欧米では鼓室前上部に比較的小さなクローズド・タイプの先天性真珠腫として見つかることが多い（❸）．
- 国内やアジアでは，鼓室後上部を中心にオープン・タイプの先天性真珠腫がより多く見つかるとされているが，国内でも鼓室前上部にクローズド・タイプの先天性真珠腫が多かったとの報告もあり，自験例でも 22 例がクローズド・タイプ，34 例がオープン・タイプ（複数の真珠腫塊が独立して存在する症例があり，54 症例で 56 真珠腫となっている）で，鼓室前上部に局在するもの，手術時の所見から EF からの進展と考えられるものが 54 例中 47 例（87％）と大多数を占めていた（❹-b）．鼓室後上部からの先天性真珠腫では，耳小骨奇形を伴う症例があり，早期から伝音難聴・混合難聴を呈することになる．
- クローズド・タイプの先天性真珠腫では，比較的早期に鼓膜下に白色塊が見つかりやすく，CT 検査でも病変の同定もより容易となる．
- オープン・タイプの先天性真珠腫は，無症状のうちにマトリクスが拡大し，診断時には病期の進行例が多い．筆者も，CT 画像上はまったく正常で，伝音難聴に対して中耳奇形を疑い，鼓室試験開放術を施行したところ，鼓室全体，乳突洞から乳突蜂巣内のすべての部位に真珠腫が進展した先天性真珠腫の女児を経験している．

病期分類

Potsic らの病期分類

- 先天性真珠腫の病期分類としては，最近は Potsic らの病期分類[6]が用いられることが多い．
- まず，鼓室内の真珠腫の局在部位としては，ツチ骨柄を垂直軸として前方と後方に分け，水平軸はツチ骨臍を通り垂直軸と直交するラインで上方と下方に分けて，それぞれ前上部，前下部，後上部，後下部の 4 部位に分類する．鼓室内での真珠腫の局在に加えて，真珠腫が耳小骨浸潤を起こしているかどうか，乳突蜂巣内に進展しているかどうかを追加の判断基準として，❺に示す 4 段階の病期分類がなされている．
- なお，耳小骨浸潤の有無については，真珠腫による耳小骨融解がある場合はもちろん，真珠腫清掃のために手術時に耳小骨摘出が必要であった場合も，耳小骨浸潤ありと判定するとなっている．
- Potsic らの病期分類[6]は，真珠腫再発の危険因子となるものは何かという観点から考案された分類であり，予後を予測するうえで有用性が高い．
- Potsic らは 160 例の先天性真珠腫の成績を解析し，耳小骨浸潤がない症例の真珠腫遺残率が 0.16，耳小骨浸潤のある症例の遺残率が 0.59，乳突蜂巣内へ

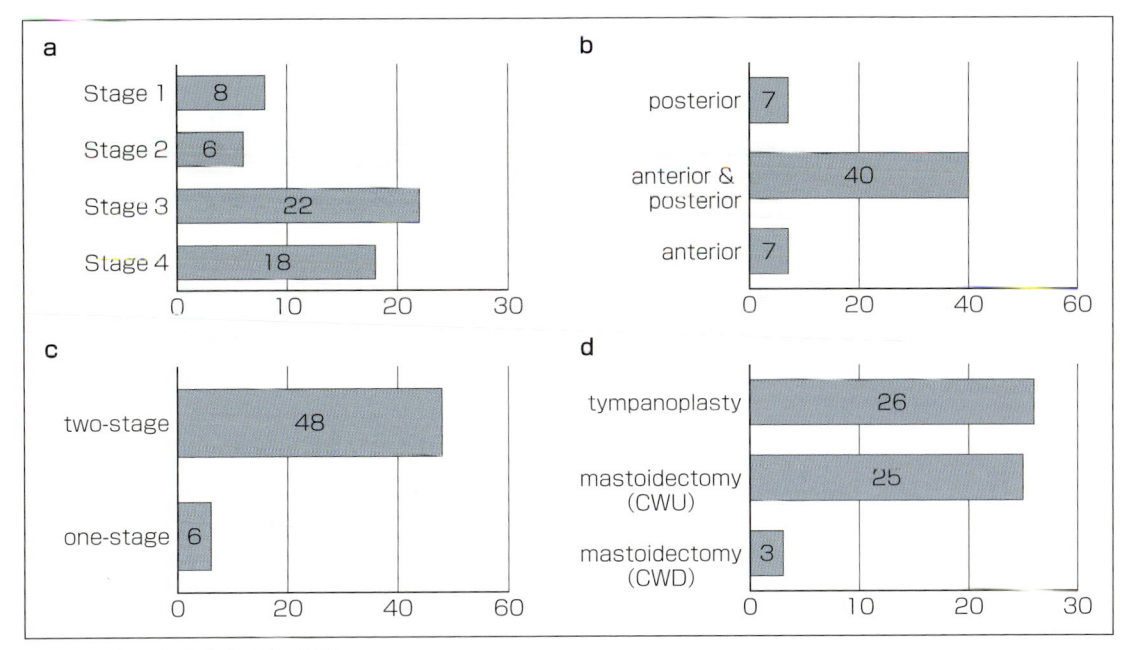

❹ 病期分類と治療内容（自験例）
a：Potsic らの病期分類[6] に従った病期分類．b：鼓室内での真珠腫局在部位．c：段階手術，一期的手術の選択．d：初回手術時の手術内容．tympanoplasty：鼓室形成術，mastoidectomy：乳様突起削開術併用，CWU：canal wall up（外耳道後壁保存），CWD：canal wall down（外耳道後壁削除）．

の進展がない症例の遺残率が 0.25，乳突蜂巣内への進展がある症例の遺残率が 0.67 であることを確認した．すなわち，耳小骨浸潤および乳突蜂巣内への進展は，真珠腫の遺残・再発の最大の危険因子であり，逆に，もし真珠腫が鼓室内の 1 部位に限局し，耳小骨浸潤や乳突蜂巣内へ進展がなければ，再発の危険性はきわめて低いということになる．

- Potsic らの病期分類法はきわめて単純であり，さまざまな手術所見にも対応していて，ほぼすべての先天性真珠腫症例において比較的容易に病期分類が可能である．

- 先天性真珠腫の早期診断は必ずしも容易でなく，Potsic らの報告[6] でも，他の報告[7] でも，手術所見による病期分類では，ステージ 3 およびステージ 4 に分類される症例が大部分（70％前後）を占めている．自験例でも，54 症例中，ステージ 1 が 8 例（15％），ステージ 2 が 6 例（11％），ステージ 3 が 22 例（41％），そしてステージ 4 が 18 例（33％）であった（❹-a）．先天性真珠腫の予後改善のためには，ステージ 1・ステージ 2 の段階での早期診断が必須となる．

- Park らの報告[7] では，35 症例において術前に詳細な CT 検査を施行，CT 検査上の病期分類（術前評価）と，手術所見からの病期分類（術後評価）との

❺ 先天性真珠腫の病期分類

ステージ 1	真珠腫が鼓室内の 1 部位にとどまり，耳小骨浸潤や乳突蜂巣内への進展がない
ステージ 2	真珠腫が鼓室内の複数部位に存在するが，耳小骨浸潤や乳突蜂巣内への進展がない
ステージ 3	耳小骨浸潤があるが乳突蜂巣内への進展がない
ステージ 4	乳突蜂巣内への進展がある

(Potsic WP, et al. Arch Otolaryngol Head Neck Surg 2002[6] より)

予後改善のためにステージ 1・2 段階での早期診断が必要

相関を解析している．両者は比較的良く相関していて，35例中30例（86％）で完全に一致していた．一方で，術前のCT検査で低く評価された症例が2例（6％），逆に高く評価された症例が3例（8％）あった．先天性真珠腫を疑う症例に対しては，より早期に側頭骨CT検査を施行して，ステージ1・ステージ2の症例を早期診断していくことが重要である．

治療と予後

- 先天性真珠腫の進展度，病期分類に従い，最も適切な耳科手術が選択される．
- 鼓室内に限局する真珠腫であれば経外耳道の鼓室開放術や上鼓室開放術，あるいは鼓室形成術の適応になる．病変がさらに進展している症例に対しては，外耳道後壁保存の乳様突起（乳突）削開術併用の鼓室形成術が，病変が乳突蜂巣内やより深部に進展している症例に対しては，外耳道後壁削除の乳突削開術を併用した鼓室形成術が最前の選択となる．ステージ3・ステージ4で，とくに年齢が低い症例では段階手術が考慮されるべきである．
- 自例験では，一期的手術を施行したのが6例（11％）で，そのうち5例はステージ1に分類され，残りの48症例（89％）では段階手術が選択されていた（❹-c）．初回手術時の術式としては，経外耳道および耳後部切開による鼓室形成術が26例（48％），外耳道後壁保存の乳突削開術併用の鼓室形成術が25例（46％），そして外耳道後壁削除の乳突削開術併用の鼓室形成術が3例（6％）であった（❹-d）．
- 段階手術の二次手術時の真珠腫遺残については，自験例では43例中18例（42％）で遺残が確認された．二次手術時の真珠腫遺残については，過去の報告では8〜81％と幅が広いが，Potsicらの報告[6]，Parkら[7]の報告とほぼ同様の結果であり，やはりPotsicらの病期分類のステージ3・ステージ4症例では真珠腫の遺残は高率に起こると覚悟すべきである．真珠腫の遺残率を低くするためには，早期診断が何より重要であることを意味している．
- 真珠腫が遺残していた部位としては，前庭窓付近が7例，上鼓室が6例，鼓室岬角2例であった．遺残を防ぐためには，顔面神経窩から鼓室洞付近に存在する真珠腫の徹底的な清掃が重要であることが示唆される．
- 自験例での真珠腫の再形成は2例（4％）で確認された．先天性真珠腫自体，あるいは手術操作による，中耳粘膜の換気不全もしくは耳管機能不全が原因と考えている．
- 聴力成績としては，聴力改善手術を施行した自験例48例中39例（81％）では会話音域の気導骨導差（air bone gap：A-B gap）が20 dB以内に回復した．8例（17％）では，気導骨導差は20〜40 dBの範囲にとどまった（❻-a）．伝音再建では，鼓室形成術の1型・3型では全例で聴力成功となっているのに対して，同4型では30例中9例（30％）が中等度の改善または改善なしとなっていて（❻-b），良好な聴力成績を得るためにも早期診断がきわめて重

> ステージ3・4症例では真珠腫の遺残率は高い

> 良好な聴力成績を得るためにも早期診断が重要

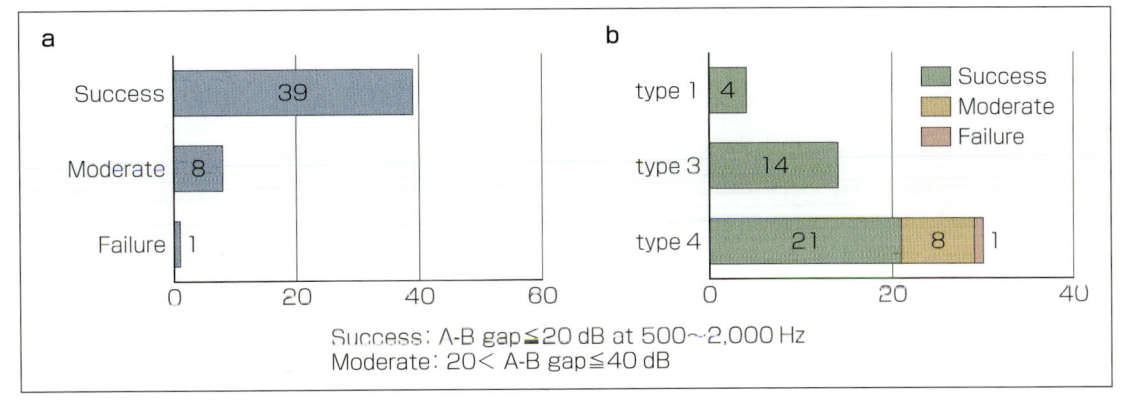

❻聴力成績（自験例）

Success：A-B gap≦20 dB at 500〜2,000 Hz
Moderate：20＜ A-B gap≦40 dB

要であることを示唆している．

- 先天性真珠腫は比較的まれな疾患であるが，本疾患への認知度が近年高まったこともあり，最近の報告では真珠腫全体の3.7〜20％，小児真珠腫全体の10〜28％を占めるとされる．無症状で経過し，耳鼻科医または小児科医により，鼓膜の奥に白色塊が偶然に見つかり診断されることも多い．真珠腫の耳小骨浸潤が起これば難聴が出現する．
- 手術治療が適応となるが，術前のCT検査で病変の進展度を確認して，適切な術式を選択する．Potsicらの病期分類[6]は，手術時の病変の進展度により術後に決定されることになるが，ステージ3・ステージ4の症例では真珠腫の遺残率が高く，二次手術を施行して真珠腫の完全除去に努める．早期診断，早期治療により，真珠腫遺残率および真珠腫再発率をより低く，そして聴力成績をより高くするための努力が求められる．

（土井勝美）

術前のCT検査で病変の進展度を確認し適切な術式を選択

引用文献

1) House HP. An apparent primary cholesteatoma：Case report. Laryngoscope 1953；63：712-3.
2) House JW, Sheehy JL. Cholesteatoma with intact tympanic membrane：A report of 41 cases. Laryngoscope 1980；90：70-6.
3) Derlacki EL, Clemis JD. Congenital cholesteatoma of the middle ear and mastoid. Ann Otol Rhinol Laryngol 1965；74：706-27.
4) Levenson MJ, et al. Congenital cholesteatomas in children：An embryologic correlation. Laryngoscope 1988；98：949-55.
5) Michaels L. Origin of congenital cholesteatoma from a normally occurring epidermoid rest in the developing middle ear. Int J Pediatr Otorhinolaryngol 1988；15：51-65.
6) Potsic WP, et al. A staging system for congenital cholesteatoma. Arch Otolaryngol Head Neck Surg 2002；128：1009-12.
7) Park K-H, et al. Congenital middle ear cholesteatoma in children：Retrospective review of 35 cases. J Korean Med Sci 2009；24：126-31.

第1章 小児に特有な耳鼻咽喉科疾患の診療

中耳
耳小骨奇形

学校検診の聴力検査で難聴として発見されることが多い

- 中耳の耳小骨奇形（ossicular malformation）は，学校検診における聴力検査で難聴として発見されることが多く，医療機器の進歩により診断率が向上している．
- 耳小骨奇形による中耳伝音障害は，外科的治療により劇的に改善される可能性が高く，治療経過が良好な場合には，患者・医師双方とも大きな満足が得られる．
- トレチャー・コリンズ（Treacher Collins）症候群，ピエールロバン（Pierre Robin）症候群，アルポート（Alport）症候群，ディジョージ（DiGeorge）症候群などに耳小骨奇形が合併したり，染色体異常（ターナー〈Turner〉症候群やダウン〈Down〉症候群），周産期感染症（先天性風疹症候群，先天性梅毒）に耳小骨奇形が認められる場合がある[1]．
- 反対側に難聴がみられる例は，24〜33％と報告されている．遺伝性の症例など，催奇形性因子が作用する症例では両側に耳小骨奇形が起こる傾向が多い．両側の奇形の場合には，片側の場合に比べて，奇形が複雑・広範にわたる傾向がある[2,3]．

❶耳小骨の発生
a，bの順に発生が進む．
I：第1鰓弓軟骨，II：第2鰓弓軟骨，M：ツチ骨原基，I：キヌタ骨原基，S：アブミ骨原基，Lat.：laterohyale，Int.：interhyale，F：顔面神経，C：鼓索神経．
（内田真哉ほか．Otology Japan 2009[4]をもとに作成）

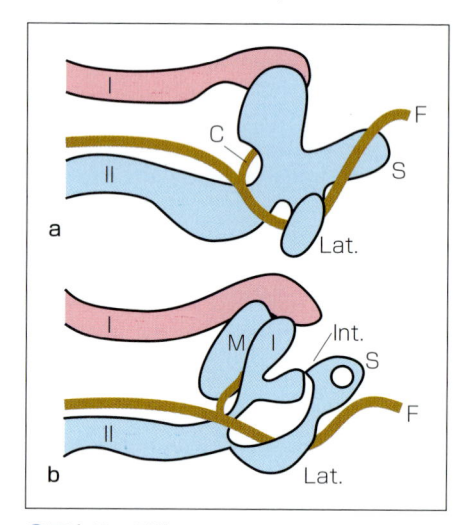

耳小骨の発生

- 耳小骨の発生は胎生5週から7週の軟骨性耳小骨原基の誘導に始まる．第1鰓弓のメッケル（Meckel）軟骨由来の部分と第2鰓弓のライヘルト（Reichert）軟骨由来の部分が最初に癒合し，その後おのおのの耳小骨の軟骨性原基となる（❶）[4]．胎生9週ごろには独立した軟骨となり，胎生16週ごろからおのおのの軟骨内に骨化が始まり，ツチ骨・キヌタ骨は24週までに形態が完成する．アブミ骨は胎生末期に形態が完成する[5]．
- ツチ骨頭とキヌタ骨体部は第1鰓弓から発生し，ツチ骨柄・キヌタ骨長脚・アブミ骨上部構造は第2鰓弓から発生するとされ，アブミ骨の前庭側は迷路骨包に由来する．

耳小骨奇形の分類

- 当初は，Sandoらの分類[6]や，わが国で広く用いられてき

た船坂の分類[7,8]によって分類されていた．近年，アブミ骨の可動性に着目したCremersの分類[9]が提唱され，実地臨床に非常に有用である．

Cremerの分類は実地臨床に有用

船坂の分類（❷）

I群：I-S joint（キヌタ・アブミ関節）の離断
II群：ツチ骨またはキヌタ骨の固着のあるもの
III群：ツチ骨・アブミ骨は正常だがアブミ骨底板が固着しているもの

Cremersの分類（❸）

1. アブミ骨固着単独
2. アブミ骨固着と他の先天性耳小骨連鎖異常を複合したもの
3. アブミ骨底板が可動である先天性耳小骨連鎖異常
4. 前庭窓・蝸牛窓の無形成または形成不全

2・3の亜分類：a．耳小骨連鎖の離

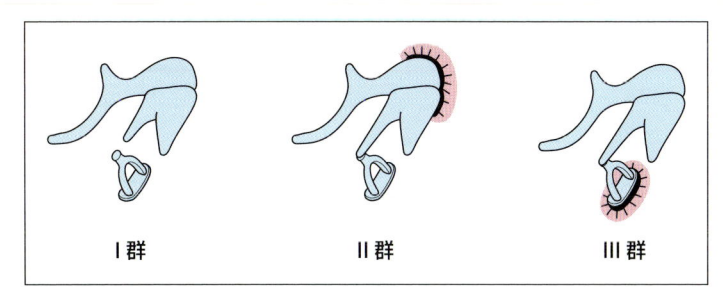

❷ 船坂の分類

（船坂宗太郎ほか．日耳鼻 1979[7]，船坂宗太郎ほか．日耳鼻 1979[8] より）

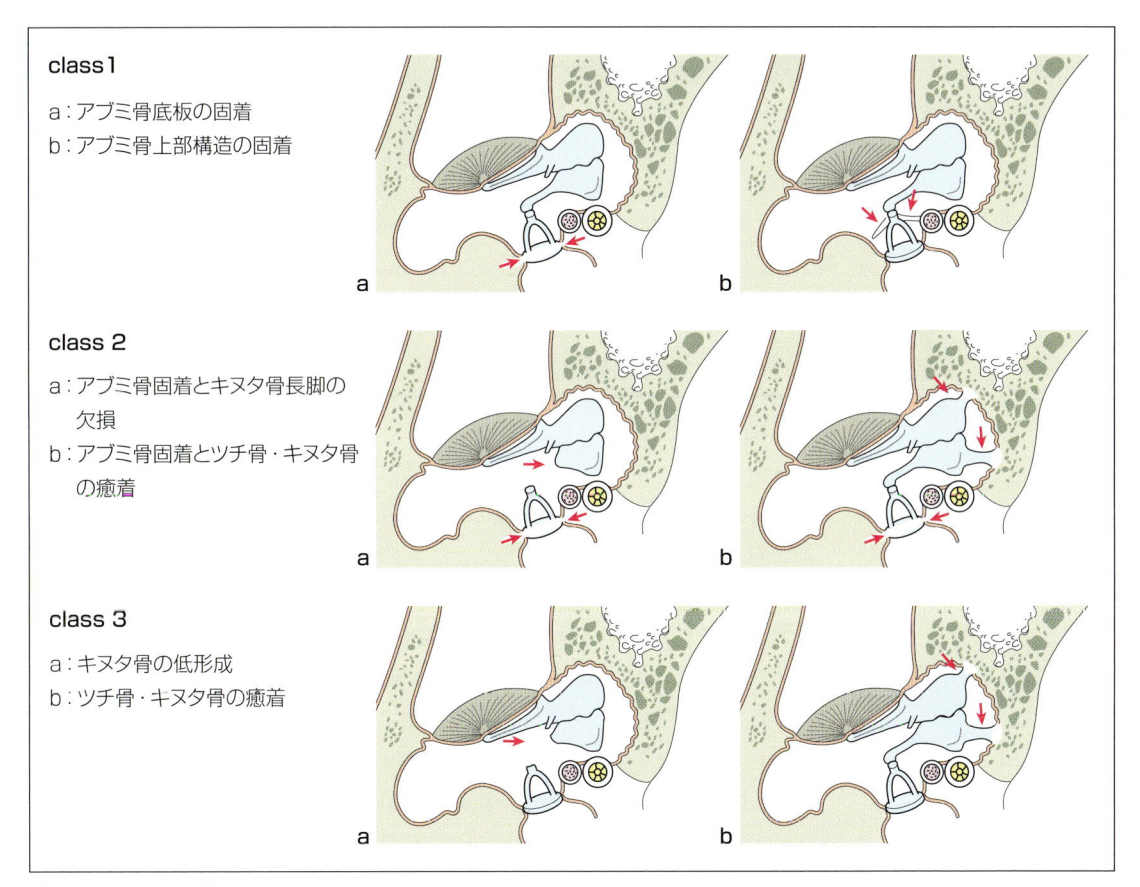

class 1
a：アブミ骨底板の固着
b：アブミ骨上部構造の固着

class 2
a：アブミ骨固着とキヌタ骨長脚の欠損
b：アブミ骨固着とツチ骨・キヌタ骨の癒着

class 3
a：キヌタ骨の低形成
b：ツチ骨・キヌタ骨の癒着

❸ Cremersの分類

（Teunissen EB, et al. Ann Otol Rhinol Laryngol 1993[9] より）

中耳／耳小骨奇形

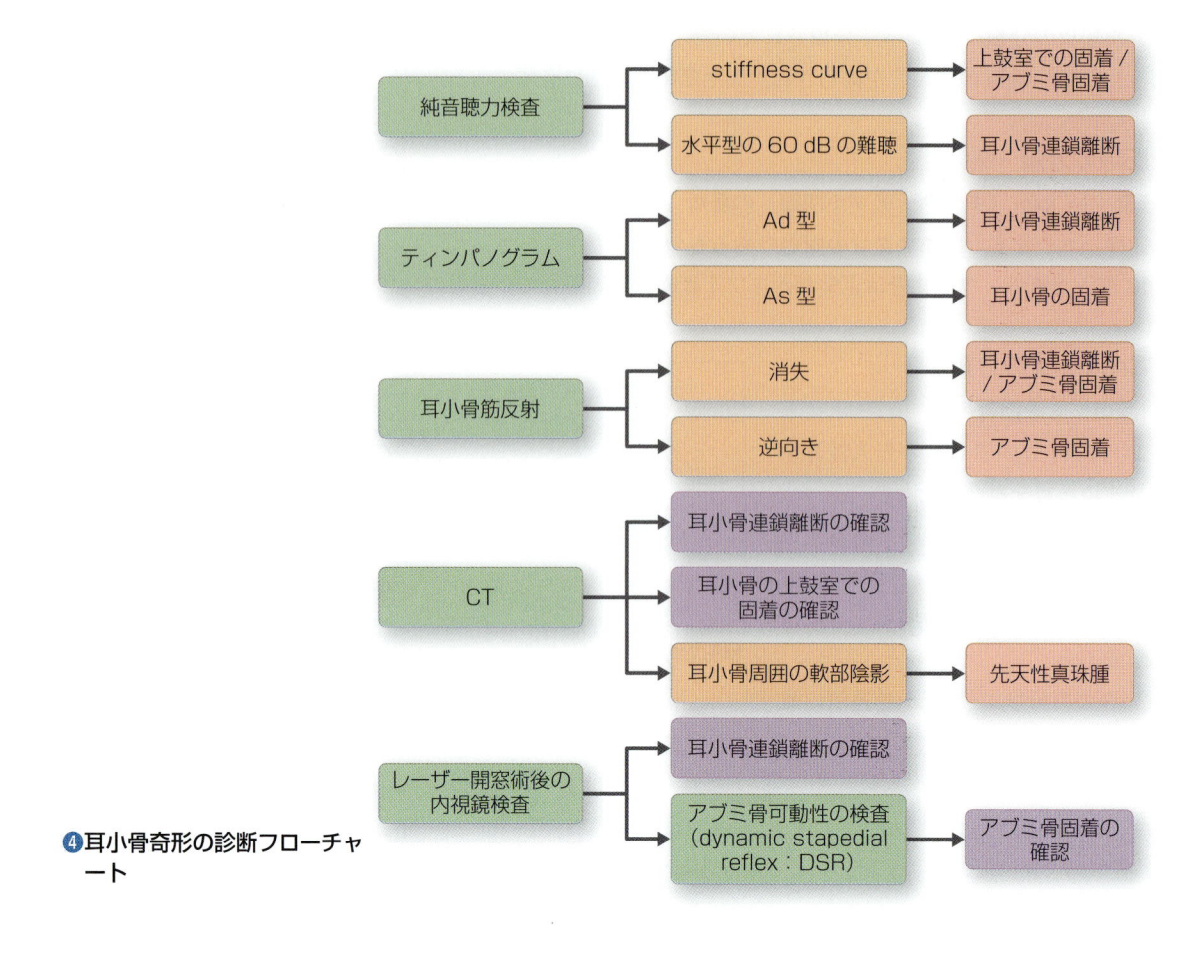

❹耳小骨奇形の診断フローチャート

```
純音聴力検査 ─┬→ stiffness curve ──→ 上鼓室での固着/アブミ骨固着
              └→ 水平型の60 dBの難聴 ──→ 耳小骨連鎖離断

ティンパノグラム ─┬→ Ad型 ──→ 耳小骨連鎖離断
                  └→ As型 ──→ 耳小骨の固着

耳小骨筋反射 ─┬→ 消失 ──→ 耳小骨連鎖離断/アブミ骨固着
              └→ 逆向き ──→ アブミ骨固着

CT ─┬→ 耳小骨連鎖離断の確認
    ├→ 耳小骨の上鼓室での固着の確認
    └→ 耳小骨周囲の軟部陰影 ──→ 先天性真珠腫

レーザー開窓術後の内視鏡検査 ─┬→ 耳小骨連鎖離断の確認
                              └→ アブミ骨可動性の検査 (dynamic stapedial reflex: DSR) ──→ アブミ骨固着の確認
```

断，b．上鼓室での固着

耳小骨奇形の診断法 ❹

■ 純音聴力検査
- 中耳伝音系のいずれかに固着病変があると，純音聴力検査では低音部の閾値が上昇する stiffness curve を呈し，伝音系のいずれかに離断があると 60 dB 程度の水平型の聴力像を呈する．

■ ティンパノメトリー（tympanometry）
- ティンパノグラム（tympanogram）の静的コンプライアンスのピーク値が耳小骨連鎖離断症例では高く，固着症例では低くなることが知られている．
- しかし，キヌタ・アブミ関節の離断症例が Ad 型を示す割合や，アブミ骨・ツチ骨の固着症例が As 型を示す割合が 50％に満たないとする報告もある[2]．

ティンパノメトリーの感度・特異度が低いことに注意

■ 耳小骨筋反射
- 耳小骨筋反射は完全離断で消失するが，不完全離断では必ずしも消失しな

水平断　　　　　　　　　冠状断

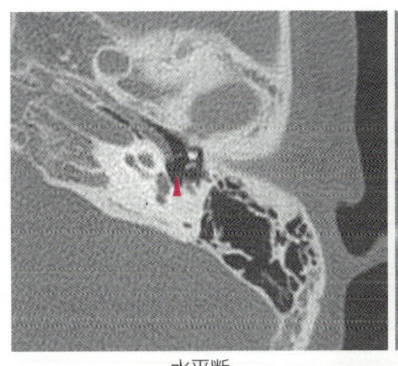

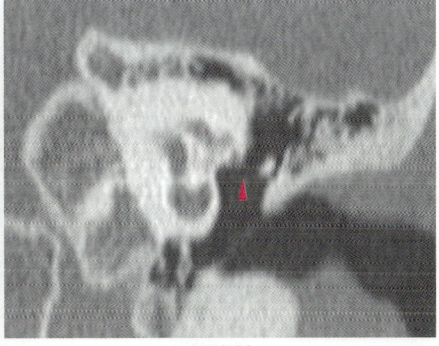

❺耳小骨奇形のCT所見（9歳男児，左耳）
キヌタ骨長脚とアブミ骨上部構造が欠損している（▶）．

い．
- アブミ骨固着症例では約70％の症例で消失し，逆向き波形やon-off反応が認められることがある．

■ 画像検査
- 高分解能CTや，cone beam CT，3D-CTが用いられるようになり[10]，耳小骨の小さな離断でも診断できるようになったが（❺），耳小骨奇形の画像診断には限界がある．
- 耳小骨奇形には先天性真珠腫を合併することがあるので，側頭骨CTにおける耳小骨周囲の軟部濃度に注意する必要がある[11]．

■ 内視鏡検査
- 当教室では，外来で鼓膜をレーザーで開窓後に内視鏡検査を行い[12]，耳小骨連鎖離断の診断を確定している（❻）．
- CTでは診断が難しいアブミ骨脚の離断，キヌタ・アブミ関節の不完全離断の診断が可能である[13]．
- さらに対側耳に強大音（110 dB）を与えアブミ骨筋反射を誘発することで，アブミ骨可動性の確認も可能である[13]．

手術時期

- 手術適応の決定に際しては，気骨導差の信頼度や中耳炎罹患の危険性を考慮する必要がある．気骨導差の信頼度を考慮すると，手術適応を検討するのは5歳以降となる．
- 両側の奇形による難聴がある場合には，手術までのあいだ補聴器の装用が検討され，中耳腔の発育が完成に近づく5歳ごろに手術を行うことが多い[14]．
- 片側の奇形の場合には，患者・家族と相談して手術時期を決定すべきであるとの意見がある．一方，片側難聴であっても方向感や騒音下での語音聴取能が低下しているといわれており，片側の奇形を比較的早期に手術を施行すべきとの意見もある．保護者は片側難聴の場合でも日常生活・学校生活での不

> 手術適応は気骨導差の信頼度や中耳炎罹患の危険性を考慮

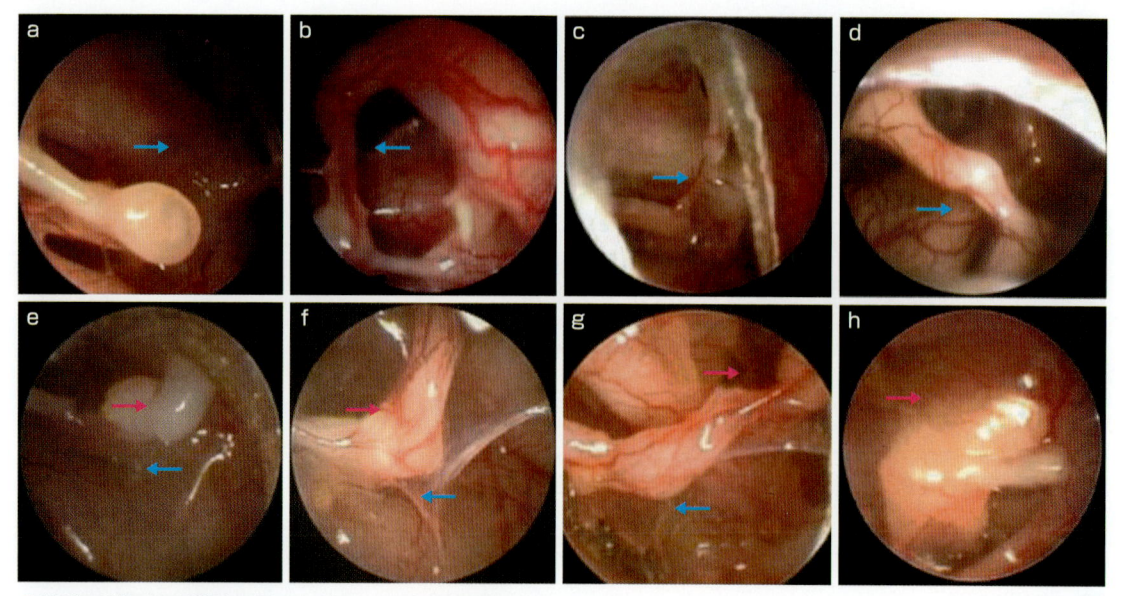

❻鼓膜正常な伝音難聴に対する外来での内視鏡検査
内視鏡先端を鼓膜開窓部の直外側におき，キヌタ・アブミ関節部周囲の観察を行う．
a：キヌタ骨長脚は消失（→）．アブミ骨は正常形態を保っている．
b：キヌタ骨長脚は消失し索状物となっている（→）が，豆状突起は残存．アブミ骨は正常形態を保っている．
c：キヌタ・アブミ関節形成不全．キヌタ骨豆状突起とアブミ骨頭の無形成．キヌタ・アブミ関節は細い索状物に置き換わっている（→）．アブミ骨の変形も認める．
d：キヌタ・アブミ関節形成不全．離断の範囲はきわめて小さく，太い索状物で置き換わっている（→）．
e：キヌタ・アブミ関節形成不全とアブミ前脚形成不全複合例．キヌタ骨長脚がずれた形でアブミ骨頭に直接載っている（→）．アブミ骨前脚は消失（←）．
f：キヌタ・アブミ関節形成不全とアブミ骨脚形成不全複合例．キヌタ骨豆状突起は消失しており，アブミ骨頭にキヌタ骨長脚が直接載っている（→）．アブミ骨頭前脚は消失し，同部にヒダ状の粘膜を認める（←）．
g：キヌタ・アブミ関節形成不全，キヌタ骨長脚の離断（→）とアブミ骨脚形成不全複合例．アブミ骨脚は前脚・後脚とも認めない（←）．
h：アブミ骨形成不全とキヌタ骨長脚形成不全複合例．キヌタ骨は観察できない．アブミ骨は変形しており Fallopian canal へ癒着している（→）．

利を不安に感じていることが多いため，片側難聴で手術時期を遅らせる場合には，保護者への十分な説明が必要である．
- 小児期におけるアブミ骨手術に関しては，体育などで激しい運動を行う機会が多いため，本人や家族が手術を強く希望する場合や，両側高度難聴で十分な補聴効果が得られない場合以外は，原則として小児期に行わない[14]．手術は底板に小孔をあける small fenestra stapedectomy（アブミ骨底開窓術）が推奨される．

手術上の注意点

常にアブミ骨手術を念頭に

- アブミ骨固着の頻度は 23〜37％ と高いため[2,7]，耳小骨奇形の手術を行うにあたり，常にアブミ骨手術をすることを念頭におく必要がある．
- 耳小骨奇形の手術でとくに問題となるのは，顔面神経の走行異常であり，顔面神経が卵円窓上を走行しているために聴力改善手術が困難であった症例の

報告がある．しかし，顔面神経の走行異常のために，聴力改善手術が可能かどうかの判断を術前CTで判断するのは容易でないため，上述した鼓膜のレーザー開窓を併用した内視鏡検査が有用と考えられる．
● 先天性アブミ骨固着のアブミ骨手術の際に，gusherを認めることがあるので注意を要する．

（欠畑誠治，古川孝俊）

引用文献

1) 木村百合香，飯野ゆき子．外耳・中耳奇形の分類．JOHNS 2009；25：11-5.
2) 小島博己ほか．鼓膜所見正常な耳小骨奇形72耳の検討．日耳鼻 1998；101：1373-9.
3) 熊川孝三，船坂宗太郎．外耳道正常な中耳奇形の発生学的検討―中耳奇形と耳介・顎・顔面形態との関連．日耳鼻 1973；82：30-6.
4) 内田真哉，足立直子．顔面神経管とアブミ骨上部構造の固着を伴った先天性耳小骨奇形．Otology Japan 2009；19：59-63.
5) 山本 裕．耳小骨奇形の病態と連鎖再建術．日耳鼻 2013；116：69-76.
6) Sando I, et al. Congenital anomalies of the external and middle ear. In：Bluestone CD, et al, editors. Pediatric Otolaryngology Vol. I. Philadelphia：WB Saunders；1983. p.309-46.
7) 船坂宗太郎ほか．先天性キヌタ・アブミ関節離断症―発生学的ならびに臨床的考察による新名称の提唱．日耳鼻 1979；82：476-81.
8) 船坂宗太郎ほか．外耳奇形を伴わない先天性耳小骨固着―その分類に関する提案．日耳鼻 1979；82：793-8.
9) Teunissen EB, Cremers WR. Classification of congenital middle ear anomalies：Report on 144 ears. Ann Otol Rhinol Laryngol 1993；102：606-12.
10) 小川 洋．コーンビームCT活用法．耳科領域での活用法．耳鼻咽喉科・頭頸部外科 2013；85：244-51.
11) 小島博己．耳小骨奇形はいつごろ手術をするのか？ JOHNS 2012；28：359-60.
12) Kakehata S, et al. Office-based endoscopic procedure for diagnosis in conductive hearing loss cases using OtoScan Laser-Assisted Myringotomy. Laryngoscope 2004；114：1285-9.
13) Kakehata S. Transtympanic endoscopy for diagnosis of middle ear pathology. Otolaryngol Clin North Am 2013；46：227-32.
14) 桂 弘和，阪上雅史．先天性耳小骨奇形の分類と対応．JOHNS 2010；26：1033-40.

第1章 小児に特有な耳鼻咽喉科疾患の診療

中耳
小児の顔面神経麻痺

- 小児における顔面神経麻痺（facial palsy）の場合，成人の場合と異なりその診断および治療に際してはいくつかの問題点が存在する．まず，顔面運動評価が容易でなく，顔面運動のスコアリングが困難な例が多い．また，電気生理学的検査の施行にも苦慮し，信頼性に欠ける部分がある．
- 小児のベル（Bell）麻痺やハント（Hunt）症候群などの後天性顔面神経麻痺の予後は成人と比較して良好であるが，その治療方針については，ステロイド薬の使用の是非を含めてさまざまな報告があるのが現状である．
- 本項では，小児における顔面神経麻痺について，その分類，検査，治療，予防について解説する．

小児における顔面神経麻痺の分類

小児でも最多はベル麻痺

- わが国において柳原らが15歳以下302例を分類した報告[1]によると，ベル麻痺48％，ハント症候群14％，耳炎性11％，外傷性11％，先天性8％であった（❶）．その他の報告でもベル麻痺が最も多く（48〜71％），次いでハント症候群（4〜17％），先天性，外傷性，耳炎性が10％前後であった．
- 柳原ら[1]によると，全顔面神経麻痺中ハント症候群の比率は，全年齢でも小児でも14％と同率であったが，5歳以下を対象とするとその比率は6％に減少した．一方，耳炎性は全年齢で4％と少なかったが，15歳以下の小児では11％，さらに1歳以下では32％と増加し，耳炎性は低年齢で多いことが示された．まとめると，先天性と耳炎性は乳幼児に，ハント症候群は学童

先天性と耳炎性は乳幼児に，ハント症候群は学童に多い

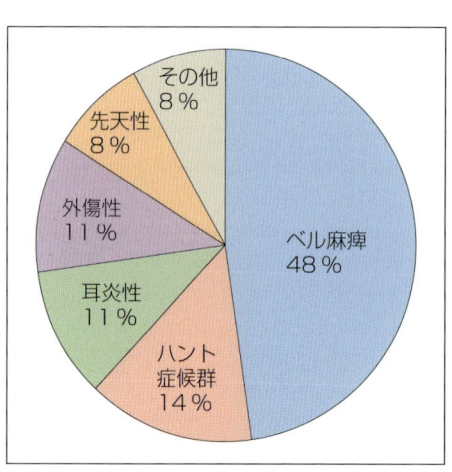

❶ 小児顔面神経麻痺の分類
（柳原尚明ほか．小児耳鼻咽喉科 1994[1]より）

に多い特徴があった．

麻痺の評価と検査

- 小児顔面神経麻痺では麻痺の評価に難渋することが多い．石井ら[9]は乳幼児において柳原法全項目の顔面運動採点が可能であったものは0〜6歳で46.9％であったが，3歳以下では35.3％であり，低年齢になるほど採点は困難であったと報告している．学童においては特殊な場合を除いてはほぼ全例でスコアリング可能である．
- 表情運動のみでは麻痺の重症度の評価において信頼性に欠ける部分が多いため，当科では原則として顔面筋電図を施行している．激しく泣かせたときに眼裂が閉じずに結膜がみえれば完全麻痺とみてよいが，それでもわかりにくい場合は表情筋電図において，啼泣時の眼輪筋の筋電図は完全麻痺，不全麻痺の鑑別の良い指標となる．患側の眼輪筋電位が検出されない場合は完全麻痺（❷），すなわち重症例として治療するべきである．
- 成人においては誘発筋電図検査（electroneurography：ENoG），神経興奮性検査（neuroexcitability test：NET），瞬目反射（blink reflex：BR）を施行しているが，乳幼児ではNET，BRは困難なため，ENoGのみを施行することが多い．
- ENoGはとくに鎮静の必要がなく，原則として左右1回ずつの電気刺激にて

> 乳児では啼泣時に閉瞼しなければ完全麻痺

> 眼輪筋の自発筋電図でより確実に完全麻痺の診断が可能

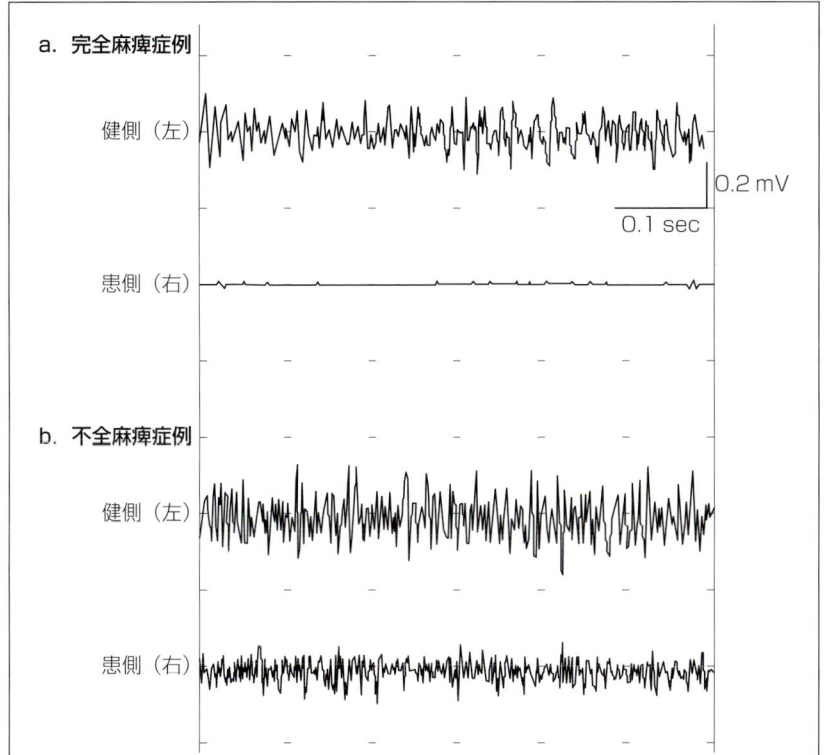

❷ 自発筋電図（眼輪筋）（発症後10日目）
a：完全麻痺症例．患側の眼輪筋電位は検出されていない．
b：不全麻痺症例．患側の眼輪筋電位は健側と比較し振幅は低下しているが検出されている．

a．完全麻痺症例
健側（左）
患側（右）
0.2 mV
0.1 sec

b．不全麻痺症例
健側（左）
患側（右）

- 誘発電位が記録可能であるため，外来でも比較的短時間で測定することができる．
- 一般的に乳幼児の急性発症顔面神経麻痺の予後は無治療でもきわめて良好であり，全例に誘発筋電図検査が必要とはいえない．しかし，乳幼児の予後不良症例はまれに経験することもあるため，とくに完全麻痺例や顔面運動評価が困難な症例については，乳幼児でも積極的に ENoG を行うべきと考える．

電気生理学的検査と予後について

- 急性発症顔面神経麻痺の ENoG 値は顔面神経のワーラー（Waller）変性がほぼ完成する第 7 病日以降ほぼ一定の値を示すため，第 7 病日から発症 1 か月以内に得られた値が予後推定の良い指標となる．
- 当科における検討では，成人においては ENoG 値 40％以上あれば 2 か月以内に全例治癒，20〜39％であれば 3 か月以内に全例治癒，10〜19％であれば治癒率 80％程度，1〜9％では 50％程度，0％すなわち完全脱神経ではすべての症例が非治癒に終わり，後遺症は必発であった（❸）[3]．

> 患側で ENoG の波形が出た症例は治癒が期待できる

- 小児においては ENoG 値 20％以上あれば 2 か月以内に全例治癒，10〜19％で 3 か月以内に全例治癒，1〜9％でも 8 か月以内に全例治癒，0％の症例は治癒率 50％であった．すなわち，患側で ENoG の波形が出た症例は全例治癒に至った（❹）[3]．
- 小児においては成人と比較し予後が良い傾向にあり，また同程度の ENoG 値の小児と成人を比較しても小児のほうが早期に治癒に至る傾向にあった．

ステロイド，抗ウイルス薬使用の是非について

- 小児の保存的治療については，とくにステロイド使用についてはさまざまな意見があるが，筆者らの検討では，ENoG 10％以上の乳幼児はステロイド使用の有無にかかわらず全例早期治癒となっており[3]，基本的には乳幼児において不全麻痺の場合ステロイド投与は不要であると考える．
- 乳幼児においても，前述のように ENoG 0％の症例では麻痺の予後不良症例もあるため，ご両親によく病状を説明したうえで臨機応変に対応すべきである．

> 完全麻痺症例では早期にステロイド治療を

- 発症早期に完全麻痺となった症例では，予後判定のための ENoG は発症後 8 日目以降に行われるため，結果を待たずにステロイド治療を開始するべきであると考える．
- ステロイドの投与量についてコンセンサスはないが，筆者らは成人同様，プレドニゾロン 0.5〜1.0 mg/kg の漸減投与としている．
- ハント症候群はベル麻痺に比べ予後が悪いが，ステロイド大量投与と抗ウイルス薬の併用療法による治癒率は 70％程度と報告されている[4]．最近はベル麻痺も多くは単純ヘルペスウイルス（herpes simplex virus：HSV）再活性化によるウイルス性神経炎との考え方に従って，ベル麻痺にも抗ウイルス

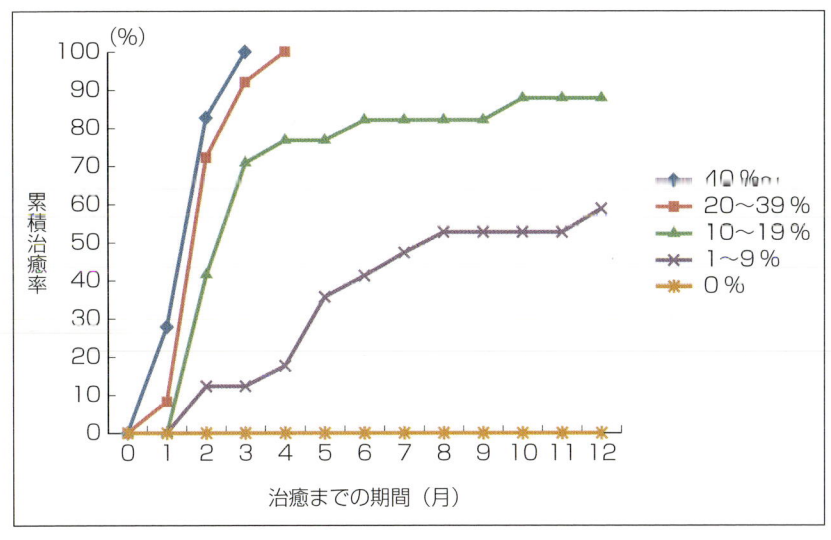

❸ ENoG 値と累積治癒率（成人）

(Baba S, et al. Otol Neurotol 2011[3] より改変)

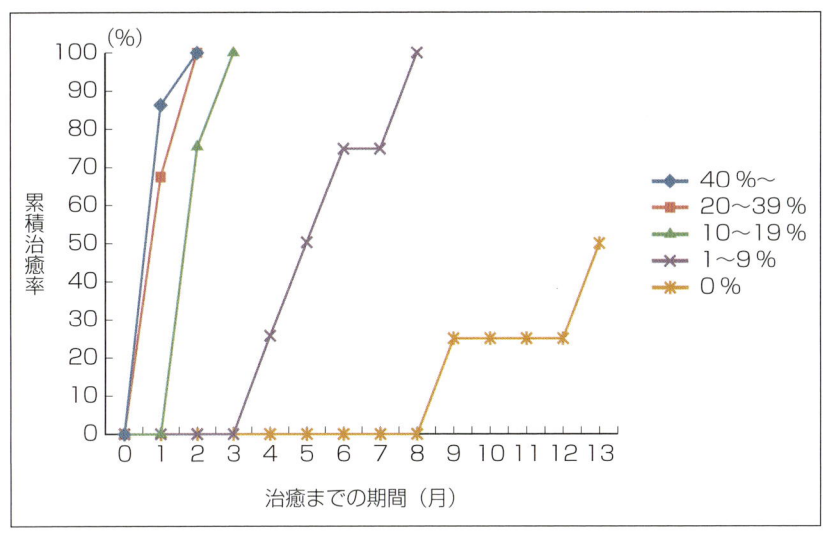

❹ ENoG 値と累積治癒率（小児）

(Baba S, et al. Otol Neurotol 2011[3] より改変)

薬を併用する治療法が一般化してきている．小児でも症例によってはプレドニゾロン（プレドニン®）内服にバラシクロビル塩酸塩（バルトレックス®）の併用を行うことが推奨されている[5]．

ハント症候群の発症予防は可能か ──ワクチン接種について

● ベル麻痺の主病因とされる HSV-1，ハント症候群の主病因とされる水痘・帯状疱疹ウイルス（varicella-zoster virus：VZV），いずれも顔面神経の膝神経

バルトレックス®は1回25 mg/kgを1日3回投与

バルトレックス®は2014年1月現在小児の適応は水痘のみ

節に潜伏感染しており，再活性化すると麻痺が生じる．再活性化のメカニズムの詳細は不明であるが，細胞性免疫の低下状態で，寒冷，紫外線曝露，妊娠，抜歯などのストレスがtriggerになり生じると考えられている．種々のストレスを回避することは困難であるが，ワクチンによりウイルス特異的細胞性免疫を賦活化する，または抗ヘルペス薬の投与によりHSV-1やVZVの再活性化を抑制できる可能性がある[6]．

- すでにVZVに関しては水痘ワクチンや帯状疱疹ワクチンが製造，販売されている．いずれも生ワクチンで，前者は初感染予防，後者は再活性化を抑制するために使用されている．

- 幼少時の水痘ワクチン接種によりハント症候群が予防できる可能性もある．Hatoらの報告では2000年に52人の小児ハント症候群を調査した結果，そのなかに水痘ワクチン接種者は1人もいなかった[4]．

> 水痘ワクチン接種によりハント症候群予防の可能性

- 帯状疱疹は水痘罹患時に皮膚の水疱内で増殖したウイルスが求心性に知覚神経を通り，脊椎や頸椎の知覚神経節に感染，潜伏し，その後に再活性化した際に生じるが，水痘ワクチンを接種すると水痘に感染しても皮膚に水疱が生じることは少なく，ウイルスの増殖が抑制される．その結果，知覚神経節にウイルスは潜伏しなくなる．すなわち，水痘ワクチン接種により顔面神経の知覚神経節である膝神経節にVZVが潜伏感染しなければハント症候群は発症しないことになる[6]．

- アメリカでは1996年から水痘ワクチンの定期接種が行われており，接種率は90％程度であるが，水痘の流行および水痘による合併症や死亡は減少している[7]．また，外来患者数も減少し，水痘による入院や入院費も減少した．ただし，水痘の自然流行がないため，ワクチン接種後に抗体価が減少し，再罹患する例が増えている（breakthrough varicella）．そのため，現在ではワクチンの2回接種が導入されている．

- なお，わが国では任意接種のため接種率は約40％にとどまり，流行形態はワクチン導入前と変わっていない[8]．わが国でも定期接種化するか否かについては，早急に前向きに議論する必要がある．

ポイント

- 完全麻痺か不全麻痺か
    - 不全麻痺 ➡ 原則として治療不要
    - 完全麻痺 ➡ プレドニゾロン0.5〜1.0 mg/kgの漸減投与
        - ハント症候群であれば抗ウイルス薬併用
- 予後診断として発症後8日目〜3週間までにENoG：波形が出れば治癒が期待できる
- ハント症候群予防のため水痘ワクチンを推奨

（馬場信太郎，近藤健二）

引用文献

1) 柳原尚明ほか. 小児の顔面神経麻痺の特徴：臨床統計的観察. 小児耳 1994；15：23-7.
2) 石井健一ほか. 小児顔面神経麻痺症例の検討. Facial Nerve Research 2010；29：84-6.
3) Baba S, et al. Bell's palsy in children：Relationship between electroneurography findings and prognosis in comparison with adults. Otol Neurotol 2011；32：1554-8.
4) Hato N, et al. Ramsay Hunt syndrome in children. Ann Neurol 2000；48：254-6.
5) 戸島　均.〔小児科医が知りたい・聞きたい「子どもの耳・鼻・のどQ&A」〕顔面神経麻痺　末梢性顔面神経麻痺に対するステロイド治療の有効性について. 小児科臨床 2006；59：2621-6.
6) 村上信五. 顔面神経の臨床・研究に残された課題と日本顔面神経研究会の役割. Facial Nerve Research 2009；28：31-5.
7) Seward JF, et al. Varicella disease after introduction of varicella vaccine in the United States, 1995-2000. JAMA 2002；287：606-11.
8) 渡辺大輔ほか. 帯状疱疹の診断・治療・予防のコンセンサス. 臨床医薬 2012；28：161-73.

内耳・その他
一側聾

一側聾について

- 一側聾（unilateral hearing loss）は，一側が高度感音難聴（聾）であり，他側が正常聴力である状態をさす．
- したがってとくに小児に限ったものではなく，一般的な症候名である．
- 小児例が特別に扱われる理由は，「①重篤な障害であるのに，②本人の訴えが乏しく，③周囲も気づかないことが多く，④たまたまなんらかのきっかけで判明する」という成人例（突発性難聴など）と大きく異なる特徴からである．
- これらの特徴を有する小児例は，「若年一側聾」などの名称で一つの独立する疾患群に準ずるものとして実地臨床では扱われてきた．
- その病態は永く不明であり「陳旧性ムンプス難聴」として説明されることが多かったが，最近になって覆された（下記「病因」・次項の「Topics」参照）．

> 一側聾は一側が高度感音難聴で，他側が正常聴力の状態

症候・症状

- 難聴の程度は，実際には中等度難聴（40〜70 dB）から重度難聴（90 dB以上）までさまざまである．
- 聴力型はまったくの聾型から高音漸傾型まで多様だが，高音部により強く低音部が比較的保たれやすい．
- 耳鳴・耳閉感・めまいなどの症状を欠くことが多い．
- 難聴の自覚自体がない場合が多く，家人も気づいていないことがまれではない．
- したがって入学時健診で初めて指摘される場合がある．また，最近では新生児聴覚スクリーニングで発見されることがある．

> 本人の自覚が乏しく，周囲も気づいていないことが多い

病因・鑑別診断 ❶

陳旧性ムンプス難聴

- 以前は最大の病因であると考えられていた（"若年一側聾"イコール"ムンプス難聴"の定型的な図式）．
- 病態が潜伏ウイルスの再活性化でないのに常に一側であるとされるのも理解しがたく，最近の総説[1]においてもムンプス難聴の発症頻度・難聴の程度等

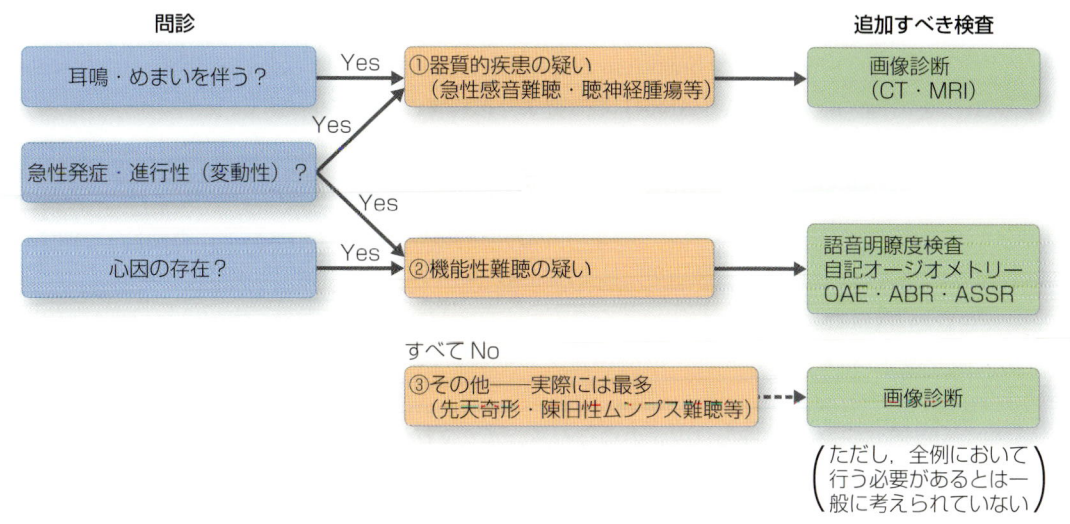

```
問診                                    追加すべき検査
耳鳴・めまいを伴う？ ──Yes──→ ①器質的疾患の疑い ──→ 画像診断
                               （急性感音難聴・聴神経腫瘍等）   （CT・MRI）
                        Yes ↗
急性発症・進行性（変動性）？
                        Yes ↘
心因の存在？ ──Yes──→ ②機能性難聴の疑い ──→ 語音明瞭度検査
                                                  自記オージオメトリー
                                                  OAE・ABR・ASSR
            すべてNo
            ↘ ③その他──実際には最多 ------→ 画像診断
              （先天奇形・陳旧性ムンプス難聴等）
                                          （ただし，全例において
                                            行う必要があるとは一
                                            般に考えられていない）
```

❶若年一側聾の取り扱い

についてはいまだ不明の点が多い旨の記載がなされている．
- 急性期でなければ確定診断できないため，原因不明例においては鑑別疾患として残る．
- ムンプス抗体価低値であれば否定できるが，高値であった（感染既往あり）としても決めつけることはできない．

陳旧性突発性難聴
- 陳旧性ムンプス難聴同様に，小児における報告例がある．

先天奇形（内耳道）
- 内耳道に限局した（内耳奇形を伴わない）先天奇形（蝸牛神経低形成・無形成）である．
- 最近の研究から，おそらく若年一側聾の半数以上を占める[2,3]と考えられる．
- 画像診断（CT・MRI）により確定診断できる．

> 先天奇形（内耳道）は若年一側聾の半数以上を占める

先天奇形（内耳）
- 内耳道先天奇形より頻度が低いことがわかっている．
- 内耳道先天奇形同様，画像診断により確定する．

聴神経腫瘍・小脳橋角部腫瘍等
- まれである．
- 疑われれば画像検査（MRIなど）により鑑別．

機能性難聴
- 一側例もみられ，自覚症状を訴えない場合がある．語音明瞭度検査，自記オ

ージオメトリー，耳音響放射（otoacoustic emission：OAE），聴性脳幹反応（auditory brainstem response：ABR），聴性定常反応（auditory steady-state response：ASSR）などにより鑑別する．

治療

通常は治療の対象とならない

- 聴神経腫瘍等が発見された場合を除き，通常治療の対象とならない．

予後

- 患側聴力は固定の場合が多いが，進行例も報告されている．
- また対側の聴力が保たれることの確認が重要であるので，聴力フォローアップを行うことが望ましい．

聴覚障害に対する対応

- 対側が健聴であるため，通常補聴器の適応はない．
- ただし，音源の方向によってはよく聞こえないので，注意散漫となる可能性がある．
- したがって学校などでは教師に配慮を求め，前の方の席に座るように指導する．
- 対側の健聴耳になんらかの疾患が生じた場合（多いのは急性中耳炎・滲出性中耳炎）には大きなハンディキャップを生ずるので，すぐに医院を受診するように指導する．
- 一側聾に起因するハンディキャップの報告は多数存在する[4,5]．しかしこれらの研究は両側正常耳に対する一側聾耳の不利な点をやや無理やり検出している印象があり，実際の日常生活・社会活動における障害を反映しない可能性がある．
- 3万人以上の大学新入生の聴力検査データを集計した結果，一側聾の頻度（0.16％）が当時の日本の一般小学生における頻度とほとんど差がないことから，学習におけるハンディキャップは否定的であるとの報告がなされている[6]．
- ちなみに同研究における両側高度難聴例は0.003％であり，一般の頻度である約0.1％（1,000出産に1児）からの乖離が大きい．したがって，小児の両側高度難聴は学習において大きなハンディキャップとなると考えられる．

（伊藤　健）

引用文献

1) 井上泰宏. ムンプス難聴. Audiology Japan 2008；51：617-23.
2) Ito K. Isolated cochlear nerve hypoplasia with various IAM deformities in children. Ann Otol Rhinol Laryngol 2007；116：520-4.
3) Laury AM, et al. Etiology of unilateral neural hearing loss in children. Int J Pediatr Otorhinolaryngol 2009；73：417-27.
4) Culbertson JL, Gilbert LE. Children with unilateral sensorineural hearing loss：Cognitive, academic, and social development. Ear Hear 1986；7：38-42.
5) Newman CW, et al. Perceived hearing handicap of patients with unilateral or mild hearing loss. Ann Otol Rhinol Laryngol 1997；106：210-14.
6) Ito K. Can unilateral hearing loss be a handicap in learning? Arch Otolaryngol Head Neck Surg 1998；124：1389-90.

Topics

先天性蝸牛神経低形成・無形成症
── 内耳の形態的異常を随伴しない

症例

患側右．実例をより典型に近く改変した．

典型的所見 1 [1)] 内耳道狭窄を伴う症例（❶-a，b）

画像所見
CT：内耳道狭窄を認める．
MRI：内耳道内に前庭神経を認めるが，蝸牛神経は描出されない．

検査所見
DPOAE[*1]：右 無反応
ABR：右 無反応
VEMP[*2]：正常反応
最高語音明瞭度：右 0％（100 dB），左 100％（40 dB）
カロリックテスト：右半規管麻痺（canal paresis：CP）
顔面神経スコア（柳原法）：40/40

典型的所見 2 [2)] 内耳道狭窄を伴わない症例（❷-a，b）

画像所見
CT：内耳道サイズは正常範囲．蝸牛軸への入口部に限局した狭窄が認められる場合がある．
MRI：内耳道内に前庭神経を認めるが蝸牛神経は描出されない．

検査所見
DPOAE：正常反応
ABR：右 無反応
VEMP：正常反応
最高語音明瞭度：右 0％（100 dB），左 100％（45 dB）
カロリックテスト：正常
顔面神経スコア（柳原法）：40/40

内耳道の発生様式に対する示唆

- 内耳道狭窄と機能との関連では，内耳道径が狭いものほど内耳機能（OAE）ならびに上前庭神経機能（温度眼振）の障害が強いことがわかっている．
- 内耳障害は画像（形態）の異常を起こさない程度

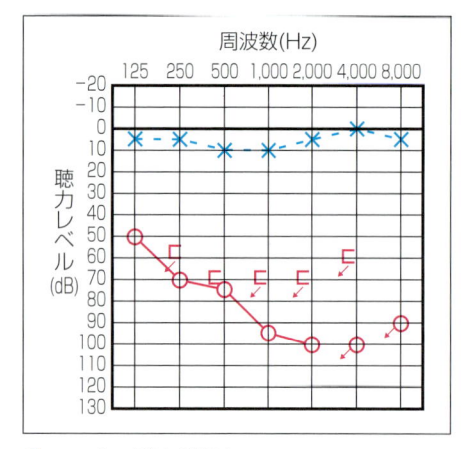

❶-a　オージオグラム

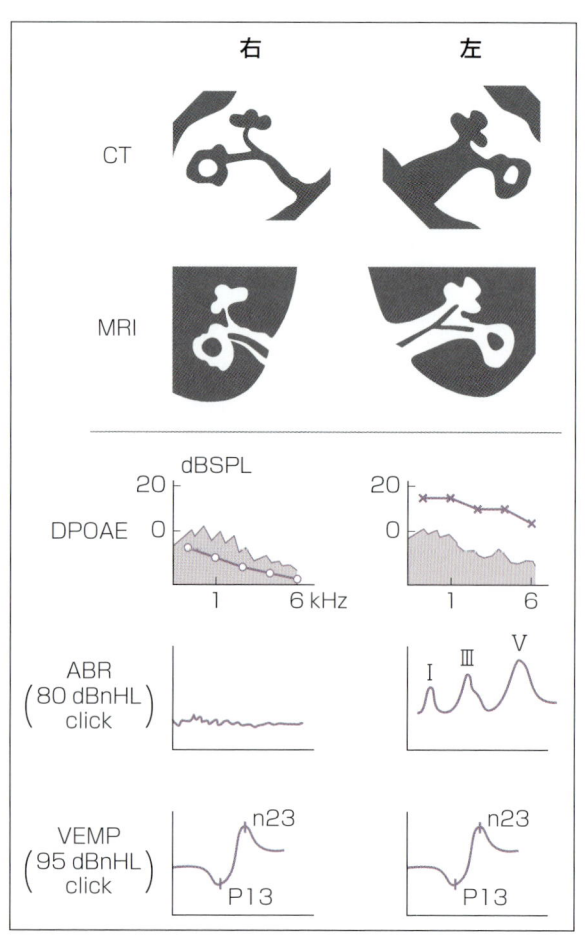

❶-b　画像（CT，MRI）・検査（DPOAE，ABR，VEMP）所見

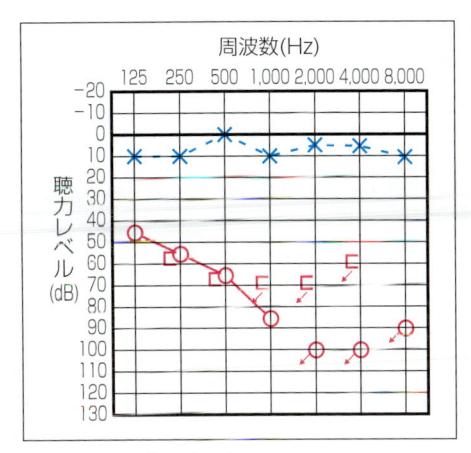

❷-a　オージオグラム

の内耳奇形の合併ないし蝸牛動脈閉塞などによる二次的な蝸牛障害（壊死）によると考えられる.

- 機能についての精査[3] から，内耳道の発生においては蝸牛神経と上前庭神経（外側半規管支配）との関連が強く，下前庭神経（球形嚢支配）とは独立に近いことがわかっている（❸）.

- これは，内耳の発生において示された pars superior（半規管・卵形嚢）と pars inferior（蝸牛・球形嚢）のカップリング[4] とはまったく異なり，内耳と内耳道の発生は異なる機序によることが示されたものである.

（伊藤　健）

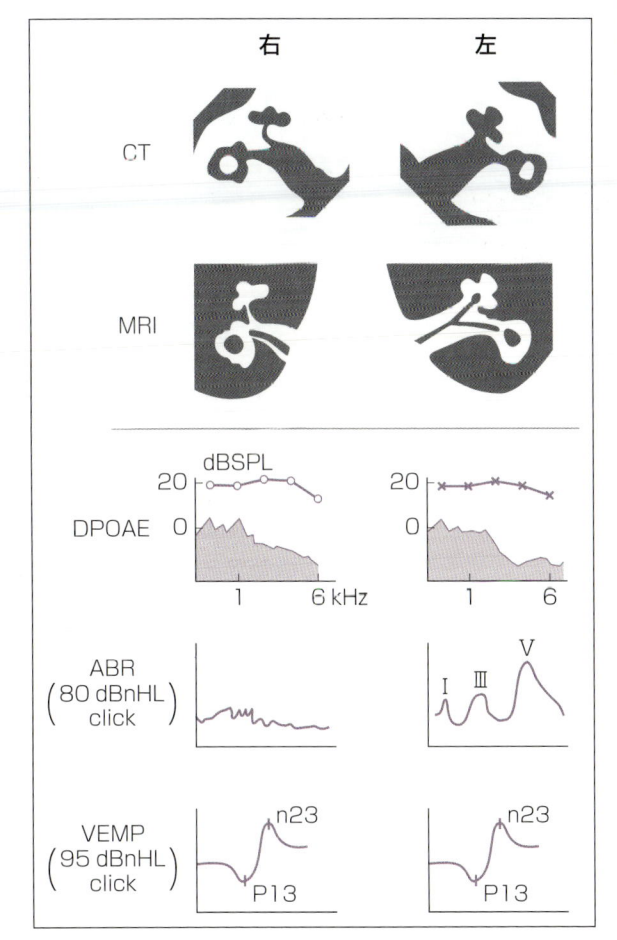

❷-b　画像（CT，MRI）・検査（DPOAE，ABR，VEMP）所見

❸内耳道狭窄有無での障害パターンの違い

内耳道狭窄	蝸牛系 内耳（蝸牛）	蝸牛系 蝸牛神経	上前庭系	下前庭系	顔面神経
あり	＋	＋	＋	－	－
なし	－	＋	－	－	－

引用文献

1) Ito K, et al. Neuro-otologic findings in unilateral isolated narrow internal auditory meatus. Otol Neurotol 2005；26：767-72.
2) Ito K, et al. Non-syndromic isolated unilateral cochlear nerve aplasia without narrow internal auditory meatus：Previously overlooked etiology of unilateral profound deafness in childhood. Ann Otol Rhinol Laryngol 2005；114：859-62.
3) Ito K, et al. Isolated cochlear nerve hypoplasia with various IAM deformities in children. Ann Otol Rhinol Laryngol 2007；116：520-4.
4) Schuknecht HF, et al. The pathological types of cochleo-saccular degeneration. Acta Otolaryngol (Stockh) 1965；59：154-67.

★1 DPOAE（distortion product otoacoustic emission；歪成分耳音響放射）は内耳外有毛細胞機能の検査.
★2 VEMP（vestibular evoked myogenic potential；前庭誘発筋電位）は球形嚢・下前庭神経系の検査.

第1章 小児に特有な耳鼻咽喉科疾患の診療

内耳・その他
先天性高度感音難聴
――遺伝性難聴

先天性高度感音難聴はおおよそ出生1,000人に1人の割合

遺伝性難聴の大半は非症候性難聴

現在までに六十数種類の原因遺伝子が特定されている

はじめに

- 先天性高度感音難聴の発生頻度はおおよそ出生1,000人に1人であり，先天性疾患のなかでは最も高頻度に認められる疾患の一つである．
- 近年の新生児聴覚スクリーニングの普及により，生後まもないころから精密聴力検査によって難聴の有無がわかるようになり，早期より補聴器装用による療育が行われるようになった（❶）．
- 補聴器による聞こえが不十分な重度感音難聴児でも，人工内耳手術によって聴覚を活用して言語発達を促し，通常保育園・幼稚園や通常小学校へ通学する児が増加している．
- 近年のヒトゲノム解析研究の発展により，先天性難聴の60〜70％以上に遺伝子が関与していると推測されており（❷)[1]，そのうちおよそ80％が劣性遺伝形式をとると考えられている．
- 遺伝性難聴の大半は難聴のみが症状である「非症候群性難聴」であり，現在までに六十数種類の原因遺伝子が特定されている[2]．日本人難聴患者には現在までに十数種類の原因遺伝子が報告されている[3]（❸）．
- そのなかで日本人難聴患者に特徴的で頻度の高い13遺伝子46変異（❹）をインベーダー法で網羅的・効果的にスクリーニングするセット検査[4,5]が2012年4月から保険適用となっており（D006-4遺伝学的検査：先天性難聴4,000点），30％以上に遺伝子変異を同定することができている．
- 先天性難聴の原因遺伝子はそれぞれ発症時期，進行性，前庭症状，随伴症状などが異なることが知られているため，遺伝子診断を行うことで，難聴の正確な診断，予後の推測，治療法の選択，難聴の予防，遺伝カウンセリングなどに関する情報提供が可能となっている．

新生児聴覚スクリーニング 〜1か月
↓
精密聴力検査（OAE，ABR，ASSR，BOA，CORほか）画像検査（CT，MRIほか） 〜3か月
↓
遺伝子検査 〜6か月
↓
補聴器装用開始 〜6か月
↓
人工内耳装用（必要に応じて） 1歳〜

❶難聴外来の流れ
OAE：耳音響放射，ABR：聴性脳幹反応，ASSR：聴性定常反応，BOA：聴性行動反応聴力検査，COR：条件詮索反応聴力検査．

先天性難聴児の診断フローチャート（❺)[6]

- まずは難聴のみが症状であるか（非症候群性難聴），あるいは難聴以外の症状を伴うか（症候群性難聴），難聴ハイリスク児かで大きく分けられる．
- 難聴以外の症状を伴う場合には，症候群性難聴（❻）と先天

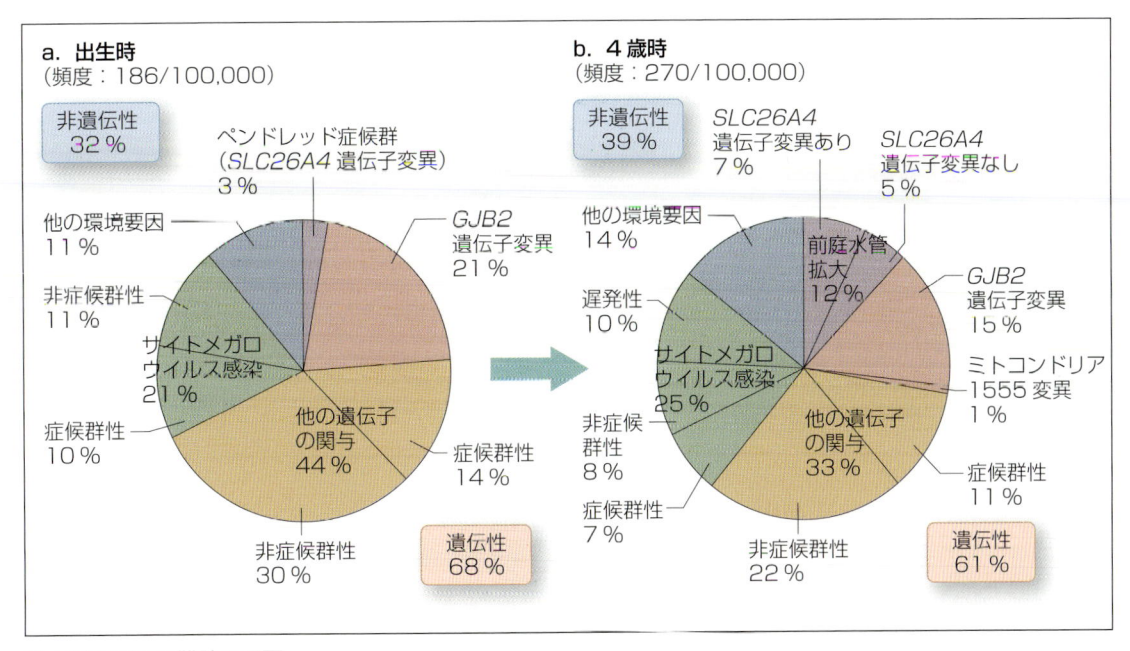

a. 出生時
（頻度：186/100,000）

- 非遺伝性 32％
- ペンドレッド症候群（*SLC26A4* 遺伝子変異）3％
- 他の環境要因 11％
- 非症候群性 11％
- サイトメガロウイルス感染 21％
- 症候群性 10％
- 他の遺伝子の関与 44％
- 非症候群性 30％
- 症候群性 14％
- *GJB2* 遺伝子変異 21％
- 遺伝性 68％

b. 4歳時
（頻度：270/100,000）

- 非遺伝性 39％
- *SLC26A4* 遺伝子変異あり 7％
- *SLC26A4* 遺伝子変異なし 5％
- 他の環境要因 14％
- 遅発性 10％
- サイトメガロウイルス感染 25％
- 前庭水管拡大 12％
- *GJB2* 遺伝子変異 15％
- ミトコンドリア 1555 変異 1％
- 症候群性 11％
- 他の遺伝子の関与 33％
- 非症候群性 22％
- 症候群性 7％
- 非症候群性 8％
- 遺伝性 61％

❷ 小児期発症の難聴の原因

（Morton CC, Nance WE. N Engl J Med 2006[1] より）

❸ 日本人難聴患者に報告された非症候群性難聴の原因遺伝子（報告順）

遺伝子	文献
mitochondrial 1555A>G	Hutchin et al., 1993
MYO7A	Liu et al., 1997
POU3F4	Hagiwara et al., 1998
GJB2	Fuse et al., 1999
SLC26A4	Usami et al., 1999
KCNQ4	Akita et al., 2001
mitochondrial 7511T>C	Ishikawa et al., 2002
TECTA	Iwasaki et al., 2002
WFS1	Komatsu et al., 2002
COCH	Usami et al., 2003
CRYM	Abe et al., 2003
KIAA1199	Abe et al., 2003
COL9A3	Asamura et al., 2005
CDH23	Wagatsuma et al., 2007

❹ 13遺伝子46変異の内訳

遺伝子	解析変異数
GJB2	12
SLC26A4	19
EYA1	3
TECTA	2
CRYM	2
COCH	1
KCNQ4	1
MYO7A	1
POU3F4	1
mitochondria 関連	4

ウイルス感染症（次項「先天性高度感音難聴―胎生期感染症」〈p.87〉参照）が考えられる．

- 難聴のみが症状である症例に対して遺伝子診断を行う．段階として，まず①前述した遺伝学的検査（13遺伝子46変異）を行う．
- これで診断できなければ，②二次スクリーニング検査として，①でヘテロ変

> 難聴のみが症状である症例に対して遺伝子診断を行う

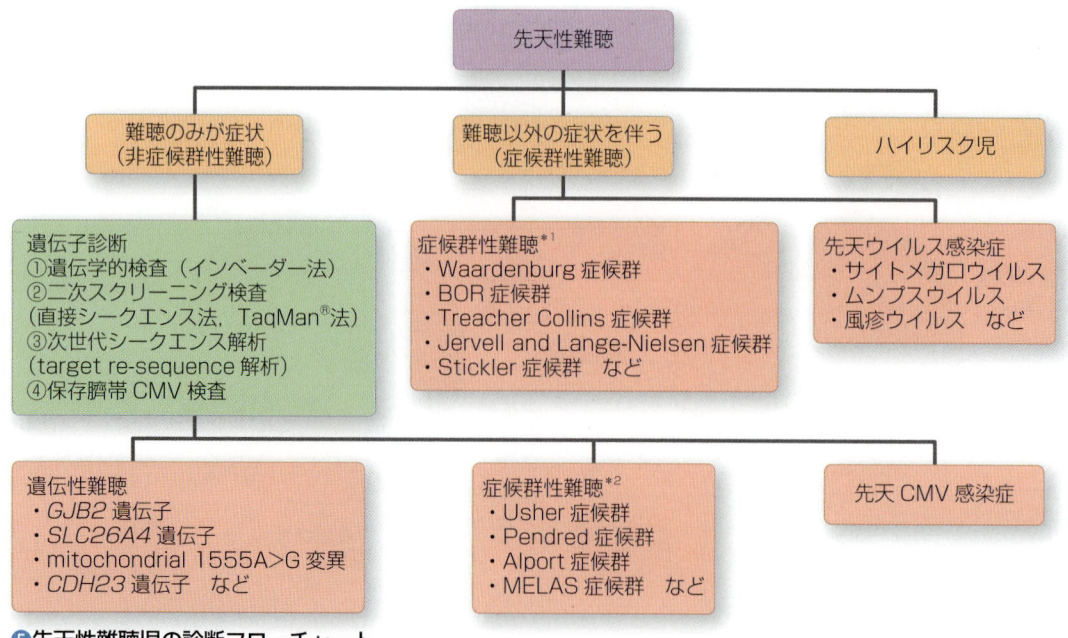

❺ 先天性難聴児の診断フローチャート

```
                              先天性難聴
          ┌──────────────────────┼──────────────────────┐
  難聴のみが症状              難聴以外の症状を伴う            ハイリスク児
 （非症候群性難聴）             （症候群性難聴）
      │                          │                        │
 遺伝子診断                  症候群性難聴*1              先天ウイルス感染症
 ①遺伝学的検査（インベーダー法）  ・Waardenburg 症候群        ・サイトメガロウイルス
 ②二次スクリーニング検査        ・BOR 症候群                ・ムンプスウイルス
  （直接シークエンス法，TaqMan®法） ・Treacher Collins 症候群    ・風疹ウイルス　など
 ③次世代シークエンス解析        ・Jervell and Lange-Nielsen 症候群
  （target re-sequence 解析）   ・Stickler 症候群　など
 ④保存臍帯 CMV 検査
      │                          │                        │
  遺伝性難聴                  症候群性難聴*2              先天 CMV 感染症
 ・GJB2 遺伝子               ・Usher 症候群
 ・SLC26A4 遺伝子            ・Pendred 症候群
 ・mitochondrial 1555A>G 変異 ・Alport 症候群
 ・CDH23 遺伝子　など         ・MELAS 症候群　など
```

＊1：生下時より難聴以外の症状を認める症候群．
＊2：難聴以外の症状が遅発性の症候群．

（「今日の臨床サポート」〈エルゼビア・ジャパン〉[6]）

❻ すでに原因遺伝子が特定されている主な症候群性難聴

	随伴症状	原因遺伝子
アルポート（Alport）症候群	腎障害	*COL4A3*, *COL4A4*, *COL4A5*
branchio-oto-renal（BOR）症候群	耳瘻孔，頸部瘻孔，内耳，中耳奇形，尿路奇形	*EYA1*
ジェルベル・ランゲ・ニールセン（Jervell and Lange-Nielsen）症候群	心電図異常（QT 延長）	*KCNQ1*, *KCNE1*
ノリエ（Norrie）症候群	視覚障害（硝子体腔内白色腫瘤）	*NDP*
ペンドレッド（Pendred）症候群	甲状腺腫	*SLC26A4*
アッシャー（Usher）症候群	視覚障害（網膜色素変性）	*MYO7A*, *USH1C*, *CDH23*, *PCDH15*, *USH1G*, *USH2A*, *GPR98*, *WHRN*, *USH3A*
ワールデンブルグ（Waardenburg）症候群	色素異常（白色の前髪，虹彩異色，白斑）	*PAX3*, *MITF*, *SNAI2*, *EDNRB*, *EDN3*, *SOX10*
トレチャー・コリンズ（Treacher Collins）症候群	下眼瞼の欠損，小顎症，小耳症，口蓋裂	*TCOF1*
スティックラー（Stickler）症候群	近視，硝子体網膜変性，関節変性，顔面正中部の低形成，脊椎体の不整，口蓋裂	*COL2A1*, *COL11A2*, *COL11A1*
ミトコンドリア症候群		ミトコンドリア遺伝子

異が見つかった症例の直接シークエンス法による解析や，今後インベーダー法によるセット検査に追加されていく可能性のある6遺伝子55変異（❼）のTaqMan®法による解析を行う．
- ①，②で診断がつかなかった場合には，③次世代シークエンス解析として，多数の遺伝子配列を高速でシーケンスすることが可能なtarget re-sequence解析を行う．
- また追加検査として，④保存臍帯CMV（cytomegalovirus；サイトメガロウイルス）検査も行い，先天CMV感染症の有無を調べる[★1]．
- これら検査結果により，遺伝性難聴，症候群性難聴（❺中，難聴以外の症状が遅発性の症候群），先天CMV感染症に分けられていく．

❼ 6遺伝子55変異の内訳

遺伝子	解析変異数
CDH23	22
SLC26A4	15
OTOF	9
TMPRSS	5
MYO15A	3
KCNQ4	1

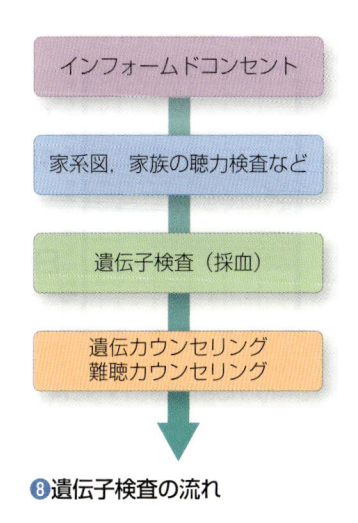

ポイント　遺伝子検査を行う前に
- 「先天性難聴の遺伝子診断」カウンセリング体制が整備された環境において，先天性が否定できない難聴児に対して行われるべき検査である．
- 一生不変な遺伝情報を扱うので，個人情報の管理には十分に気をつける必要がある．
- OAE（耳音響放射），ABR（聴性脳幹反応），ASSR（聴性定常反応）などの精密聴力検査で聴力がほぼ推定できることを確認のうえ，検査を行う．
- 明らかな胎生期のウイルス感染症や，CT，MRIによる中耳・内耳奇形がある場合は，該当疾患の診断を優先させるべきである．

❽ 遺伝子検査の流れ

インフォームドコンセント
↓
家系図，家族の聴力検査など
↓
遺伝子検査（採血）
↓
遺伝カウンセリング
難聴カウンセリング

遺伝子検査とカウンセリング（❽）

- 検査の実施にあたっては，厚生労働省「医療・介護関係事業者における個人情報の適切な取扱いのためのガイドライン」（2004年〈平成16年〉12月）および関係学会による「遺伝学的検査に関するガイドライン」（2003年〈平成15年〉8月），日本聴覚医学会からの「難聴遺伝子診断に関する提言」（❾）を遵守する．
- インフォームドコンセントは，検査を行う患児の両親を中心に行い，わかりやすい言葉を用いて遺伝子と難聴の関係，検査の方法・費用，個人情報保護，利益・不利益，結果の返却方法（カウンセリング）などについて説明を行う[★2]．
- 採血にあたっては，詳細な家系図の作成，両親・兄弟などの聴力検査を忘れずに行う．
- 結果については，臨床遺伝専門医と連携した「難聴・遺伝カウンセリング」を行って伝えることが望ましい（通常1時間/症例程度）．
- すなわち，臨床遺伝専門医が遺伝カウンセリングによって遺伝のメカニズムや遺伝形式，再発危険率などについて適切な説明を行うとともに，耳鼻咽喉

★1
なお現段階では，①以外は信州大学での臨床研究として行われているため，希望の場合には問い合わせをお願いしたい．

★2
インフォームドコンセント資料はhttp://www.shinshu-u.ac.jp/faculty/medicine/chair/ent/senshin/20120510IC.pdfを参考に．

遺伝子診断により正確な診断，予後の推測，治療法の選択，予防等の情報提供が可能

SLC26A4

前庭水管拡大を伴う難聴患者の多くに遺伝子変異を認める

- 内耳や甲状腺に多く発現するペンドリンをコードする遺伝子である．
- ペンドリンは内耳でClイオン輸送やリンパ液量の調整を，甲状腺でClイオンやヨード輸送を行っていると考えられている．
- 日本人先天性難聴患者のうち2番目に頻度が高い．
- 先天性難聴児に最も高頻度に見つかる内耳奇形である「前庭水管拡大」（⓫）を伴うことが多く，この「前庭水管拡大を伴った難聴」患者の80〜90％にSLC26A4遺伝子変異を認める[10]★3．

★3
SLC26A4遺伝子変異は甲状腺腫と難聴を伴うペンドレッド（Pendred）症候群の原因遺伝子であることも明らかにされているため，今後両疾患は，①前庭水管拡大，②SLC26A4遺伝子変異，③変動する難聴，を共通の臨床的特徴としてもつ「SLC26A4遺伝子の変異が引き起こす同一の疾患群」として診断，加療されていくと考えられる．

- 高音障害型で低音域にA-B gapを伴う聴力像であり，めまいや聴力の変動を繰り返しながら難聴が進行していくのが特徴である[11]．
- 遺伝子診断により，今後起こりうる難聴の変動，進行，めまい，甲状腺腫などを事前に説明し，的確な情報提供をすることが可能となる．
- 聴力が急速に悪化した際にはステロイドを使用することが多いが，徐々に進行して重度の難聴になった場合は人工内耳の適応となり，成績は良好である．

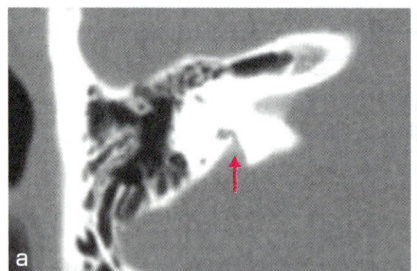

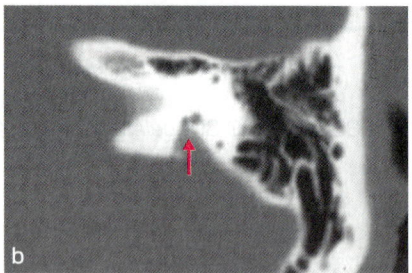

⓫ SLC26A4遺伝子変異による難聴患者の前庭水管が拡大したCT所見（→）

ミトコンドリア遺伝子 1555A>G 変異

アミノ配糖体抗菌薬に対する内耳の易受傷性が起こる

- ミトコンドリア遺伝子1555A>G変異があると，アミノ配糖体抗菌薬に対する内耳の易受傷性が起こることが分子生物学的に明らかにされている．
- 外来を受診する感音難聴患者の約3％に，またアミノ配糖体抗菌薬の投与歴がある難聴患者の約30％にこの遺伝子変異が見いだされている[12]．

母系遺伝が特徴なので家族歴の聴取が重要

- 難聴の程度には個人差が大きいが，一般的に両側性，対称性，高音障害型で，耳鳴を伴うことが多く，また母系遺伝することが特徴であるため，家族歴の聴取も重要である（⓬）[13]．
- 難聴は進行例も認められることから，定期的に聴力検査を行い経過観察することが重要である．
- 中等度以上の難聴症例には補聴器が用いられるが，補聴効果が認められない高度難聴に関しては人工内耳の良い適応になることが多い．
- 人工内耳の適応になった高度難聴患者140例中14例（10％）の患者にこの変異が見いだされており，日本人の言語習得後失聴の重要な原因の一つである．
- アミノ配糖体抗菌薬の投与を避けることで高度難聴をある程度予防が可能で

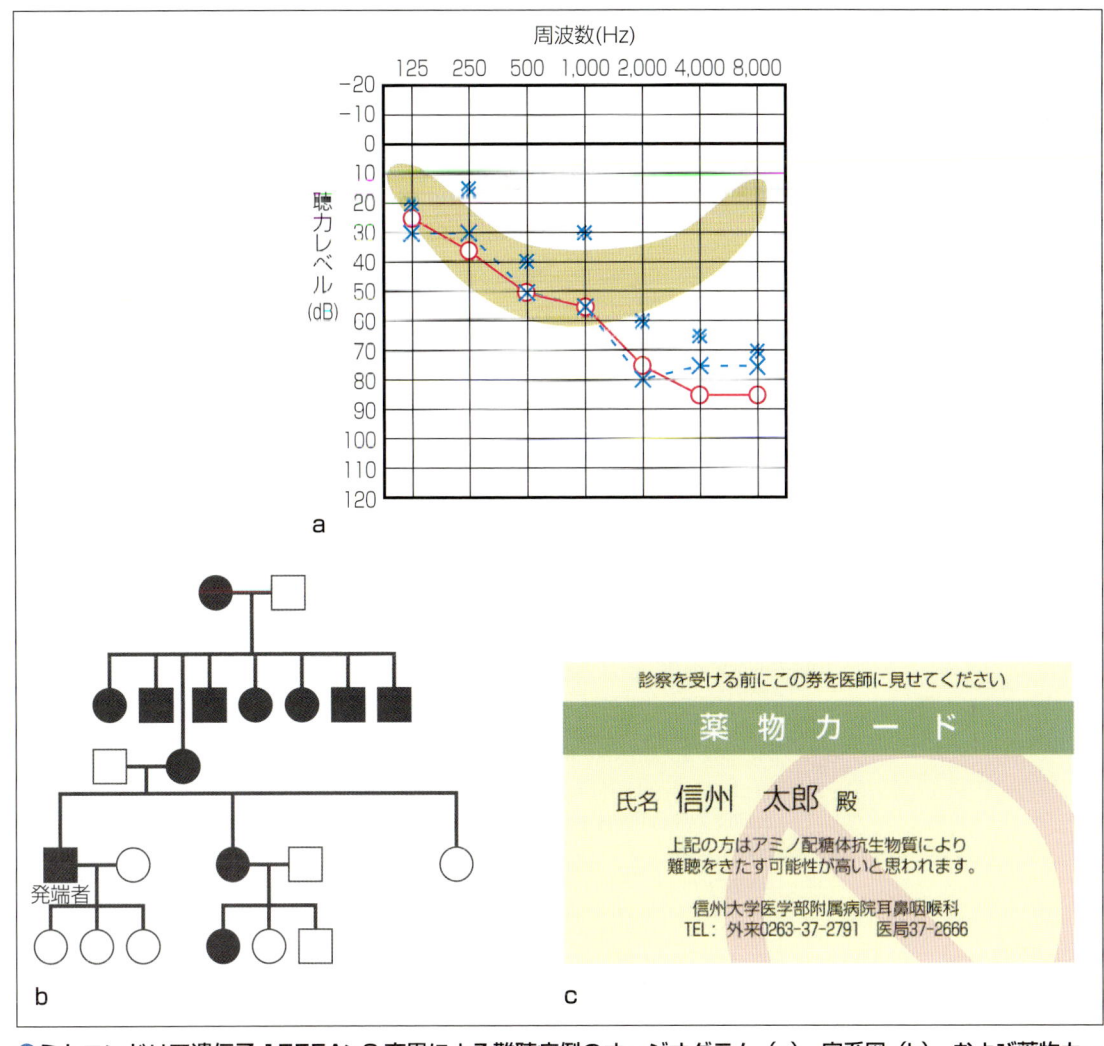

⓬ミトコンドリア遺伝子 1555A>G 変異による難聴症例のオージオグラム (a), 家系図 (b), および薬物カード (c)

(Usami S, et al. J Hum Genet 1999[13] より改変)

Column　症候群性難聴——アッシャー症候群の遺伝子診断

　症候群性難聴は，難聴に随伴する筋肉骨格系，腎尿路系，神経系，眼の異常，色素異常，代謝異常など種々の症候である程度診断が可能なものが多いが，遺伝子検索は確定診断や遺伝カウンセリングに有用となる．一例として難聴と網膜色素変性症を合併するアッシャー (Usher) 症候群をあげると，タイプ 1 の症例では，幼小期より高度難聴および前庭機能障害を呈するが，視覚症状は 10 歳前後より生じるため，非症候性難聴と誤診される場合が多い．一方，タイプ 3 の難聴は思春期以降徐々に進行するとされているが，網膜色素変性症の診断が遅れる場合もあり，特発性難聴などとして経過観察されている症例も存在すると考えられる[14]．遺伝子検査を行うことで，随伴症状である網膜色素変性症に関する重要な情報提供が可能となる．

あることから，薬物カード（⓬-c）などを配布して予防に努める必要がある．

（工 穰，宇佐美真一）

引用文献

1) Morton CC, Nance WE. Newborn hearing screening：A silent revolution. N Engl J Med 2006；354：2151-64.
2) "Hereditary Hearing Loss Homepage." URL：http://hereditaryhearingloss.org
3) 「日本人難聴遺伝子データベースホームページ」URL：http://www.shinshu-u.ac.jp/faculty/medicine/chair/ent/deafgene.html
4) Usami S, et al. Simultaneous screening of multiple mutations by invader assay improves molecular diagnosis of hereditary hearing loss：A multicenter study. PLoS One 2012；7：e31276.
5) 宇佐美真一編．きこえと遺伝子―難聴の遺伝子診断と遺伝カウンセリング．東京：金原出版；2006.
6) 「今日の臨床サポート」（エルゼビア・ジャパン）URL：http://clinicalsup.jp
7) 宇佐美真一編．きこえと遺伝子2―難聴の遺伝子診断 ケーススタディ集．東京：金原出版；2012.
8) Tsukada K, et al. A large cohort study of *GJB2* mutations in Japanese hearing loss patients. Clin Genet 2010；78：464-70.
9) Fukushima K, et al. Better speech performance in cochlear implant patients with GJB2-related deafness. Int J Pediatr Otorhinolaryngol 2002；62：151-7.
10) Usami S, et al. Non-syndromic hearing loss associated with enlarged vestibular aqueduct is caused by PDS mutations. Hum Genet 1999；104：188-92.
11) Suzuki H, et al. Clinical characteristics and genotype-phenotype correlation of hearing loss patients with *SLC26A4* mutations. Acta Otolaryngol 2007；127：1292-7.
12) Usami S, et al. Prevalence of mitochondrial gene mutations among hearing impaired patients. J Med Genet 2000；37：38-40.
13) Usami S, et al. Rapid mass screening method and counseling for the 1555A>G mitochondrial mutation. J Hum Genet 1999；44：304-7.
14) 工 穰．〔特集・知っておきたい耳鼻咽喉科領域における症候群〕眼症状を伴うもの．Monthly Book ENTONI 2012；138：7-15.

第1章 小児に特有な耳鼻咽喉科疾患の診療

内耳・その他
先天性高度感音難聴
―胎生期感染症

- 出生児に影響を与える胎生期感染症は，TORCH（T：トキソプラズマ，Others：梅毒など，R：風疹ウイルス，C：サイトメガロウイルス，H：単純ヘルペス）症候群として知られている．このなかで難聴を引き起こす可能性のあるものは，サイトメガロウイルス，風疹ウイルス，梅毒である．
- 先天性高度感音難聴をきたすのはサイトメガロウイルスと風疹ウイルスであり，先天梅毒による難聴は遅発性先天梅毒にみられ，新生児期にはみられず2歳以降主に学童期以降に発症するため，本項では扱わない．

> 胎生期感染症↔TORCH症候群

> 先天性高度感音難聴をきたすのはCMVと風疹ウイルス

先天性サイトメガロウイルス感染症

- 先天性サイトメガロウイルス（cytomegalovirus：CMV）感染症は，TORCH症候群のなかで最も母児感染率が高く，乳幼児に神経学的な後障害をもたらす疾患である．
- 妊婦がCMVの初感染または再活性化，あるいは再感染（異なるCMV株による）を受けた場合，ウイルスが胎盤を経由して胎児に移行し先天性CMV感染症を発症する．
- 先天性CMV感染の経路としては，年長同胞から妊娠中の母へのCMV感染がウイルス学的に証明されている[1]（❶）[2]．
- 近年，当疾患が注目されるようになった背景には，①新生児聴覚スクリーニング（newborn hearing screening：NHS）の普及に伴い，先天性難聴に対する早期診断，早期療育の重要性が認識されてきたこと，②先天性CMV感染症による難聴に対する治療が有効であるとわかってきたこと，③先天性CMV感染症の診断技術が向上したこと，④母体のCMV抗体の保有率が低下し，妊娠中の初感染に続く胎内感染の危険性が増してきたこと，などがあげられる[3]．
- 先天性CMV感染は出生約300人に1人と高率に発症している．典型的な症候性児と頭部画像異常が認められた児を合計すると，1,000人に1人が先天性CMV感染により影響を受けている．これはダウン（Down）症と同頻度である[1]．
- CMV検査陽性で難聴の発症する頻度は，約10人に1人である[4]．
- 先天性CMV感染症の約10〜15％が症候性で，症状としては低出生体重，肝脾腫・肝機能異常，小頭症・水頭症・脳内石灰化，紫斑・血小板減少，貧血・黄疸，網膜症・白内障などがあげられる[5]．ほぼ50％に聴力障害を認める．

> 先天性CMV感染は出生約300人に1人

> CMV検査陽性で難聴の発症する頻度は約10人に1人

内耳・その他／先天性高度感音難聴―胎生期感染症 87

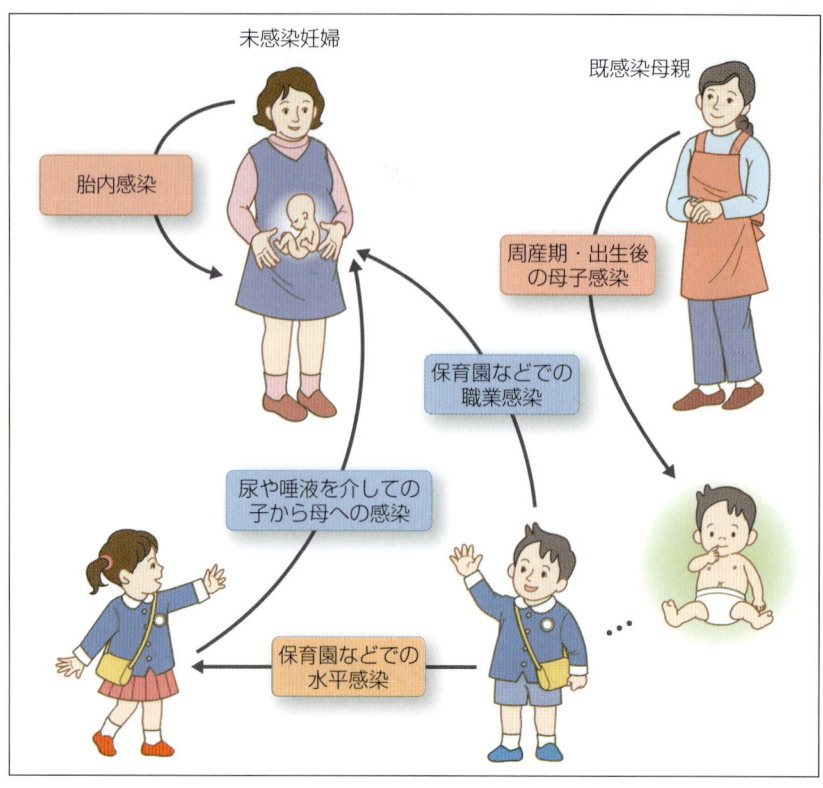

❶ CMV 感染経路

(森内昌子ほか.化学療法の領域 2010[2] を参考に作成)

- 残りの約 85〜90％は,出生時臨床症状を認めない"いわゆる無症候性先天性 CMV 感染症"で,難聴を伴う症例と難聴を伴わない症例がある.出生時には無症候性であってもその後になんらかの障害(てんかん,精神運動発達遅滞,学習障害,自閉症など)が出現する場合が 10〜15％程度にみられる.
- 先天性 CMV 感染症による難聴は中等度難聴も若干存在するが,大部分が両側性で高度の感音難聴を呈する.なかには遅発性に発症するものや難聴が進行するものがある.
- 今まで原因不明とされている感音難聴のなかに先天性 CMV 感染症が原因となっている症例が含まれている.
- 耳鼻咽喉科医による聴覚管理のみならず,小児科医による発達の経過観察も重要である.
- 難聴については,まず補聴器を装用し聴能言語訓練を行う.装用効果の乏しい高度感音難聴症例に対しては人工内耳の適応となるが,重複障害を伴う症例については,慎重に適応を判断する.
- 重篤な認知発達障害を認めない場合の人工内耳術後成績は良好である.
- 先天性 CMV 感染症の診断は,出生後 3 週間以内ならば尿,3 週間以降ならばガスリー(Guthrie)濾紙血[★1]または乾燥臍帯(へその緒)の一部を用いて real-time PCR 法を用いて CMV-DNA の検出を行う(❷).
- 抗ウイルス薬(GCV:ガンシクロビル)点滴静注療法により難聴および神

大部分が両側性で高度の感音難聴

★1 ガスリー濾紙血
先天性代謝異常スクリーニング検査で使用された濾紙乾燥血液検体.

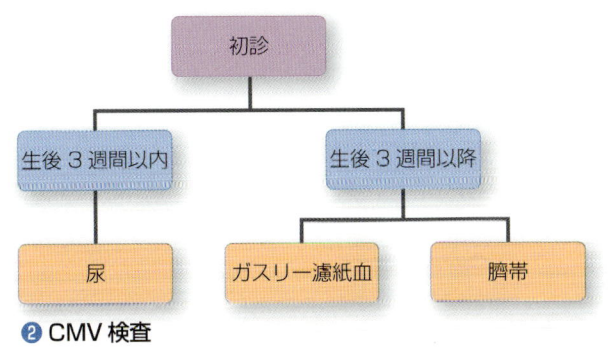

❷ **CMV 検査**
生後 3 週間以内と以降では，用いる検体が異なる．

経学的予後を改善する症例のあることが報告されている．通常 6 週間投与する．内服の抗ウイルス薬（VGCV：バルガンシクロビル塩酸塩〈バリキサ®〉）でも十分な血中濃度が得られることから，外来での治療が行われるようになった．いずれにせよ保険適用がないこともあり，患者両親に対する十分なインフォームドコンセントが必要である．また，骨髄抑制などの副作用に対して注意が必要である．

● 先天性 CMV 感染症による難聴症例で治療の奏効した症例と，治療にもかかわらず難聴が進行した症例を呈示する．

症例 1
新生児聴覚スクリーニング（TEOAE〈transiently evoked otoacoustic emission；誘発耳音響放射〉）両側 refer にて，生後 1 か月 9 日目に当科初診となる．

初診時所見・診断：初診時 ABR（auditory brainstem response；聴性脳幹反応）閾値右 70 dBnHL，左 90 dBnHL で no response であった（❸）．ガスリー濾紙血による PCR 法にて CMV-DNA 検出され，先天性 CMV 感染症による難聴と診断した．MRI では，両側大脳半球の脳回形成異常を認めた（❹）．

治療：生後 1 か月 17 日目に当院感染免疫科入院，ご両親の承諾のもと，5 週間の GCV 静注（12 mg/kg/日）と以降の VGCV（約 30 mg/kg/日）内服治療を行った．血中および尿中の CMV は治療とともに減少し，退院前にはほぼ消失した．

経過：その後の ABR 閾値は，生後 2 か月時右 30 dBnHL，左 70 dBnHL，11 か月時右 20 dBnHL，左 30 dBnHL，その後 1 歳 1 か月時の ABR 閾値右 20 dBnHL，左 60 dBnHL で固定した（❺）．

症例 2
新生児聴覚スクリーニング（AABR〈automated auditory brainstem response；自動聴性脳幹反応〉）両側 refer となり，生後 1 か月 10 日で当科紹介となる．

初診時所見・診断：初診時 ABR 閾値，右 100 dBnHL で no response，左 60 dBnHL（❻）であった．ガスリー濾紙血による PCR 法にて CMV-DNA 検

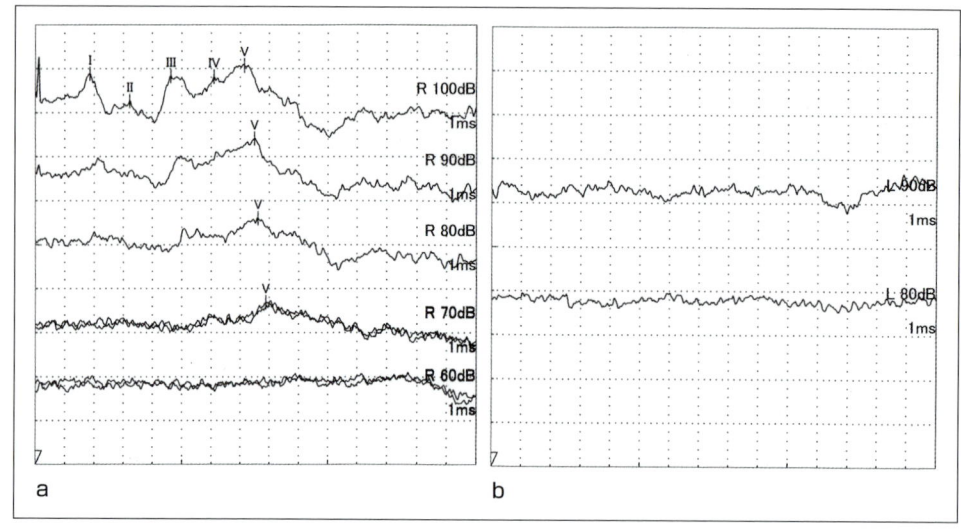

❸ 症例1 治療前 ABR
a：右耳，b：左耳．

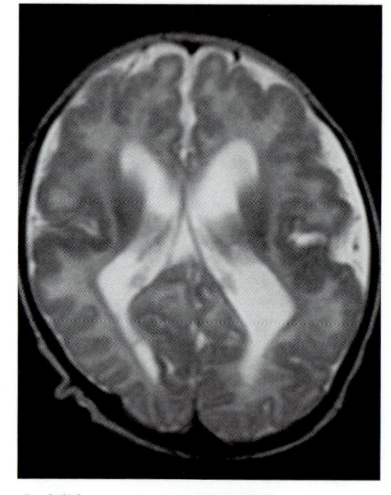

❹ 症例1 MRI T2 強調画像

妊娠1か月で風疹に感染するとCRSの発生率は50％以上

CRSの三大症状は難聴，先天性心疾患，白内障

出され，先天性 CMV 感染症による難聴と診断した．

治療・経過：当院感染免疫科にて GCV および VGCV の治療を行うとともに補聴器の装用を開始した．難聴は進行し，ABR 閾値（4か月4日）両耳とも 100 dBnHL で no response となり固定した（❼）．

MRI 所見：MRI では，小頭とびまん性の脳回形成異常（❽）を認めた．

先天性風疹症候群（CRS）

- 風疹に感受性のある妊娠20週ごろまでの妊婦が風疹に感染すると，風疹ウイルス感染が胎児に及び，出生児が先天性風疹症候群（congenital rubella syndrome：CRS）を発症する可能性がある．
- 妊娠早期に風疹に感染するほどCRSの発生率は高い（妊娠1か月で50％以上，2か月で35％，3か月で18％，4か月で8％程度[6]）．
- CRSの三大症状は，難聴，先天性心疾患（動脈管開存症が多い），白内障である．このうち先天性心疾患と白内障は，妊娠初期3か月以内の母親の風疹感染で発症するが，難聴は初期3か月のみならず，次の3か月の感染でも発症する．妊娠後期の罹患では中等度難聴のこともあるが，一般に両側性でしかも高度感音難聴であることが多い．
- CRSの診断としては，症状，ウイルス遺伝子の検出以外に，臍帯血や患児血からの風疹 IgM 抗体の検出が確定診断として用いられる（IgM 抗体は胎盤通過をしないので，胎児が感染の結果生じたものであり，発症の有無にかかわらず体内感染の証拠となる）[7]．
- 母親が発疹を生じても胎児まで感染が及ぶのは約1/3であり，またその感染

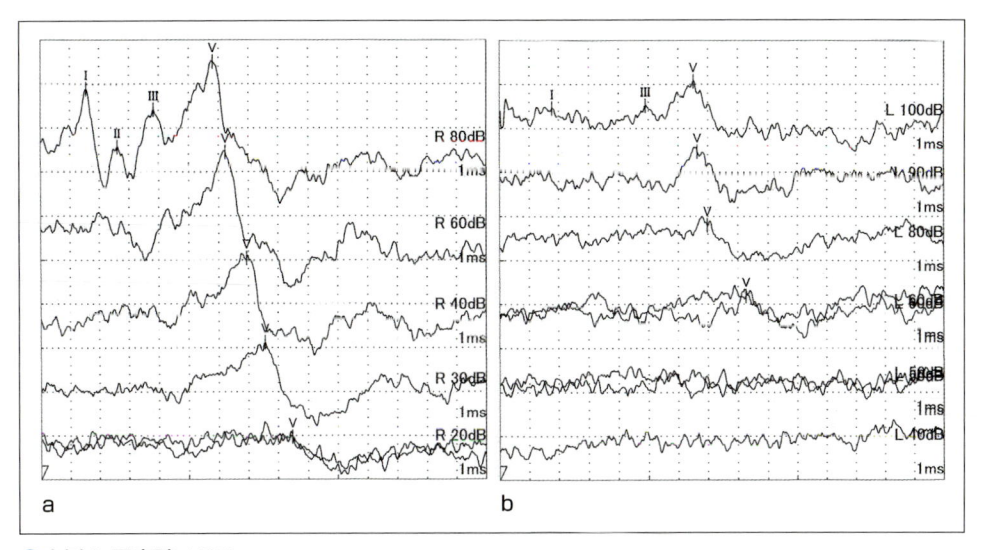

❺症例 1 固定時 ABR
a：右耳，b：左耳．

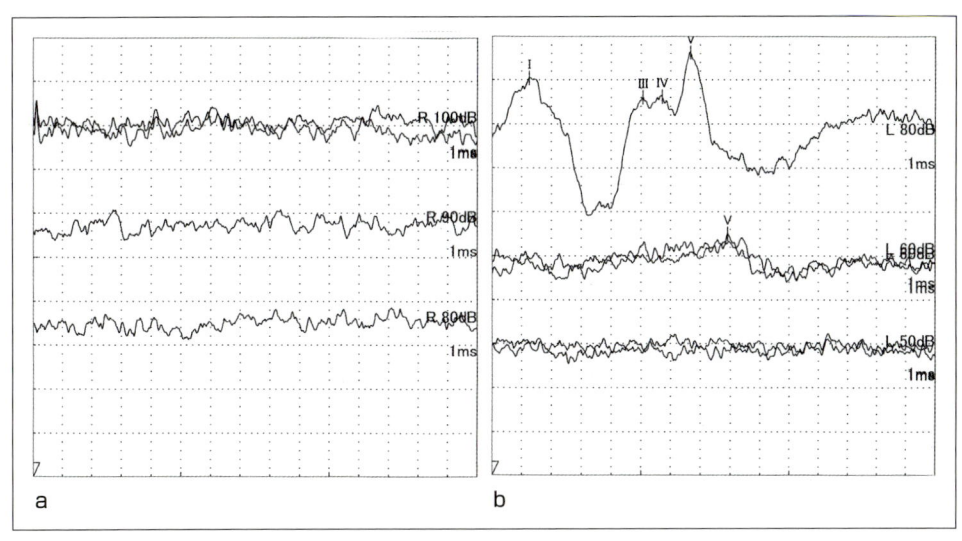

❻症例 2 治療前 ABR
a：右耳，b：左耳．

胎児の約 1/3 が CRS となる[7]．
- 難聴に対しては，まず補聴器を装用し聴能言語訓練を行うが，装用効果の乏しい高度感音難聴症例に対しては人工内耳の適応となる．
- CRS に伴う感音難聴の内耳病理所見では，血管条と球形嚢の炎症・出血，蓋膜の異常や有毛細胞の分化停止・変性などが報告されている[8,9]．
- 風疹は，「予防接種で防げる病気（vaccine preventable diseases：VPD）」の一つである．
- 1994 年の予防接種法改正に伴い，ワクチン接種が学校での集団接種から医療機関での個別接種となり，かねてからワクチン接種率の低下および先天

風疹は「予防接種で防げる病気（VPD）」の一つ

内耳・その他／先天性高度感音難聴―胎生期感染症

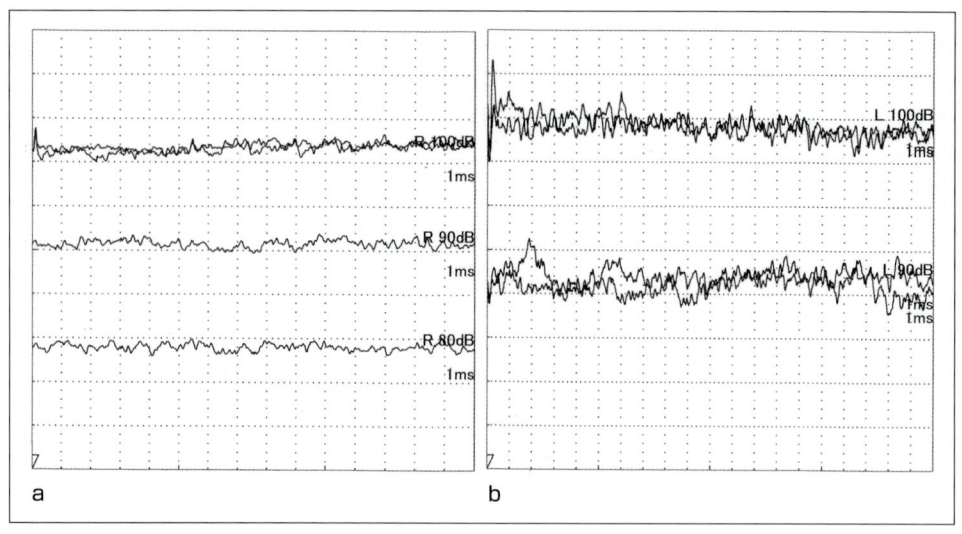

❼症例2 治療後ABR
a：右耳，b：左耳．

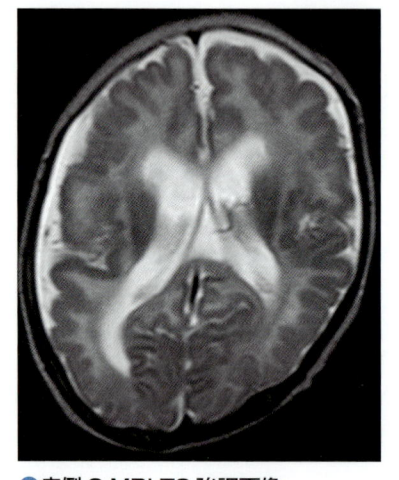

❽症例2 MRI T2強調画像

性風疹症候群の増加が危惧されていた．
● 先天性風疹症候群に対するウイルス特異的な治療はなく，予防が何よりも大切であり，十分高い抗体価を保有することが大切である．妊娠可能年齢の女性で風疹に対して感受性を有する場合には，積極的にワクチンで免疫を獲得しておく必要がある[7]．
● 予防接種を1回しても5％弱の人が十分抗体がつくられない．また，過去に1回予防接種をしても時間の経過とともに抗体が減少し，感染する可能性がある．1990年（平成2年）4月1日以前に生まれた人は，子どものころに1回しか予防接種の機会が与えられなかった．現行制度は，2006年度から1歳児と小学校に入る前の1年間の計2回，原則として麻疹風疹の混合ワ

Column

風疹の流行と予防接種について
──子どものころに予防接種を受けなかった人たちが風疹にかかっている

1990年代前半までの日本では，5～6年ごとに大規模な風疹の全国流行がみられていた（1976，1982，1987，1992年）．

幼児に定期接種が始まった1995年度以降全国流行はみられていなかったが，2004年に推計患者数約4万人の地域流行が発生した後，2011年から報告数が増加し，2012年，2013年と急増し社会問題となっている．2011年にアジアで大規模な風疹流行が発生し，現地で感染を受けた人が国内にウイルスをもちこんだとみられる．

2013年の感染者は，成人が約9割を占め，男性は20～40歳代に多く，女性は20歳代に多い．男性は女性の約3.7倍の患者数である．現在風疹にかかっているのは，国の政策で風疹の予防接種を受ける機会がなかったか，機会を逃した世代である（❾）．

2012年10月から2013年12月末までの15か月間に33人の先天性風疹症候群の患者が報告された[7]．

国立感染症研究所と厚生労働省は，多数の学会の賛同を得てポスター（❿）を作成し風疹ワクチン接種の啓発に努めている．

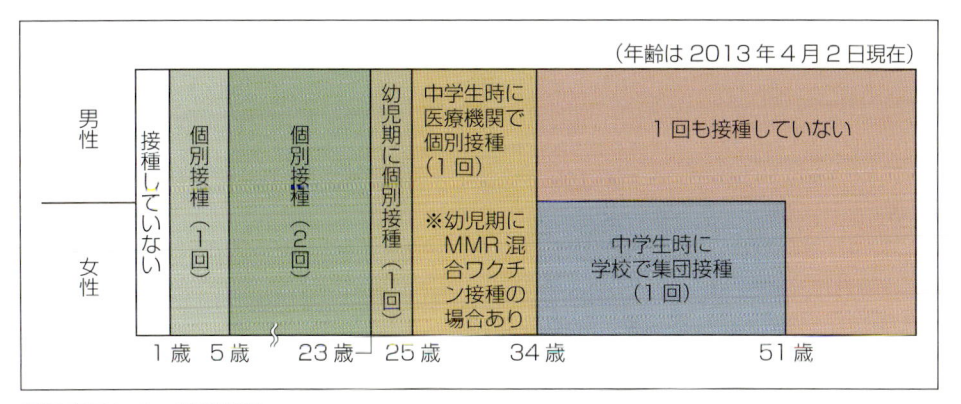

❾ 風疹ワクチン接種状況
(NHK〈www3.nhk.or.jp/news/stopfushin/〉および国立感染症研究所ウェブサイト[7]を参考に作成)

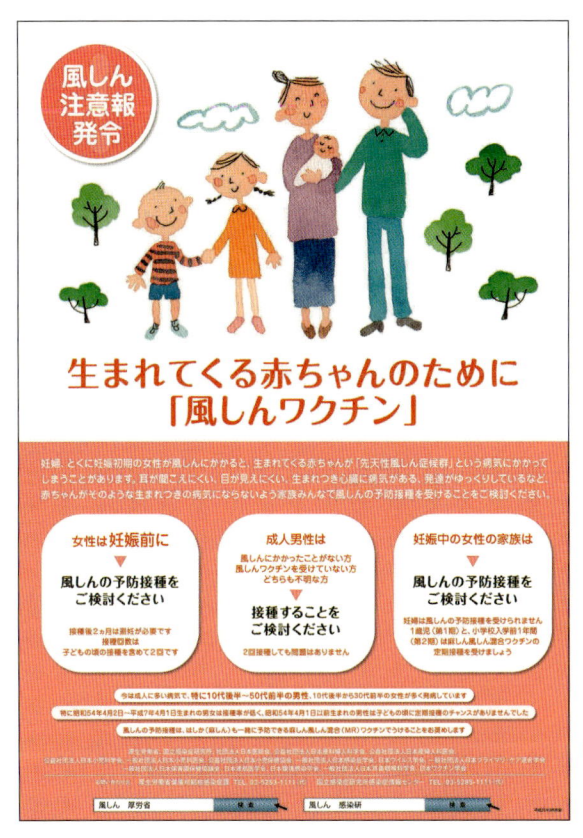

❿ 風疹ワクチン接種のよびかけ（ポスター）
(厚生労働省)

クチン（MRワクチン）が接種されるようになった．
- 妊娠を希望する女性のみならず，夫など家族や周囲の人も風疹ワクチンを接種することが必要である．
- 「先天性風疹症候群」および「風疹」は，いずれも全数報告対象（5類感染症）であり，診断した医師は7日以内に最寄りの保健所に届け出なければならない．

（浅沼　聡）

引用文献

1) 厚生労働科学研究「全新生児を対象とした先天性サイトメガロウイルス（CMV）感染スクリーニング体制の構築に向けたパイロット調査と感染児臨床像の解析エビデンスに基づく治療指針の基盤策定」平成20〜22年度．総合研究報告書．
2) 森内昌子，森内浩幸．ウイルス性母子感染症．化学療法の領域 2010；26：2353-62．
3) 岡 明．先天性サイトメガロウイルス感染症の現状と臨床像．小児神経学の進歩 2011；40：121-8．
4) 坂田英明．ムンプス以外の急性難聴をきたすウイルスは？ 髙橋晴雄編．急性難聴の鑑別とその対処．ENT臨床フロンティア．東京：中山書店；2012．167-70．
5) 森田 誠，森島恒雄ほか：サイトメガロウイルス母子感染全国調査．日児誌 1997；101：755-69．
6) Rendle-Short J：Maternal rubella, the practical management of case. Lancet 1984；2：373-6．
7) 国立感染症研究所ホームページ：www.nih.go.jp/niid/ja/
8) Davis LE, Johnson LG. Viral infections of the inner ear: clinical, virologic, and pathologic studies in humans and animals. Am J Otolaryngol 1983；4：347．
9) 鳥山 稔．母体ウイルス感染による聴器障害．耳喉頭頸 1988；60：903-9．

第1章　小児に特有な耳鼻咽喉科疾患の診療

内耳・その他
先天性高度感音難聴
——内耳奇形

内耳奇形とは

- 一般に，内耳奇形（inner ear malformation）には，蝸牛，前庭，半規管だけでなく，内耳道，前庭水管，蝸牛小管の先天的形態異常も含まれる[1-3]．
- また，内耳奇形には骨迷路と膜迷路の異常があるが，膜迷路のみの異常の診断には側頭骨病理所見が必要であるため，ここでは主に臨床的に画像検査（側頭骨CTとMRI）で診断できる骨迷路の奇形を取り上げる．
- 画像所見で診断される内耳奇形は先天性難聴の約20％に認められ[1,3]，難聴や平衡障害などをほとんど呈さないものから高度難聴まで，さまざまな程度の臨床症状を伴う．
- 内耳奇形が生じる機序としては，内耳の発達が特定の時点で停止したために起こるもの（developmental arrest）と，なんらかの内的要因（たとえば遺伝子変異）により内耳の特定部分の発生，形成が不完全になるものが考えられている[2,3]．
- 内耳奇形のなかには，症候群の一部として発症するものも含まれ，随伴する異常は，眼疾患，骨格筋疾患，腎疾患，神経疾患，内分泌・代謝疾患など多岐にわたる．内耳奇形を伴う症候群にはペンドレッド（Pendred）症候群，CHARGE症候群，アルポート（Alport）症候群をはじめ多くのものがある[4]．ダウン（Down）症も，一般には中耳病変の合併が目立つが，実際には高率に内耳奇形や内耳道狭窄も伴う[5]．

> 先天性難聴の約20％に認められる
>
> 軽度から重度まで，さまざまな程度の難聴を伴う

診断

■ 臨床症状

- 内耳奇形による難聴には軽度から重度までさまざまな程度のものが存在し，生下時から症状があるものだけでなく，遅発性あるいは進行性に発症する場合もある．いずれの場合でもできるだけ早期に発見・診断し，補聴器や人工内耳装用などの適切な介入を行い，療育を開始することが，後の音声言語習得の観点からきわめて重要である．
- 前庭機能障害は歩き始めが遅い，日常的に転倒しやすいなどの症状として現れるが，発達の個人差の範囲内を逸脱しているか否かの判断が困難であることが多く，難聴に比して評価が難しい．
- このように，内耳奇形の症状には難聴と前庭機能障害の両者がある

> 早期に発見・診断し，適切な介入を行い療育を開始する

が，実際には，新生児聴覚スクリーニングの要精査判定，重複障害・症候群の精査，音への無反応や言語発達遅滞に両親が気づく，などを契機として耳鼻科受診となり，精査の結果，画像診断で内耳奇形の診断に至る（❶）．

■ 聴覚評価法

- 乳幼児では成人に比して聴覚の評価が難しく，年齢に応じて適切な検査方法を選択しなければならない．

聴性反応による評価

- 難聴児では，強大音に反応して生じる手足の伸展・屈曲（モロー〈Moro〉反射）や瞬目，啼泣（驚愕反応）などの反応が欠落するか乏しい．
- これらの所見は，新生児期や乳児期の健診時にチェックされるだけでなく，日常生活において患児と接する時間の長い保護者（とくに母親）に問診して聞き出せることもあり，難聴診断の重要な手掛かりとなる．

他覚的聴覚検査

- 日常的に行われる他覚的聴覚検査には，アブミ骨筋反射（stapedius reflex），耳音響放射（otoacoustic emission：OAE）あるいは歪成分耳音響放射（distortion product otoacoustic emission：DPOAE），聴性脳幹反応（auditory brainstem response：ABR，新生児聴覚スクリーニング検査のために自動化されたものは automated ABR：AABR），聴性定常反応（auditory steady-state response：ASSR）などがある．

聴性行動による検査

- おおむね4歳未満の小児では標準純音聴力検査施行が困難であり，聴性行動反応聴力検査（乳児期）や条件詮索反応聴力検査（0.5〜3.5歳），遊戯聴力検査（2〜5歳）などが行われる．正確な聴覚評価には，ABRやASSRなどの他覚的検査と，これらの聴性行動検査の両者が必要である（❷）．

遺伝子検査

- 小児難聴の約半数が遺伝子変異によるものと推測されている．
- このうち，内耳奇形を呈する最も代表的な例がモンディーニ（Mondini）奇形の原因となるSLC26A4変異である．これは，感音難聴と前庭水管拡張を伴う非症候群性常染色体劣性遺伝難聴DFNB4の原因遺伝子変異で[6]，甲状腺腫を呈するとペンドレッド症候群となる．
- 一方，症候群性の難聴では，たとえばCHARGE症候群のCDH7（約3分の

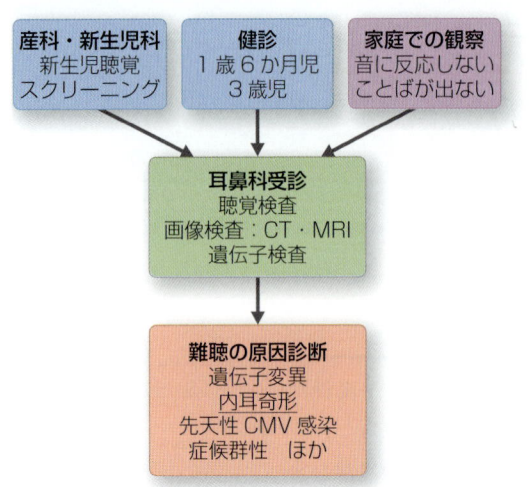

❶ 高度難聴・内耳奇形の診断に至る経路

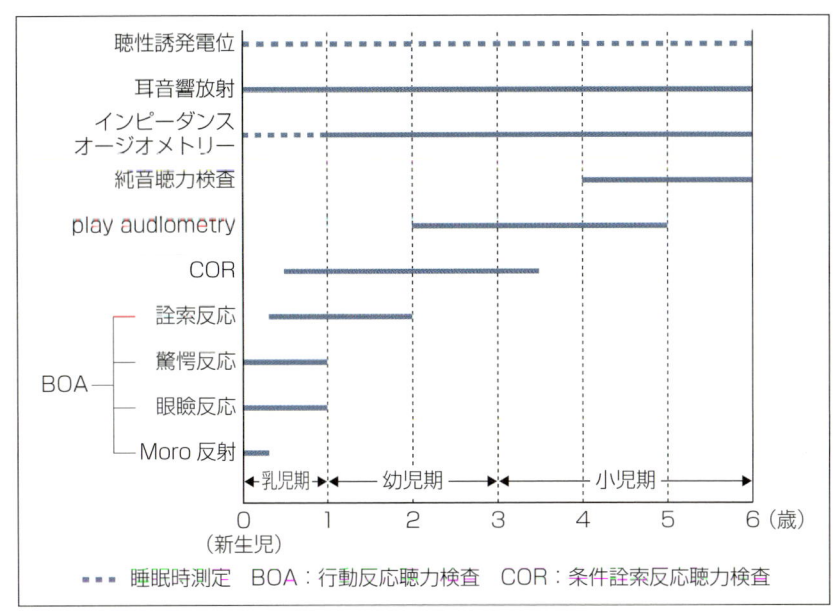

❷ 小児の聴覚検査法の適用と年齢
※この図では詮索反応からモロー（Moro）反射までが広義の行動反応聴力検査として一括されている.
（切替一郎原著, 野村恭也監修, 加我君孝編著. 新耳鼻咽喉科学. 改訂11版. 南山堂；2012より）

2で本遺伝子のヘテロ接合型変異が認められる)[7] などが有名である.

- 遺伝子変異が原因となって内耳奇形が生じる場合，その機序から考えて内耳形態は左右でほぼ同じ異常を呈すると考えられる．左右対称性の内耳奇形のなかには，未知の遺伝子変異によるものが含まれている可能性があり，今後の研究の進展が期待される.

■ CT, MRIによる内耳奇形の診断

- 臨床症状や聴覚検査などで発見された小児難聴の原因精査には，CT, MRIによる形態観察が有用であり，内耳奇形はこのような画像検査で初めて確定診断される.
- CTは外耳，中耳，内耳骨迷路，内耳道の評価に適しており，MRIは内耳道内の神経（第8脳神経〈蝸牛神経，前庭神経〉顔面神経）や内耳内の軟部組織構造の評価に適している.
- その後の人工内耳埋め込み術による治療も念頭においた場合，CT, MRI検査は病態診断だけでなく，手術計画においても重要な役割を果たす（❸）.

内耳奇形はCT, MRI検査により確定診断される

■ 内耳奇形の分類

- 臨床画像所見に基づく内耳奇形分類の基本となる考え方を示したのがJackler and Luxfordの分類である．この分類は，それまでの病理組織所見に基づく方法とは異なり，臨床使用を実現した点で画期的である.
- Jackler and Luxfordの分類を基礎として，側頭骨CT所見に基づいて改変が

❸内耳奇形診断における CT，MRI の意義

	CT	MRI
評価する部位	内耳骨迷路，前庭水管 内耳道，蝸牛軸，蝸牛神経管 顔面神経の走行，中耳病変	第8脳神経（蝸牛神経，前庭神経） 蝸牛軸，顔面神経 内リンパ嚢内容，内耳の線維化
目的・利点	内耳奇形の分類 人工内耳の手術計画 中耳病変合併の有無評価	神経と内耳病態の観察 （人工内耳手術適応判断） 内耳と内耳道の交通有無評価 （脳脊髄液 gusher の予測）

❹ Sennaroglu and Saatci の内耳奇形分類

(1) 蝸牛の奇形
　　ミシェル（Michel）奇形：迷路の完全な無形成
　　蝸牛の無形成
　　common cavity：蝸牛・前庭が未分化な嚢状奇形
　　incomplete partition type I：蝸牛・前庭の低形成
　　incomplete partition type II：モンディーニ（Mondini）奇形
　　incomplete partition type III：蝸牛軸なし，X 連鎖性遺伝
　　cochlear hypoplasia type I：小さな蕾状蝸牛
　　cochlear hypoplasia type II：嚢状低形成蝸牛，蝸牛軸なし
　　cochlear hypoplasia type III：2 回転未満の蝸牛，蝸牛軸あり

(2) 前庭系の奇形
　　前庭の拡張
　　半規管の奇形
　　内耳道の奇形

(3) 前庭水管と蝸牛小管の奇形
　　前庭水管
　　蝸牛小管

(Sennaroglu L, et al. Laryngoscope 2002[2]／Sennaroglu L. Cochlear Implants Int 2010[8])
—文献 2 に文献 8 の内容を加えて引用）

> Sennaroglu and Saatci の分類は臨床現場で使用しやすい

　加えられた Sennaroglu and Saatci の分類[2,8]は，人工内耳などの治療の観点からも有用であり，臨床の現場で使用しやすい．後に追加された蝸牛低形成の分類も含めて❹に示す．
● Sennaroglu and Saatci の分類では，蝸牛，前庭，前庭水管，蝸牛小管それぞれについて，独立して形態異常が分類されているが，なかでも蝸牛形態についての分類が優れている（❺）．
● 個々の奇形が実際にどのような頻度でみられるかを概観するため，当院で手術あるいは経過観察している内耳・内耳道奇形 46 人の内訳を❻に示す．これをみると，common cavity，incomplete partition type I（IP-I）と type II（IP-II），内耳道・蝸牛神経管狭窄などが多いことがわかり，これらの理解が内耳奇形診断の基本になる．
● 以下に，これらの代表的奇形について，その診断のポイントを述べる．

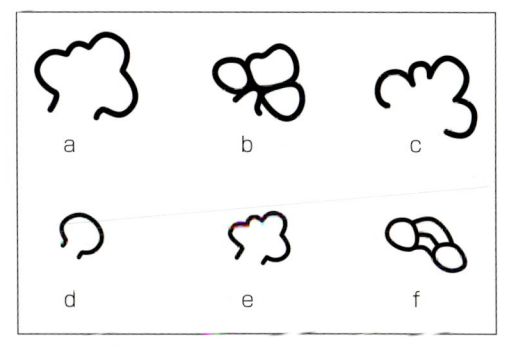

❺ 蝸牛奇形の形態分類
a：IP-Ⅰの蝸牛，b：IP-Ⅱ，c：IP-Ⅲ，d：CH-Ⅰ，e：CH-Ⅱ，f：CH-Ⅲ．
IP：incomplete partition, CH：cochlear hypoplasia．
(Sennaroglu L. Cochlear Implants Int 2010[8] より図中の記号を改変)

❻ 当院での内耳奇形の内訳

奇形の分類		症例数（うち複数種の奇形を有した症例数）
内耳奇形	cochlear aplasia	2 (2)
	common cavity	5
	IP-Ⅰ	9 (2)
	IP-Ⅱ	12
	IP-Ⅲ	1
	CH-Ⅰ	1 (1)
	CH-Ⅱ	1
	CH-Ⅲ	3
	LVAS	1
	既存分類なし	1*
内耳道奇形	内耳道狭窄	6 (5)
	蝸牛神経管狭窄	9 (6)

IP：incomplete partition, CH：cochlear hypoplasia, LVAS：large vestibular aqueduct syndrome.
＊Waardenburg 症候群疑い．

common cavity（❼-左）

- 蝸牛と前庭が1つの腔で，両者が分かれていないが，神経支配としては蝸牛相当部分と前庭相当部分がある．往々にして半規管の一部が腔の後端付近に存在する．内耳道底はこの腔の中央付近の内側に位置する．
- 蝸牛無形成（cochlear aplasia）の場合は前庭・半規管の形態がより分化しており，腔は内耳道底の後上方だけに存在する．
- common cavity では人工内耳が有効であるが，cochlear aplasia では無効なので，両者の鑑別は重要である[8]．

IP-Ⅰ（❼-中央）

- 蝸牛の大きさはほぼ正常だが内部に骨性の隔壁がなく，骨性の蝸牛軸，内耳道との骨性隔壁もない．
- 人工内耳手術では内耳道とのあいだに軟部組織による隔壁が存在しないと（❽-a）gusher が起こる．前庭は拡大している．

IP-Ⅱ（❼-右）

- 蝸牛の輪郭形態はほぼ正常であるが，蝸牛軸は基底回転部分にしかなく，上方回転の蝸牛軸と回転間の骨性隔壁は欠損している．蝸牛と内耳道のあいだの隔壁は存在する（❽-b）．前庭の拡大は軽微であるが，前庭水管の著明な拡大があり，これが本症の特徴的所見となっている．
- ほとんどが SLC26A4 変異によるもので，1791 年に Carlo Mondini が報告し

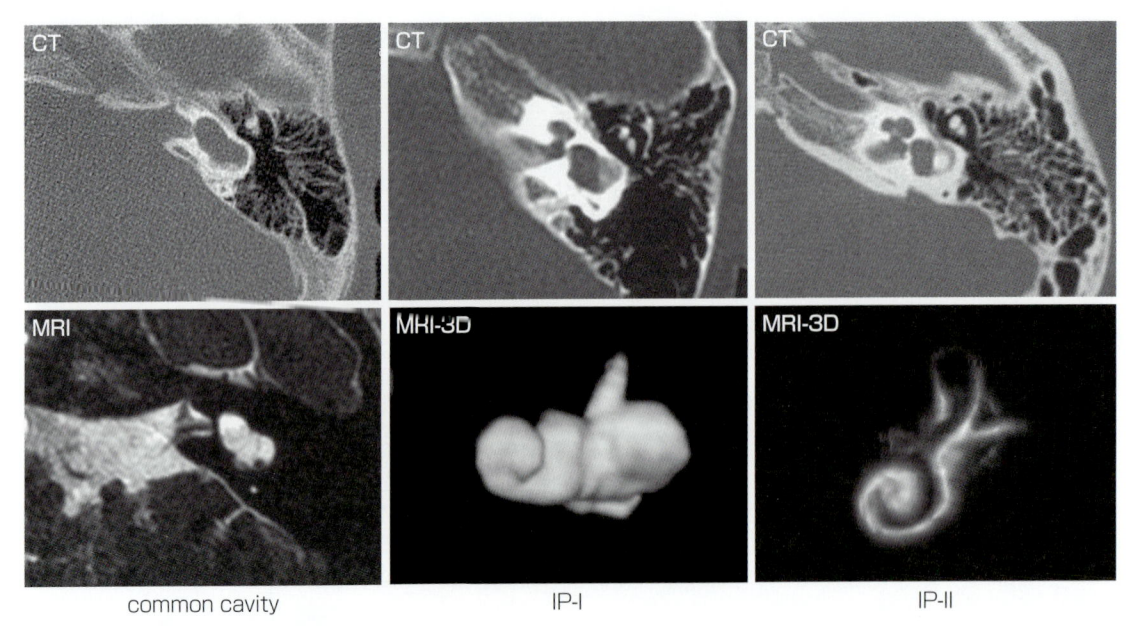

common cavity　　　　IP-I　　　　IP-II

❼典型的内耳奇形例の画像所見

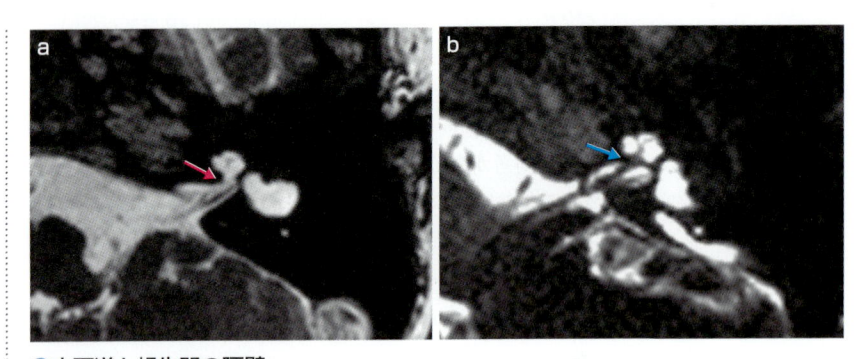

❽内耳道と蝸牛間の隔壁
MRI で隔壁が低信号線として確認できない例（a：→）と，できる例（b：→）．

たのはこの奇形である．

内耳道・蝸牛神経管狭窄

- 内耳道について，McClay ら[9]は単純に難聴の有無だけを基準にして内耳道径の正常範囲を決めるのは困難であるが，内耳奇形を伴う例では内耳道径が 2 mm 以下のものに感音難聴例が多いと報告している．
- また，内耳道の前下部は蝸牛野とよばれて蝸牛神経束が通過するラセン孔列があり，一部の感音難聴例では，この部分が狭く管状の構造を形成する（❾-左上）．この管状構造には正式の解剖名がないが，最近は cochlear nerve canal[10]とよばれることが多く，CT 画像でその狭窄を伴う高度難聴例では MRI による観察で蝸牛神経の低形成（❾-左下）を認めることが多い[10,11]．
- 臨床的には，蝸牛神経管の狭窄，蝸牛神経の低形成があると人工内耳の効果

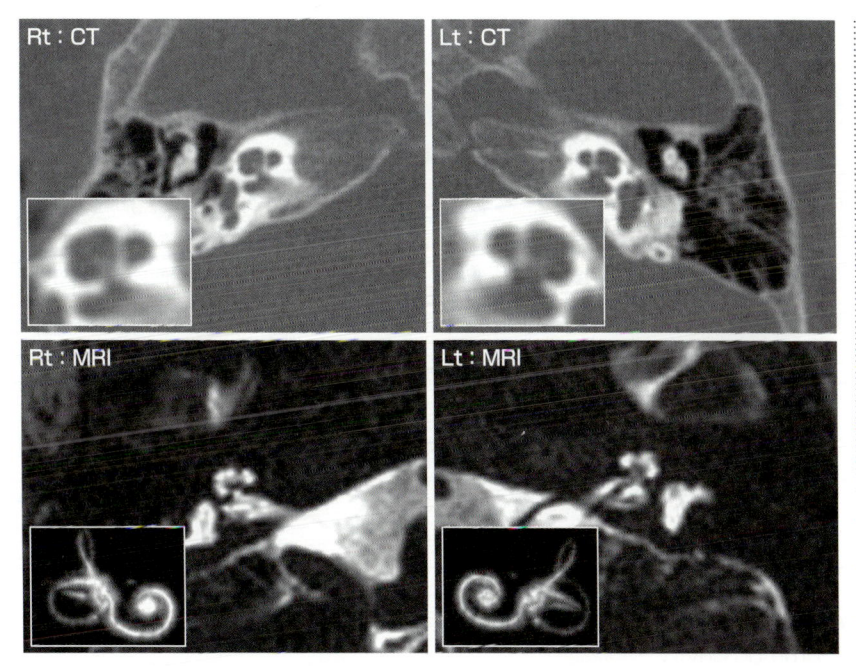

❾ 蝸牛神経管狭窄と蝸牛神経形成不全
症例は 1 歳男児で右聾．右蝸牛神経管狭窄（図の左列上段 CT）があり，MRI で蝸牛神経が不明瞭である（図の左列下段 MRI）．左側には異常なし．

不良が予測されるため[11]，先天性感音難聴症例における臨床画像診断上の重要な着眼点である[3]．

治療

■ 人工内耳埋め込み術

- 内耳奇形による先天性難聴には補聴器あるいは人工内耳の装用で対応するが，補聴器装用効果が乏しい高度難聴例では，手話を別にすれば人工内耳が唯一の選択肢になる．
- 内耳奇形に対しての最初の人工内耳埋め込み術は，Mangaberia-Albernaz によって 1983 年に報告された[12]．
- 内耳奇形例で人工内耳埋め込み術を施行する際，内耳の形態は，手術適応，挿入電極の選択や手術方法，術中合併症，人工内耳装用効果に大きく影響する．それぞれの項目について以下に詳述する．

手術適応

- ミシェル（Michel）奇形と cochlear aplasia は内耳への電極敷設が事実上不可能であり，刺激できる蝸牛神経も存在しないので人工内耳の適応とならない．このような例では，わが国では現在のところ手話しか方法がないが，世界的にみると聴性脳幹インプラント（auditory brainstem implant：ABI）を

補聴器あるいは人工内耳の装用で対応

- また，内耳道や蝸牛神経管の狭窄あるいは閉鎖例では，MRIで第8脳神経は同定できても蝸牛神経単独では確認できないことが多く，人工内耳手術そのものは可能であるが，その効果は低く，往々にして無効である．ただし，MRIで蝸牛神経が観察されなくても，その解像度の限界以下で存在している可能性は否定できないので，事前に人工内耳がまったく無効と断定することも難しい．このような場合，まず人工内耳手術を行って効果を観察するか，あるいは最初から手話による療育を選択するか，さらにわが国で小児のABIが行われるようになればそれも含めた慎重な検討が必要になる．
- その他の奇形で内耳に蝸牛，あるいはそれに相当する部分があり，MRIで蝸牛神経（あるいは第8脳神経）が確認できれば，原則として人工内耳の適応を考えるが，手術手技や使用電極の選択については個々の状況に合わせて考える．

手術方法と電極の選択

common cavity

- 奇形のない例と同じように，後鼓室解放でcavityの前腹側部分から電極を挿入する方法と，乳突洞口付近のcavity後半部で，通常なら外側半規管隆起に相当する部分からアプローチする方法がある．
- 手術法にはいろいろな考え方があるが，筆者らはcavityを大きく開窓し，内耳道底や内腔壁を明視しながら，電極がcavity壁（とくに内耳道より前下方）に密着するように電極を敷設している．
- 蝸牛神経がcavity壁のどこにあるかは不明であるので，基本的に電極が全周にある直線型の電極アレーを用いるが，cavity内腔が狭い場合には，さらに細い電極を選択する[13]．

IP-I

- 通常どおり，正円窓前下方からアプローチするが，この奇形では蝸牛軸の形成が不全で，多くの場合，蝸牛開窓で脳脊髄液の流出（gusher）が生じる．
- またCT，MRIで蝸牛軸が同定できない場合，蝸牛軸に接近する彎曲型電極ではなく，直線型で全周に電極がある型のもののほうが通常と異なる蝸牛神経の分布にも対応できるので適切である．

IP-II

- 奇形のない例と同じアプローチで手術できる．
- 蝸牛開窓直後にはリンパが拍動性に流出してくるが，これは内耳内の液であり，脳脊髄液gusherではないので，しばらく待つと停止する．
- 電極は直線型でも彎曲型でも使用できる．低音域に聴力が残存していて，これを保存したい場合には，細い電極を選択し，正円窓アプローチで電極を挿入する．

術中合併症予防の留意点
顔面神経麻痺
- 耳科・神経耳科手術では顔面神経の走行を耳小骨（とくにキヌタ骨単脚）と内耳骨包（とくに外側半規管隆起）との位置関係から特定する．
- 内耳奇形があると顔面神経の走行も影響を受け，その程度は incomplete partition 例のようにほとんど正常あるいはきわめてわずかなものから，顕著なものまで多様である．また，common cavity 例のように特別な手術アプローチを用いる場合もあり，筆者らは必ず術中顔面神経モニターを使用するようにしている．

脳脊髄液 gusher
- 脳脊髄液 gusher は内耳と内耳道とのあいだの交通路によって，蝸牛開窓時に脳脊髄液が多量に漏出することをさし，内耳奇形例の人工内耳手術の40～50％にみられるとの報告もある．
- 重症例では多量の噴出が持続する場合もあり，必要であれば内耳腔を軟組織で充填し，電極挿入部分も厳重に閉鎖する．
- また，術後の髄膜炎予防のために抗菌薬投与を十分に行う．

人工内耳装用効果
- 人工内耳は内耳奇形例においても聴覚獲得と音声言語習得に有効であるが，その程度は内耳形態および蝸牛神経あるいは第8脳神経の状態により大きく異なる．
- 奇形例のなかで最も良好な成績が得られるのは IP-II 奇形で，生下時にある程度聴力が残存している例が多く，また蝸牛軸も存在しているので，進行性に聴力悪化がみられる場合には，学校や日常生活への影響を勘案して積極的に手術を勧める．
- 一方，内耳道狭窄や蝸牛神経の低形成がみられる症例では人工内耳の効果が相対的に低い．ほかに選択肢がないので人工内耳手術適応になるが，その効果が限定的であることは，事前に患者家族に対して十分に説明しておく必要がある．
- IP-I と common cavity 例はこれらのあいだに位置づけられ，蝸牛神経の状態や電極敷設の良否など，結果は多くの要因に左右され，多様である[11]．

まとめ
- 内耳奇形は先天性難聴の約20％に認められ，軽度から重度までさまざまな程度の難聴を引き起こす．
- 聴力評価の難しい小児では，適切な聴覚検査法を用いて早期に診断することが音声言語習得の観点からきわめて重要である．
- 高度難聴例の治療には人工内耳が選択されるが，奇形の病態により手術アプローチや使用電極などを十分に検討し，顔面神経損傷などの合併症を避け，

脳脊髄液 gusher を制御するなど，さまざまな注意を要する．適切なタイミングで人工内耳埋め込み術を施行し，低年齢で音声言語習得を開始することがきわめて重要である．

（岸本逸平，内藤　泰）

引用文献

1) Jackler RK, et al. Congenital malformations of the inner ear：A classification based on embryogenesis. Laryngoscope 1987；97：2-14.
2) Sennaroglu L, Saatci I. A new classification for cochleovestibular malformations. Laryngoscope 2002；112：2230-41.
3) Naito Y. Chapter 3. Congenital anomalies. 3. Inner ear, 4. Internal auditory canal. In：Naito Y, editor. Pediatric Ear Diseases—Diagnostic Imaging Atlas and Case Reports. Basel：Karger；2013. p.47-114.
4) Toriello HV, et al. Hereditary Hearing Loss and Its Syndromes. 2nd edition. New York；Oxford University Press；2004.
5) Intrapiromkul J, et al. Inner ear anomalies seen on CT images in people with Down syndrome. Pediatr Radiol 2012；42：1449-55.
6) Usami S, et al. Non-syndromic hearing loss associated with enlarged vestibular aqueduct is caused by PDS mutations. Hum Genet 1999；104：188-92.
7) Pampal A. CHARGE：An association or a syndrome? Int J Pediatr Otorhinolaryngol 2010；74：719-22.
8) Sennaroglu L. Cochlear implantation in inner ear malformations：A review article. Cochlear Implants Int 2010；11：4-41.
9) McClay JE, et al. Major and minor temporal bone abnormalities in children with and without congenital sensorineural hearing loss. Arch Otolaryngol Head Neck Surg 2002；128：664-71.
10) Miyasaka M, et al. CT and MR imaging for pediatric cochlear implantation：Emphasis on the relationship between the cochlear nerve canal and the cochlear nerve. Pediatr Radiol 2010；40：1509-16.
11) Papsin BC. Cochlear implantation in children with anomalous cochleovestibular anatomy. Laryngoscope 2005；115(Suppl 106)：1-26.
12) Mangaberia-Albernaz PL. The Mondini dysplasia—from early diagnosis to cochlear implant. Acta Otolaryngol 1983；95：627-31.
13) 内藤　泰．小さな common cavity 例の人工内耳．耳鼻咽喉科ブレイクスルー．東京：中山書店；2013.

第1章 小児に特有な耳鼻咽喉科疾患の診療

内耳・その他
重複障害

先天性難聴児の早期発見・早期療育効果

- 現在では，新生児聴覚スクリーニング（neonate hearing screening：NIIS）により先天性難聴を乳児期に発見できる．
- この結果，先天性難聴児は乳児期から補聴器を装用し，また必要に応じて2歳前後に人工内耳を装用して適切な治療教育（療育）を受けることで，6歳までに年齢相応の言語力・会話力を習得して小学校普通学級に就学することができる（❶）[1]．

> 先天性難聴は新生児聴覚スクリーニングにより乳児期に発見できる

先天性難聴と他障害の合併

- 先天性難聴に他障害が合併する場合は約40％と推定されている．とくに難聴児に言語習得で問題となる発達上の障害を合併する場合（発達障害：知的障害，自閉症スペクトラム障害など）は，約20％と推定されている[2]．
- 先天性難聴の30％を占める症候性難聴であっても，身体症状のみで発達上の障害がなければ（例：小耳症），言語習得に問題はない．先天性難聴児で聴力程度・難聴発見月齢が同じであっても発達障害が合併するか否かで療育効果（言語習得程度）が大きく異なる．
- 先天性風疹症候群による難聴児の場合，難聴のみで発達障害の合併がな

> 先天性難聴に他障害が合併する割合は約40％（推定）

Column 診断の流れ・処遇の流れ

新生児聴覚スクリーニング
↓
難聴の疑い（refer）
↓
耳科学的・小児神経学的診察
聴性脳幹反応検査：ABR検査
乳幼児聴力検査（COR検査）
難聴の診断
↓
補聴器装用と療育の開始
発達評価
経過追跡

- 乳児期に明らかな身体的症状がある場合（ダウン症，脳性麻痺，超低出生体重児など）を除き，乳児期で難聴に合併する軽度の発達障害を発見することは不可能に近い．このため，発達障害の合併が疑われる難聴児については，療育を行いながら経過を追い，同一療育施設の発達に問題のない同年齢の難聴児と比較しながら，時間をかけて対象児の発達障害の合併の有無と程度を判定する必要がある．
- 難聴児の発達障害に詳しい小児耳鼻咽喉科医，小児神経科医，言語聴覚士，心理士および教員は数が限られているのが現状である．発達障害の合併が疑われる症例については，小児難聴の専門外来受診を勧めることが望まれる（例：国立東京医療センター耳鼻咽喉科幼小児難聴クリニック）．

> **Column** 難聴児の早期診断後の処遇の流れ
>
> - 発達に問題のない難聴児
>   難聴の診断後すみやかに早期療育施設を紹介し，療育を開始する．
> - 児童福祉法に基づく通園施設
>   難聴児を主に療育する児童発達支援センター（旧難聴幼児通園施設）
>   難聴児を療育できる児童発達支援センター
> - 学校教育法に基づく施設
>   聴覚障害特別支援学校幼稚部・教育相談
>   幼稚部は満3歳以上の難聴児が入学し，0，1，2歳児は教育相談で扱う．
>
> 国立校1校（千葉県市川市），私立校1校（東京都町田市），公立校は各都道府県にある．
>
> - 6歳時点で年齢相応の言語力
>   ➡ 普通小学校入学し，普通小学校にある難聴学級に週1日1〜2時間通級して主に個別の教科学習の支援を受ける．
> - 6歳時点で年齢を明らかに下回る言語力
>   ➡ 聴覚障害特別支援学校（聾学校）入学が適切．

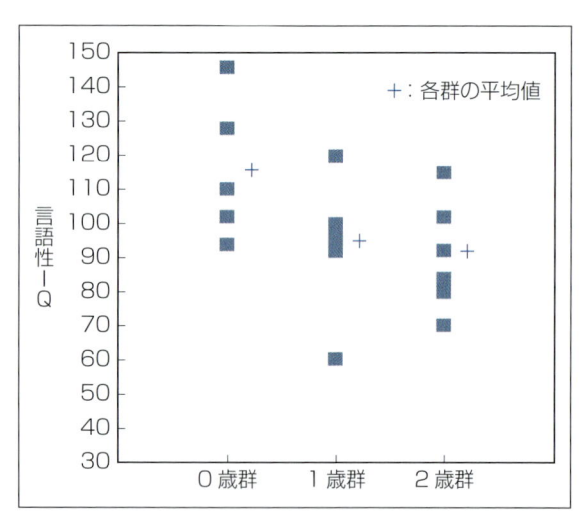

❶ 人工内耳装用児の療育開始年齢と6歳時点WPPSI検査言語性IQ

対象児は聴覚活用による早期療育を受けた聴力90 dB以上の人工内耳装用の難聴児18人であり，療育開始年齢と早期療育効果との関係について検討した．
療育開始年齢をもとに人工内耳装用児18人を0歳群，1歳群，2歳群の3群に分け，6歳時点のWPPSI知能検査言語性IQ（VIQ）をもとに各群相互の比較を行った．その結果，療育開始0歳群5人のVIQ（平均116）は，療育開始2歳群7人のVIQ（平均92）より有意に高かった（Uテスト，$p<0.05$）．

（内山 勉．音声言語医学 2011[1] より）

いならば言語習得に問題はないが，多動傾向や学習障害などの発達障害を合併する場合には言語習得が遅れるとともに小学校就学以降の学力が遅れる．

- また知的障害を合併する場合は早期療育を行っても言語習得が遅れ，聴覚障害特別支援学校（聾学校と略記）にある特別支援学級（知的障害を合併する難聴児のための学級）に就学する必要が生じるなど，発達障害の合併の有無と程度により進路が大きく異なる[3,4]．

- 先天性難聴に発達障害が合併する場合（重複障害），新生児聴覚スクリーニングにより乳児期に難聴を発見し早期療育を行っても，療育効果（言語発達程度）は発達に問題のない難聴児に比べ低くなる．しかし，このような重複障害児であっても，早期に発見し適切な療育を行うことで言語発達やコミュニケーション能力を促進させ，日常生活能力を向上させることができる[4]．

- 最新の障害児通園施設全国調査（平成24年度厚生労働省委託研究）によると，知的障害児や脳性麻痺児（大多数は知的障害を合併）などの障害児では，難聴を合併する比率が健常児に比べ明らかに高い（❷参照）[5]．

- これら重複障害児は日常的な疾患（かぜ，中耳炎など）で地域の医療機関を受診している．筆者の臨床経験によると，地域の医療機関の適切な判断で専門医療機関を紹介され，難聴が発見された知的障害児がいる一方，「様子をみましょう」との判断で難聴の発見が遅れた場合がある．このように重複障

❷施設種別在籍難聴児数と施設種別在籍児に占める比率（％）

施設種別	知的通園	肢体通園	児童デイ	重症通園	総合通園	H24新規	日中一時	小計	難聴通園以外計
在籍数	2,738	1,714	36,754	1,183	432	1,586	378	44,785	596
人数	83	77	270	32	12	22	5	501	406
比率	3.0%	4.5	0.7	2.7	2.8	1.4	1.3	1.1	68.0

難聴通園以外計：難聴通園以外の難聴児在籍数の合計．
〔施設種別の略称〕知的通園：知的障害児通園施設，肢体通園：肢体不自由児通園施設，難聴通園：難聴幼児通園施設，児童デイ：児童デイサービス，重症通園：重症心身障害児通園事業，総合通園：総合通園センター，H24新規：平成24年度に開設した児童発達支援センターもしくは事業，日中一時：日中一時支援事業．
難聴を主に療育する通園（難聴通園）であっても，知的障害児等を受け入れている施設が少なからずあるため，難聴通園全体では難聴児の在籍比率は100％ではない．さまざまな通園施設に難聴を合併する障害児が在籍していることが示されている．　（全国児童発達支援協議会編．児童福祉法改正後の障害児支援の実態と今後の在り方に関する調査研究報告書．2013[5]より）

❸難聴程度・知的障害程度と6歳時点での療育効果とのおおまかな関連

難聴程度	PIQ〜34	PIQ 35〜49	PIQ 50〜69	PIQ 70〜84
40〜69 dB	サイン	単語レベル	会話レベル	会話レベル
70〜89 dB	サイン	サイン・単語	会話レベル	会話レベル
90 dB〜	サイン	サイン・単語	単語レベル	会話レベル

サイン：日常生活で必要とされる簡単な手話もしくは動作によるサイン
難聴程度が重く，知的障害程度が重い場合は，サインによるコミュニケーションが実用的である．知的障害程度が中等度で難聴程度が重い場合はサインとともに簡単な単語程度は習得可能である．知的障害程度が中等度であっても難聴程度が軽ければ，補聴器を活用して能力に応じた言語習得は可能である．知的障害程度が軽度・境界線レベルならば，難聴程度が重くても人工内耳・補聴器を装用して能力に応じた言語力を習得可能である．ただし知的障害程度に応じた言語力（手話によるコミュニケーション能力を含む）を習得するためには，適切な早期療育を受けることが必要・不可欠であることに留意されたい．

害児の療育を円滑に進めるためには，地域の医療機関の理解と協力が必要である．

難聴と知的障害の合併

- 知的障害の程度は知能検査結果から得られる知能指数（intelligence quotient：IQ）で示され，一般的にはIQ 34以下測定不能を含め重度，IQ 35〜49は中度，IQ 50〜69は軽度，IQ 70〜84は境界線，IQ 85以上は健常範囲と分類されていが，IQ値で厳密な区分はできないことに留意されたい（❸参照）．
- 難聴児の場合，非言語性知能（動作性知能）の程度をもとに知的障害の程度を判定する．ただし，乳児期から4歳程度まで発達の個人差が大きく，低年齢のときは発達が遅れがちであったが，4歳以降急速に発達が促進される場合もあり，知的障害程度の最終判定は5歳以降が望ましい．
- なお，低年齢であっても明らかな精神発達遅滞が認められる場合には，知的障害児として処遇する必要がある[4]．
- 難聴と知的障害等の重複障害の処遇や経過について体系的に記載されている文献がほとんどないため，主に筆者の臨床経験をもとに重複障害児の処遇および経過について述べる．

難聴児の場合，非言語性（動作性）知能の程度をもとに知的障害の程度を判定

■ 重度知的障害の合併

- 重度の知的障害（具体例として，年齢は5歳だが，精神発達が1歳程度）を合併する難聴児の場合，脳神経系の未成熟や損傷のため聴性脳幹反応（auditory brainstem response：ABR）検査結果が信頼できないことがあり，必ず乳幼児聴力検査（聴性行動反応聴力検査〈behavioral observation audiometry：BOA〉，条件詮索反応聴力検査〈conditioned orientation response audiometry：COR〉）を行い，聴力程度を判定する必要がある[6]．
- 難聴程度が確定できなくとも，おおよその難聴程度をもとに補聴器を装用すべきである．重度の知的障害があっても補聴器を装用することで周囲の声かけに応じることができるようになり，療育および生活介護のうえ（具体例として，年齢が20歳であって知的能力は5歳程度，日常生活で介護・支援が必要）で有益である．
- ただし，人工内耳の装用については，自分で機器を外すなどして装用できないため，手術はすべきではない[7]．
- 重度知的障害を伴う難聴児は，難聴程度が重くても，幼児期から児童期にかけて指導することで，日常生活に必要な簡単な手話や動作による家族および生活支援者とのコミュニケーション手段を習得することができ，問題行動を減少させ，日常生活での自立を促進させることができる．
- 幼児期では，知的障害児を主に療育している児童発達支援センター（知的通園と略記）で発達遅滞への対応をする一方，難聴児を療育できる児童発達支援センター（難聴通園）に定期的に通うことで難聴への対応をすることが望まれる．
- 重度知的障害を伴う難聴児の小学校教育については知的障害特別支援学校が適当であるが，難聴への対応は課題となる．

■ 中等度知的障害の合併

- 中等度知的障害（具体例として，年齢は5歳だが精神発達は2歳程度）を合併する難聴児の場合，難聴程度が中軽度ならば適切な療育により簡単な会話ができる程度の言語力を習得できる．また難聴程度が重度ならば，聴覚障害特別支援学校（聾学校）で能力に応じた手話によるコミュニケーション能力を習得することができる．
- なお，難聴程度が90 dB以上で人工内耳を装用して適切な早期療育を受けることで，簡単な会話（センセイオハヨウ，オナカスイタ）ができる言語力を習得できた場合がある．一方で療育環境を考慮せずに人工内耳手術を行った場合，聴覚活用はできないまま，手話によるコミュニケーションを行っている事例がみられる．
- 問題行動（落ち着かず動き回る，奇声を上げる，異常な動作・行動をする，こだわり行動，……）や自閉症を伴う知的障害を合併する難聴児では，コミュニケーション手段を習得することで問題行動が減少することは事実であり，地道な指導が必要である．

> **Column** 中等度知的障害と自閉傾向の合併例（N.H.，男児）
>
> 1歳6か月過ぎて発話がないことから，高度難聴が発見され，難聴通園に紹介された．療育開始した2歳時点で本児には自閉傾向（共同注意行動[★1]がない）および明らかな精神発達の遅れが疑われた．本児は補聴器装用下でも音・声かけへの反応がはっきりしないことから，親の希望で3歳3か月のとき人工内耳手術を受けた．本児は当初は人工内耳の装用は困難で川に外部機器を投げ捨てることまであったが，聴能訓練を続けることで人工内耳装用が可能となり，少しずつ音・声への反応が増えてきた．
>
> 国立大付属知的障害特別支援学校幼稚部でテストケースとして難聴と知的障害の重複障害を受け入れることとなり，4歳3か月（4歳組）より幼稚部（週4日）で知的障害児としての療育，難聴通園（週2日）で難聴児としての個別聴能言語指導を開始した．その結果，6歳までに身辺自立能力の向上，問題行動の減少，簡単な声かけの理解，単語レベルでの発語（言語発達1歳前半）が可能となり，都立知的障害特別支援学校小学部に就学した．6歳2か月での認知発達（非言語性知能）：発達年齢2歳5か月，DQ（developmental quotient；発達指数）39 であった．
>
> - 中等度知的障害と自閉傾向が合併した場合であっても，適切な療育を行うことで人工内耳を装用して言語習得やコミュニケーションに活用できることを示す例である．反面，適切な療育を行わないなら本児は人工内耳を装用しても活用できなかったであろう．

- 幼児期では，知的通園で発達遅滞への対応を行うとともに，難聴通園に定期的に通うことで難聴への対応をすることが望まれる．
- 学校教育については，中等度知的障害合併の難聴児は聾学校での特別支援学級で対応している．このような難聴児の将来について，聾学校小中高等部を経て知的障害者向け生活介護もしくは就労支援施設（主に難聴を合併する知的障害児を受け入れる施設も少数だがある）に移行することになる．

[★1] 共同注意とは，1歳児が興味をもつ物を指さししながら親（療育者）を見る行動で，この行動が観察されない1, 2歳児では自閉症を疑える．

■ 軽度知的障害の合併

- 軽度知的障害（具体例として，年齢は5歳だが精神発達は3歳程度）を合併する場合，適切な早期療育によって能力相応の言語力・コミュニケーション能力を習得することが可能である．
- 難聴程度が重いが聴覚活用による適切な療育を受けている場合には，人工内耳を装用して日常会話が可能になった事例がある．
- 難聴程度が軽く早期療育により会話が可能となった事例では，普通小中学校に併設されている知的障害特別支援学級への就学が適切な場合がある．
- 難聴程度が重い場合には，聾学校特別支援学級での教育が適切である．
- 軽度の知的障害を合併した難聴児の将来について，聾学校小中高等部を経て知的障害者向け就労支援施設に入所する場合から一般就労して社会的に自立する場合まである．

■ ダウン症の場合

- ダウン（Down）症は21トリソミーで知られる染色体異常による先天性疾患であるが，ダウン症に感音性難聴を合併する頻度（20％程度）が高いことが知られている[3]．

- ダウン症の場合，軽度知的障害の比率が高いこともあり，適切な教育課程を経て社会的自立（一般企業もしくは福祉施設での就労）ができることが実証されている．このため難聴を合併するダウン症乳幼児では，難聴の早期発見と早期療育により能力に応じた言語力を習得させることは，将来の社会的自立を促進させるうえで重要である．
- ダウン症の場合，乳幼児期でのABR検査では無反応であるがCOR検査では明らかな反応がみられるなど，ABR検査とCOR検査との不一致がみられる場合がある．これは脳幹部の神経系の未成熟によるとされており，ダウン症児の難聴診断ではABR検査だけではなく，COR検査が不可欠である[8]．

■ 境界線レベルの知的能力の場合

- 境界線レベルの知的能力（具体例として，年齢は5歳だが3歳後半〜4歳程度）の場合，早期療育により能力相応の言語力を6歳までに習得することは可能である．また難聴程度が重い場合，適切な療育を受けることで人工内耳の装用により能力相応の言語力・会話力の習得は可能である．
- ただし，義務教育（小中学校）以降は同年齢児に比べ学業は遅れるため，難聴程度が軽い場合でも聾学校に就学する場合がある．
- また，小中学校は普通学級に就学しても，高等学校は聾学校高等部に進学し，高等部卒業後は職業指導課程が充実した聾学校専攻科で職業技術の習得・職場体験を経て一般就労する場合がある．

難聴と脳性麻痺・運動機能障害との合併

- 周産期医療体制が不十分な時代では，出産時障害（出産時仮死，重症黄疸など）が原因である脳性麻痺では，脳性麻痺特有の難聴があることが知られていたが，周産期医療が充実した現在ではこのような難聴は減少しつつある．
- 一方で新生児医療の進歩により出生体重が1,000g未満（超低出生体重）で運動機能の障害と難聴を合併する症例や，古典的な脳性麻痺の分類（緊張型，硬直型，弛緩型）に当てはまらない運動機能の障害と難聴を合併する症例が増加しつつある[5]．
- なお，補聴器装用効果について，このような症例のほとんどが知的障害を合併しており，言語習得レベルは知的障害程度と関連する．ただし，補聴器を装用することでコミュニケーション能力は確実に向上することから，難聴があることが判明したら，補聴器を装用して聴能言語訓練を受ける必要がある．
- これら運動機能障害を合併する難聴児の場合，新生児期に新生児集中治療室（NICU）に入院した症例では検査の一環でABR検査が行われることから，乳児期に難聴が発見される場合が多い．ただし，ダウン症児と同様に乳幼児期でのABR検査とCOR検査の結果が不一致（ABR検査：無反応，COR検査：正常〜軽度の反応あり）もしくはABR反応の改善・軽度化が生じる場合が少なからずあるため，慎重に経過を追う必要がある[6]．

難聴と視覚障害の合併

- 視覚障害者であっても耳が聞こえ，難聴者であっても外の様子を見ることができる．しかし，全盲と全聾が合併した盲聾者は，目の前にいる人もわからない，移動することもできない，食べることすらできない，人とコミュニケーションもできないなど，外の世界と自分の世界の接点が失われてしまい，社会から孤立した存在になる．この視覚障害と難聴が合併した状態は，視覚障害でも難聴でもない独立した「盲ろう（deaf-blindness）」という障害に分類されている．

> 視覚障害と難聴の合併は独立した「盲聾」という障害に分類

- 出現率は他の障害に比べきわめて低く，イギリスでは1万人に1.8人とされている．高齢者に多く，介護のうえで大きな負担となっている．
- ただし，盲聾の実態は，完全に光も音も感じない状態からある程度見える・ある程度聞こえる状態までさまざまな視覚および聴覚障害の組み合わせがあり，盲聾の状態に応じて適切な支援（指点字，指文字，……）が必要である．とくに難聴については補聴器の活用が重要であり，重い難聴で知的障害を合併しない場合には人工内耳装用が有効である．
- 盲聾になる児童期以降の疾患名として，進行性の難聴と網膜色素変性症が合併するアッシャー症候群（Usher syndrome）が知られている．
- 先天性の盲聾の原因としては，超低出生体重に伴う未熟児網膜症と難聴の合併や，風疹やサイトメガロウイルス（cytomegalovirus：CMV）の胎内感染が知られている．
- 日本での先天性盲聾児の出現数は毎年100人程度であり，大多数は知的障害を合併していると推定されている．
- このような盲聾児をどのように指導するかについて，療育機関や学校（特別支援学校）で試行錯誤による教育が続いている[9]．
- 盲聾者で有名なヘレンケラー（Helen A. Keller）は乳児期に脳炎による視覚障害と難聴となったが，知能にはまったく脳炎の後遺症はなかった．彼女は家庭教師サリバン（A. Sullivan）の指文字指導を通じて言語のない野性児の状態から言語を習得することで「考えられる人」となり，ついには大学を卒業して社会啓蒙家となり，奇跡の人と呼ばれるまでになった．ヘレンケラーの例は盲聾教育のすばらしい成果ではあるが，終生彼女には介助者が必要であった[9]．

難聴と重度知的障害と重度運動障害の合併

- 重度の知的障害と運動障害とを合併する重症心身障害児のなかに少なからず難聴を合併する症例（2.7％）が含まれており，とくに難聴症例のうち視覚障害を合併する比率は43％と高い[5]．
- このため，療育・介護で負担が大きくなるが，難聴については補聴器装用により「声かけ，名前呼び，音楽，日常生活音」への反応が高まることが療育

> **Column　重症心身障害例（Y.N., 女児）**
>
> 　出産した産院で新生児聴覚スクリーニングを実施し，難聴が疑われ（refer），生後3か月で難聴と診断された．難聴通園で生後6か月から補聴器を装用して週1回の聴能訓練を行っていたところ，1歳6か月で痙攣・不随意運動が出現した．小児科での精査の結果，本児はミトコンドリア脳症（リー〈Leigh〉病）と診断された．症状は進行し，3歳11か月のとき摂食不能のため胃瘻設置となったが，その後治療効果もあり症状の進行はほぼ停止状態となり，6歳時点では四肢の動きはなく，やや目を動かす程度で完全に寝たきりの状態だが，補聴器を装用して音楽を聞かせると反応がみられる．
>
> ●新生児聴覚スクリーニングでさまざまな疾患を合併する難聴児を早期発見することになることを示す好例である．重症心身障害児であっても補聴器装用により声かけに本児が反応することは親にとって心の支えとなっている．

現場より報告されている．

難聴と軽度発達障害の合併

- 欧米を含め日本でも知能程度は健常範囲（動作性知能指数〈performance intelligence quotient〉85以上）であるが，早期療育にもかかわらず言語能力が向上しない難聴児がいることが問題になっている．
- このような難聴児について，明らかな問題行動（こだわりが強い，奇声を上げる，落ち着かないなど）を伴う場合と問題行動が目立たない場合がある．前者は自閉傾向（自閉症スペクトラム障害〈autistic spectrum disorder：ASD〉）を合併する難聴児と判定され，後者は学習障害（specific learning disabilities：LD）を合併する難聴児と判定される．
- ただし，最新の診断基準（アメリカ精神医学会診断基準 DSM5：2013版）であっても，軽度発達障害とよばれる「自閉症スペクトラム障害（ASD）」，「注意欠陥多動性障害（attention-deficit/hyperactivity disorder：ADHD）」，「学習障害（LD）」の難聴を伴う場合の診断基準は明示されていないので，難聴に伴う軽度発達障害の安易な判定は慎む必要がある[10]．
- 軽度発達障害を伴う難聴児の出現率について，疫学的調査では10％程度であり，小学校普通学級での難聴のない軽度発達障害児の出現率より明らかに高い[2]．ただし，難聴のない軽度発達障害児ですら診断基準の相違により診断名が変わり，また健常児との明白な境目はなく，症状・問題行動・行動特徴は健常児にもみられる行動であり，このような行動が集団生活や学校生活で問題があるかないかである．またこのような行動は家庭環境や教育的働きかけで問題行動が減少したり，顕在化したりするため，難聴に伴う軽度発達障害の判定や出現率の確定は容易ではない[10]．
- 人工内耳装用児の追跡調査でしばしば難聴に伴う軽度発達障害が問題となっている．これは知的障害がなく1～2歳で人工内耳を装用しても効果が上がらない難聴児がいるためである[2]．
- 難聴と他障害の重複障害であっても早期発見・早期療育の効果は確実に得られることを実地医家の先生方にご理解いただき，適切な専門機関に紹介していただくことを期待いたします．

（内山　勉）

> **Column** 学習障害例（K.T., 男児, 聴力114 dB, 人工内耳装用）
>
> 本児は新生児聴覚スクリーニングで難聴を疑われ, 精査で難聴と診断され, 難聴通園で生後5か月より補聴器を装用しての療育が開始され, 2歳9か月で人工内耳装用手術を受けた. 本児については, 0歳より療育を受け2歳で人工内耳を装用した同年齢の難聴児の言語発達は順調な向上がみられたものの, 本児の言語発達に明らかな遅れがみられた. このため手話・指文字・かな文字を併用して療育を行ったものの, 言語発達が促進されることはなく, 6歳で聾学校小学部に就学した. 本児の6歳8か月時点でのWPPSI知能検査によると, 言語性IQ 39（言語発達レベル2歳6か月）・動作性IQ 107（健常児平均レベルの知能）であった. 母親が日常生活で音声言語以外の手段（手話・指文字・かな文字）で本児とコミュニケーションをしても, 音声言語より少し理解しやすく, また少し表出しやすい程度であった.
>
> ● 本児のように, 早期に適切な療育を行ったにもかかわらず言語習得に明らかな遅れがみられ, この言語発達の遅れが知的障害, 親の教育力, 療育開始年齢, 療育者の技量で説明できない場合, 言語性学習障害（LD）を合併していると判定できる.

引用文献

1) 内山 勉. 人工内耳装用児の療育開始年齢と早期療育効果との関係について. 音声言語医学 2011；52(4)：329-35.
2) Picard M. Children with permanent hearing loss and disabilities：Revisiting current epidemiological data and cause of deafness. Children with hearing loss and special needs. Volta Review 2004；104(4)：221-36.
3) Northern JL, Downs MP. Appendix of hearing disorders. In：Hearing in Children. 5th edition. Rhiladelphia：Lippincott Williams & Wilkins；2002. p.377-94.
4) 内山 勉. 重複障害児. 加我君孝編. 新生児聴覚スクリーニング—早期発見・早期教育のすべて. 東京：金原出版；2005. p.160-5.
5) 全国児童発達支援協議会編. 視覚障害・聴覚障害（難聴）集計. 児童福祉法改正後の障害児支援の実態と今後の在り方に関する調査研究報告書. 厚生労働省平成24年度障害者総合福祉推進事業. 2013. p.24-9.
6) 加我君孝. 中等度難聴を伴う特別な疾患—脳性麻痺を中心として. 加我君孝ほか編. 小児の中等度難聴ハンドブック. 東京：金原出版；2009. p.38-43.
7) 内藤 泰. 人工内耳の適応と判断. 加我君孝編. 新生児聴覚スクリーニング—早期発見・早期教育のすべて. 東京：金原出版；2005. p.74-9.
8) 金 玉連. 新生児聴覚スクリーニング後のABRの正常化. 加我君孝ほか編. 小児の中等度難聴ハンドブック. 東京：金原出版；2009. p.78-84.
9) 内山 勉. 聴こえと視力の二重障害児（盲ろう児）. チャイルドヘルス 2012；15(10)：43-7.
10) 広瀬宏之. 発達障害の診断における問題点—DSM-5作成の現状. 小児内科 2012；44(5)：699-703.

第1章 小児に特有な耳鼻咽喉科疾患の診療

内耳・その他
補聴器装用のコツ

はじめに

- 同じように小児にみられる聴覚障害であっても，生直後から存在する難聴（言語習得期前難聴）と，音声言語による言語発達がある程度確立した後に発生する難聴（言語習得期後難聴）では，困難を感じるポイントが異なり，このため補聴器装用にかかわる問題点とその支援のあり方もそれぞれに異なってくる．

言語習得期前難聴と言語習得期後難聴

言語習得期前難聴

- 言語習得期前難聴の場合，近年の聴覚スクリーニングの発達に伴ってほとんどの場合0歳代で発見され，直ちに補聴器装用開始となることが多い．
- このため，補聴器装用にかかわる問題点は主として発達の途上にある乳幼児に対する補聴器装用の問題であり，忙しい乳幼児期に子育てをしながら療育する家族の問題でもある．

様子をみながら補聴器の調整を繰り返す作業が重要

- 発達の途上にあるということは，多くの場合正確な聴力の把握そのものが困難で，結果として様子をみながら補聴器の調整を繰り返す作業が重要になってくる．

保護者を経済的に支え，心理的に支援することが実施の鍵

- 補聴器の装用を動機づけるべき対象は両親などの若い保護者となり，保護者そのものを経済的に支え，心理的に支援することは現実的に補聴器装用を実施することの鍵となる．

言語発達障害をいかに予防するか

- また，言語習得期前難聴では，その影響は言語発達に広がり，さらに結果としてその後の就学や就労に影響を与える．したがって補聴の目標は言語発達障害が現前する前に適切な補聴を開始することであり，そして言語発達障害をいかに予防するか，ということになる．

言語習得期後難聴

- 一方で，言語習得期以後に難聴が発生し，就学後に初めて補聴器装用に至るケースも決して少なくない．こうしたケースは多くの場合進行性であり，またそれまでに発見されることがない程度に比較的軽度の難聴であることが多い．

家族も本人自身も補聴器装用に協力的であること

- 緩徐に進行している難聴の場合，補聴器の必要性を本人に理解させることは困難であるが，家族のみならず本人自身が補聴器装用に協力的でなければ実効性のある補聴を行うことはできない．とくに小学校高学年になって自我意識が芽生え始めると，審美的な問題から補聴器装用を拒むケースはまれではない．

- 補聴器装用を実際に行う場合には保護者に加えて教師の協力は不可欠であり，教室の環境調整は現実的な補聴器装用指導には欠かせない．
- 学童期の聴覚障害は学力に直接的な影響を与えうるので，学習面に配慮した補聴器の使用を考えることが必要になる．

> 教師の協力は不可欠

> 学習面に配慮した補聴器の使用を考える

- このように，小児の補聴器装用にかかわる問題点は，「いつ補聴器をつけ始めるか？」ということで大きく異なるため，補聴器そのものの問題だけでなく，その周辺事象へのアプローチと，対処法について概説したい．

> 問題点は，「いつ補聴器をつけ始めるか」で大きく異なる

小児における補聴器

■ 補聴器の選択の原則
- 小児の補聴器装用は原則両耳装用で，耳介の状況が許せば，乳児であっても早い段階からイヤーレベルでの装用を目指す．
- 難聴の診断がついた場合，なるべくすみやかに補聴器装用を開始することが大切である．

> 診断がついたら，なるべくすみやかに装用を開始

■ 診断から補聴器装用開始までの問題点
乳幼児期における問題点
- 乳幼児期における補聴器装用の最初の問題は，聴力閾値の確定までに時間がかかることである．
- 最初の段階では聴力のレベルがはっきりしないことも多いため，当初はABR（auditory brainstem response；聴性脳幹反応），OAE（otoacoustic emission；耳音響放射），COR（conditioned orientation response audiometry；条件詮索反応聴力検査）の結果から聴力レベルを推定し，「無難な」ゲイン（gain）から装用を開始する．
- 重度な難聴がある場合，音場での聴力閾値はまず装用閾値からはっきりしてくることもまれではないが，聴力の閾値推定→補聴器の装用→装用下での閾値推定を繰り返しながら補聴器の設定を確認していくことが基本である．このため，補聴器装用はある程度の幅をもった時間帯で進行することを覚悟しなければならない．
- 一般的には新生児期の難聴に対しては，「1-3-6ルール」，すなわち「1か月以内のスクリーニング，3か月以内の確定診断，6か月以内の介入開始」のスケジュールを原則として考える．

> 新生児期の難聴には「1-3-6ルール」が原則

- 具体的な補聴器の装用に際しては，耳の形自体が成長することから，繰り返しイヤモールド（earmold）の作製が必要になることも少なくない．
- 音響フィードバック（ハウリング）がたびたび起これば，保護者の装用への意欲をそぐことも多いため，ハウリング対策は現実的には非常に重要な問題である．乳児ではとくに抱かれた状態でいる時間が長いため，横になったときに落ちにくい，ハウリングしにくい装用を考えることが重要である．

> 横になったときに落ちにくい，ハウリングしにくい装用を

- また，手が自由に使えるようになると，補聴器を自分で外すようになるので，あらかじめ落下防止策を準備して，紛失や破損につながらないようにする必要がある（後述）．

学童期における問題点
- 学童で最初に補聴器をつけ始める際の問題点をあげる．

①機能性難聴の鑑別
- この年齢は，実際には心因性難聴の好発年齢であり，こうしたケースを間違って補聴器の適応としないためにも，他覚的聴力検査を必ず実施してまず機能性難聴を鑑別する必要がある．
- ただし，聴覚情報処理障害（auditory processing disorder：APD）が症状として顕著になる年齢も学齢期であるため，必要に応じて両耳分離聴検査や圧縮語音検査などをチェックし，また発達障害等の合併がみられるか否かについての検討も実施するべきである．

②本人からの協力が得られにくい
- 後述する審美上の問題や，学校でのいじめの問題などのために，補聴器装用を拒否する・躊躇することも少なくない．実際の補聴器装用をスムーズに実施するためには，こうした心理面での抵抗感を少なくする努力が必要である．

> 心理面での抵抗感を少なくする努力が必要

補聴効果の評価
- 就学期以後の年長の子どもの場合，可能な発達段階では「補聴器適合検査の指針」に示されるような各種の検査や質問紙による補聴器適合の評価・判定が可能となるが，ことに年少の児童においてはしばしば実施が困難である．結果として各種の発達検査を用いながら補聴器適合の効果を確認する必要がある．

> 各種発達検査を用いながら補聴器適合の効果を確認する

- 就学前後の児童で補聴器の装用効果を確認するためには以下に示す異なるレベルでの効果を意識して行う．

①音の検出レベル
- 音場での装用閾値検査を実施して音に対する反応を測定するが，これも発達段階に応じて COR や peep show test などの検査を使い分ける必要がある．
- 実生活に近い場面での音に対する反応を評価する質問紙法の評価として，人工内耳用に用いられる LittleEARS®などの評価法を用いることもできる．

②音韻レベル
- 音韻の評価検査としては，57式，67式などの語表を用いた単音節の受聴検査のほかに，CI2004 や HINT などを活用する．
- 就学期以後では特殊音節を含んだ非語の聴取や音韻認識課題についても実施し，新規語彙の聞き取りが可能かどうかについても確認する必要がある．

③言語レベル
- 就学前の全体的な言語発達の傾向としては，遠城寺式乳幼児分析的発達検査

- や KIDS 乳幼児発達スケールなどの質問紙法で，言語発達以外の発達との比較を行うことができる．
- とくに言語面に着目した質問紙評価法としては，日本語マッカーサー乳幼児言語発達質問紙がある．また新版 K 式やウェクスラー（Wechsler）系の知能検査，国リハ式〈SS 法〉言語発達遅滞検査で，言語発達以外の発達との比較を行うことも広く用いられている．
- 就学前後には直接に言語発達を評価することも可能で，理解語彙検査（絵画語彙検査〈Picture Vocabulary Test-Revised：PVT-R〉や抽象語理解力検査：〈Standardized Comprehension Test of Abstract Words：SCTAW〉），構文検査（失語症構文検査〈Syntax Test of Aphasia：STA〉や JCOSS〈Japanese Test for Comprehension of Syntax & Semantics〉）などを用いることができる．
- 多くの施設で表出語彙についてのチェック表を有していることが多く，これによる独自の表出語彙検査が用いられることが多いが，1 分間に表出される語彙数による語流暢性検査（Word Fluency Test：WFT）を，表出語彙の代理指標として用いることもある．

④コミュニケーションレベル・学習レベル

- 必要に応じて質問応答関係検査を実施して，とくに日常的質問などの項目で一般的なコミュニケーションの状態について確認する．
- 学習レベルの問題点を評価するには直接的に学校の成績やテストの結果を参照したり，宿題などで書いた作文を参照したりすることが一般的である．
- 構造化された質問方式としては，教師を対象にした，AMP（Assessment of Mainstream Performance）や SIFTER（Screening Instrument for Targeting Educational Risk）などがあり，教室内での児童の状況を把握するために有益である．

装用指導

新生児に対する装用指導

母親指導

- 乳児の高度難聴であれば，補聴器の常時装用がもちろん望ましいが，それに至るためには丁寧な装用指導が必要である．

> **Advice　簡単にスクリーニングするなら**
>
> 　繁忙な外来のなかで，就学期児童の補聴器装用前の検査として実施する検査をどれか一つだけ選ぶとするならば，「特殊音節を含んだ非語の復唱」を実施する．これが困難な程度の難聴がある場合，本人にとって新規の語彙学習がいかに困難であるかを明白に示すため，この結果を保護者と一緒に確認していくことは，補聴器の必要性を保護者に理解してもらうための大切なステップである．

- 装用時間は少しずつ長くなるように，最初は1〜2時間から始めて，家事に手をとられない，一緒にいられる時間から装用を開始するように指導して，その後家族の生活パターンに応じて少しずつ装用時間を延ばせるように，本人の発達段階とも総合的に判断して指導を進めていく．

「母親が話しかけるときには一緒に補聴器もつけている」

- 基本は母親が話しかけるときには一緒に補聴器もつけている，というタイミングを目指す．

子育てのなかの補聴器装用
- 乳児の補聴器装用は，同時に乳児の子育て期間でもある．母親がストレスを感じやすいこのタイミングで，補聴器装用に関するプレッシャーを上乗せしないように慎重に指導を進めていくことが重要である．

生活指導
- 装用者本人が乳幼児である場合，本人ないしは同胞も同じような年齢であることが多いため，補聴器や，関連する小物については誤嚥して窒息する危険性がある．このため，日ごろから手の届かない場所などに保存するなどの注意を促す．
- 乳児でも手の自由がきき始めると，補聴器を投げ捨てようとするので，必ず落下防止用のストラップなどで襟元に固定し，イヤーモールドでも固定し，容易には投げ捨てられないようにする．

■ 学齢期の児童に対する装用指導
審美上の問題
- 審美上の問題は，とくに10歳代以降の学童で装用を妨げる大きな問題となることが多い．
- これは，真に審美上の問題だけでなく，「補聴器をつけていることが目立っているかもしれない」と考える心理的な負担となって本人を苦しめていることも多いため，当然のことながら極力目立たない，小さめの補聴器の装用が重要となる．

極力目立たない小さめの補聴器の装用が重要

- 必要な場合にはCIC補聴器（completely in the canal）だけでなく，成長期の小児の場合にはとくにRIC補聴器（receiver in the canal）やRITE補聴器（receiver in the ear）も選択の一つになる．これらの補聴器は，レシーバーを補聴器本体から外して，外耳道に入る構造になっており，従来の耳かけ型補聴器と比べ，サイズが大幅に小さくなっており，また音道も必要ないので前方から見た場合に目立ちにくい．
- 最近はカラフルになっているだけでなく，携帯電話のデコレーションを用いた補聴器の装飾や，イヤモールドに好きなキャラクターの絵を封入するなどを用いて，本人の心理的抵抗感を少なくする努力も行われている．

騒音対策

- 補聴器装用の中心的な場面が学校であるため，学校におけるさまざまな騒音が実際の装用場面では問題になる．
- 一般的には後述する無線機器やループなどを用いてS/N（信号対雑音）比を改善することが行われるが，適切な補聴器の使用のためには環境調整を学校側に指導することは重要である．

教室内の騒音

- 代表的なものとしては机や椅子の足から出る騒音があり，常設の難聴学級では床にカーペットを敷くなどして対応している．
- 不要となったテニスボールを装着して音の発生を防ぐ方法も用いられることも多いが，机の形状によっては使用できず，またボール内のごく微量の化学物質に過敏症が発生した場合の報告があるため，慎重な対応が必要である．
- 最近では机・椅子の脚に装着する専用のパッドも販売されている．

教室外からの騒音

- 教室が道路に面している場合や，学校のチャイムなども同様の騒音対策が必要になる場合がある．この場合，遮音材が用いられることが一般的で，ペアガラスなどを利用して騒音源の隔離を行う．

音の反響と反射

- とりわけオープン型の教室では，教室内の反響が強く，一般的な形状の教室と比較して反響対策をしっかり行う必要がある．
- しばしば用いられる手段としては，壁面・天井やロッカーなどに吸音材を用いる．同時進行で行われる授業時間割の配慮等を行うなどによって，他教室からの反響を抑制する等の措置を講じる必要がある．

学校の協力

- 特別支援教育では，「障害のある幼児児童生徒の自立や社会参加に向けた主体的な取組を支援するという視点に立ち，幼児児童生徒一人一人の教育的ニーズを把握し，（中略）適切な指導及び必要な支援を行う」（「特別支援教育の推進について〈通知〉」文部科学省平成19年4月1日より）ことが基本である．
- この制度では，各学校長は，特別支援教育コーディネーターとなる教員を指名し，各学校における特別支援教育の推進のため，主に，関係諸機関との連絡・調整，保護者からの相談窓口などの役割を担うことが期待されている．このコーディネーターの介入のうえ，学校側は（一般の学校でも特別支援学校でも），障害児の特性に合わせた個別の指導計画を作成することが求められており，その作成には医療機関などの関連諸機関との連携をすることが定められている．
- 2013年（平成25年）の障害者差別解消法の成立により，公的な教育機関である公立学校では，聴覚障害児童に対して必要な合理的配慮を行うことは義務であるといえる．したがって，補聴器装用児童が前述のような環境調整を

必要としている場合，その必要性については医師から特別支援教育コーディネーターに対して，適切な指導が実施されるべきである．

いじめ対策

- 現実には就学期の難聴児に補聴器装用を勧めると，多くの保護者が「いじめ」への懸念を口にする．確かに補聴器装用を理由としたいじめを根本的に予防する絶対的な対策は存在しない．
- しかし，その一方で指摘する必要があることは，ある程度以上の難聴が認められる場合，「難聴児が補聴器をつけなかったらいじめられないですむのか？」という問いかけである．難聴を放置する故に生じるディスコミュニケーションや，聞き間違い，場合によっては学力の低下そのものが，周囲からのいじめを誘発する原因ともなりうることは注意が必要である．このため，補聴器をつけることでむしろ予防できるいじめも存在することを説明することも補聴器装用に向けた説得のためには重要である．
- とくに就学期以後に補聴器装用を開始する場合には，前述のコーディネーターに依頼して，教室の子どもたち全体に補聴器の必要性を語りかけてもらうことも考慮するべきである．

> 「補聴器をつけなかったらいじめられないですむのか？」

> 補聴器をつけることで予防できるいじめも存在する

FM 補聴機器

- FM 補聴器は，話者（学校では多くの場合には教師）にワイヤレス方式のマイクを装着させ，FM 電波によって音声情報を補聴器に伝えることによって周辺ノイズの低減（S/N 比の改善）を行うことによって騒音下での聞き取り改善を図るシステムである．
- 障害者総合支援法の対象として，FM 送信機，FM 受信機，オーディオシューなどが各自治体によって補助される．
- とくに学齢期において騒音の多い学校での聞き取りのためには有益な手法であるが，課外活動や朝礼，地域の交流イベントなどで幅広く使用することができる．
- 実際の使用に際しては，
  ① 口元から 10〜15 cm 程度の位置に装着し，衣擦れの音が入りやすい部位は避けるなどの装着上の配慮を行うこと
  ② FM マイクと補聴器（人工内耳）固有のマイクのミキシングなど，独特のフィッティングが必要となること
  ③ FM の on/off などのスイッチ操作に際しては使用している本人と合図のうえ行うこと（話者には聞こえないので確認が必要）
  ④ 小グループでの学習に際しては，机の振動を拾わないようにかごに入れたうえで，机の中央にマイクを配置すること
  などに留意する．また，本読みのときには巡回してマイクを読者に向けて音を拾いやすくする等の細かい配慮があるとより使いやすい．

2.4 GHz ワイヤレス通信

- 2.4 GHz ワイヤレス通信は，FM 補聴システムを進化させた次世代補聴援助システムとして近年新製品の発表が相次いでいる．
- この技術では，中継器を使わずに安定した接続が可能になり，また，テレビや携帯電話などさまざまなワイヤレス機器に対し複数の補聴器接続が可能となるというメリットがある．
- 加えて，マイク側の音声処理にデジタル技術を採用することによって騒音抑制を図っている機種などもあり，より安定したクリアな聞こえにかかわる製品が各社から発表されている．

補聴器にかかわる各種の制度について

■ 障害者総合支援法

- 2012 年 6 月第 180 回国会にて「障害者の日常生活及び社会生活を総合的に支援するための法律」（通称：障害者総合支援法）が成立した．
- しかし，補聴器に関する補装具費支給の制度自体には大きな変更はなく，従来どおりの基準で補聴器が交付される．交付基準は❶に示すとおりで，原則 1 割の自己負担（ただし，所得によって例外あり）があり，またイヤモールドを必要とする場合には加算が可能である．
- FM 機器や個人用ループなどが日常生活用具として認められている地域も多

❶ 補聴器の交付基準

名称	基本構造	価格	耐用年数
高度難聴用ポケット型	JIS C 5512-2000 による．90 デシベル最大出力音圧のピーク値の表示値が 140 デシベル未満のもの．90 デシベル最大出力音圧のピーク値が 125 デシベル以上に及ぶ場合は出力制限装置を付けること．	34,200 円	5
高度難聴用耳かけ型		43,900 円	
重度難聴用ポケット型	90 デシベル最大出力音圧のピーク値の表示値が 140 デシベル以上のもの．その他は高度難聴用ポケット型及び高度難聴用耳かけ型に準ずる．	55,800 円	
重度難聴用耳かけ型		67,300 円	
耳あな型（レディメイド）	高度難聴用ポケット型及び高度難聴用耳かけ型に準ずる．ただし，オーダーメイドの出力制限装置は内蔵型を含むこと．	87,000 円	
耳あな型（オーダーメイド）		137,000 円	
骨導式ポケット型	IEC Pub 118-9（1985）による 90 デシベル最大フォースレベルの表示値が 110 デシベル以上のもの．	70,100 円	
骨導式眼鏡型		120,000 円	

（平成 18 年 9 月 29 日 厚生労働省告示第 528 号　改正 平成 22 年 3 月 31 日 厚生労働省告示第 124 号）

> 各自治体でどのような対応が可能かについて知る

く，それぞれの自治体でどのような対応が可能かについて知っておく必要がある．

■ 軽中等度難聴児の補聴器助成

- 実際の難聴児では，障害者総合支援法での障害該当となる聴力よりももっと軽い段階からさまざまな困難が生じることは以前から指摘されている．このため，2010年（平成22年）ごろから岡山県，長野県，秋田県などで軽中等度難聴児の補聴器助成が開始され，現在では日本全国の幅広い自治体で同様の制度の恩恵を受けることができる．
- こうした措置もまた各自治体独自の制度であるため，それぞれの自治体での対応状況について把握しておく必要がある．

■ リスニングテストにおける受験特別措置

- 就学期以後の補聴器装用児にとって，大きな問題の一つに入学試験として実施されるリスニングテストがある．現状での国内最大の試験である，大学入試センター試験では，障害のある学生に対する受験特別措置が定められている．
- 各年度ごとの対応の詳細は大学入試センターへの問い合わせが必要であるが，一般的には，①手話通訳士の配置，②注意事項等の文書による伝達，③座席を指定，④補聴器の持参使用（FM式携帯補聴器を持参する場合は，FM電波受信機能のスイッチを切って使用），⑤持参したヘッドフォンや，スピーカーからの音声を聞くなどの配慮を受けることが可能であり，さらに平均聴力レベルが60 dB以上の場合，リスニングテスト免除を申請することもできる．
- ただし，リスニングテストを免除された結果の扱いについては各大学に任せられており，「筆記試験の結果のみで判定する」「筆記試験の0.25％を加算する」「平均点を加算する」などさまざまな対応がありうる．
- また英検では，聴覚障害6級以上ではDVDによるテロップ表示の読み取りによる代替手法が準備されている．
- さらに全国の入学試験ではそれぞれ施設ごと，地域ごとに対応の状況はばらばらであるため，適切な助言のためには地域における状況を確認しておく必要がある．

情報補償

- 包括教育（インクルージョン教育）とは，初等教育や中等教育段階において，障害をもった子どもが大半の時間を通常学級で教育する実践のことをさす．かつてさかんに提唱された統合教育（インテグレーション教育）との違いは，すべての子どもを包み込む教育システム（education for all）のなかで，一人ひとりの特別なニーズに応じた教育援助を考えること，とされる．

- インクルージョン教育を聴覚障害児のために実践するには情報補償は必須であり，それぞれの子どもに応じた対策が追加されるべきである．したがって，日常生活上で補聴器や人工内耳が十分に使えているようにみえても，学習上の必要に応じて情報補償は検討されるべきであり，その必要性は常に意識されるべきである．
- 代表的な情報補償手段としては，①手話通訳，②要約筆記，③ノートテイク，④（とくに視聴覚教材での）字幕の使用などがある
- 補聴器を学校場面でより効果的に用いるためには，こうした情報補償手段は重要である．

（福島邦博）

> インクルージョン教育を実践するには情報補償は必須

第1章 小児に特有な耳鼻咽喉科疾患の診療

内耳・その他
人工内耳の適応評価と成績

★1
http://www.jibika.or.jp/members/about/admission/kijyun.html

人工内耳の適応決定における具体的な検査についての解説

- わが国における小児人工内耳の適応基準（2014年改訂）は，日本耳鼻咽喉科学会ホームページ★1に詳細に記載されている．その要旨を❶に示す．
- 本項では，より具体的・実践的な適応評価方法について解説する．
- さらに人工内耳の成績・限界について解説を加える．

難聴の診断から人工内耳手術まで ❷

- 人工内耳の適応を検討する前提として，難聴の程度の正確な評価が重要である．
- 裸耳聴力評価とともに補聴器の調整状態の確認・装用下閾値などの聴力評価を行う．
- 聴力評価に加えて補聴器装用による聴覚活用や発話行動，言語発達の評価を行う．

❶ 日本耳鼻咽喉科学会 小児人工内耳適応基準要旨

手術年齢
適応年齢は原則1歳以上

聴力・補聴効果と療育
6か月以上の最適な補聴器装用にて，装用下平均聴力レベルが45 dB以上または最高語音明瞭度が50％未満

禁忌
中耳炎などの感染症の活動期

慎重な適応判断が必要なもの
画像診断で人工内耳挿入可能な部分が確認できない場合
反復性急性中耳炎が存在する場合
高度内耳奇形を伴う場合
重複障害・中枢性聴覚障害などが疑われる場合

小児の人工内耳では，手術前から術後の療育に至るまで，家族および医療施設内外の専門職種との一貫した協力体制がとれていることを前提条件とする．

❷ 人工内耳手術適応決定概略図

手術施設

医師
・耳鼻咽喉科所見
・聴力評価（裸耳・補聴下）
・画像診断
・平衡機能評価
・人工内耳に対する当事者の認識・理解の評価

言語聴覚士
・補聴調整状態確認
・聴覚活用評価
・聴取能評価
・発話行動・言語発達評価
・全体発達評価

↓

ケースカンファレンス → 人工内耳適応決定

↑　　　↑

療育施設
・補聴器調整
・補聴器装用下で療育の実践
・聴覚活用評価
・言語発達評価
・療育のなかで人工内耳の必要性評価
・家庭環境などの評価

当事者（家族・患者）
・コミュニケーションモードの選択
・人工内耳の理解・目標値の設定
・人工内耳の希望の有無

❸ physiologic hearing test と behavioral hearing test

a. physiologic hearing test

聴性脳幹反応検査（auditory brainstem response：ABR）
　概要：音刺激（主にクリック音）に対する脳幹聴覚路の電位を測定する
　特徴：乳児期から左右別の聴力推定が可能
　問題点：低周波数（1 kHz 未満）の聴力は反映されない
　　　　　年齢とともに閾値が低下する症例が存在する（低出生体重児・発達障害児）

聴性定常反応検査（auditory steady-state response：ASSR）
　概要：音刺激に対する脳波の振幅・位相を定量解析する
　特徴：乳児期から左右周波数別の聴力推定が可能
　問題点：測定に時間がかかる．誤差範囲が比較的大きい

耳音響放射（otoacoustic emission：OAE）
　概要：内耳外有毛細胞に由来する音響反応を測定する
　特徴：簡便で測定時間は短い
　　　　ABR と組み合わせて auditory neuropathy（AN）の診断が可能
　問題点：難聴の程度はわからない

b. behavioral hearing test

聴性行動反応聴力検査（behavioral observation audiometry：BOA）
　概要：楽器音・ワーブル音に対して反応をみる
　特徴：定頸前から検査が可能
　問題点：正確な周波数別閾値判定は困難

条件詮索反応聴力検査（conditioned orientation response audiometry：COR）
視覚強化式聴力検査（visual reinforcement audiometry：VRA）
　概要：音刺激に対する視覚報酬を条件づけして聴力を測定する
　特徴：定頸後（4 か月以降）から 2 歳程度に対して周波数別聴力閾値測定が可能
　問題点：左右別の評価は困難．児の機嫌などにより閾値が左右される
　　　　　（VRA ではインサーとイヤホンを用いて左右別の評価が可能）
　　　　　視覚刺激が単純であると年齢がたつにつれ検査困難となる

遊戯聴力検査（play audiometry）
　概要：玩具などを用いて音刺激に対する条件づけを行い検査をする
　特徴：2 歳以降に対して検査が可能．ヘッドホンを用いた左右別評価も可能
　問題点：骨導検査は 4 歳ごろまで困難

auditory neuropathy（AN）：蝸牛神経欠損など蝸牛有毛細胞以降の障害に伴う難聴．この場合，人工内耳の適応は慎重に行う必要がある．ただし，*OTOF* 遺伝子異常に伴う AN は人工内耳効果が高いとされている．

- 電極挿入スペースの確認と術側検討のために画像評価・平衡機能評価を行う．
- 聴力・画像・平衡機能評価を総合して術側の決定を行う．
- 期待される人工内耳装用効果・療育機関の意見・保護者の理解，家庭環境など総合的な評価を行い，最終的に人工内耳手術の適応を決定する．

聴力評価の方法

- 他覚的聴力検査である physiologic hearing test と，音刺激に対する行動反応・応答を観察評価する behavioral hearing test で総合的に判断する[1]（❸，❹）．

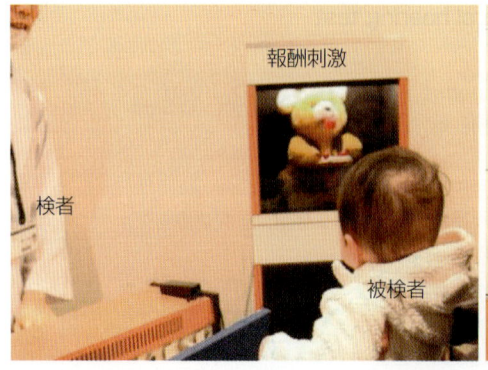

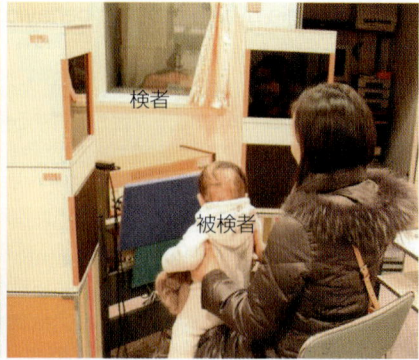

❹ behavioral hearing test（COR）の風景

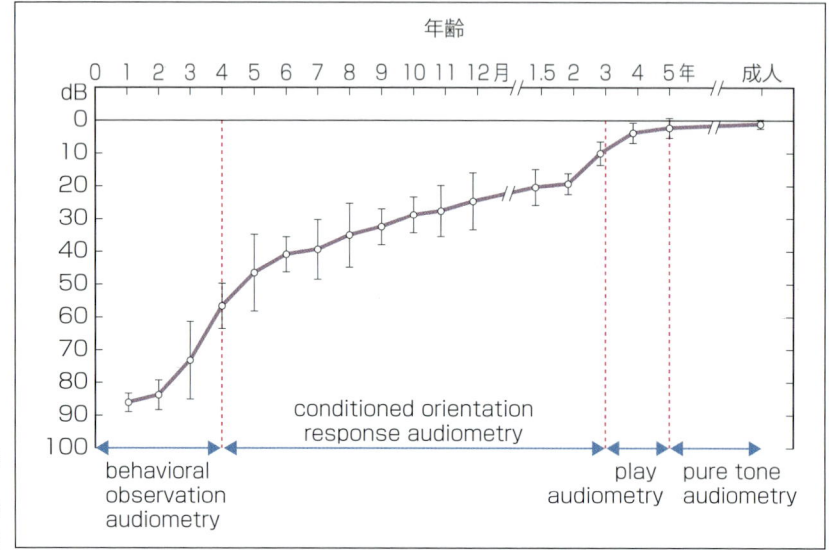

❺ 月齢と聴覚閾値

pure tone audiometry：純音聴力検査．

（加我君孝ほか．小児医学 1979[2] より）

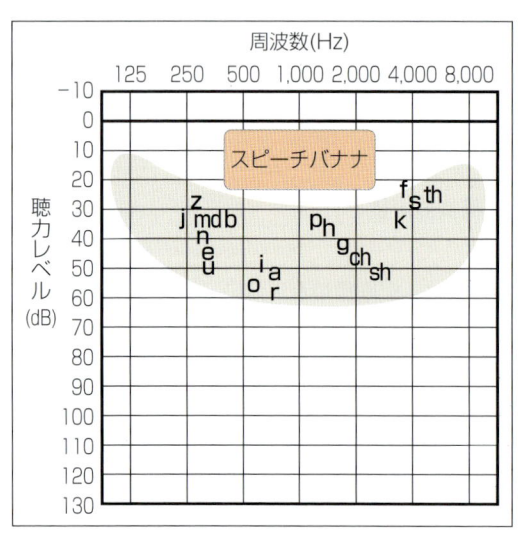

❻ スピーチバナナ

（赤松裕介ほか．診断と治療 2012[3] をもとに作成）

- physiologic hearing test のみで聴力を評価することは決して行わない．最終的には behavioral hearing test を繰り返して聴覚閾値（または補聴閾値）を判定する．
- behavioral hearing test は年齢とともに閾値が低下することにも注意が必要である（❺)[2]．
- 人工内耳の適応聴力として裸耳聴力 90 dB 以上というのが一つの基準であるが，補聴閾値が音声会話帯域（スピーチバナナ；❻)[3] に到達するかどうかも重要な判定の指標となる．

❼ 主な聴覚活用・言語発達検査

検査名	対象年齢	概略
Meaningful Auditory Integration Scale（MAIS）	0歳～	音・言語に対する認知・理解力についてのアンケート
Meaningful Use of Speech Scale（MUSS）	0歳～	音声・言語の表出力についてのアンケート
新版K式発達検査	0～14歳	検者とのやり取り（積み木，お絵かき，指さしなど）のなかで発達状況を，「姿勢・運動」「認知・適応」「言語・社会」の3分野に分け数値化する
遠城寺式乳幼児分析的発達検査	0～5歳	移動運動，手の運動，基本的習慣，対人関係，発語，言語理解の6領域について月齢ごとに定められた項目ができるかを簡便にチェックする
津守・稲毛式乳幼児精神発達診断	0～7歳	養育者に質問紙を回答してもらい，運動・探索・社会・生活習慣・言語の5つの領域に分けて発達を評価する
KIDS乳幼児発達スケール	0～7歳	質問紙に回答することで，運動・操作・理解言語・表出言語・概念・社会性・しつけ・食事などの領域ごとの発達を評価する．
ウェクスラー式知能検査	WPPSI：4～7歳 WISC：5～17歳	検者とのやり取りのなかで言語性，動作性に分けた詳細な知能構造を数値化する

聴覚活用・言語発達の評価

- 補聴器装用後（両側かつ常時安定装用が望ましい），6か月程度の期間は聴覚活用・発話行動に向上が認められるかの検討を行う．この過程は療育施設の担当教諭や言語聴覚士が主たる役割を果たす．聴覚活用・言語発達について適宜評価し検討する（❼）．
- 裸耳聴力閾値や補聴器装用閾値が同等でも聴覚活用・言語発達には大きな個人差があり，人工内耳適応においてはこれらの評価が必須である．
- 補聴器装用により聴覚活用や発話行動・言語発達が伸びない症例の多くでは，MAIS/MUSSの点数は5点未満にとどまる．
- 聴覚のみに問題のある患児の場合は，各種発達検査では言語領域のみの遅れを示す場合が多い．
- 言語領域以外に遅れを認める場合は，言語発達の遅れが難聴によるもの以外にも要因がある可能性を念頭におき，人工内耳の適応決定は慎重に行う必要がある．

画像的評価・平衡機能評価

- CT・MRIにより，蝸牛内骨化・蝸牛無形成など挿入が不可能な状態でないことを検討する．内耳奇形の有無・蝸牛神経の有無は人工内耳の成績を大きく左右するので内耳の形態，内耳道の評価も行う．
- 内耳道狭窄症例（❽），蝸牛神経欠損例（❾），蝸牛低形成例（common cavity）（❿）の人工内耳効果は限定的である．

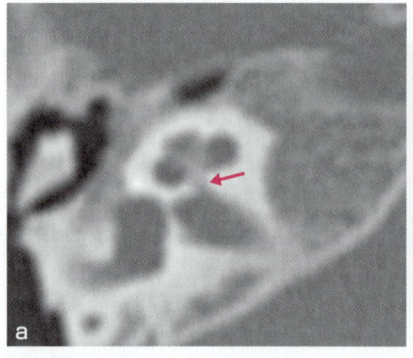

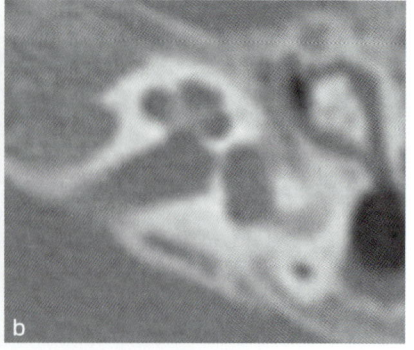

❽ 内耳道狭窄
a：蝸牛神経入口部狭窄，b：正常例．
正常例との比較．蝸牛神経入口部での狭窄を認める（→）．

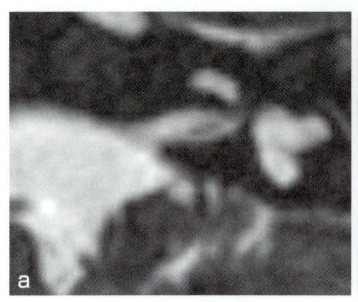

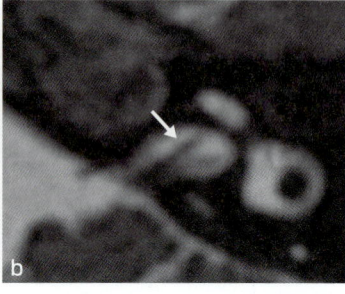

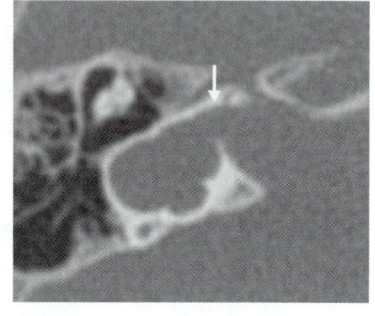

❾ MRI 蝸牛神経描出不良例
a：蝸牛神経描出困難例，b：正常例．
正常例では蝸牛神経がきれいに描出される（⇨）が本症例では描出が困難であった．

❿ common cavity CT 像
内耳道との隔壁もなく（⇨），本症例では cerebrospinal fluid gusher をきたし手術に難渋した．

- 蝸牛低形成・蝸牛形成不全（incomplete partition）の症例では，手術時リンパ多量流出（cerebrospinal fluid gusher）を認めることがあり難易度が高くなる
- 人工内耳埋め込みに伴い術側の平衡機能に障害をきたす可能性があるため，カロリックテスト，前庭誘発筋電位（vestibular evoked myogenic potential：VEMP）検査を施行する．

難聴原因の検索

- 近年，難聴遺伝子やサイトメガロウイルス（cytomegalovirus：CMV）など，難聴原因の同定が可能となってきた
- 難聴遺伝子検査は採血により検査が可能（保険適用），CMV は乾燥臍帯により検索が可能である．
- *GJB2* 遺伝子異常[★2] では多くの場合，重度難聴を呈し人工内耳の効果が期待できるといわれる[4]．
- 先天性 CMV 感染症では，中枢神経障害に伴う発達障害の合併の可能性もあ

★2
GJB2 遺伝子異常のなかには進行性の難聴を呈する場合も存在する．

り術後成績に影響を与える可能性がある点にも注意する必要がある[5].
- 今後これらの情報が適応の判断に用いられることが期待される.

術側の決定

- 人工内耳埋め込み可能か,内耳奇形の程度,神経の描出程度などを比較検討する.
- 聴力に左右差がある場合は補聴器の装用効果を勘案して術側を決定する.良聴耳の装用効果が乏しいと判断されれば良聴耳に行うが,補聴器の効果が期待できる場合は良聴耳を残すことも考える.
- 条件が左右同じであれば,平衡機能不良側を術側にする.
- すべての条件で左右差がない場合は,左半球の言語有意性・利便性(右利きの人が多い)を考慮して右とすることが多い.

人工内耳の総合的適応評価

- 難聴児に対する治療(療育)の最終的な目標は,適切なコミュニケーション手段を獲得し社会で自立した生活を可能にすることである.人工内耳手術は,このなかで取りうる一つの手段にすぎない.個々の患者に対して,人工内耳手術がベストな選択肢なのかを慎重に検討する必要がある.
- 難聴児のおかれている環境・将来的な展望を考慮のうえ,当事者(患者および家族),医師,言語聴覚士,療育担当者が人工内耳手術を行うことにメリットがあるという一致した意見が得られた場合にのみ手術の適応となる.
- このためには医師・言語聴覚士間の情報共有はもちろんのこと,療育施設との情報・意見交換がきわめて重要である.さらに,当事者(患者および家族)に対して人工内耳の期待される効果・限界,人工内耳を行わない場合の選択肢などを十分に説明し,人工内耳手術に対する正しい知識と理解を得ることが求められる.

人工内耳の成績・限界

- 人工内耳患者の装用効果は,80～90 dB 程度の難聴者が補聴器を装用したときの効果に相当するものといわれている[6].
- ただし,言語獲得前の小児に対する人工内耳の成績には,術前聴力以外にさまざまな因子が影響するといわれている(⓫).
- 手術年齢が早いほどその他の因子に影響を受けず良好な成績が得られることが多い[7].
- 言語獲得期(5歳ごろ)まで聴覚活用がなされていない場合,成績は不良である.
- 一方で5歳を過ぎてもそれ以前に補聴器にてある程度の聴覚入力があり,聴

⓫ **人工内耳成績に影響する主な因子**

- 聴覚補償の開始時期
- 難聴の原因
- 残存聴力
- 手術年齢
- 内耳奇形の有無
- 重複障害の有無
- 療育環境
- 家庭環境・家族のかかわり

聴覚刺激は両側の脳に到達するが,対側へ移行する神経のほうが多いといわれている

コミュニケーション手段には聴覚音声以外に手話,手話・聴覚併用のトータルコミュニケーションなどがある

人工内耳手術を治療のゴールと考えてしまう家族が時にいるが,あくまで人工内耳はコミュニケーション能力の獲得に向けてのスタートにすぎないことをよく理解させる必要がある.

第 1 章 小児に特有な耳鼻咽喉科疾患の診療

内耳・その他
小児にみられるめまい

- 小児のめまい（vertigo）はめまい患者総数の約3.4％程度と頻度自体が低く、またためまい自体の訴えも成人とは違い、的確に症状として訴えることが難しく、疾患も成人や高齢者とは異なり、検査法も成人とは異なったアプローチをしなければならない[1]。

検査法は成人とは異なったアプローチで

- 検査は年齢に応じて、聴力検査では聴性脳幹反応（auditory brainstem response：ABR）、平衡機能検査ではENG（電気眼振図）に代わって回転検査、立ち直り反射、一方向減衰回転検査、赤外線CCDカメラなどを使用する。

原因は中枢障害の割合が高く、学童・思春期では起立性調節障害の割合が高い

- 小児めまい疾患の原因として、末梢障害は成人に比べ頻度が低く、中枢障害の割合が高く、学童・思春期では起立性調節障害の割合が高いことが特徴である。

> **ポイント** 小児にみられるめまい診療の特徴
> 1. 頻度が低い
> 2. めまい症状を的確に訴えることが難しい→詳細な問診が困難
> 3. 対象年齢が、新生児・乳幼児・学童・思春期と幅広い
> 4. 検査法が成人と異なる
> 5. 原因疾患が成人と異なる

- 診断は小脳・脳幹腫瘍などの中枢性疾患を、さらに髄膜炎、ムンプス、小児真珠腫などの器質的疾患を鑑別したうえで、起立性低血圧、心因性めまい、片頭痛めまいなどの機能性疾患に対応する。一般に小児めまい症例の予後は前庭代償機構が迅速に機能することから良好であることが多く、診断治療後は増悪時に経過観察する方針で対応することになる。

小児にみられるめまいの診察

回復は成人に比べ著しく早い

- 診察にあたっては、年齢が新生児、幼少児、学童、思春期と幅広いので、年齢に応じた対応をしなければならない。

対象年齢が幅広いので、年齢に応じた対応を

- 小児がめまい感を的確に訴えることは難しく、4、5歳以上で可能、最低でも2歳半からとされているが、成人のように問診を系統だっては行えないので、時には何回かに分けて時間をかけ、本人と保護者から詳細に聞き出す必要がある。
- とくに新生児・乳幼児の場合には、転びやすい、うまく歩けない、筋緊張の

低下，眼が動く，眼球偏倚などの症状に親が気づいて小児科を受診，さらに平衡機能精査依頼で耳鼻咽喉科を併診することがほとんどである．
- 大半を占める学童・思春期の症例では，ある程度本人からの問診が可能であるが，めまい症状を表現することは意外に難しく両親にもなかなか気づかれず，訴えとしては目が回る，天井が回る，家が傾く，体動時に体が回る，地震がきた，立ちくらみ，などが多い．

> **ポイント　小児にみられるめまい症状・訴え**
> - 新生児・乳幼児（平衡障害）：転びやすい，歩行の遅れ，筋緊張の低下，眼が動く，眼球偏倚
> - 学童・思春期（めまい）：目が回る，天井が回る，家が傾く，体動時に回る，地震がきた，立ちくらみ

- また，心因性めまいが疑われる場合などには，本人と両親別々に話を聞き，学校での状況の情報入手も必要になる．
- 問診の一助としてめまい体験を描画させる試みも行われているが，有効な方法と思われる[2]．
- 問診の内容としては，めまいの性状，発症時期，持続時間，頻度，誘因，前駆症状，聴覚症状・神経症状の有無，片頭痛，妊娠・周産期の異常，既往・家族歴としては薬剤使用歴，頭部外傷，髄膜炎，流行性耳下腺炎，心因・家庭・学校での状況などが重要である（❶）．

小児にみられるめまいの検査

- 検査は，視診，神経学的検査，血液・尿検査，聴力検査，平衡機能検査，画像検査，シェロング（Schellong）起立試験などがあるが，年齢に応じて聴力検査では，聴性脳幹反応（ABR），平衡機能検査ではENGに代わって回転検査，立ち直り反射，一方向減衰回転検査，赤外線CCDカメラなどを使用する．

> **ポイント　小児にみられるめまい診療・検査**
> - 視診：鼓膜所見──顕微鏡下
> - 神経学的検査：小児神経学的検査
> - 血液・尿検査
> - 聴力検査：純音聴力検査→ABR
> - 平衡機能検査：フレンツェル（Frenzel）眼鏡（赤外線CCDカメラ），回転検査
> - 画像検査：CT，MRI
> - シェロング起立試験

❶ **小児にみられるめまい診療・問診内容**
- めまいの性状，発症時期，持続時間，頻度，誘因，前駆症状
- 聴覚症状・神経症状の有無，片頭痛，妊娠・周産期の異常
- 既往・家族歴：薬剤使用歴，頭部外傷，髄膜炎，流行性耳下腺炎
- 心因・家庭・学校での状況

聴力検査ではABR

平衡機能検査では，回転検査，立ち直り反射，一方向減衰回転検査，赤外線CCDカメラ

❷平衡機能検査（平衡機能検査法基準化のための資料，1987）

> I. 体平衡機能検査
> 　　静的──両脚，Mann，単脚，重心動揺検査
> 　　動的──指示，書字，足踏み，歩行 ──→ <u>立ち直り反射</u>
>
> II. 眼振検査
> 　　注視──注視，異常眼球運動
> 　　非注視──自発，頭位，頭位変換，頭振り，ENG，フレンツェル眼鏡 ──→ <u>赤外線CCDカメラ</u>
>
> III. 迷路刺激検査
> 　　温度刺激，visual suppression，回転刺激，瘻孔症状，電気刺激 ──→ <u>回転刺激</u>
>
> IV. 視刺激検査
> 　　<u>低速視運動刺激</u>，視運動性後眼振，追跡眼球運動，急速眼球運動

小児では下線の検査を多用．

鼓膜所見

- 小児では外耳道が狭く体動で所見が得られないことがあるので，顕微鏡下に滲出性中耳炎，慢性中耳炎，真珠腫性中耳炎，先天性真珠腫などの中耳疾患を鑑別する．

神経学的検査

- 小児科に依頼することも多いが，①モロー（Moro）反射（0～3か月）：運動発達障害，②首のすわり（3～4か月）：粗大運動の発達，③つかみ方，持ち方：微細運動の発達，などを遠城寺発達検査表，津守・稲毛発達質問紙法を用いて評価できる．
- 立ち直り反射，姿勢・姿勢反射の異常，筋トーヌスの低下は4歳以降には成人と同様の検査が可能である．

聴覚検査

- 新生児，幼少児では純音聴力検査はできないので，ABR，DPOAE（歪成分耳音響放射）などの他覚的聴力検査を実施するが，新生児聴覚スクリーニングで指摘されているように，新生児では発育に伴いABR潜時が変化することと，クリック刺激のみでは中低音域聴力の評価ができないことに留意しなければならない．
- ABRでは同時に脳幹病巣に関する異常所見が検出可能である．

血液・尿検査

- 症例によっては血液，内分泌疾患のスクリーニングを要する．

平衡機能検査

- ❷に平衡機能検査法基準化のための資料（日本めまい平衡医学会，1987）を示すが，いずれも新生児・幼少児，学童で実施するには負担が大きく困難なものが多い．体平衡機能検査は立ち直り反射，眼振検査は赤外線CCDカメラ，迷路刺激検査は回転刺激検査，視刺激検査は低速視運動刺激など負担の軽い検査を選択するのが好ましい．
- とりわけ赤外線CCDカメラは暗所開眼下眼振観察が可能で，前庭性眼振検出率は従来のフレンツェル眼鏡に比し約2倍とたいへん感度が良い[3]．一方向減衰回転検査は回転椅子がバネの力で起動し，短時間内にある速度に達した後，自然に減速し停止するもので，親が抱いたまま検査できる侵襲の少ない検査である[4]．

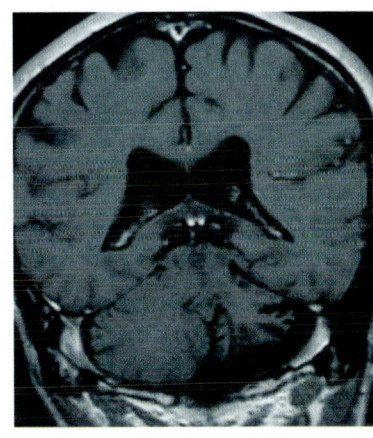

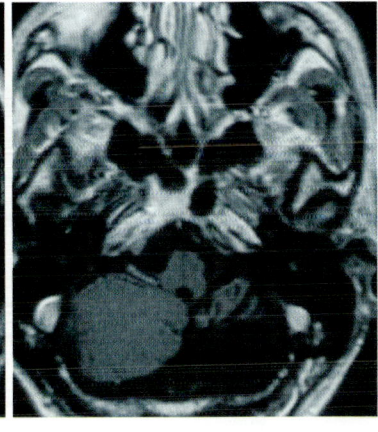

❸一側性小脳半球形成不全
左小脳半球の著しい形成不全を認める．

画像検査
- 単純撮影を行う場合もあるが，情報量の多さ，トリクロホスナトリウム（トリクロリール®シロップ）など睡眠下 ABR 施行後の実施を考慮すると，側頭骨 CT，頭部 MRI を優先して行ったほうが結果的に負担が少なくなることが多い．
- 側頭骨高分解能 CT では真珠腫，内耳奇形，前庭水管拡大，上半規管裂隙症候群 MRI は聴神経腫瘍，小脳橋角部腫瘍，脳血管病変，変性疾患などの鑑別に有用である．
- ❸に一側性小脳半球形成不全症例，❹に前庭水管拡大症候群 MRI 所見を示す．
- MRI は設定条件を指定することにより，内耳三次元 MRI 画像・内耳道傍矢状断 MRI 画像による評価が可能である．

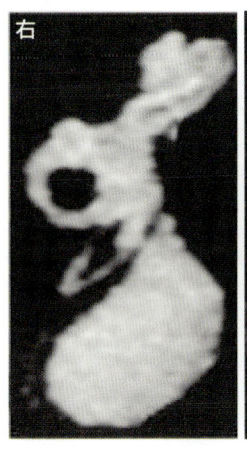

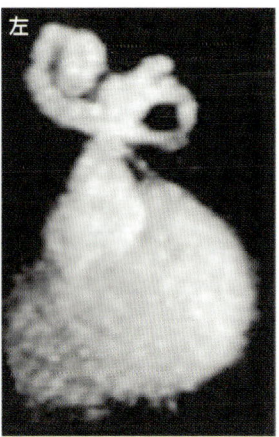

❹前庭水管拡大症候群
左右とも内リンパ嚢の著明な拡大を認める．

シェロング起立試験
- 立位負荷による血圧，心拍などの変動を評価，交感・副交感神経系の機能異常を反映し，起立性調節障害（orthostatic dysregulation：OD）の診断に重要である．
- 診断基準小症状として 10 分間安静仰臥位後の 10 分間立位で，脈圧狭小 16 mmHg 以上，収縮期圧低下 21 mmHg 以上，脈拍増加 21/分以上，心電図 TⅡ の減高 0.2 mV 以上とされている．

小児にみられるめまいの診断

- 小児めまい疾患の原因として，末梢障害は成人に比べ頻度が低く，中枢障害の割合が高く，学童・思春期では起立性調節障害の割合が高いことが特徴である．

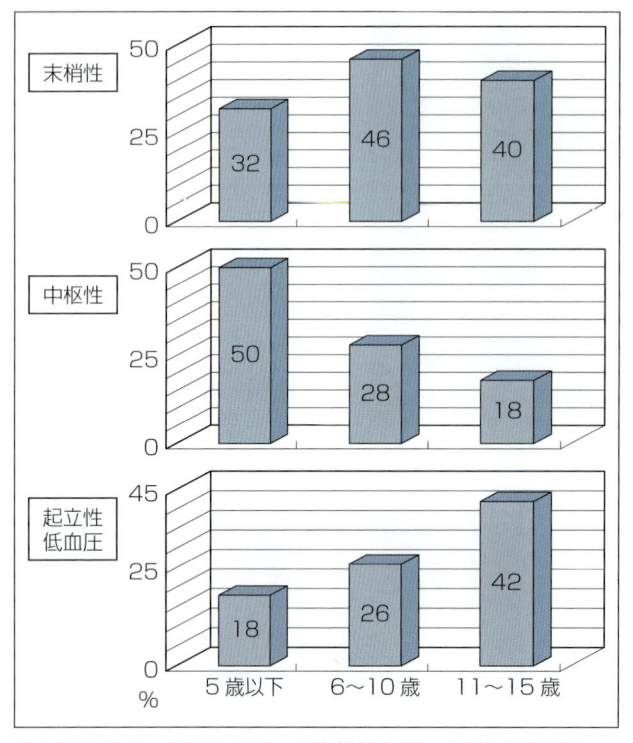

❺末梢性疾患，中枢性疾患，起立性低血圧の小児年齢別頻度

（八木聡明ら．耳鼻と臨床 1991[1] より作成）

- ❺に末梢性疾患，中枢性疾患，起立性低血圧の小児年齢別頻度を示すが，5歳以下では中枢性疾患の，6歳から10歳では末梢性疾患の，そして11歳から15歳では起立性低血圧の割合が高くなる．
- 原因疾患は，学童以降のめまい疾患としては，①メニエール（Ménière）病，前庭神経炎，良性発作性頭位めまい症，頭部外傷後の内耳振盪症，外リンパ瘻，流行性耳下腺炎による片側内耳機能喪失，遅発性内リンパ水腫などの内耳性疾患，②髄膜炎，小脳炎，急性小脳失調，脳幹グリオーマなどの中枢性疾患，③起立性低血圧，④顎関節症，⑤貧血，心疾患，糖尿病などの全身疾患，⑥てんかん，片頭痛めまい，⑦過換気症候群，パニック障害，⑧心因性-登校拒否症などがあげられる（❻）．
- 新生児，幼少児の平衡障害の原因としては，先天性のものとしては，①内耳奇形，サイトメガロウイルス感染，核黄疸，新生児仮死などによる両側性迷路障害，②小脳低形成・欠損，アーノルド・キアリ（Arnold-Chiari）奇形などの脳奇形，後天性のものとしては，①両側性迷路障害：細菌性髄膜炎による迷路炎，アミノグリコシド系薬剤による内耳障害，②片側性迷路障害：流行性耳下腺炎，頭部外傷，③小脳脳幹脳腫瘍，などがあげられる（❼）．
- 上述の診察・検査の結果を基に診断を進めるが，しかし，障害部位・原因不明例も少なくなく，小児科，脳外科，口腔外科，整形外科，心療内科など関連他科との併診と注意深い経過観察が必要とされる．
- 小児めまいに関する欧米文献は報告科によって異なるが，solo vertigo の場合，小児良性発作性めまい症（benign paroxysmal vertigo in childhood：BPV）が多くを占め，以下，前庭神経炎，良性発作性頭位めまい症（benign paroxysmal positional vertigo：BPPV）などになる[5]．
- BPV[7]は，小児期に発症する発作性反復性非てんかん性めまい疾患で，2〜4歳で発症，回る，倒れるなどの訴えが多く，起立困難だが意識は保たれ，蝸牛症状はなく，数秒〜数分持続，1〜2か月に1回程度の発作，脳波・画像・神経学・聴力検査は正常であるが，温度刺激検査で反応不良報告例がある．予後は良好で，成長とともに消失，時に片頭痛に移行する．
- BPPV は成人では末梢性めまいの最多疾患であるが，小児では耳石器変性が少なく剥離しづらいためか稀で，ほとんどが後半規管型で外傷，高度感音性難聴が原因のことが多く，早期に改善する．

> **ポイント　小児にみられるめまい診断手順**
>
> 小児めまい・ふらつき
> ↓
> 中枢性疾患精査：小脳・脳幹腫瘍
> ↓
> 髄膜炎，ムンプス，小児真珠腫などの
> 内耳性疾患：器質的疾患の鑑別
> ↓
> 起立性低血圧，心因性めまい

❻学童以降のめまい疾患

1. 内耳疾患：メニエール病，前庭神経炎，良性発作性頭位めまい症，頭部外傷後の内耳振盪症，外リンパ瘻，流行性耳下腺炎，遅発性内リンパ水腫
2. 中枢性疾患：髄膜炎，小脳炎，急性小脳失調，脳幹グリオーマ
3. 起立性低血圧
4. 顎関節症
5. 貧血，心疾患，糖尿病などの全身疾患
6. てんかん
7. 過換気症候群，パニック障害
8. 心因性－登校拒否症

❼新生児，幼少児の平衡障害の原因

1. 先天性

①内耳奇形，サイトメガロウイルス感染，核黄疸，新生児仮死などによる両側性迷路障害

②小脳低形成・欠損，アーノルド・キアリ奇形，ダンディー・ウォーカー症候群などの脳奇形

2. 後天性

①両側性迷路障害：細菌性髄膜炎による迷路炎，アミノグリコシド系薬剤による内耳障害

②片側性迷路障害：流行性耳下腺炎，頭部外傷

③小脳脳幹脳腫瘍

④先天性眼球運動失行を伴う脳幹小脳変性症

- 小児めまい症例で鑑別が必要とされる小児脳腫瘍は，テント下・正中部のグリオーマが70〜75%を占め，発症は年に2人/10万人とされている．小脳虫部 medulloblastoma（髄芽腫），小脳半球 astrocytoma（星状細胞腫），第4脳室 ependymoma（上衣腫），脳幹 spongioblastoma（海綿芽腫）が多く，脳圧亢進症状として頭痛，嘔吐，うっ血乳頭などの症候と，小脳虫部では平衡失調，小脳半球は企図振戦，眼振，筋緊張低下，第4脳室は嘔吐，前庭機能障害，橋延髄は交代性片麻痺などの局所症状を呈するため，末梢性めまいとの鑑別を要する．
- 小児心因性めまいは，家庭や学校での人間関係の心理的葛藤が根底にあって生じるめまい感で，治療者側がじっくり話を聞く態度で接触しているうちに葛藤の内容を話すことが多い．しかしまったく話さない場合もあり，親や学校の先生，友人の話を聞く必要がある場合もある．他の平衡機能検査所見に比し，立ち直り反射所見が極端に悪いことが特徴とされる[6]．睡眠不足や過労も引き金になりやすく，パニック障害や過換気症候群である場合があり，心因性難聴の合併報告例もある．

小児にみられるめまいの治療・予後

- 治療は各疾患ごとに対処することになるが，小児の内耳性疾患では片側迷路機能が正常であれば可塑性に富んだ前庭代償機構が敏速に機能するため，成人と比し回復が著しく早い．
- 小児めまい末梢性疾患，起立性調節障害症例について，診断後の長期予後アンケートを行ったところ，いずれも80%近い消失・軽快率がみられた．
- 一側性急性前庭障害症例の回復過程において，小児症例では回復過程が早い

のに対し，高齢者では回復過程が遷延することは臨床上しばしば経験される．

（矢部多加夫）

引用文献

1) 八木聡明，山口　潤．小児のめまい症例の特徴―成人めまい症例との比較による．耳鼻と臨床 1991；37：1062-7.
2) 加我君孝．めまいの構造．第2版．東京：金原出版；2006．p.150-3.
3) 矢部多加夫ほか．前庭性眼振検出における照度の影響について―赤外線CCDカメラとFrenzel眼鏡との比較．耳鼻咽喉科・頭頸部外科 1998；70：51.
4) Kaga K, et al. Influence of labyrinthine hypoactivity on gross motor development of infants. Ann N Y Acad Sci 1981；374：412-20.
5) Gates GA. Vertigo in children. Ear Nose Throat J 1980；59：358-65.
6) 小川　郁ほか．小児心因性めまい．耳鼻咽喉科展望 1991；34：319-23.
7) Basser R. Benign paroxysmal vertigo of childhood. Brain 1964；87：141-52.

第1章 小児に特有な耳鼻咽喉科疾患の診療

鼻・副鼻腔
小児のアレルギー性鼻炎

- アレルギー性鼻炎（allergic rhinitis：AR）は国民全体の約30％が罹患しているとされる国民病の一つである[1]．小児も例外ではなく，AR患者全体に小児が占める割合は約30％であり，その数は年々増加傾向を示している[2]．
- またこの増加には感染による副鼻腔炎の減少が一因となっていると考えられている．これまで，小児ARは，その原因がハウスダスト・ダニなどを抗原とする通年性ARが主体であったが，最近では，スギ花粉の飛散数増加に伴い花粉症が急増しており[3]，社会問題となっている．
- 小児花粉症の主な感作抗原として，スギ，ヒノキ科，草本類のイネ科のカモガヤ，ブタクサなどがあげられる．
- アレルギー疾患既往がなかったのにスギ花粉・ヒノキ科花粉症を突然発症する患児の増加傾向が目立ち，ヒノキ科花粉の飛散シーズンが終わった後もカモガヤ花粉などにより長期にわたり花粉症が継続する症例もしばしば経験する．
- また小児では風邪を引きやすく，副鼻腔炎が混ざりあう複雑な病態を示すことが多いので，アレルギー治療薬での治療が効果のなかった場合には副鼻腔炎の存在も疑う必要がある．

> ARはいまや国民病であり，小児も例外ではない

AR・花粉症の疫学調査

- 当科における15歳以下の小児の通年性ARと花粉症の割合は，通年性AR単独例は52.5％，通年性ARと花粉症の合併例は34.4％であり，花粉症単独例は13.1％と決して少ない数字ではない．成人におけるそれぞれの比率は11％，59％，31％なので，小児は成人に比べて通年性アレルギー性鼻炎が多いという特徴を示すが，以前は少ないとされていた小児の花粉症が増加していることがうかがえる．
- 奥田らの15歳以下のスギ花粉症有病率全国調査では，有病率は10.2％で，3歳から5歳まで4.5％，6歳から9歳まで10.5％，10歳から12歳まで12.1％，13歳から15歳までで15.1％と，年齢が進むにつれて，有病率は上昇する傾向にあった（❶）[1]．

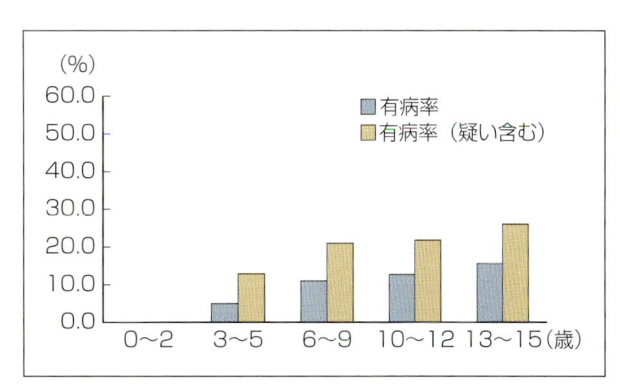

❶ 小児花粉症の有病率

(Okubo K, et al. Clin Exp All Rev 2004[1] より)

鼻・副鼻腔／小児のアレルギー性鼻炎 ● 139

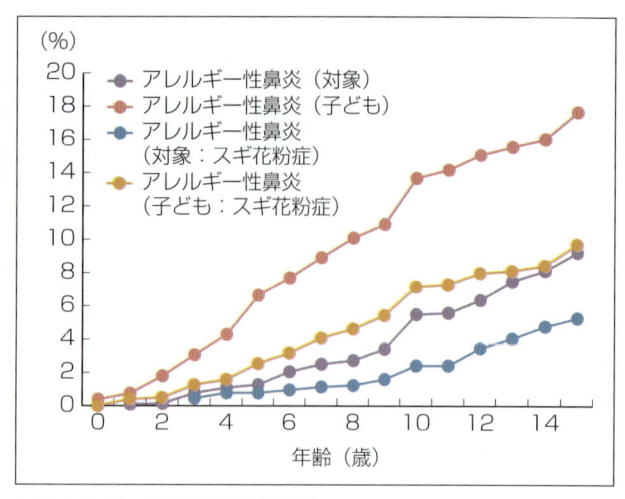

❷ アレルギー性鼻炎の累積発症

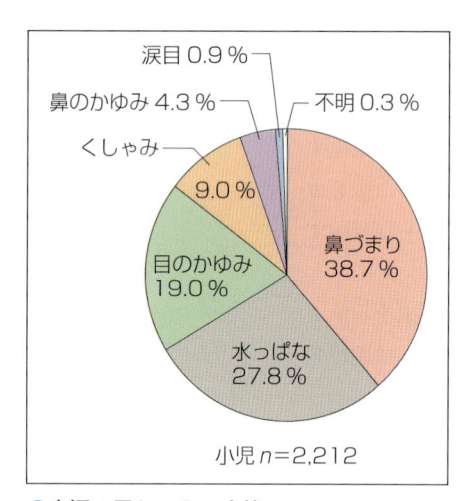

❸ 小児の最もつらい症状

- また，会社員およびその家族1,730人とその子ども1,285人を対象に行った調査において，両親とも発症歴がある場合では，いずれかの親に発症歴がある場合や両親とも発症歴がない場合に比べて低年齢で発症する傾向にあり，3歳でまず第一の発症ピークを迎えることがわかった．一方，両親とも発症歴がない場合は，子どもが花粉症を発症する年齢は学童期以降となる傾向にあった．
- さらに，親の世代と子どもの世代とのあいだで，15歳までにARを発症した割合と，花粉症を発症した割合を比較したところ，AR全体では，親の世代では約9％であったのに対し，子どもの世代では約17％，花粉症のみでみても，約5％に対して子どもは約10％であった．現在の子どもの世代で発症年齢が低くなってきており，花粉症の低年齢化が明らかになった（❷）．
- 小児の低年齢発症例においては，ARの自然寛解は5％程度と少なく，ARの罹病期間が成人での発症より長期化していることも考えられる[2]．

小児ARのQOL

- 通年性AR患児では，ハウスダストやダニ，ペットや昆虫など多種類の抗原に曝露されている場合が多い．
- 小児花粉症の主な感作抗原として，木本類のスギ，ヒノキ，草本類のカモガヤ，ブタクサなどがあげられる．スギ花粉飛散に続く，ヒノキ花粉の飛散シーズンが終わった後もカモガヤ花粉などにより長期にわたり花粉症が継続し，一年の大部分を花粉症に悩まされる症例も多い．
- このように，症状の長期化，低年齢化が懸念される小児の花粉症では，日常生活や学校生活におけるQOL（quality of life）の低下が問題となる．
- インターネットによるAR患児の両親へのアンケート調査では，「いちばんつらい症状は何か」という質問に対し，小児で最も回答が多かったのは鼻づまりの38.7％であり，それに続いて水っぱな27.8％，目のかゆみ19.0％，くしゃみ9.0％という順であった（❸）．成人におけるこれらの比率はそれぞれ28％，29％，22％，13％であった．
- この結果から，小児では鼻づまりが最も大きな生活障害因子であると考えられる．この鼻づまりの症状は副鼻腔炎でも同じであり，患児としてはアレルギー，副鼻腔炎に関係なく，鼻閉によるQOLの低下の改善を考慮すべきで

小児では鼻閉が最も大きな生活障害因子

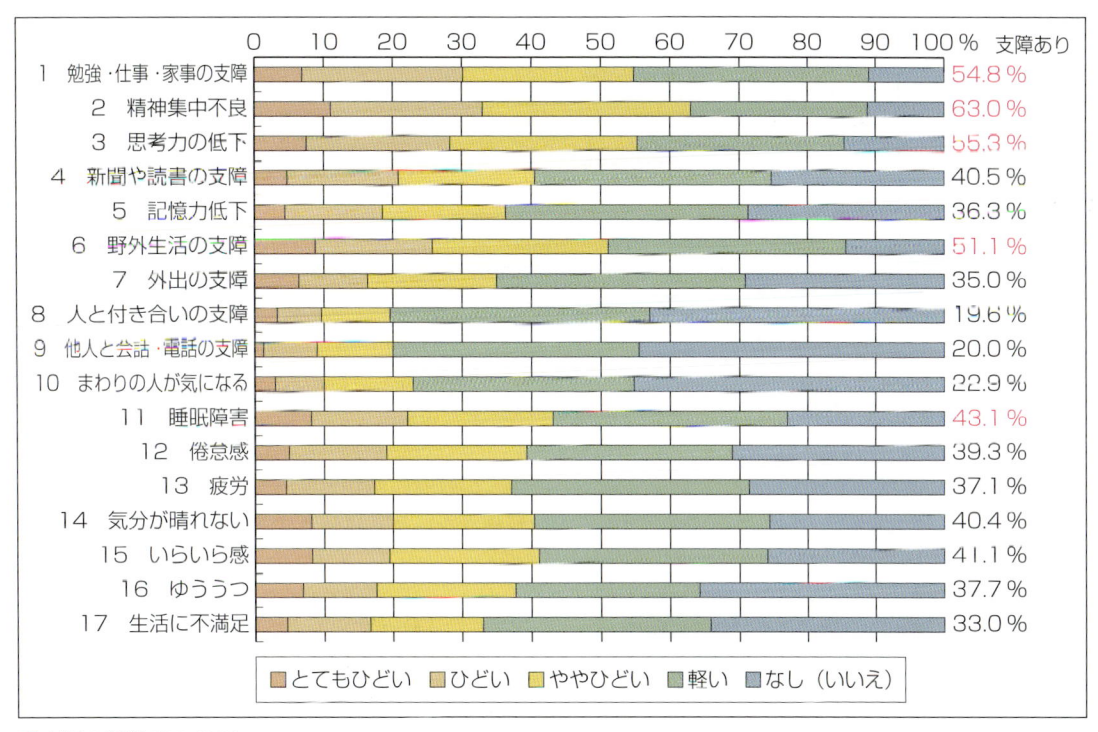

	0 10 20 30 40 50 60 70 80 90 100%	支障あり
1 勉強・仕事・家事の支障		54.8%
2 精神集中不良		63.0%
3 思考力の低下		55.3%
4 新聞や読書の支障		40.5%
5 記憶力低下		36.3%
6 野外生活の支障		51.1%
7 外出の支障		35.0%
8 人と付き合いの支障		19.6%
9 他人と会話・電話の支障		20.0%
10 まわりの人が気になる		22.9%
11 睡眠障害		43.1%
12 倦怠感		39.3%
13 疲労		37.1%
14 気分が晴れない		40.4%
15 いらいら感		41.1%
16 ゆううつ		37.7%
17 生活に不満足		33.0%

■とてもひどい ■ひどい ■ややひどい ■軽い ■なし（いいえ）

❹小児の花粉症のQOL

（大久保公裕ほか．アレルギー・免疫 2004[3] より）

ある．
- さらに同調査にて，成人で標準化された日本アレルギー性鼻炎標準QOL調査票（2002年）に準拠し，アンケートを実施した．この調査で，花粉症患者は日常生活，社会生活，身体，精神生活の領域に花粉症の症状が大きく障害を及ぼすことが示された．しかし，小児では成人ほどQOLは悪化しておらず，日常生活の領域が障害されているだけであった．どのQOLの領域でも「ややひどい」以上の率は成人より低い率であったが，とくに精神生活の領域では成人と比較し，軽いことがわかった（❹）[3]．
- QOLが悪化していない小児は，花粉症の適切な治療を受けていない傾向にあり，抗原防御をしないことから，特異的IgEが徐々に増加する．したがって，QOLが低下していない小児においても，鼻アレルギー診療ガイドラインに沿った治療をすることが，QOLの低下が著しい成人への移行を抑制することにつながると考えられる．

小児ARの診断と治療

■ 診断

- 実際の小児ARの診断に最も重要なのは問診であり，症状を正確に把握することが必要である．
- 小児ARの診断を行う際は，子どものしぐさに，とくに鼻をすすっている動

> 症状を正確に把握するために，問診が最も重要

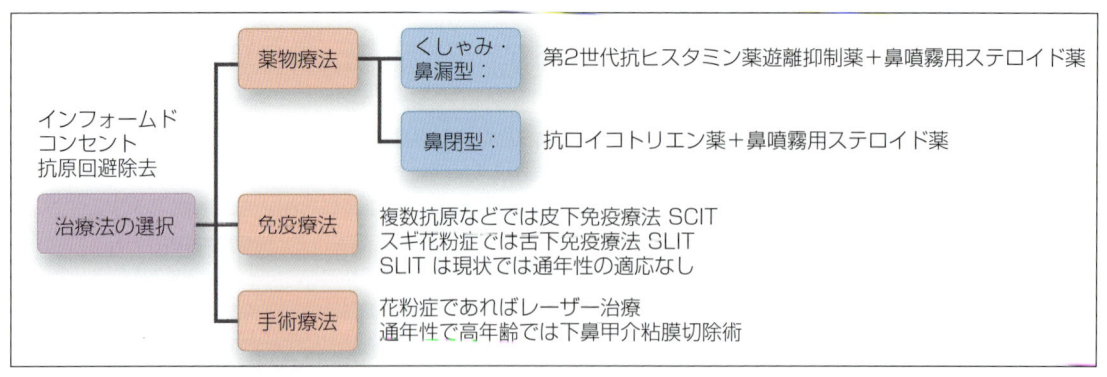

❺ 小児アレルギー性鼻炎の治療

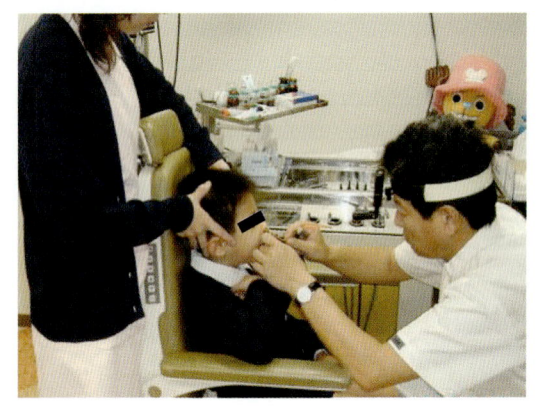

❻ 小児の鼻処置

作や口呼吸の動作を鼻閉や鼻汁症状の指標として見逃さないように注意する．これは本人が直接鼻閉を訴えない，あるいは訴えられないためであり，このために QOL が低下を生じたことは前述の QOL の結果からもわかる．
- 花粉症については，鼻をこすっているしぐさや目をこすっているしぐさなども見逃さないよう注意することが必要である．
- また，通年性 AR を単独で発症しているのか，花粉症を合併しているのか，あるいは花粉症を単独で発症しているのか，多種類の抗原に感作しているのかなどを見極めることも重要である．
- また学校医がアレルギー性鼻炎を診断する場合には，とくに学童の場合，急性・慢性副鼻腔炎，アデノイド増殖症や滲出性中耳炎の合併が多いことにも注意し検診を行わなければならない．

■ 治療 ❺

- AR を含む小児鼻疾患の治療では，鼻汁の吸引，ネブライザーやネラトン（Nélaton）カテーテルによる耳鼻咽喉科的処置（❻）が有効であるが，大多数の患者を治療する手段となるのはやはり薬物療法である．小児 AR の薬物治療は，経口薬と点鼻薬が中心となる．経口薬では，ケミカルメディエーター遊離抑制薬や抗ヒスタミン薬などの小児用製剤を主に用いる．

成人で使用される経口ステロイド薬は極力避ける

- また小児では経口ステロイドの処方は極力避け，用いる場合は短期間に限定すべきである．ガイドラインではとくに小児を述べていないが，一般的に花粉症では 4 日から 7 日の使用をせざるをえない場合があると書かれている[4]．小児であるため，ガイドラインを完全に遵守する必要はないが，完全鼻閉の場合に限ってうまく経口のステロイド薬を使用する必要がある．小児専用のステロイド薬ができた現在では十分に鼻閉も含めたアレルギー性鼻炎・花粉症の治療が可能である[5]．

- もちろん，鼻閉の著しい症例では鼻噴霧用ステロイド薬の効果が出るまでには上記の限定期間で経口ステロイド薬の使用を行い減量・中止するか，血管収縮薬を併用することが必要である．花粉症患児では生理食塩水で薄めて血管収縮薬を使用することも必要となる．
- 現在，鼻閉に効果のある抗ロイコトリエン薬プランルカスト水和物のドライシロップが，小児アレルギー性鼻炎の適用を取得している．小児では前述のように喘息を合併している例が多いので，これらの症例ではプランルカスト水和物のドライシロップを鼻閉改善のために効果的に用いるべきである．

❼実際の舌下エキス

- QOLの項でも述べたが小児では最も重い症状は鼻閉であり，このために何を処方すべきか画一的にならずに治療を進めることが必要である．
- アレルゲン免疫療法に関しては，小児科領域の皮下免疫療法（subcutaneous immunotherapy：SCIT）では気管支喘息，アレルギー性鼻炎ともに有効であるとの高いエビデンスがある[6]．また小児においては花粉症に対するSCITが喘息の発症を抑制したデータがある[7]．しかし小児では成人よりアナフィラキシー様の過剰免疫反応の頻度が高いことが報告され，注意も必要である．

抗ヒスタミン薬，抗ロイコトリエン薬，鼻噴霧用ステロイド薬が中心

- 現在，舌下免疫療法（sublingual immunotherapy：SLIT）が一般化され，2014年夏以降12歳以上の小児スギ花粉症では施行可能となる（❼）．このSLITでは副作用は一般に少ないとされるが，特有のものとして，口腔浮腫，口内炎症状，咽頭刺激感，口腔瘙痒などの，アレルゲン投与部位と関連した症状がみられる．投与を続けるうちに軽減，消失することが多く，治療の完遂性に影響を及ぼす可能性は低い．頻度は低いが，鼻炎症状，喘息症状，蕁麻疹などがみられることがあり，また理論的にアナフィラキシーが生じる可能性が皆無ではない．
- SLITを施行する症例にはこれらの副作用に関する情報を含め，事前に十分な説明を行い，質問の機会を与えたうえで，開始前にインフォームドコンセントを取得しておく必要がとくに小児では高いものと考える．

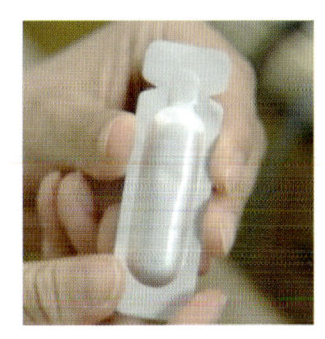

SLIT施行前にインフォームドコンセントを

> **ポイント**
> - アレルギー性鼻炎治療として小児は成人に準じるが，成人の薬剤をすべて使用できるわけではない．
> - 抗ヒスタミン薬，抗ロイコトリエン薬，鼻噴霧用ステロイド薬が中心になるが，小児適用取得が難しい薬剤もある．成人で使用される経口ステロイドの処方は極力避ける．
> - 小児専用の鼻噴霧用ステロイド薬ができた現在では，十分に鼻閉も含めた通年性AR，花粉症の治療が可能である．しかし患児によって好き嫌いが激しく，刺激感やにおいのせいで一度でも点鼻薬がいやになったらその後

鼻・副鼻腔／小児のアレルギー性鼻炎　143

は決して使用しない場合が多い．
- 小児では5歳以上が皮下免疫療法の適応になる．また舌下免疫療法では12歳以上の投与経験があり，成人同様に安全に施行可能と考えられる．小児での施行に関してはとくに十分なインフォームドコンセントがとくに重要である．

（大久保公裕）

引用文献

1) Okubo K, et al. Prevalence of Japanese cedar pollinosis in children aged under 15 years throughout Japan. Clin Exp All Rev 2004 ; 4 : 31-4.
2) 大久保公裕．小児期アレルギー性鼻炎（花粉症）の長期予後．アレルギー・免疫 2004 ; 11 : 72-7.
3) 大久保公裕，奥田　稔．インターネットを用いたアレルギー性鼻炎患者に対するアンケート調査結果．アレルギー・免疫 2004 ; 11 : 100-15.
4) 鼻アレルギー診療ガイドライン作成委員会編．第5章　治療．III 治療法の選択．2 花粉症．鼻アレルギー診療ガイドライン―通年性鼻炎と花粉症―2005 年版．改訂第5版．東京；ライフ・サイエンス；2005．p.54-6.
5) 大久保公裕ほか．小児花粉症患者におけるプロピオン酸フルチカゾン（小児用フルナーゼ点鼻液25）の有効性，安全性，及び鼻炎QOLの検討．アレルギー・免疫 2005 ; 12 : 148-61.
6) Pifferi M, et al. Benefits of immunotherapy with a standardized Dermatophagoides pteronyssinus extract in asthmatic children: A three years prospective study. Allergy 2002 ; 57 : 785-90.
7) Moller C, et al. Pollen immunotherapy reduces the development of asthma in children with seasonal rhinoconjunctivitis (the PAT-study). J Allegy Clin Immunol 2002 ; 109 : 251-6.

第1章 小児に特有な耳鼻咽喉科疾患の診療

鼻・副鼻腔
小児の鼻・副鼻腔炎

- 本項では，日本鼻科学会編「急性鼻副鼻腔炎診療ガイドライン2010年版」[1] と「副鼻腔炎診療の手引き」(2007年)[2] の内容を中心に，小児の鼻・副鼻腔炎について概説する．
- 小児の鼻・副鼻腔炎は訴えが少なく観察しにくいことから診断が難しく，一方で感染を繰り返しやすい特徴がある．
- 急性鼻・副鼻腔炎に対しては，重症度を正しく評価して，重症度や耐性菌の危険因子を考慮した薬剤選択を行う．
- 慢性鼻・副鼻腔炎に対しては，マクロライド療法を中心とした薬物療法を行うが，症例によっては鼻茸切除を中心とした保存的な鼻内手術も考慮する．
- 急性炎症に伴う眼窩内合併症や頭蓋内合併症の発症に注意する．

鼻・副鼻腔炎の病態と起炎菌

- 急性鼻・副鼻腔炎は感冒の経過中に発症することが多く，ライノウイルス，パラインフルエンザウイルス，インフルエンザウイルスなどのウイルス感染が発端となり，数日後に細菌感染に移行する．
- 主要起炎菌は肺炎球菌，インフルエンザ菌の2菌種で，モラクセラ・カタラーリスが次いで重要である（❶）[1,3]．
- モラクセラ・カタラーリス（*Moraxella catarrhalis*）は病原性が弱いが，95％がβ-ラクタマーゼを産生するため，他の病原菌と混合感染すると，ペニシリンやセフェムなどのβ-ラクタム薬を不活化してしまう．
- 小児急性鼻・副鼻腔炎は，3〜4日間の発熱（39℃以上）と膿性鼻漏の激しい症状を伴うか，10日以上30日以内の持続性の症状を伴うもの，小児慢性鼻・副鼻腔炎は発症から1〜3か月以上鼻症状が持続するか，再燃を繰り返す鼻・副鼻腔感染症と定義される．

> 急性鼻・副鼻腔炎の主要起炎菌は肺炎球菌とインフルエンザ菌である

小児の鼻・副鼻腔炎の特徴

- 免疫機能が未成熟であるため，ウイルスや細菌による感染を繰り返しやすい．
- 症状の訴えが明確でない，鼻腔が狭いことと協力が得

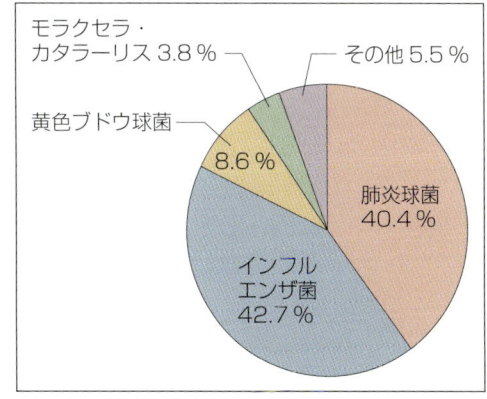

❶ 小児急性鼻・副鼻腔炎の上顎洞穿刺で得られた上顎洞貯留液からの分離菌（131株）

モラクセラ・カタラーリス 3.8％
その他 5.5％
黄色ブドウ球菌 8.6％
インフルエンザ菌 42.7％
肺炎球菌 40.4％

（日本鼻科学会編．日鼻誌2010[1] より）

鼻・副鼻腔／小児の鼻・副鼻腔炎 145

られにくいため局所所見がとりにくい．さらに，副鼻腔が未発達で単純X線による確認が行いにくいため，診断が難しい．
- アデノイド増殖症や扁桃肥大による上気道狭窄や，Ⅰ型アレルギー性鼻炎の合併による鼻粘膜腫脹・水性鼻汁などの影響が認められることが多い．
- 発達過程にあるため，年齢とともに鼻・副鼻腔の構造が大きくなり，10〜12歳ごろに成人と同様になる．鼻・副鼻腔の発達とともに鼻・副鼻腔炎の自然治癒傾向がみられる．

> 小児の鼻・副鼻腔炎は感染を繰り返しやすく，成長とともに自然治癒傾向がある

鼻・副鼻腔炎の診断

- 症状の訴えが乏しいため問診が重要で，感冒などの発症の契機や具体的な症状，いつから症状があるのか，さらに，耐性菌の危険因子に関して生活背景や既往歴を把握する．
- ウイルス性鼻・副鼻腔炎は10日以内に自然治癒する．したがって10日以上膿性鼻漏が持続するか，発症後5〜7日目に悪化する場合は，急性細菌性鼻・副鼻腔炎と診断する．
- 5歳以下の小児，保育園児，免疫不全の合併，1か月以内の抗菌薬の使用などの問診結果は，耐性菌の危険因子であり，その後の抗菌薬選択に重要である．
- 膿性鼻漏，後鼻漏，鼻閉が一般的な症状であるが，小児では湿性咳嗽も重要な症状である．診断においては，膿性鼻汁あるいは後鼻漏を確認すること，湿性咳嗽の有無を確認すること，細菌検査を行うこと，発熱，機嫌が悪い，頭痛などの症状を確認することが重要である．
- 単純X線撮影の診断能は上顎洞を除いて不十分であり，とくに6歳以下では補助診断にすぎない．したがって，小児の鼻・副鼻腔炎は臨床症状と経過，鼻内所見などで診断可能である．
- CT撮影は鼻・副鼻腔の病態評価にきわめて有用であるが，小児では副鼻腔炎がなくても高率に粘膜肥厚などが認められるので，診断における特異度が低い．ただし，合併症が疑われる場合はCTが有用である[4]．
- 小児では訴えが少ないため，重症度を正しく評価し適切に抗菌薬を使用する必要がある．急性鼻・副鼻腔炎の重症度は，臨床症状（鼻漏，不機嫌，湿性咳嗽）と鼻腔所見（鼻汁，後鼻漏）から，軽症，中等症，重症に分類される（❷）[1]．とくに発熱（38.5℃以上），顔面腫脹・発赤，炎症所見（血液検査）が認められる場合，合併症を考慮してCT検査を行う．

> 耐性菌の危険因子に注意する

> 急性鼻・副鼻腔炎の診断は臨床症状と局所所見で行い，画像診断は不要である

急性鼻・副鼻腔炎の治療

- 鼻処置，自然口開大処置，鼻ネブライザーなどの一連の局所処置を行うことで症状の改善が期待できる．
- ウイルス感染が主体の軽症例では，抗菌薬は投与せず経過観察する．

> ウイルス性鼻・副鼻腔炎は抗菌薬治療の対象にならない

❷小児のスコアリングと重症度分類

	症状・所見	なし	軽度/少量	中等以上
臨床症状	鼻漏	0	1（時々鼻をかむ）	2（頻繁に鼻をかむ）
	不機嫌・湿性咳嗽	0	1（咳がある）	2（睡眠が妨げられる）
鼻腔所見	鼻汁・後鼻漏	0（漿液性）	2（粘膿性少量）	4（中等量以上）

軽症：1～3　　中等症：4～6　　重症：7～8

（日本鼻科学会編．急性鼻副鼻腔炎診療ガイドライン2010年版．日鼻誌2010[1]より）

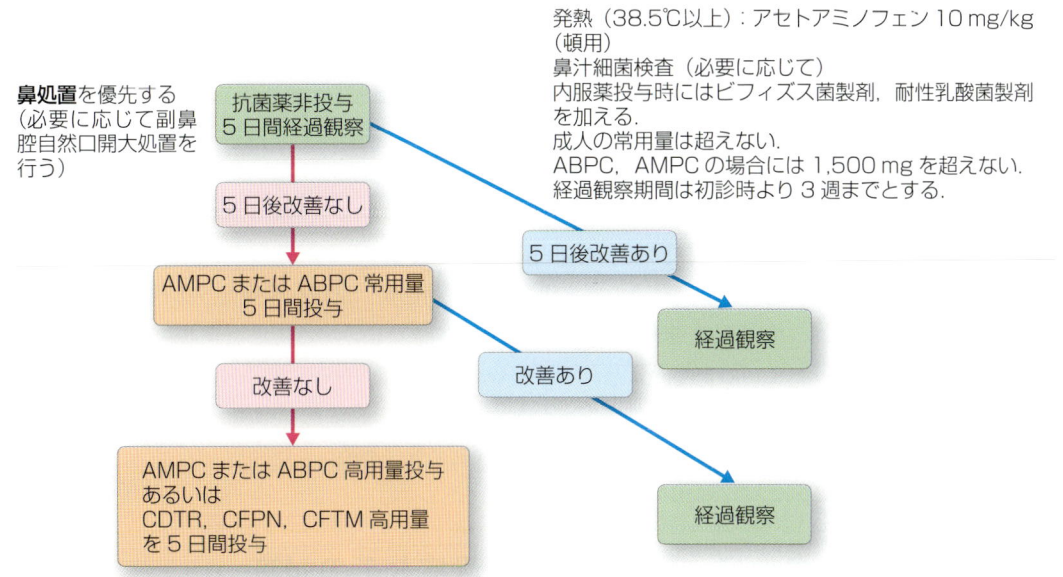

鼻処置を優先する
（必要に応じて副鼻腔自然口開大処置を行う）

発熱（38.5℃以上）：アセトアミノフェン 10 mg/kg（頓用）
鼻汁細菌検査（必要に応じて）
内服薬投与時にはビフィズス菌製剤，耐性乳酸菌製剤を加える．
成人の常用量は超えない．
ABPC，AMPCの場合には1,500 mgを超えない．
経過観察期間は初診時より3週までとする．

抗菌薬非投与　5日間経過観察
↓5日後改善なし
AMPCまたはABPC 常用量 5日間投与
↓改善なし
AMPCまたはABPC 高用量投与　あるいは CDTR，CFPN，CFTM 高用量を5日間投与

5日後改善あり → 経過観察
改善あり → 経過観察

❸小児急性鼻・副鼻腔炎治療アルゴリズム（軽症）

AMPC：アモキシシリン水和物，ABPC：アンピシリン水和物，CDTR：セフジトレン ピボキシル（CDTR-PI），CFPN：セフカペン ピボキシル塩酸塩水和物（CFPN-PI），CFTM：セフテラム ピボキシル（CFTM-PI）．

（日本鼻科学会編．急性鼻副鼻腔炎診療ガイドライン2010年版．日鼻誌2010[1]より）

- 抗菌活性の強い薬剤を第一選択として多用すると，薬剤の耐性化を促進する危険性があるので，重症度と耐性菌の危険因子の有無に応じた薬剤選択を行う．
- 抗菌薬の投与期間は，欧米では10～14日が一般的であるが，わが国では第二選択薬への変更なども考慮して，7～10日が推奨される．
- 低年齢では起炎菌の耐性化が高率に認められるため，2歳以下の乳幼児はより重症と考えて治療を行うとともに，細菌検査が必要である．
- 軽症・中等症・重症に分けた重症度に応じた治療アルゴリズム[1]を❸～❺に示す．

低年齢児ほど耐性菌感染の割合が高い

> **ポイント**　重症度に基づいた急性副鼻腔炎に対する薬剤選択[1]（❸〜❺）
>
> - 第一選択はペニシリン抗菌薬である AMPC（アモキシシリン水和物）または ABPC（アンピシリン水和物）を投与し，とくに肺炎球菌の耐性菌感染が疑われる場合は初回から高用量（常用量の倍量）投与を行う．臨床効果と起炎菌から効果が認められない場合は，セフェム系抗菌薬を選択する．
> - 薬物動態－薬物力学（PK-PD）理論に基づいて，起炎菌の MIC（最小発育阻止濃度）を超える血中濃度を十分維持する目的で，セフェム系抗菌薬は高用量（常用量の倍量）投与が推奨される．
> - 急性副鼻腔炎の薬物療法は急性中耳炎と共通であり，急性中耳炎の治療に有用な CVA/AMPC（クラブラン酸カリウム・アモキシシリン水和物）は急性副鼻腔炎に対しても有効であるが，現時点では保険診療上の適用がない．
> - レスピラトリーキノロン系抗菌薬はペニシリン（PC）耐性菌に対して良好な感受性があり，成人例では AMPC に次ぐ第二選択薬あるいは重症例の第一選択薬として推奨されるが，小児に適応のある薬剤が少なくエビデンスに乏しい．小児における使用はキノロン耐性菌の増加を誘導する可能性があり，安易な使用は避けるべきである．
> - 経口カルバペネム系抗菌薬は PC 耐性菌に良好な感受性があり，重症例や乳幼児の難治例で，他の薬剤が有効でない場合の選択薬として期待できる．しかし，安易に使用すると，切り札的存在であるカルバペネム系注射薬における耐性化が進行し，治療困難な感染症が増加する可能性があり，厳格なルールに基づく適正使用が必要である．

急性鼻・副鼻腔炎では急性中耳炎に準じた薬物療法を行う

急性鼻・副鼻腔炎の合併症とその対策

- 急性鼻・副鼻腔炎の合併症に，眼窩内合併症（眼窩蜂窩織炎，眼窩骨膜下膿瘍），頭蓋内合併症（硬膜下膿瘍，硬膜外膿瘍，髄膜炎，脳膿瘍，海綿静脈洞血栓症），Pott's puffy tumor（前頭骨膜下膿瘍）などがある．
- 眼窩内合併症は篩骨洞の急性炎症から，頭蓋内合併症は前頭洞の急性炎症から波及すると考えられる．
- 男子は女子よりも合併症を生じやすく，小児では眼窩内合併症を起こしやすい．頭蓋内合併症は 10 歳代の男子に多く，若年者は板間静脈が発達し，赤色骨髄が多く骨髄炎を起こしやすいためと考えられる．
- 急性鼻・副鼻腔炎の診断に画像診断は不要であるが，合併症が疑われる場合は CT あるいは MRI 検査を行う．その結果，合併症を認めた場合は，入院のうえ抗菌薬の静脈内投与を行うとともに，手術療法を考慮する．
- 眼窩骨膜下膿瘍は 6 歳以下の例では内側に生じることが多く，一般に抗菌薬に反応しやすい特徴がある[6]．しかし，眼科医の診断を受けたうえで，視力障害などの症状がある場合は早期に手術加療を行う．

合併症が疑われる場合は早期に CT あるいは MRI での画像診断を行う

小児の眼窩骨膜下膿瘍は抗菌薬治療に反応しやすい

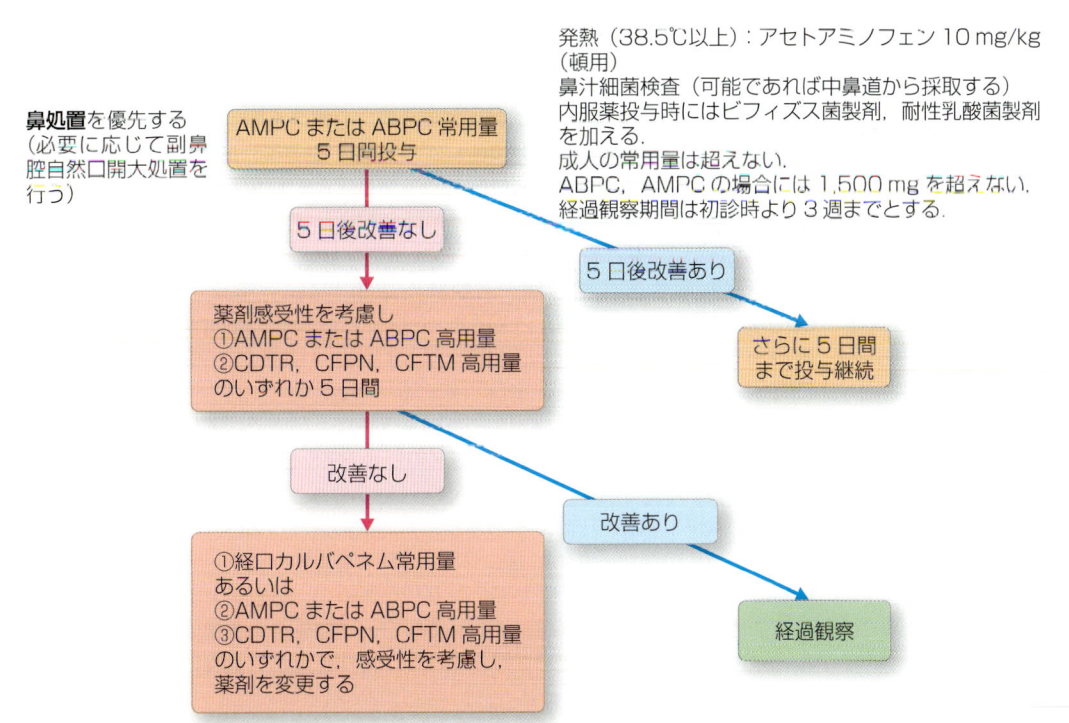

❹ 小児急性鼻・副鼻腔炎治療アルゴリズム（中等症）

鼻処置を優先する
（必要に応じて副鼻腔自然口開大処置を行う）

- AMPC または ABPC 常用量 5日間投与
  - 5日後改善あり → さらに5日間まで投与継続
  - 5日後改善なし → 薬剤感受性を考慮し
    ①AMPC または ABPC 高用量
    ②CDTR, CFPN, CFTM 高用量
    のいずれか5日間
    - 改善あり → 経過観察
    - 改善なし →
      ①経口カルバペネム常用量 あるいは
      ②AMPC または ABPC 高用量
      ③CDTR, CFPN, CFTM 高用量
      のいずれかで, 感受性を考慮し, 薬剤を変更する

補足：
- 発熱（38.5℃以上）：アセトアミノフェン 10 mg/kg（頓用）
- 鼻汁細菌検査（可能であれば中鼻道から採取する）
- 内服薬投与時にはビフィズス菌製剤, 耐性乳酸菌製剤を加える.
- 成人の常用量は超えない.
- ABPC, AMPC の場合には 1,500 mg を超えない.
- 経過観察期間は初診時より3週までとする.

（日本鼻科学会編. 急性鼻副鼻腔炎診療ガイドライン 2010 年版. 日鼻誌 2010[1] より）

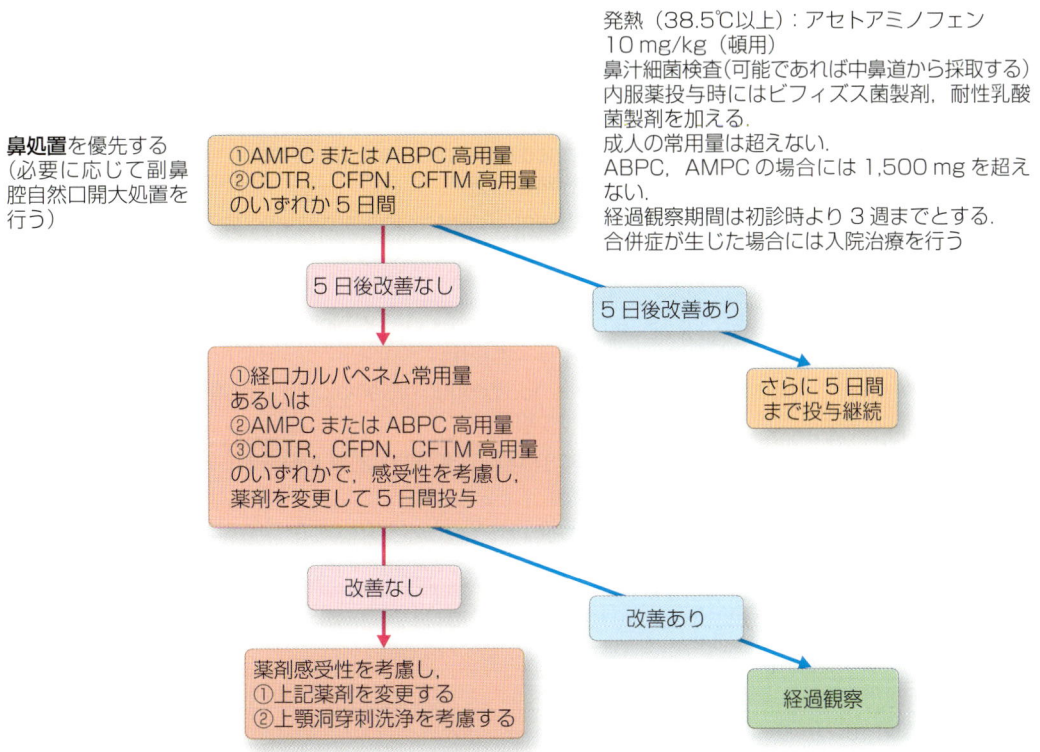

❺ 小児急性鼻・副鼻腔炎治療アルゴリズム（重症）

鼻処置を優先する
（必要に応じて副鼻腔自然口開大処置を行う）

- ①AMPC または ABPC 高用量
  ②CDTR, CFPN, CFTM 高用量
  のいずれか5日間
  - 5日後改善あり → さらに5日間まで投与継続
  - 5日後改善なし →
    ①経口カルバペネム常用量 あるいは
    ②AMPC または ABPC 高用量
    ③CDTR, CFPN, CFTM 高用量
    のいずれかで, 感受性を考慮し, 薬剤を変更して5日間投与
    - 改善あり → 経過観察
    - 改善なし → 薬剤感受性を考慮し,
      ①上記薬剤を変更する
      ②上顎洞穿刺洗浄を考慮する

補足：
- 発熱（38.5℃以上）：アセトアミノフェン 10 mg/kg（頓用）
- 鼻汁細菌検査（可能であれば中鼻道から採取する）
- 内服薬投与時にはビフィズス菌製剤, 耐性乳酸菌製剤を加える.
- 成人の常用量は超えない.
- ABPC, AMPC の場合には 1,500 mg を超えない.
- 経過観察期間は初診時より3週までとする.
- 合併症が生じた場合には入院治療を行う

（日本鼻科学会編. 急性鼻副鼻腔炎診療ガイドライン 2010 年版. 日鼻誌 2010[1] より）

Column 耐性菌感染の現状と薬剤選択

2007年の第4回耳鼻咽喉科領域感染症臨床分離菌全国サーベイランスの結果[5]では，肺炎球菌の耐性率は46.1％（PRSP 12.8％，PISP 33.3％）で，とくに低年齢で耐性化率が高く，5歳以下では72.0％を占めていた．インフルエンザ菌は58.7％が耐性菌（BLNAR 52.5％，BLPAR 6.2％）で，5歳以下では60.9％を占めていた．

経時的な耐性菌の割合は，耐性肺炎球菌が1994年50.4％，1998年50.9％，2003年59.6％，2007年46.1％とやや減少傾向が認められたが，耐性インフルエンザ菌は1994年18.3％，1998年19.2％，2003年50.3％，2007年58.7％と急増している．

急性鼻・副鼻腔炎からの検出菌の薬剤感受性は，小児では肺炎球菌に対してAMPC（耐性菌に対しては初回から高用量投与），セフェム系ではCDTR-PI（セフジトレン ピボキシル），CFPN-PI（セフカペン ピボキシル塩酸塩水和物），CFTM-PI（セフテラム ピボキシル）の抗菌活性が高い．インフルエンザ菌はBLNARの増加のためにペニシリン系薬の感受性が低下していて，セフェム系のCDTR-PIの抗菌活性が高い．β-ラクタマーゼを産生するBLPARやモラクセラ・カタラーリス感染に対してはCVA/AMPCの抗菌活性が優れている．一方，成人ではレスピラトリーキノロン系抗菌薬が3菌種に対して優れた抗菌力を有している．

Column 略語の説明

●肺炎球菌

PSSP（penicillin susceptible *Streptococcus pneumoniae*；ペニシリン感受性肺炎球菌）

PISP（penicillin intermediately resistant *Streptococcus pneumoniae*；ペニシリン中等度耐性肺炎球菌）

PRSP（penicillin resistant *Streptococcus pneumoniae*；ペニシリン耐性肺炎球菌）

●インフルエンザ菌

BLNAS（β-lactamase non-producing ampicillin susceptible；β-ラクタマーゼ非産生アンピシリン感受性）

BLNAR（β-lactamase non-producing ampicillin resistant；β-ラクタマーゼ非産生アンピシリン耐性）

BLPAR（β-lactamase producing ampicillin resistant；β-ラクタマーゼ産生アンピシリン耐性）

BLPACR（β-lactamase producing amoxicillin/clavulanate resistant；β-ラクタマーゼ産生アモキシシリン・クラブラン酸耐性）

慢性鼻・副鼻腔炎とマクロライド療法

- 小児の慢性鼻・副鼻腔炎の特徴として、①細菌感染の要素が強く急性増悪を繰り返すこと、したがって、②検出される細菌の様相（肺炎球菌やインフルエンザ菌）が成人と異なること、③鼻茸などの非可逆的病変が少ないこと、④成長に伴い思春期にかけて自然治癒傾向があること、などがあげられる．
- 14員環マクロライドの少量長期投与（マクロライド療法）は、成人の慢性鼻・副鼻腔炎治療の第一選択となっている．その機序は薬剤のもつ抗菌作用ではなく、免疫調節作用にあると考えられている．とくに、好中球性炎症で鼻漏・後鼻漏などの過分泌症状が顕著な症例に有効で、鼻漏症状の改善が最も早期に出現する．一方、マクロライド療法の効果が不十分な症例として、①I型アレルギーや気管支喘息を合併した好酸球性炎症、② ostiomeatal complex（中鼻道自然口ルート）が閉塞した症例、③大きな鼻茸を有する症例、④長期投与中の急性増悪例、などがある[7]．

> マクロライド療法は膿性鼻漏や後鼻漏が1～3か月以上続く鼻汁過多の症例に有効である

- 小児の慢性鼻・副鼻腔炎におけるマクロライド療法のポイントを❻にまとめた．1～3か月以上膿性鼻漏や後鼻漏が続く患児が対象で、常用量の半量（クラリスロマイシン5mg/kg、エリスロマイシン10mg/kg）を投与する．臨床効果は2～4週で発現するので、できるだけ投与期間は短縮し、2か月で有効性を認めない場合は投与を終了する．有効性が得られた症例も2～3か月で投与は打ち切り、再燃時には再投与で対処する．治療効果は膿性鼻漏や後鼻漏を中心とした自覚症状の改善を指標にし、多少の鼻漏があったり、副鼻腔陰影が残っていても投薬は終了してよい．長期投与に際しては薬剤相互作用や副作用に十分な注意を払う．

> 治療効果の判定は画像診断ではなく自覚症状の改善を指標にする

- I型アレルギーや気管支喘息を合併した好酸球性炎症を伴う症例では、眠気の少ない第二世代抗ヒスタミン薬や鼻噴霧用ステロイド薬を併用する．マクロライド療法の効果が乏しい症例や鼻茸を伴う症例では、年齢によって鼻茸切除を中心とした保存的な鼻内手術も考慮する．
- 小児では急性増悪を生じることが多いが、その際は細菌検査を行い、薬剤感受性を考慮して急性鼻・副鼻腔炎に準じた抗菌薬の選択が必要である．14員環マクロライドは肺炎球菌やインフルエンザ菌に対して高率に耐性を生じているため、急性増悪時には効果が乏しい．

> 14員環マクロライドは急性炎症や急性増悪には効果が乏しい

鼻・副鼻腔炎に対する手術療法

- 小児の慢性鼻・副鼻腔炎は感染を繰り返し急性増悪を生じやすいが、鼻茸などの非可逆的病変が少なく、成長に伴って自然治癒傾向があり、手術治療を行うことは少ない．鼻茸を有する例や ostiomeatal complex が閉塞してマクロライド療法などの保存的治療が無効な例、眼窩内や頭蓋内合併症をきたした例、などが内視鏡下鼻・副鼻腔手術の適応になる．
- 鼻・副鼻腔の形態は成長とともに発育し、上顎洞の大きさは10歳くらいで

❻小児慢性鼻・副鼻腔炎におけるマクロライド療法のポイント

1) 適応
　1〜3か月以上膿性鼻漏や後鼻漏が持続する鼻汁分泌過多の慢性鼻・副鼻腔炎．

2) 投与薬剤
　14員環マクロライド（CAM 5 mg/kg，EM 10 mg/kg──常用量の半量）．

3) 投与期間
　2か月投与で無効な症例は他の治療法に変更する．有効症例でも投与期間は2〜3か月で一度打ち切り，症状再燃に対しては再投与で対処する．

4) 効果判定
　臨床効果は，膿性鼻漏や後鼻漏を中心とした自覚症状の改善を指標とし，多少の鼻漏があったり，副鼻腔陰影が残っていても投薬は終了してよい．

5) 効果不十分な病態
　以下の症例に対しては効果に限界があるので，薬剤の変更や手術等の適切な治療の追加あるいは変更が必要である．
　　①Ⅰ型アレルギー性炎症が主体の症例
　　②気管支喘息を合併している症例
　　③中鼻道が高度に閉塞している症例
　　④大きな鼻茸を有する症例
　　⑤長期投与中の急性増悪例
　①，②に対しては抗アレルギー薬や鼻噴霧用ステロイド薬を，③，④には鼻茸切除を中心とした保存的な内視鏡手術を，⑤に対しては14員環マクロライドの効果は乏しいので，急性鼻・副鼻腔炎に準じて薬剤感受性を考慮した抗菌薬の選択を行う．

6) 副作用，薬剤相互作用
　長期投与に際しては副作用や薬剤相互作用に十分な注意を払い，漫然とした長期投与は行わない．

成人と同じになる．また，11歳くらいまでは鼻・副鼻腔の感染をきたしやすい特徴があるが，思春期にかけて自然治癒傾向がある．したがって，10歳未満の患児は鼻茸切除を中心とした鼻内手術を行い，10歳を過ぎた症例では ostiomeatal complex の開放を中心とした保存的な鼻内手術にとどめ，13〜15歳以降の症例で成人と同様な内視鏡手術を行う．ただし，上顎洞性後鼻孔ポリープの症例は再発をきたしやすいので，年齢を問わず可能であれば上顎洞内のポリープの基部を処置する必要がある[8]．

● アデノイド増殖症が鼻閉の原因になっている場合はアデノイド切除術を併用する場合もある．アレルギー性鼻炎を合併している場合は下鼻甲介粘膜手術も考慮する．小児の鼻腔は狭いが，鼻中隔彎曲症がある場合もできるだけ骨性形態は温存し，鼻中隔彎曲症の手術は18歳くらいまでは避けたほうがよい．

（清水猛史）

引用文献

1) 日本鼻科学会編. 急性鼻副鼻腔炎診療ガイドライン2010年版. 日鼻誌 2010;49:143-247.
2) 日本鼻科学会編. 副鼻腔炎診療の手引き. 東京:金原出版;2007.
3) 松原茂規. 小児副鼻腔炎の病態. 耳鼻臨床 2000;93:283-9.
4) 日本医学放射線学会および放射線科専門医会・医会共同編集. 副鼻腔疾患の画像診断ガイドライン2007年度版. http://www.jcr.or.jp/
5) 鈴木賢二ほか. 第4回耳鼻咽喉科領域感染症臨床分離菌全国サーベイランス結果報告. 日本耳鼻咽喉科感染症研究会会誌 2008;26:15-26.
6) 巾村恵一. 小児の鼻副鼻腔炎症の取り扱い. 頭頸部外科 2010;20:29-32.
7) 羽柴基之ほか. 慢性副鼻腔炎に対するマクロライド療法のガイドライン（試案）. The Japanese Journal of Antibiotics 1998;51 Supple A:86-9.
8) 春名眞一. 小児副鼻腔炎に対する手術. JOHNS 2008;24:185-8.

第1章 小児に特有な耳鼻咽喉科疾患の診療

鼻・副鼻腔
鼻出血

> 小児の鼻出血は，10歳未満に多く，キーゼルバッハ部位からの出血が多い

はじめに

- 鼻出血は耳鼻咽喉科医師が日常臨床で数多く遭遇する疾患である．40歳代から70歳代に最も多くみられ，10歳未満の小児にも多く，その分布は二峰性を示す．一方，10歳代の小児の割合は非常に少ない．40歳代から70歳代では入院加療となる症例が多いが，10歳未満の小児では外来での加療が可能である軽症例がほとんどである[1]．

- 一般に小児の鼻出血は，鼻中隔前方のキーゼルバッハ（Kiesselbach）部位からの出血が大部分を占めるといわれる．しかし，実際の症例の統計をみると，10歳未満においては，半数はキーゼルバッハ部位からの出血と同定されているが，残りの半数は出血部位が不明と報告されている．鼻腔後部からの出血は高齢者を中心として大人に多いが，小児でも割合は少ないが認められる[1]．乳幼児では鼻腔が小さくて観察が難しいことも出血部位が不明な要因のひとつと考えられる．

- また，キーゼルバッハ部位は，大人であれば止血は比較的容易な場所であるが，小児の場合は，キーゼルバッハ部位からの出血だったとしても，鼻腔が小さい，あるいは鼻鏡を前鼻孔に入れて観察するだけでも恐怖心から動いてしまう，などの理由により，正確な出血部位の同定が難しかったり，動いたり暴れたりして止血処置も難しいことが多い．

- キーゼルバッハ部位は，小児では通常大量出血となることは少ないが，前・後部篩骨動脈（内頸動脈系の眼動脈の枝）と蝶口蓋動脈や大口蓋動脈（外頸動脈系の顎動脈の枝），上唇動脈（外頸動脈系の顔面動脈の枝）が吻合して動脈叢を形成している場所であり，血液疾患による出血の場合などはかなりの量の出血となることもあり注意が必要である．

小児の鼻出血の原因

- 小児の鼻出血の原因は，腫瘍性疾患以外の局所病変，腫瘍性疾患，全身性疾患，薬剤の副作用などに分けられる．（❶）

局所（腫瘍性疾患以外）

> 指性出血では鼻いじりにより再出血が日常的

- 小児の鼻出血は大部分が指性出血である．基礎疾患としてアレルギー性鼻炎や鼻・副鼻腔炎が多く，「鼻がかゆい」，「鼻が出て気になる」ことから鼻を

いじる，こするなどして，物理的刺激による直接擦過で出血することが非常に多い．そしていったん痂皮の形成によって止血しても，鼻いじりが繰り返されることで再出血は日常的に生ずる[2,3]．
- また小児では鼻翼軟骨が柔らかくて，外界の物理刺激で鼻粘膜の傷害を受けやすく，外傷，鼻の打撲なども原因となる[2]．
- ときに家族が気付かないうちに異物を鼻内に入れてしまい，鼻出血が契機となって異物が発見されることもあるので注意が必要である．

腫瘍性疾患

- 鼻・副鼻腔や上咽頭に生ずる腫瘍性疾患が鼻出血の原因になることもある．1施設における1年間の鼻出血症例の検討では，全体の1.7％（346例中6例）で腫瘍性疾患が鼻出血の原因であったと報告されており[4]，小児ではその割合はさらに少ないと考えられるが，反復性・難治性の鼻出血で，とくに一側性である場合は，常に腫瘍性疾患の存在を念頭におく必要がある．近年の国内の文献を調べると，若年性鼻咽腔血管線維腫，血管腫，グロームス腫瘍，横紋筋肉腫，上咽頭癌などが，小児鼻出血の原因疾患として報告されている．

全身性疾患

- 小児の反復性・難治性の鼻出血の場合は，全身性疾患，とくに血液疾患が関与している場合があり，注意が必要である．全身性疾患は，病態別に，血管異常，血小板異常，凝固異常などに分類できる．
- 血管異常を主病態とするものとしては遺伝性出血性末梢血管拡張症（Osler-Weber-Rendu病），血管性紫斑病，血小板異常を主病態とするものとしては白血病（急性前骨髄性白血病・急性リンパ性白血病・慢性骨髄性白血病など），再生不良性貧血，von-Willebrand病，血小板無力症，特発性血小板減少性紫斑病など，凝固異常を主病態とするものとしてはビタミンK欠乏症，血友病，無フィブリノーゲン血症，自己免疫性肝炎などが挙げられる．

❶小児の鼻出血の原因

1. 局所（腫瘍性疾患以外）	鼻こすり，指いじり アレルギー性鼻炎 鼻・副鼻腔炎 鼻前庭炎 外傷，打撲 鼻腔異物	
2. 腫瘍性疾患	若年性鼻咽腔血管線維腫 血管腫 上咽頭癌 グロームス腫瘍 横紋筋肉腫	
3. 全身性疾患	血管異常	遺伝性出血性末梢血管拡張症（Osler-Weber-Rendu病） 血管性紫斑病
	血小板異常	白血病 再生不良性貧血 von-Willebrand病 血小板無力症 特発性血小板減少性紫斑病（ITP）
	凝固異常	ビタミンK欠乏症 血友病 無フィブリノーゲン血症 自己免疫性肝炎
4. 薬剤の副作用	アスピリン ステロイド点鼻など	

小児の鼻出血の原因は，腫瘍性疾患以外の局所病変，腫瘍性疾患，全身性疾患，薬剤の副作用などに分けられる．大部分はアレルギー性鼻炎や鼻・副鼻腔炎を基礎疾患としてもつ指性出血であるが，反復性・難治性，一側性のものでは，腫瘍性疾患，血液疾患などの全身疾患が原因である可能性を忘れてはならない．

❷出血傾向を認める小児の全身性疾患（発症年齢順）

1. 早期新生児期 （生後7日未満）	血小板異常	免疫性血小板減少性紫斑病 Kasabach-Meritt 症候群 胎内感染（先天性風疹症候群）
	凝固異常	ビタミンK欠乏症 無フィブリノーゲン血症 先天性第13因子欠乏症 α2-プラスミンインヒビター欠乏症 播種性血管内凝固症候群（DIC）
2. 後期新生児期・ 乳児期 （生後7日～1歳未満）	血小板異常	Wiscott-Aldrich 症候群
	凝固異常	乳児特発性ビタミンK欠乏症 血友病
3. 幼児期 （1～6歳）	血管障害	血管性紫斑病
	血小板異常	特発性血小板減少性紫斑病（ITP） 白血病 再生不良性貧血
	凝固異常	血友病
4. 学童期以降 （6歳～）	血管障害	遺伝性出血性末梢血管拡張症（Osler-Weber-Rendu 病）
	血小板異常	von-Willebrand 病 先天性血小板機能異常症 SLEなどの膠原病に伴った血小板減少性紫斑病

出血傾向を認める小児の全身性疾患を，発症年齢順に，血管異常・血小板異常・凝固異常別にまとめた．❶よりさらに詳細な疾患が記載されている．早期新生児期の小児は小児科医が診療する場合がほとんどと思われるが，後期新生児期以降は耳鼻咽喉科医が診療する機会もあると考えられ，遭遇する疾患は少ないが，表に記載された疾患を念頭に置く必要がある．
（熊本真優子．ENTONI 2009[2]，横田俊一郎．小児内科 1998[5]，井口郁雄．JOHNS 2007[6] をもとに作成）

薬剤の副作用

- また薬剤の副作用として，川崎病などで内服するアスピリン，アレルギー性鼻炎で使用する点鼻液などが原因になることもある．

- ❷には出血傾向を認める小児の全身性疾患を，発症年齢順に，血管異常・血小板異常・凝固異常別にまとめた．これらの疾患では必ずしも鼻出血を主訴に耳鼻咽喉科を受診するとは限らないが，後期新生児期以降の小児では，鼻出血があった場合は耳鼻咽喉科を受診する可能性があり，遭遇する機会は少ないものの，表記載の疾患を念頭に置く必要がある．

小児の鼻出血の対応

- 小児の鼻出血の診断と治療の流れを❸に示す．
- 以下，問診，診察・検査，止血処置，保護者への指導について，具体的に記載する．

```
問診 ─ 鼻出血の経緯
      ─ 他の鼻症状の有無
      ─ 既往歴
      ─ 内服薬・外用薬の有無
      ─ 鼻以外に出血しやすい場所がないかどうかの確認（内出血・紫斑など）

視診 ─ 前鼻鏡検査
      ─ 口腔，咽頭の観察
      ─ 四肢などの出血斑の有無の確認
```

- 出血の原因が鼻内局所（腫瘍以外）
  - 出血部位が鼻腔前方の場合 → 処置用顕微鏡での観察（キーゼルバッハ部位を拡大観察）→ 原因疾患の治療（耳鼻科）鼻・副鼻腔炎，アレルギー性鼻炎の治療など / 圧迫止血・電気凝固止血など
  - 出血部位が鼻腔前方でない場合 → ファイバースコープ，電子内視鏡での観察（乳幼児では無理な場合も）→ バルーン挿入など
- 出血の原因が腫瘍の場合 → 画像診断（単純副鼻腔 X 線，鼻・副鼻腔 CT，鼻・副鼻腔 MRI など）→ 腫瘍の治療（専門施設）対症的に，圧迫止血・電気凝固止血など
- 出血の原因として全身疾患が疑われる場合 → 各種血液検査（血算，生化，凝固系）→ 原因疾患の治療（小児科）対症的に，圧迫止血・電気凝固止血など

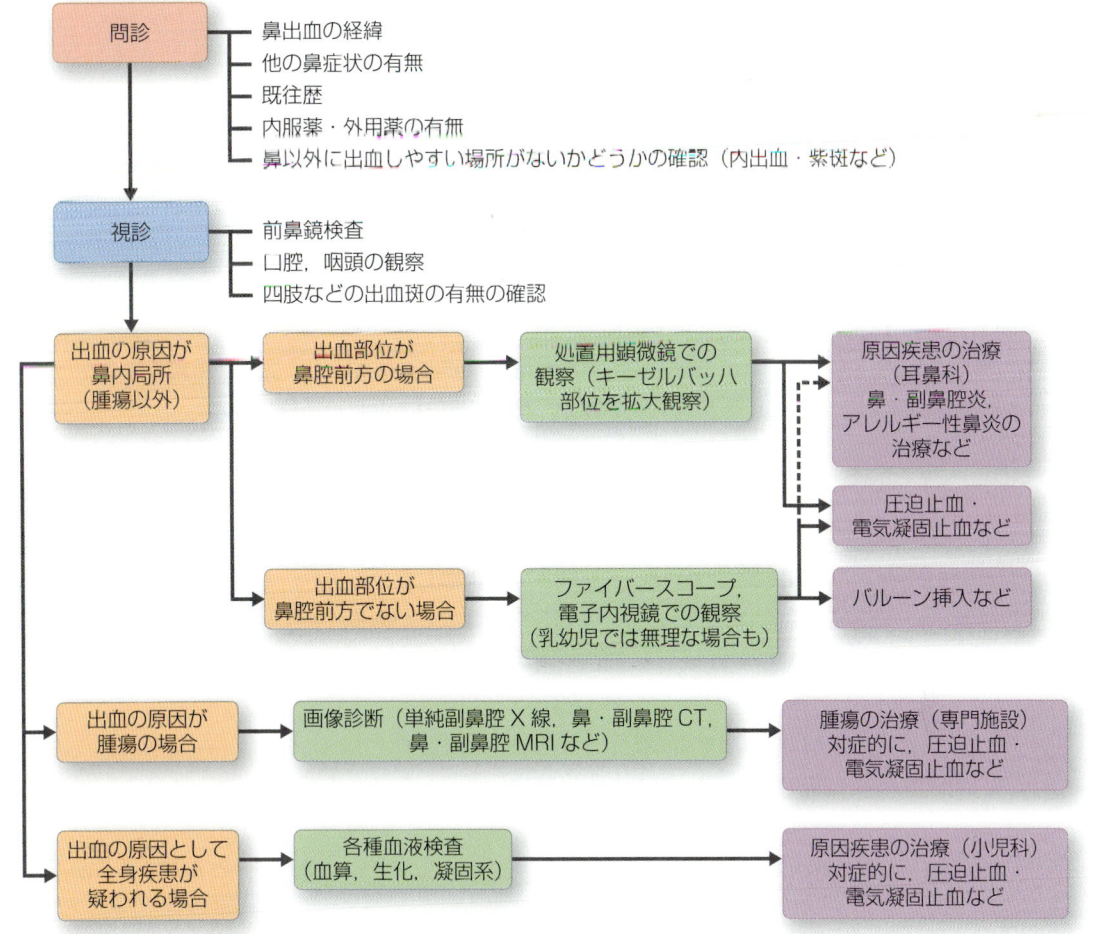

❸フローチャート小児の鼻出血の診断と治療の流れ
問診，診察，出血の原因が鼻内局所（腫瘍以外）の場合，腫瘍の場合，全身疾患が疑われる場合それぞれに，検査，対処法について記載した．

■ 問診

- 前述の原因疾患の鑑別を行うため，以下の問診を行う．よくある指性出血か否か，その基礎疾患はないか，腫瘍性疾患や血液疾患などを除外診断するために，一側性か否か，反復しているか否か，来院までに大量に出ていないかなどを問診する．

①いつから出ているか．
②どちらの鼻から出たか（始まったか）．
③ずっと出続けているかあるいは断続的か．
＊一側性，反復性，大量の場合は腫瘍性疾患や全身性疾患の存在に注意．
④朝出るか，一日中出るか．
＊朝の場合は夜間に鼻のかゆみなどで指いじりをして出ている可能性がある．
⑤どの位出たか，気持ち悪くないか．
＊大量に出た，気持ち悪いなどの訴えがある場合は血圧，脈拍などを測定．必

鼻・副鼻腔／鼻出血 157

要に応じ血液検査を急ぐ．
⑥前（前鼻孔）からか，喉からか（咽頭に回るか否か）．
＊前方のキーゼルバッハ部位からの出血か否かを鑑別．
⑦くしゃみ，鼻漏，鼻のかゆみなどの他の鼻症状はないか．
＊アレルギー性鼻炎，鼻・副鼻腔などの原因疾患の鑑別．
⑧かかっている他の病気はないか．
＊全身性疾患の有無の問診は忘れずに．
⑨何か薬を飲んでいないか．点鼻はしていないか．
＊薬剤の副作用の鑑別．
⑩他に血の出やすい所や皮下出血（紫斑）はないか，あざは出来やすくないか．
＊後述する視診も大切だが，問診しておくと視診の助けになる．

■ **診察・検査**

①前鼻鏡検査，処置用顕微鏡での観察．
＊出血部位の確認．来院時すでに止血している場合，処置用顕微鏡を使用して観察すると出血点を確認しやすいことがある．
②鼻腔以外にも，口腔内，歯齦部，咽頭，体幹・四肢などの出血斑や紫斑にも注意．
＊出血傾向を認める全身性疾患の除外診断．
③出血点がはっきりしない時は，可能ならファイバーで観察．しかし，小児では困難な場合も多い．
＊小児では鼻腔前方のキーゼルバッハ部位からの出血がほとんどであるが，まれに鼻腔後方からの出血もある．
④出血点が確認できない時は副鼻腔X線．
＊副鼻腔炎や腫瘍性疾患の除外診断．
⑤腫瘍性疾患を認める時や出血が大量である時はCT．
⑥さらなる精査が必要な場合はMRI．
＊腫瘍性疾患を扱う専門施設への紹介．
⑦キーゼルバッハ部位からの出血でない時，繰り返す出血，大量出血などの場合は血液検査（血算，生化，凝固）を忘れずに行う．
＊血液疾患等の全身性疾患を疑う場合は速やかに小児科を紹介．

■ **止血処置**

①ほとんどの場合はキーゼルバッハ部位からの出血で，しばらく圧迫していると停止する．それでも出てしまう時は5,000倍のアドレナリン綿球を出血部位に当てるように鼻内に挿入して5〜10分置いて止血する．サージセルやスポンゼルなどの軟らかい止血用製品を用いることも選択肢である．それでも止血が得られなければ，軟膏ガーゼによる圧迫止血を行う．ベスキチンFなどの製品を使用することも選択肢だが，費用的な問題がある．小児の場合は我慢できずにこれらを取ってしまうことも多い．

②鼻のかゆみ・くしゃみ・鼻漏とそれに伴う鼻の指いじりが出血の一因になっていると考えられる場合は，アレルギー性鼻炎・鼻副鼻腔などの原因疾患の投薬治療を行うことで鼻出血も軽減する場合が多い．

③これらの治療でも出血を反復する場合や，出血が大量である場合は，腫瘍性疾患や血液疾患などの全身性疾患を考慮して精査を進める一方，バイポーラーやモノポーラーによる電気凝固止血を考慮する．電気凝固止血できちんと止血されれば，軟膏ガーゼなどのパッキングは必要ない．筆者は焼灼のみでパッキングはせず，焼灼部位にリンデロンVG®軟膏などの軟膏を塗るのみとすることが多い．なお凝固止血前の処置としては4％キシロカインによる表面麻酔を行うことがほとんどであるが，患児が許容できれば，表面麻酔後に1％キシロカインを27Gなどの細い針を利用して1mLの細長いシリンジでごく少量，粘膜下に浸潤麻酔すると，凝固止血中の疼痛の訴えなく止血できる．しかし，バイポーラーやモノポーラー，ましてや針をみて恐怖を覚えて暴れる小児も多く，外来での小児に対する鼻粘膜電気焼灼止血は難しい場合も多い．患児の状態によって止血法は適宜アレンジし，無理し過ぎて余計な副損傷を起こすことのないように留意する必要がある．凝固止血後にできる痂皮は取ると再出血するので，鼻をほじるなどして取らないように指導する．

④腫瘍性疾患による出血で止血が困難な場合は，後鼻孔バルーンやベロックのタンポン，それでも駄目なら，顎動脈や外頸動脈の結紮術，動脈塞栓術なども考慮する．後鼻孔バルーンについては，小児用の膀胱留置カテーテルの使用が推奨されている[2,6]．

保護者への指導

- キーゼルバッハ部位からの出血である場合は，圧迫止血のみで止血する場合も多く，自宅で出血した場合の対応法として，診察時に出血部位を保護者に教え，用指圧迫法（pinching）を教えて実際にその場でやってみてもらうことを指導しておくと，保護者も患児も安心し，無用な出血を減らすことができる．

（杉本太郎）

引用文献

1) 長谷川武，ほか．当科における鼻出血症例の臨床的研究—外来症例と入院症例の比較検討．日耳鼻 2004；107：18-24．
2) 熊本真優子．小児鼻出血への対応．ENTONI 2009；98：28-33．
3) 工藤典代．小児の鼻出血への対応．JOHNS 2005；21(7)：1029-32．
4) 飯村慈朗，ほか．鼻出血症例の臨床的検討—腫瘍性疾患からの出血を中心に．耳展 2013；56(1)：14-9．
5) 横田俊一郎．出血傾向の検査，診断の進めかた．小児内科 1998；30(11)：1392-6．
6) 井口郁雄．鼻出血．JOHNS 2007；23(9)：1322-6．

第1章 小児に特有な耳鼻咽喉科疾患の診療

鼻・副鼻腔
先天性後鼻孔閉鎖

先天的に後鼻孔が骨性または膜性に閉鎖している状態

両側性の場合，出生直後より重篤な呼吸障害をきたす

- 先天性後鼻孔閉鎖症（congenital choanal atresia）は，先天的に後鼻孔が骨性または膜性に閉鎖している状態であり，両側性と一側性がある．
- 新生児は鼻呼吸が主体であるため，とくに両側性の場合には出生直後より重篤な呼吸障害をきたし気道確保を要する．

症状

- 両側性の場合，出生直後よりチアノーゼ，喘鳴をきたし，吸引カテーテルが鼻腔から咽頭まで挿入できないことで本疾患が疑われる．
- 一側性の場合，呼吸困難は少なく，片側の慢性鼻漏，鼻閉が主訴となる．
- 後鼻孔閉鎖症は他の先天奇形を合併することが多く，CHARGE association（網脈絡膜欠損，心奇形，後鼻孔閉鎖，成長障害と精神遅滞，性器奇形，耳奇形，難聴）の一症状でもある．

診断手順

- 新生児において鼻閉をきたす疾患は多々あり（❶），これらの疾患を念頭におき診断を行う．

顔面の診察

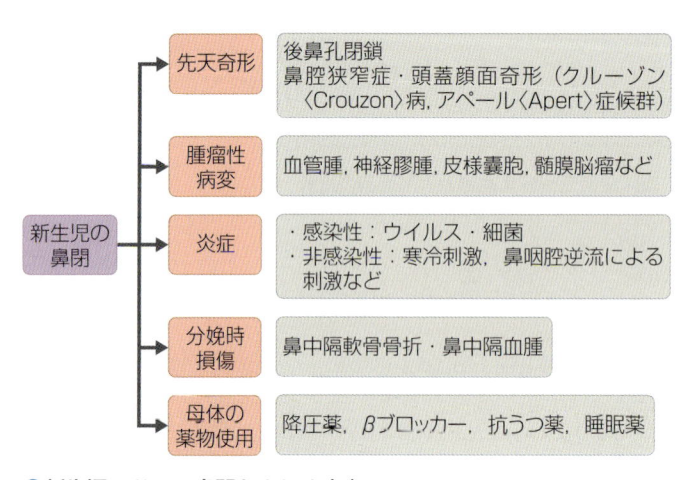

- 外鼻形態を含む顔面奇形の有無を確認する．

内視鏡検査

- ファイバースコープにより後鼻孔の閉塞を確認すると同時に他の疾患を除外する（❷）．

CT

- 閉鎖部の厚さや閉鎖形態（骨性，膜性）を確認する（❸，❹）．また鼻腔の広さ，口蓋奇形の有無も確認する．

新生児の鼻閉		
先天奇形	後鼻孔閉鎖、鼻腔狭窄症・頭蓋顔面奇形（クルーゾン〈Crouzon〉病，アペール〈Apert〉症候群）	
腫瘍性病変	血管腫，神経膠腫，皮様嚢胞，髄膜脳瘤など	
炎症	・感染性：ウイルス・細菌 ・非感染性：寒冷刺激，鼻咽腔逆流による刺激など	
分娩時損傷	鼻中隔軟骨骨折・鼻中隔血腫	
母体の薬物使用	降圧薬，βブロッカー，抗うつ薬，睡眠薬	

❶新生児において鼻閉をきたす疾患

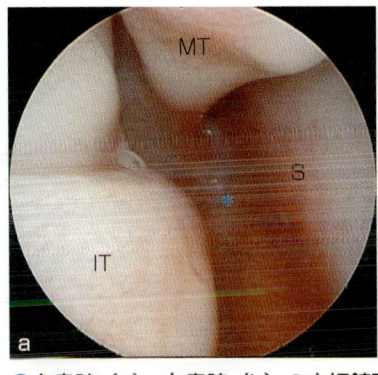

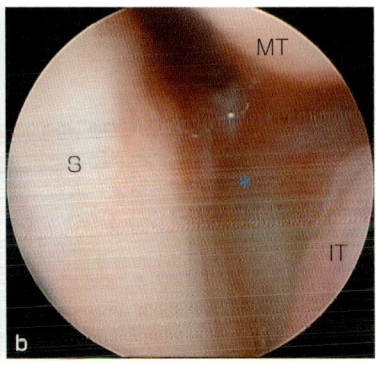

❷右鼻腔（a），左鼻腔（b）の内視鏡所見
両側とも後鼻孔は完全に閉鎖している（＊）．
S：鼻中隔，MT：中鼻甲介，IT：下鼻甲介．

❸閉鎖型の分類

骨性閉鎖
翼状突起や鋤骨の肥厚などにより後鼻孔が骨で閉鎖したもの

膜性閉鎖
骨の奇形を伴わず軟部組織のみにより閉鎖したもの

混合性閉鎖
周囲は骨性に狭窄し中央部は軟部組織で閉鎖したもの

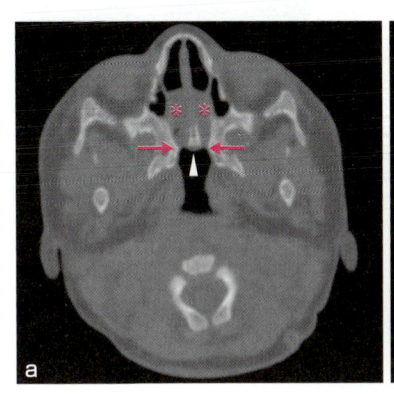

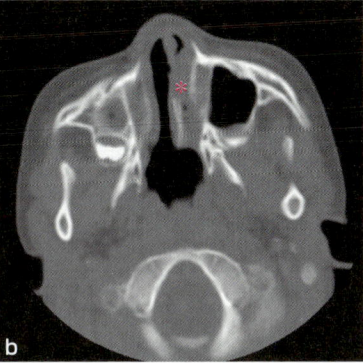

❹閉鎖部のCT所見
a：両側混合性閉鎖症例．鼻中隔後端（鋤骨）の骨肥厚（▷）および口蓋骨垂直板の正中側への偏位（→）を認め，中央部は膜性に閉鎖している．鼻腔に鼻汁の貯留を認める（＊）．
b：左膜性閉鎖症例．左後鼻孔が軟部組織で閉鎖し，前方に鼻汁の貯留を認める（＊）．

- 鼻汁が貯留している場合は閉鎖部の正確な厚さが測定できないため，検査直前に鼻内を十分に吸引することが勧められる．

> **ポイント** 診断のポイント
> - 6Fr（外径2.0mm）程度の細いカテーテルが鼻腔から咽頭まで挿入できない場合，本疾患を疑う[1]．
> - 鼻腔前方でカテーテルがつかえる場合は鼻腔狭窄症の可能性がある．鼻腔狭窄症とは上顎骨の形成異常により骨性固有鼻腔が先天的に狭窄する疾患で，鼻腔前部（梨状口部）のみの狭窄と固有鼻腔全体の狭窄がある．クルーゾン（Crouzon）病などに合併することが多く，後鼻孔閉鎖症と同様に鼻閉による呼吸障害，哺乳障害をきたす．
> - 日常診療において小児の鼻炎症状に対し内視鏡検査を施行することは少ないため，とくに一側性で症状が軽微な場合，慢性鼻炎として漫然と加療されてしまう可能性がある．難治性鼻漏，鼻閉症例ではファイバースコープで後鼻孔閉鎖の有無を確認する必要がある．

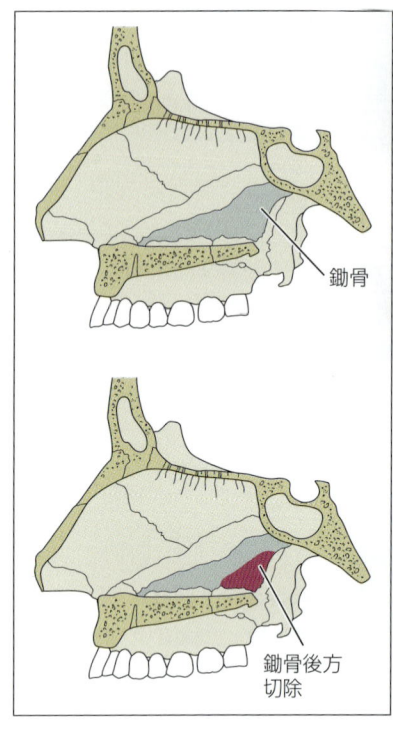

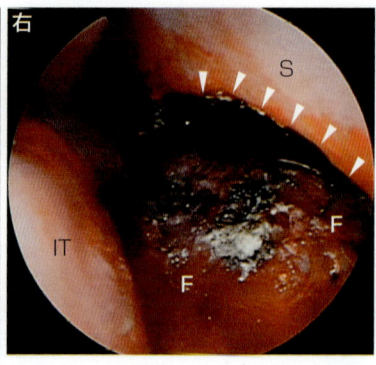

❺**鼻中隔後端の切除**
鼻中隔後端（鋤骨）を切除し前方のスペースを確保する（▷）．
S：鼻中隔，F：鼻腔底，IT：下鼻甲介．

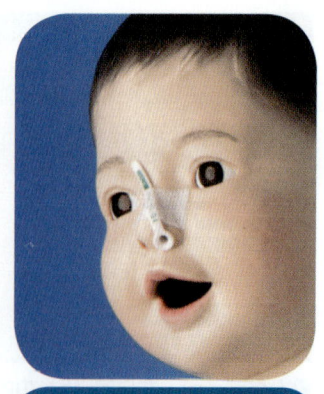

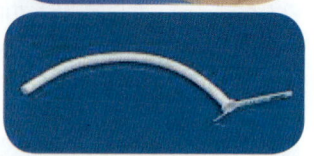

❻**コーケン経鼻エアウェイ（高研）**
柔らかいシリコーン製で，固定翼がついており固定が簡単である．
（KOKEN ホームページより）

治療

■ 手術時期

- 症状の重症度により手術時期を検討する．
- 呼吸障害が重篤な症例では，早期の手術が必要である．
- 呼吸障害が軽度で哺乳に問題がない症例では，手術リスクの軽減および手術成績の向上のため，1歳以降での手術が望まれる．
- 新生児では年長児に比べ切除範囲が限られるため再狭窄率が高い．

呼吸障害が重篤な症例では早期の手術が必要

■ 手術方法

- 閉鎖部の骨形態や他の合併奇形によって手術のアプローチ法，使用機器の選択，切除範囲が異なる．したがってCTで閉鎖形態をよく確認するとともに，切除可能な範囲を類推しておくことも重要である．
- 手術のアプローチ法としては，①経口蓋法，②経鼻腔法，③経鼻中隔法，④経上顎洞法があるが，手術侵襲や安全性の面から現在内視鏡下経鼻腔的アプローチが主流となっている．新生児においても細径内視鏡（2.7 mm）を用いることにより鼻内操作が可能である．
- 手術機器としては膜性部分では CO_2 レーザーやマイクロデブリッダーを，骨性部分では KTP レーザーなどを適宜使用する．

CT で閉鎖形態をよく確認し，切除可能な範囲を類推

> **ポイント** 治療のポイント

本疾患の治療において重要なことは術後再閉鎖の予防である．

①鼻中隔後端（鋤骨）の切除

再閉鎖予防のためにはできるだけ大きく開窓する必要があるが上下，左右方向への切除には限界があるため，鼻中隔後端の鋤骨を切除することにより前方のスペースを確保することが勧められる（⑤）．

②ステント留置

ステント留置に関しては留置の必要性や留置期間について現在一定の見解はない．一般的には4～12週間程度留置している報告が多いが[2-4]，ステントにより感染，肉芽形成が促進される可能性があるためステントは不要とする報告[5]もある．当科では基本的にステント留置を行っており（⑥），可能であれば数か月間留置している．また感染予防のため適宜ステントの洗浄，入れ替えを行う．

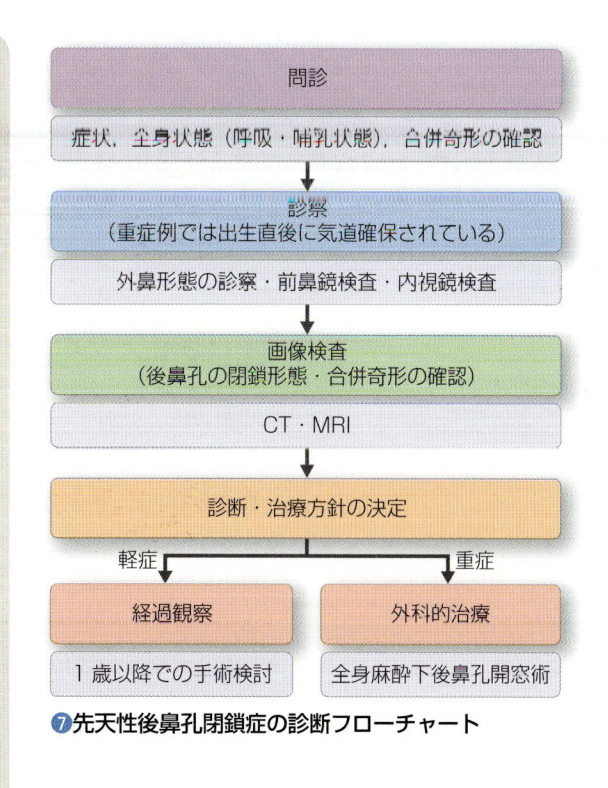

❼先天性後鼻孔閉鎖症の診断フローチャート

● おわりに，先天性後鼻孔閉鎖症の診療フローチャートを❼に示す．

（金谷佳織，近藤健二）

治療では術後再閉鎖の予防が重要

引用文献

1) Keller JL, Kacker A. Choanal atresia, CHARGE association, and congenital nasal stenosis. Otolaryngol Clin North Am 2000；33：1343-51.
2) Friedman NR, et al. Management and outcome of choanal correction. Int J Pediatr Otorhinolaryngol 2000；52：45-51.
3) Pototschnig C, et al. Transnasal treatment of congenital choanal atresia with the KTP laser. Ann Otol Rhinol Laryngol 2001；110：335-9.
4) Josephson GD, et al. Transnasal endoscopic repair of congenital choanal atresia：Long-term results. Arch Otolaryngol Head Neck Surg 1998；124：537-40.
5) Teissier N, et al. Predictive factors for success after transnasal endoscopic treatment of choanal atresia. Arch Otolaryngol Head Neck Surg 2008；134：57-61.

第1章 小児に特有な耳鼻咽喉科疾患の診療

口腔
アデノイド増殖症・口蓋扁桃肥大・慢性扁桃炎

はじめに

- 咽頭に広く分布するリンパ組織は"ワルダイエル咽頭輪（Waldeyer ring）"とよばれ，鼻咽頭腔から侵入する外来病原微生物に対して免疫学的生体防御機能を有する．
- ワルダイエル咽頭輪は上咽頭のアデノイド（咽頭扁桃[★1]），中咽頭の口蓋扁桃のほか，舌扁桃，耳管扁桃，咽頭側索，孤立リンパ小節などから成っている．
- これらの扁桃組織は病原微生物に対する防御的な免疫臓器であると同時に，病原微生物のターゲットとなる感染臓器でもあり，急性・慢性の炎症をきたす．
- アデノイドや口蓋扁桃は幼少時に生理的肥大を認め[★2]，時に物理的な閉塞の原因となり，感染性炎症のみならず，いびき，口呼吸，睡眠時無呼吸，滲出性中耳炎，慢性副鼻腔炎などを引き起こす．
- 治療は主として外科的治療（アデノイド切除術，口蓋扁桃摘出術）が行われており，耳鼻咽喉科において最も一般的な手術といってよく，若い医師のみならず，手術適応や手技に関しては精通しておくべきである．

アデノイド増殖症・口蓋扁桃肥大

- アデノイド，口蓋扁桃ともに生理的肥大のピークを過ぎると徐々に退縮し，

★1 扁桃とはアーモンドの別名である．

★2 一般的にワルダイエル咽頭輪の発育は上方から下方，すなわちアデノイド，口蓋扁桃，舌扁桃の順で発育する．アデノイドは4～6歳，口蓋扁桃は7～8歳くらいで肥大がピークとなる．

Topics　特徴的な口蓋扁桃上皮

　口蓋扁桃には上皮が陥入した陰窩構造があり，その表面積を広げている．さらに陰窩上皮には，リンパ上皮共生とよばれる非常に特徴的な構造がある．すなわち上皮細胞とリンパ球の両者が上皮において混在し，口腔内の常在菌や外来抗原に対して免疫応答が活性化されている．興味深いことに，陰窩において上皮がもつバリア機能が低下しており[1)]，これは抗原を取り込んで免疫応答を行うには有利だが，病原微生物にとっては上皮下に侵入しやすくなっている．

　近年，中咽頭癌はヒトパピローマウイルス（HPV）に関連した癌であることはすでに常識だが，HPVも上皮バリアが脆弱な陰窩から侵入して，基底細胞に感染している可能性が高い．HPV関連癌は世界的にも増加傾向で，スウェーデンでは中咽頭癌の9割以上がHPV陽性と報告され，アメリカではついに中咽頭癌（男性）の10万人あたりの発症率が2010年に子宮頸癌を抜いた．オーストラリアでは男性に対してもHPVワクチンの投与が開始されている．

　耳鼻咽喉科医にとって扁桃は，まさに古くて新しい臓器であるといえる．

成人では通常ほとんどみられなくなる.
- しかし肥大したアデノイドや口蓋扁桃が原因となって, 閉塞性睡眠時無呼吸症候群 (obstructive sleep apnea syndrome ; OSAS) や, OSAS に関連した諸症状が認められる.
- 乳幼児期はアデノイド増殖症 (adenoid vegetation) が OSAS の主な原因となり, 幼児期以降になるとこれに口蓋扁桃肥大 (hyperplasia of palatine tonsil) が加わることが多い[2].

症状
- 呼吸障害:いびき, 口呼吸, 睡眠時無呼吸, 陥没呼吸, 胸郭変形. 夜尿の原因にもなる.
- 構音障害:鼻声や含み声となり, 発音不明瞭となる.
- 嚥下障害:食事に時間がかかり, 食事量も少なくなるため, 体重減少をきたすこともある.
- 流涎.
- 滲出性中耳炎, 反復性中耳炎.
- アデノイド顔貌:下口唇の下垂, 鼻唇溝の消失がみられ, 常時口を開けて精気のない顔になる.
- 学習障害や ADHD (attention-deficit hyperactivity disorder ; 注意欠陥・多動性障害), 攻撃性や多動性といった行動異常との関連も指摘される.

診断
- まずは問診が重要となる. いびきの有無や性状, 無呼吸の時間, 陥没呼吸 (鳩胸・漏斗胸) の有無, 起床時の不機嫌や日中の様子などを保護者に聞く. 家庭内で睡眠中のビデオ撮影をしてもらうことも有用である.
- 小児 SAS (sleep apnea syndrome) のための OSA-18 問診表★3 の活用も勧められる.
- 診察では視診が重要となる. まずは顔貌 (アデノイド顔貌や小顎症, 顎顔面奇形の有無など), 肥満かどうか, 成長発育の程度などをみる.
- 口蓋扁桃肥大は視診上, Ⅰ度からⅢ度に分類される (❶).

★3
いびきや無呼吸, 鼻閉, 日中の行動や落ち着き状態, 保護者の睡眠や健康に関する不安について 7 段階で評価する.

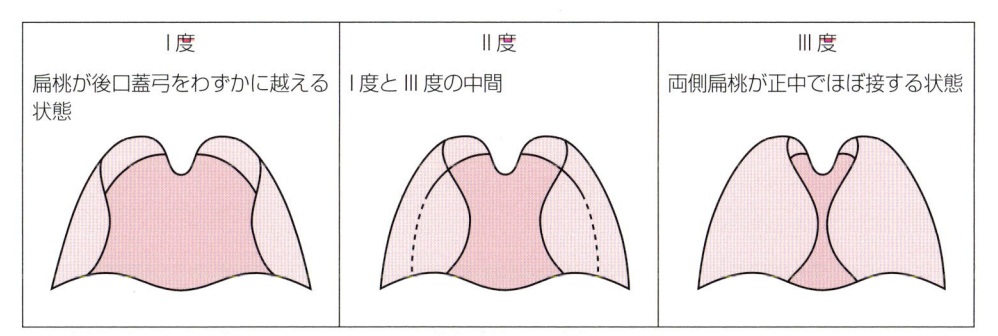

Ⅰ度	Ⅱ度	Ⅲ度
扁桃が後口蓋弓をわずかに越える状態	Ⅰ度とⅢ度の中間	両側扁桃が正中でほぼ接する状態

❶ 口蓋扁桃肥大に対するマッケンジー (Mackenzie) 分類

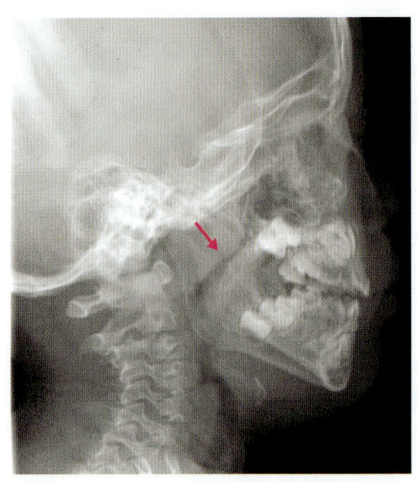

❷ アデノイド増殖症の単純X線像
肥大したアデノイド（→）が気道を閉塞している．

★4
2011年のアメリカのガイドライン[4]では，AHI>5回/時，lowest SpO_2<85を手術適応としている．

成人に比べ小児は呼吸回数が多く機能的残気量が少ないので，SpO_2低下が起こりやすい．

★5
OSASの治療としてCPAP（持続的陽圧呼吸）も選択肢にあるが，小児の場合，顎顔面骨低形成のリスクがあり長期治療は要注意である．

出血性素因や貧血，気道の急性炎症期，口蓋裂例は禁忌である

★6
欧米では扁桃炎を7回以上/1年，5回以上/2年，3回以上/3年続く場合に反復性扁桃炎としている[4]．

- アデノイド増殖症の診断には単純X線検査（顔面側面）が有用である（❷）．
- ファイバースコープにより，直接アデノイドや上咽頭方向からの口蓋扁桃肥大の程度を評価することも有用である．
- 国際睡眠障害分類（ICSD-2）では，終夜睡眠ポリグラフィ（polysomnography：PSG）による診断が必要[3]としているが，小児の場合は施行が困難であることが少なくない★4．
- より簡易なパルスオキシメータによる検査は，特異度は高いものの，感度が低いため注意が必要である．

■ 手術適応

- 1時間あたり1回以上の閉塞性無呼吸・低呼吸が確認できれば，手術適応を考慮する★5．
- 保護者による評価ではOSA-18 60点以上で適応と考える[5]．
- 前述の諸症状の有無や家族の希望などを総合的に判断する．
- 年齢は4歳以上が一般的であるが，臨床症状によっては2歳未満でも手術を選択する必要が生ずることもある．
- 先天性疾患の合併例，低年齢，低体重あるいは高度肥満例などのハイリスク例は，慎重な適応判断と十分なインフォームドコンセントを行い，術後ICU管理も選択肢に入れる．

慢性扁桃炎・反復性扁桃炎

- 繰り返す炎症により，扁桃陰窩や実質内に炎症性病変が残存している状態が慢性扁桃炎（chronic tonsillitis）である．
- 慢性扁桃炎を基盤に，炎症の急性増悪を反復するものが反復性扁桃炎（recurrent tonsillitis）である．

■ 症状・診断

- 慢性扁桃炎では，咽頭違和感（イガイガ感），微熱，倦怠感などがあり，扁桃にはしばしば膿栓を認める．
- 反復性扁桃炎は，高熱と激しい咽頭痛が特徴で，扁桃の発赤・腫脹や膿栓・白苔付着を認める．
- 扁桃炎は3歳ごろから多く認められるようになり，就学前の5~6歳ごろにピークとなる．
- わが国においては，1年間に4回以上扁桃炎を繰り返す場合，反復性扁桃炎と診断される★6．
- 扁桃炎インデックス（tonsillitis index：TI）として，1年あたりの扁桃炎罹患回数×扁桃炎罹患年数が8以上を扁桃摘出の適応としてもよい[6]．

❸反復性扁桃炎に対する口蓋扁桃摘出術の適応

1. 発熱（38℃以上）を伴う急性扁桃炎の年間罹患回数が4回以上
2. 急性扁桃炎による年間休園（休校）日数が2週間以上
3. 急性扁桃炎による熱性痙攣発作の既往が2回以上
4. 扁桃炎指数(TI)＝急性扁桃炎の年間罹患回数×罹患年数≧8

（原渕保明．口耳鼻会報2002[1]より）

治療

保存的治療

- 急性増悪期は急性扁桃炎に準じて，抗菌薬中心の内服あるいは点滴治療が中心となる．
- 慢性期は扁桃炎の原因ともなる口腔内乾燥を予防するため，鼻炎・副鼻腔炎に対する治療を行い，鼻呼吸を誘導する．
- 不摂生な生活や過労を避ける．マスクの使用や含嗽もよい．また，周囲の大人による喫煙も増悪因子なので注意する．

外科的治療（❸）

- 保存的治療で改善しない場合や，先述した1年あたり4回以上の扁桃炎やTI≧8で手術を考慮する．
- さらに，扁桃炎による学校の欠席が年間2週間以上，熱性痙攣発作の既往が2回以上といった項目を加えてもよい[7]．

手術の実際

アデノイド切除術

- 古くは盲目的にBeckmann輪状刀，La Force式アデノトームを用いたアデノイド切除術が行われていたが，昨今は鼻内視鏡を用いてアデノイドを明視下において行われるようになった．
- 内視鏡は経鼻的に0度の内視鏡を挿入するか，経口的に70度の内視鏡を挿入する方法があるが，後者が選択されることが多い．
- 現在，手術支援機器としてマイクロデブリッダー，ハーモニックスカルペル，コブレーター，サクション・コアギュレーター，高周波装置（ENDO CUT）などがある．
- 筆者らはコスト面や使いやすさ[8]などを考慮し，サクション・コアギュレーターを使用している（❹）．
- 支援機器がどれほど進歩しても，術後出血には細心の注意を払う．とくに小児は自ら訴えることなく，周囲が気づかずに長時間にわたり出血が持続していることもあるので，医療スタッフは留意する．
- 低年齢での施行，残存アデノイドの量によっては将来の再増殖もある．

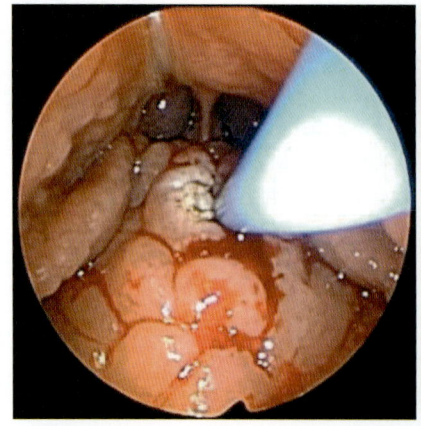

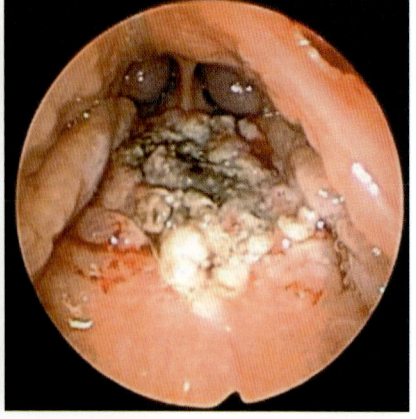

❹サクション・コアギュレーターによるアデノイド切除術
70度鼻内内視鏡を用いて経口的にアプローチする．出血も少なく手術時間も10分程度である．

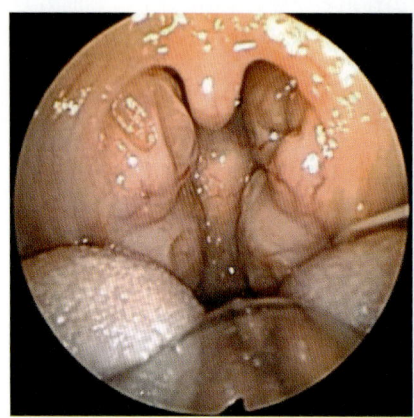

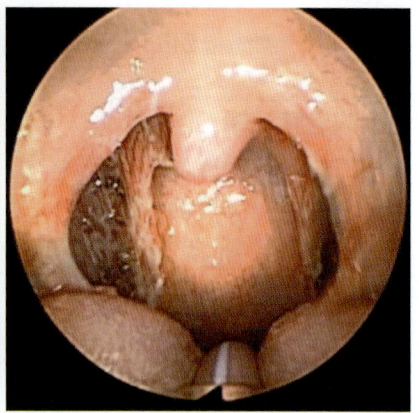

❺口蓋扁桃摘出術前・術後
マッケンジー分類でⅡ度程度の扁桃肥大を認め，モノポーラを用いて剝離・止血している．耳鼻咽喉科医にとっては見慣れた光景と思われる．

■ 口蓋扁桃摘出術（❺）

- 手術支援機器の発達により，バイポーラやバイポーラシザーズをはじめ，ハーモニックスカルペル，コブレーターを用いた扁桃摘出術が行われるようになってきた．
- 術者の技量・経験，コストなどを考慮しデバイスを選択する．筆者らはバイポーラシザーズを使用することが多い．剝離・止血に用いるバイポーラかモノポーラは術者の好みによる．
- アデノイド切除同様，術後出血が最大の問題となる．出血しやすい時期は術後24時間と1週後前後の二峰性であり，この時期はよりいっそうの注意が必要である．
- アデノイド・扁桃疾患は耳鼻咽喉科医にとって非常に身近な疾患であり，その手術手技も早期に経験・習得する．

耳鼻咽喉科の手術は「扁摘に始まり扁摘に終わる」といわれることもある

- それだけにアデノイド増殖症や口蓋扁桃肥大，慢性扁桃炎に対する知識や手術適応，新たな手技に精通していることが耳鼻咽喉科医にとっては必須であると思われる．

（高野啓一，氷見徹夫）

引用文献

1) Go M, et al. Expression and function of tight junctions in the crypt epithelium of human palatine tonsils. J Histochem Cytochem 2004；52：1627-38
2) 新谷朋子，氷見徹夫．小児における睡眠時無呼吸症候群の病態．JOHNS 2006；22：791-4．
3) American Academy of Sleep Medicine. The International Classification of Sleep Disorders. 2nd edition. Diagnostic and Coding Manual. American Academy of Sleep Medicine；2005.
4) Baugh RF, et al. Clinical practice guideline：Tonsillectomy in children. Otolaryngol Head Neck Surg 2011；144：S1-30.
5) 新谷朋子ほか．小児耳鼻咽喉科疾患に対する手術療法の選択　咽頭－扁桃摘出術．小児耳鼻咽喉科 2011；32：42-7．
6) Fujihara K, et al. Cost-effectiveness of tonsillectomy for recurrent acute tonsillitis. Ann Otol Rhinol Laryngol 2006；115：365-9.
7) 原渕保明．専門講座　小児における病態生理と対応—扁桃摘出術の適応について．日耳鼻 2002；105：1166-9．
8) 関　伸彦ほか．サクション・コアギュレーターを用いたアデノイド切除術．口咽科 2005；17：257-63．

第1章　小児に特有な耳鼻咽喉科疾患の診療

のど・気道
小児の呼吸困難

- 呼吸困難（dyspnea）は，「息苦しい」など呼吸に伴って生じる自覚的な症状を総称しており，患者の主観も含まれるが，自分から訴えることのできない小児では客観的な所見から呼吸困難を診断する[1]．
- 原因は鼻腔〜喉頭までの上気道から下気道病変まで多岐にわたるが，耳鼻咽喉科として対応が必要となる呼吸困難は，主に鼻腔から声門下までの部位の狭窄によるものである．❶[2]❷は，喉頭を中心とした気道病変による疾患の主なものであり，本項は呼吸困難のなかでもこれらを中心として述べる．

★1
安静時の呼吸数：新生児 約30回/分，6歳 約20回/分．

★2
生後1〜3か月での体重増加 20〜30 g/日．

急に発症した呼吸困難は気道異物を疑う

症状の特徴

- 小児でも自覚症状を訴えることもあるが，多くの場合は多呼吸，努力性呼吸などの他覚的所見が重要となる★1．努力性呼吸により鼻翼呼吸や胸骨上窩肋骨下，肋間の陥没などが出現する．
- 気道狭窄に伴う呼吸困難では喘鳴が生じるが，十分な肺活量がない場合などは，上気道狭窄であっても喘鳴が聞かれず無呼吸となる場合もある．
- 乳幼児では，哺乳時間の延長や哺乳量の減少，多呼吸，努力性呼吸や哺乳量の減少に伴う体重増加不良，体重減少もみられる★2．

❶呼吸困難・喘鳴を生じる疾患

先天性疾患	
奇形	：喉頭軟弱症，喉頭奇形（二分喉頭蓋，喉頭横隔膜症など），声帯麻痺，声門下狭窄，巨舌，小顎症，気管軟化症，血管輪
腫瘍	：舌根部嚢胞，喉頭血管腫，喉頭嚢胞，咽喉頭腫瘍（嚢胞状リンパ管腫など）
重度神経系疾患：脳性麻痺，低酸素脳症後遺症	
後天性疾患	
外傷	：挿管後肉芽腫，挿管後声帯麻痺
感染	：急性喉頭蓋炎，声門下喉頭炎，咽後膿瘍，細菌性気管炎
アレルギー	：アレルギー性喉頭浮腫，喉頭炎
異物	：気道異物（気管，喉頭，中・下咽頭）
腫瘍	：喉頭乳頭腫
声帯麻痺	：ウイルス感染後，原因不明
機能的異常	：喉頭痙攣，vocal cord dysfunction

（工藤典代．小児の耳鼻咽喉科診療．耳鼻咽喉科診療プラクティス 9．文光堂；2002[2] をもとに作成）

年齢別の特徴

- 新生児期の呼吸困難は通常先天性の疾患が原因である．重症の場合は出生直後から症状がみられることが多いが，徐々に症状が目立つようになる場合もある．NICUで挿管管理がされた場合は挿管後肉芽腫など後天性疾患の可能性もある．
- 乳児期になって初めて先天性疾患が原因の呼吸障害が顕著となることも多い．肺活量の増加に伴い喘鳴が著明となり哺乳障害や体重増加不良を主訴に小児科を受診し，喉頭軟弱症や舌根部嚢胞などの診断となる例も少なくない．
- 乳児期でとくに注意が必要なことは気道異物の除外である．保護者が異物の誤飲，誤嚥を目撃して

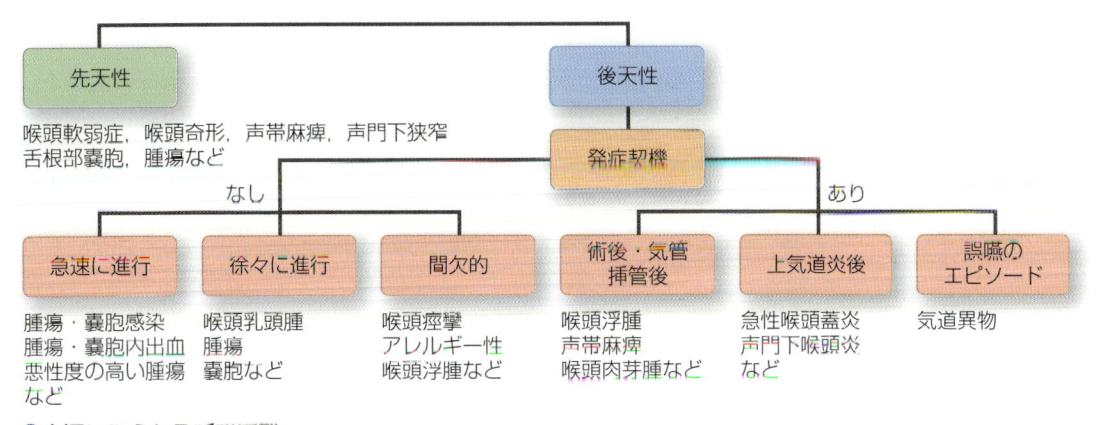

```
                    ┌─────────────┐                    ┌─────────────┐
                    │   先天性    │                    │   後天性    │
                    └─────────────┘                    └─────────────┘
  喉頭軟弱症,喉頭奇形,声帯麻痺,声門下狭窄           ┌─────────────┐
  舌根部嚢胞,腫瘍など                                │  発症契機   │
                                                     └─────────────┘
```

❷ 小児にみられる呼吸困難

	なし			あり	
急速に進行	徐々に進行	間欠的	術後・気管挿管後	上気道炎後	誤嚥のエピソード
腫瘍・嚢胞感染 腫瘍・嚢胞内出血 悪性度の高い腫瘍 など	喉頭乳頭腫 腫瘍 嚢胞など	喉頭痙攣 アレルギー性 喉頭浮腫 など	喉頭浮腫 声帯麻痺 喉頭肉芽腫 など	急性喉頭蓋炎 声門下喉頭炎 など	気道異物

問診: 年齢,発症時期,症状進行 既往歴,他の合併疾患など

全身状態 呼吸状態の確認: SpO₂低下,発熱の有無 酸素投与,挿管の必要性など

ここまでで疾患を予測し,予測した疾患に応じて検査を行う

喉頭ファイバー検査: 喉頭軟弱症,喉頭奇形 声帯麻痺など 舌根部嚢胞,喉頭乳頭腫など

頸部X線検査: 急性喉頭外炎・声門下喉頭炎など 腫瘍性病変

所見なし → 頸部X線検査
所見なし → 喉頭ファイバー検査

→ CT・MRI検査
→ 胸部X線検査

＊腫瘍性疾患の鑑別診断目的,病変範囲の確定のために実施.

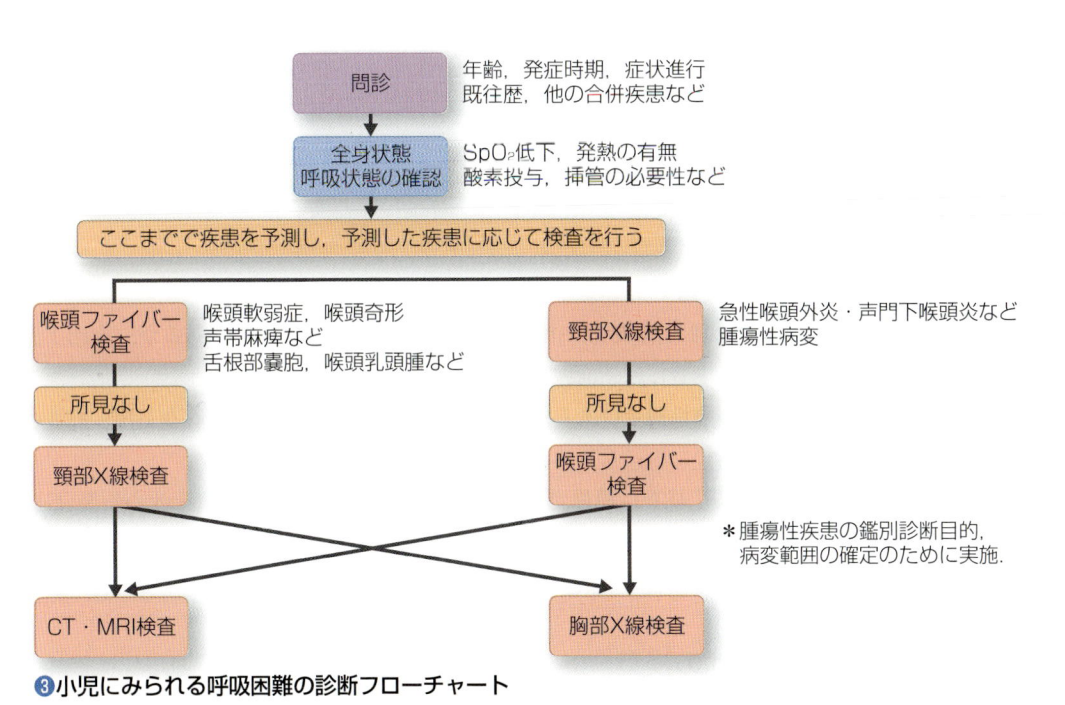

❸ 小児にみられる呼吸困難の診断フローチャート

いない可能性もあり,気道異物は鑑別診断として念頭におき診療にあたるべきである.
- 乳児期以降に発症した呼吸困難では後天性疾患を考えるが,リンパ管腫や下咽頭梨状窩瘻などの先天疾患に感染が加わり生じる可能性もありうる.

診断方法（❸）

■ 問診

- 問診は重要で,通常は本人から情報は得られないため保護者から得る.先天性か炎症性か腫瘍性かなどの鑑別のために,症状の出現時期,症状の進行に関して確認する.また,啼泣時の悪化,体位による変化の有無なども確認する.

- 乳幼児の哺乳時間の延長，体重増加不良などは，保護者が呼吸困難に関係する症状と考えていない場合もあるので，注意して聞き出す必要がある．

■ 視診

- 呼吸障害の程度，喘鳴の発生部位など呼吸の状態を確認する．
- 小顎や頭蓋顔面奇形がないか，側彎や筋緊張低下などを合併していないかも観察する．

> ここまで呼吸困難の原因を予測してから以下の検査を行う

■ 喉頭ファイバースコープ検査

- 新生児でもほとんどの場合3mm程度の細径ファイバースコープで経鼻から検査可能であるが，不可能な場合は経口で実施する．
- 唾液の貯留が多く喉頭所見の確認が困難な場合も多いが，それ自体が嚥下障害の所見であるので，その状況を確認する．その後吸引して，嚥下の状態，誤嚥の有無も併せて再度観察する．
- 体位で呼吸状態の変化がみられる場合は，座位だけでなく仰臥位での検査も必要である．

> 動きが速いためビデオ録画が必須である

■ 画像検査

- 頸部の単純X線検査は上咽頭まで含めた側面像が重要であるが，声門下狭窄を疑う場合には正面像も必要である．
- 頸部の腫瘤性病変による気道狭窄を認めた場合は，腫瘤の存在部位，病変の鑑別診断のためにCTおよびMRI検査を行う．
- CTやMRI検査は鎮静が必要となるが，高度の声門下狭窄を認める場合は，鎮静による舌根沈下や呼吸抑制により，呼吸状態の悪化や窒息の危険があるため十分な注意が必要である．場合によっては，挿管後に検査を施行する．

■ その他の検査

- 経皮的酸素飽和度検査．

治療

- 原因疾患に対する治療が基本であるが，年齢，重症度，原因疾患などから症例ごとに治療方針の検討が必要である．

呼吸困難をきたす疾患

■ 声門下喉頭炎（仮性クループ）

- 声門下喉頭炎（infraglottic laryngitis）（仮性クループ〈pseudocroup〉）は，ウイルス感染により喉頭粘膜の炎症，充血，浮腫により声門下狭窄をきたす疾患である．75％にはパラインフルエンザウイルス（parainfluenza virus）

> 生後6か月から3歳に多くみられる

type 1 が関与し，ほかには RS ウイルス，インフルエンザウイルス，アデノウイルスなどによるものが報告されている[3]．
- 多くの場合夜間突然発症する．犬吠様咳嗽，吸気性喘鳴，嗄声，上気道狭窄による呼吸困難を呈する．発熱はみられないか，あっても軽度である．
- 頸部 X 線正面像では，声門下の粘膜浮腫による pencil sign（steeple sign）が確認されるが，特異度は高くない．側面像で，急性喉頭蓋炎との鑑別ができる．喉頭ファイバースコープでは声門下の浮腫が確認できる（④）．
- 治療は重症度に応じて行う．軽症であれば，ステロイド単回（デキサメタゾン 0.15〜0.6 mg/kg）投与で改善が認められる．中等症〜重症ではアドレナリン（ボスミン®）とステロイドの吸入とステロイドの投与の有用性が認められている．ウイルス性の炎症であり抗菌薬の投与は必要ない．酸素投与や挿管が必要なこともある[3,4]．
- 反復する場合は，アレルギーの関与や先天性声門下狭窄などの合併を考慮する．

④声門下喉頭炎
救急外来でステロイド静注，ボスミン®吸入後の喉頭ファイバー所見．SpO₂ は改善しているが，喘鳴はみられている状態．
→：声門下の高度な浮腫．

急性喉頭蓋炎，細菌性気管炎，気道異物との鑑別が重要である

通常は 48 時間以内に改善を認める

喉頭軟弱症

- 喉頭軟弱症（laryngomalacia）は，新生児〜乳児の喘鳴の原因としては最も多く，65〜75％を占めるといわれている[5]．
- 乳幼児の声門上部構造の脆弱性により，吸気時に喉頭蓋，喉頭粘膜が喉頭内に引き込まれ喘鳴，呼吸困難が生じる．
- 症状は，啼泣時，哺乳時や仰臥位で著明となる．出生早期から症状が出現するが，肺活量が増加する生後 1〜2 か月に目立つようになることも多い．多くの場合は軽症で，喘鳴はあるが哺乳は可能で成長とともに生後 1.5〜2 年で改善する．
- 診断は喉頭ファイバースコープで行う．喉頭軟弱症の分類方法はいくつか報告されているが，Olney らは，Type 1：披裂部型，Type 2：披裂喉頭蓋ヒダ短縮型，Type 3：喉頭蓋型，の 3 タイプに分類している[5]．披裂部型が最も多く，これらのタイプは重複していることもある．
- 軽症例では成長に伴い，改善・治癒することが多いため経過観察のみを行う．肩枕の使用や側臥位など体位の工夫で改善を認める場合は，指導をする．高度の呼吸困難により，哺乳量の減少・体重増加不良を認める場合は，経管栄養で体重増加を図る．呼吸困難が著明な場合は，非侵襲的陽圧換気法や気管挿管が必要となることもある[6]．
- 重症例でも気管挿管と経管栄養で成長を待つことも可能であるが，その数か

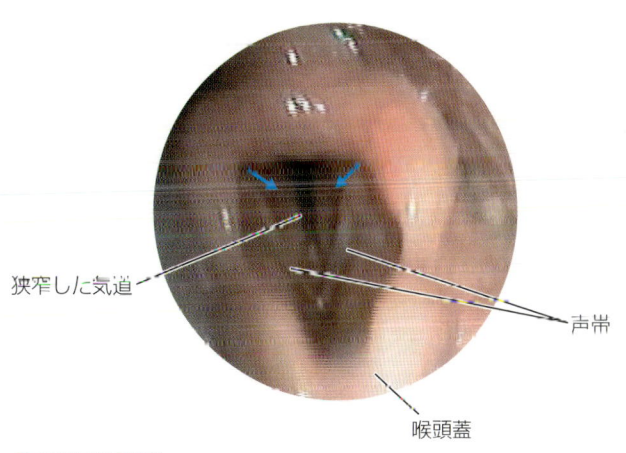

月間鎮静や ICU 管理が必要となってしまう．そのため児の成長発達，保護者の希望などを考慮し，気管切開を施行して早期に退院を目指すという選択もある．

- 外科的治療は，それぞれのタイプに応じた方法を選択する（❺）[5-7]．披裂部型，披裂喉頭蓋ヒダ短縮型では声門上部形成術を行う．披裂部の余剰粘膜を切除あるいはレーザーにて蒸散させる．喉頭蓋型に対しては喉頭蓋を舌根部に吊り上げ縫合する喉頭吊り上げ手術を行う．
- 神経筋疾患や脳性麻痺などの小児では，乳幼児期以降にも喉頭軟弱症の所見が出現してくる可能性がある．通常の乳児にみられる本疾患と類似の喉頭所見を呈するが，成長による自然治癒は期待しにくいため，手術，気管切開などが必要となることが多い．
- 舌根部嚢胞などの他の気道狭窄に伴い吸気努力が強くなることにより生じる，二次性の喉頭軟弱症もみられる．この場合は，原疾患の治療で喉頭軟弱症の所見が改善することが多い．

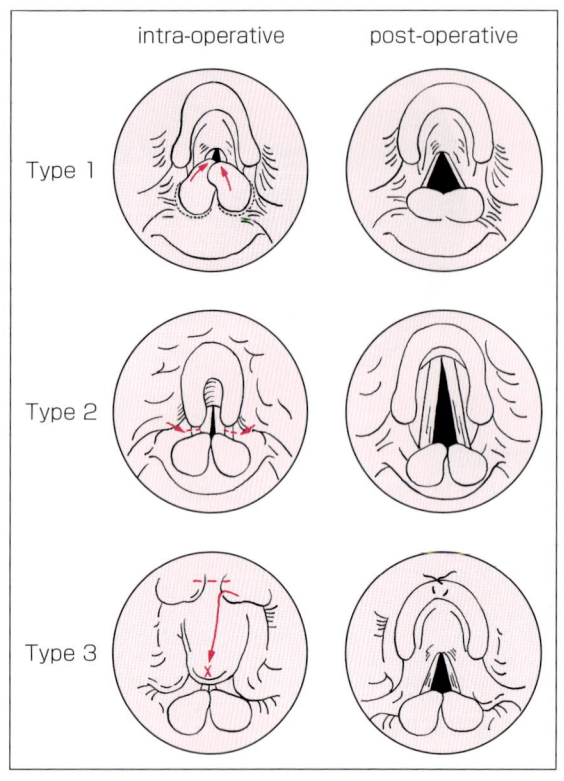

❺ 喉頭軟弱症の分類と外科的治療
Type 1：披裂部型，Type 2：披裂喉頭蓋ヒダ短縮型，Type 3：喉頭蓋型．
（Olney DR, et al. Laryngoscope 1999[5] より）

急性喉頭蓋炎

- 急性喉頭蓋炎（acute epiglottitis）は，多くはインフルエンザ菌（*Haemophilus influenzae* type B：Hib）の感染によるもので，血液培養で検出される．
- Hib ワクチンの普及により，海外では年間 10 万人あたり 3.47〜6.0 人の発症から 0.02〜0.7 人まで減少したと報告されている[8]．わが国では，もともと小児の Hib による喉頭蓋炎の報告数は少なかったが，増加傾向にあるとされていた[9]．しかし，今後はワクチンの定期接種化により減少するであろう．
- 症状は 38℃以上の発熱，強い咽頭痛，流涎（強い咽頭痛のために嚥下できない），含み声，呼吸困難であり，重症の場合は，起座呼吸となり，窒息に至ることもある．

好発年齢は 2〜4 歳

- 診断は臨床症状と，X 線側面像で行う．X 線では，丸く腫脹した喉頭蓋が確認される．
- 喉頭ファイバースコープ検査で診断は確定するが，刺激により呼吸困難が悪化する可能性もあるので，緊急挿管が可能な状況で行うようにする．舌圧子による刺激だけでも喉頭痙攣などを誘発し呼吸停止の危険があるので，十分な注意が必要である．
- 重症例では気道確保が必要であるが，小児では局所麻酔下の気管切開はきわ

❻舌根部嚢胞
→：嚢胞

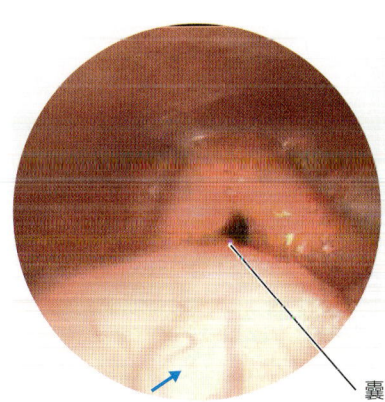

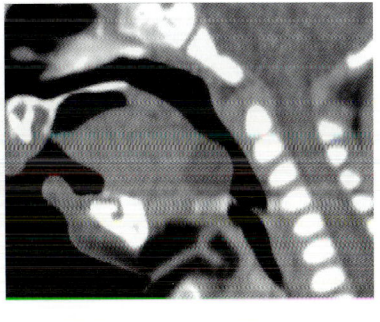

嚢胞により圧排されている喉頭蓋

めて困難であり危険を伴うため，まず気管挿管となる．手術室などで，熟練した医師が行うべきである．
- 治療には，βラクタマーゼに安定な第三世代セフェム系薬（セフトリアキソンナトリウム水和物〈ロセフィン®〉など）を用いる．
- ステロイドは喉頭蓋の浮腫性腫脹には有効であるともいわれているが，挿管の期間や ICU 入室日数または入院期間の短縮にはつながらないとの報告が多い[8]．

舌根部嚢胞

- 甲状舌管の遺残による嚢胞が舌根部正中に認められるものである（❻）．
- 症状が軽度であれば経過観察も可能であるが，呼吸困難がみられる場合は外科的手術が必要である．経口的に嚢胞を開窓する．開窓が不十分であると再発しやすいので，嚢胞壁をレーザー焼灼する．

saccular cyst（喉頭嚢胞）

- まれな疾患であるが，新生児〜乳児期の呼吸困難を呈する先天性疾患の一つである．嚢胞は laryngeal saccule から発生し，粘液が貯留している．
- 症状は嚢胞の発生部位と大きさによるが，通常は新生児期から嗄声，喘鳴がみられる．
- 喉頭ファイバースコープでは仮声帯，披裂喉頭蓋ヒダが膨隆してみえる．MRI と併せて診断可能である（❼）．
- 治療は硬性喉頭鏡下の開窓手術，CO_2 レーザーを使用した開窓術が行われるが，再発しやすい．発生部位や大きさによっては，外切開による摘出術の適応となる[10]．

喉頭乳頭腫

- 喉頭乳頭腫（laryngeal papilloma）は，ヒトパピローマウイルス（human papillomavirus：HPV）の出生時の産道感染によるものと推定されており，HPV 6 型，11 型の関与といわれている★3．

★3
2 価の HPV ワクチンには 6型，11 型は含まれていない．

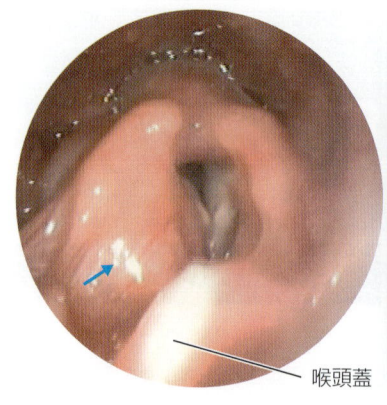

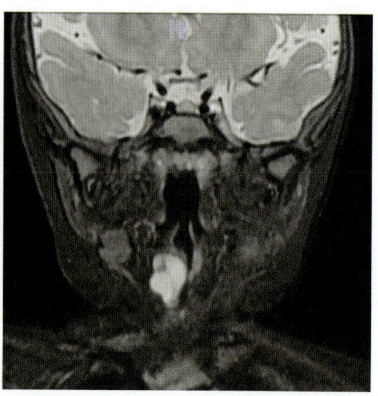

❼ saccular cyst 症例
➡：囊胞

喉頭蓋

- 声帯から仮声帯に好発し，嗄声や呼吸困難を呈する．
- 治療は喉頭微細手術で切除，マイクロデブリッダーによる切除，CO_2 レーザー焼灼などが行われるが，再発が多い．
- 抗ウイルス薬（cidofovir）の有効性が報告されているが，現在喉頭乳頭腫に対する保険適用はなく副作用もあるため，小児への適応は慎重に判断する．

（仲野敦子）

引用文献

1) 川崎一輝．呼吸困難．川城信子編．小児の耳鼻咽喉科診療．耳鼻咽喉科診療プラクティス　9．東京：文光堂；2002．p.244-8．
2) 工藤典代．喘鳴．上掲書．p.50-3．
3) Johnson D. Croup. Clin Evid（Online）. 2009 Mar 10；2009. pii：0321
4) 浦田　順，川崎一輝．急性喉頭気管炎（ウイルス性クループ）．日本小児耳鼻咽喉科学会編．小児耳鼻咽喉科診療指針．東京：金原出版；2009．p.298-301．
5) Olney DR, et al. Laryngomalacia and its treatment. Laryngoscope 1999；109：1770-5.
6) 守本倫子．喉頭軟化（軟弱）症の治療アルゴリズム．小児外科　2011；45：213-6．
7) 福本弘二ほか．喉頭軟化症に対する外科治療．小児外科　2011；45：217-21．
8) Guardiani E, et al. Supraglottitis in the era following widespread immunization against Haemophilus influenzae type B：Evolving principles in diagnosis and management. Laryngoscope 2010；120：2183-8.
9) 原　浩貴．急性喉頭蓋炎．日本小児耳鼻咽喉科学会編．小児耳鼻咽喉科診療指針．東京：金原出版；2009．p.294-7．
10) Young VN, Smith LJ. Saccular cysts：A current review of characteristics and management. Laryngoscope 2012；122：595-9.

第1章　小児に特有な耳鼻咽喉科疾患の診療

のど・気道
気道の奇形

気道の奇形

- 耳鼻咽喉科領域の気道（喉頭）の先天性奇形はきわめてまれであるが，呼吸困難，肺炎など重篤な症状を引き起こし致命的になる可能性が高い．
- 先天性喉頭横隔膜症，喉頭（気管食道）裂，喉頭軟弱症，声門下狭窄，喉頭血管腫（動静脈奇形）などがある．
- 確定診断は内視鏡検査であり，そのほか補助診断として各種の画像診断を行う．
- 気道確保，肺炎防止，栄養補給などに対応をしながらの診断と治療が求められ，治療の時期については，疾患と状態によって考慮する．

> 気道の奇形はまれだが，呼吸困難，肺炎など重篤な症状を引き起こす

> 確定診断は内視鏡検査で

> 診断と治療は気道確保，肺炎防止，栄養補給をしながら

診断の手順（❶，❷）

1. 症状の把握

① 嗄声は喉頭（声帯）の病変を疑う：先天性喉頭横隔膜症など．
② 呼吸困難，啼泣時チアノーゼ，喘鳴，陥没呼吸などは，喉頭を中心とした上気道狭窄を疑う：先天性喉頭横隔膜症，声門下狭窄．
③ 哺乳困難，肺炎などは，喉頭機能障害による哺乳障害や誤嚥の可能性がある：喉頭裂など．

2. 喉頭電子内視鏡検査（喉頭ファイバー検査）による喉頭観察

- （口腔・咽頭に異常がないことを視診，触診で確認しておくこと）．
- 内視鏡検査による器質的異常を明らかにし，それによる咽喉頭の生理機能（発声機能や嚥下〈哺乳〉機能）障害の把握が必要である．
- ただし，乳幼児の喉頭所見を正確に観察することは，①患者の協力が得られない，②観察時の啼泣などで喉頭が動く，③小児用の喉頭ファイバーは成人用や電子内視鏡に比し解像度が悪い，などの悪条件もあり，必ずしも容易ではない．

3. 全身麻酔下の内視鏡検査

- 全身麻酔下に内視鏡で病変を確認することが確定診断につながる．
- 成人の場合には，直達喉頭鏡と顕微鏡を用いて詳細に観察することができるが，乳幼児においてはサイズが合いにくいため，硬性鏡や電子

```
症状
（呼吸，嚥下，発声機能）
　↓
内視鏡検査
（喉頭電子内視鏡）
　↓
画像診断
（CT，MRI，食道造影）
　↓
全身麻酔による内視鏡検査
（直達喉頭鏡）
（硬性鏡）
（電子内視鏡）
```

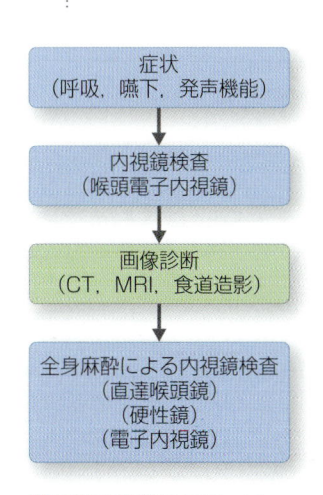

❶診断の手順のフローチャート1：概略

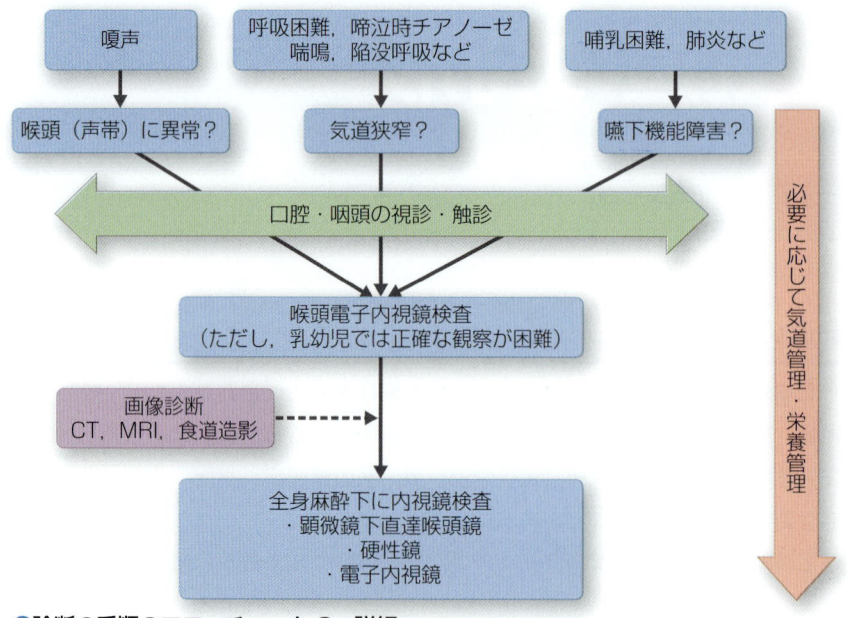

❷診断の手順のフローチャート2：詳細

内視鏡などを併用して観察することが必要になる．

4. その他の検査
- 画像診断：CT，MRI，食道造影など．
- 確定診断というよりも，補助診断という位置づけである．合併奇形を診断するという点でも有用である．

❸先天性喘鳴の原因疾患
- 喉頭軟弱症
- 先天性喉頭横隔膜症
- 声門下狭窄
- 声帯麻痺
- 喉頭血管腫

> **Column 先天性喘鳴**
>
> 生直後もしくは生後まもなく喘鳴が継続する場合，気道狭窄を引き起こすさまざまな疾患が考えられる．先天性喘鳴は先天性の気道狭窄性疾患による症状全般を示す病名であり，まず原因疾患の検索が必要になる．
> 喉頭における原因疾患（❸）としては，①喉頭軟弱症，②先天性喉頭横隔膜症，③声門下狭窄，④声帯麻痺，⑤喉頭血管腫などがあげられる．

先天性喘鳴はまず原因疾患の検索が必要

疾患

■ 先天性喉頭横隔膜症（❹）
- 先天性喉頭横隔膜症（congenital web of glottis）は，胎生10週時の喉頭管腔形成不全であり，先天性喉頭奇形の約5％程度とされている．
- 左右声帯の癒着（横隔膜）の程度により症状が異なる．軽度の場合には音声障害の症状として，泣き声の異常（嗄声）のみであるが，高度になると気道狭窄症状として，呼吸困難・啼泣時のチアノーゼ・呼吸時の喘鳴・陥没呼吸

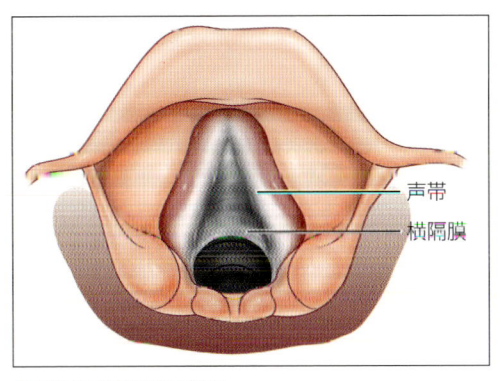

❹先天性喉頭横隔膜症

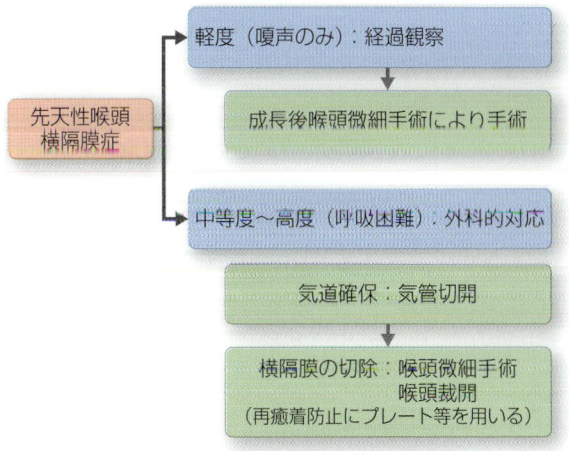

❺治療のフローチャート：先天性喉頭横隔膜症

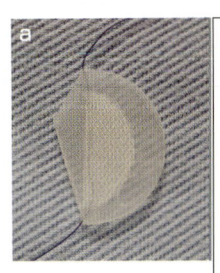

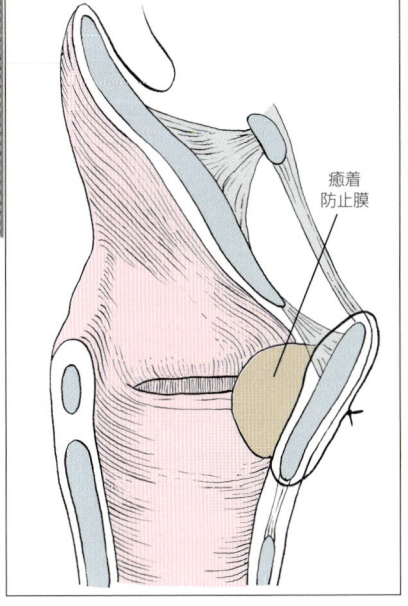

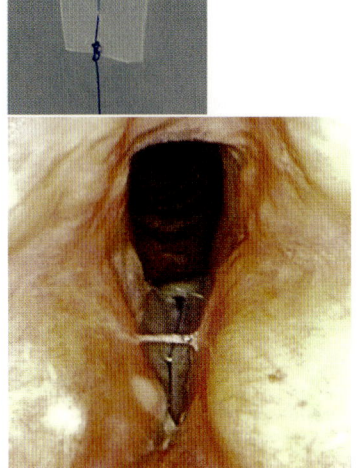

❻先天性喉頭横隔膜症の治療
喉頭微細手術により切除したのち癒着防止膜を挿入する．
a：市販の癒着防止膜．図のように挿入，固定する．（イラスト：切替一郎原著，野村恭也編著．新耳鼻咽喉科学．改訂10版．南山堂；2004．p.528より）
b：手製の癒着防止膜．写真は膜挿入時の喉頭内視鏡像．

などを呈する．
- 診断は喉頭内視鏡検査による．

治療（❺）

- 症状が嗄声のみであれば，経過観察を行い，成長後に外科的治療を行えばよい．
- 高度の呼吸困難を呈する状況であれば，気管切開による気道確保が必要となる．横隔膜を単に切除するのみでは再癒着を引き起こすため，癒着防止膜（❻）やKeelを留置し，創部が上皮化したのちに除去する．

嗄声のみなら経過観察，呼吸困難を生ずる場合には外科的治療を考慮する

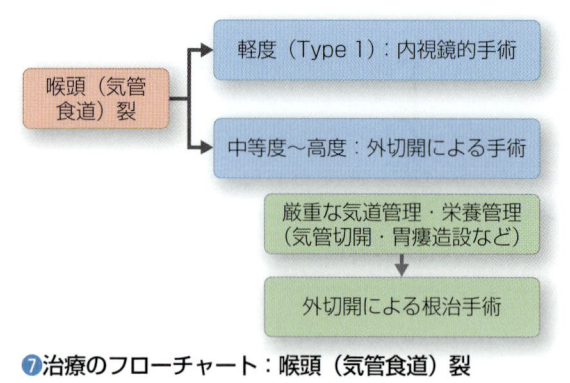

❼治療のフローチャート：喉頭（気管食道）裂

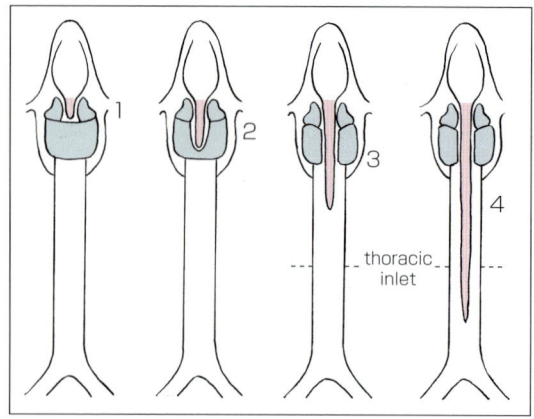

❽喉頭（気管食道）裂の分類（Benjamin）
Type 1：supraglottic interarytenoid cleft
Type 2：partial cricoid cleft
Type 3：total cricoid cleft
Type 4：laryngoesophageal cleft
（Benjamin B, Inglis A. Ann Otol Rhinol Laryngol 1989[2]より）

■ 喉頭（気管食道）裂

喉頭（気管食道）裂は出生早期から呼吸促迫など重篤な症状を呈することが多い

- 喉頭（気管食道）裂（laryngeal cleft）は，胎生28日から33日にかけ気管と食道が分離された後，輪状軟骨が癒合し喉頭が形成される過程で発育が停止することで生ずる，まれな疾患である．
- 喉頭・気管と食道の隔壁に裂隙が生じ，出生早期から呼吸促迫など重篤な症状を呈することが多い．
- 裂隙の大きさや合併症により異なるが，弱い啼泣や嗄声，無呼吸，チアノーゼ，哺乳時のchocking，流涎過多などを呈する．

食道閉鎖症や気管食道瘻などの合併症に注意

- 食道閉鎖症や気管食道瘻などの合併もみられる．
- 確定診断は喉頭内視鏡検査であるが，裂の範囲や食道閉鎖症等の有無を調べるために食道造影検査なども行われる．
- 先に診断された合併奇形の手術時の全身麻酔時に発見されることもある．

治療 ❼

気道確保・栄養管理を行い，成長を待って外科的治療を

- 気道確保と栄養管理を行い，成長を待って根治手術を行う．
- 裂の範囲により分類されており（❽），喉頭レベルに裂がとどまる場合には（❾）内視鏡的手術治療が可能である．

■ 声門下狭窄 ❿

- 輪状軟骨部の気道は最も狭い部分であり，声門下狭窄（subglottic stenosis）は，先天性の輪状軟骨の発育不全，生後の炎症などによって生ずる場合がある．
- 呼吸困難，とくに吸気時の喘鳴や陥没呼吸を呈する．

狭窄の範囲は内視鏡検査と画像診断を併用する

- 気道狭窄の範囲がどの程度まで及んでいるかの診断は内視鏡検査のみでは困難である．声門上からの観察では狭窄の上端が確認できるのみであり，下端

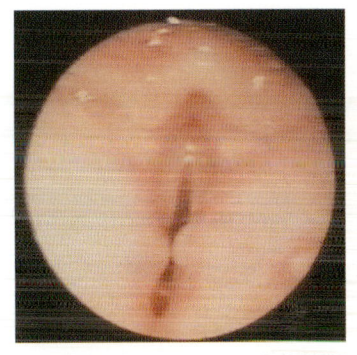

❾喉頭裂（Type 1）の内視鏡所見

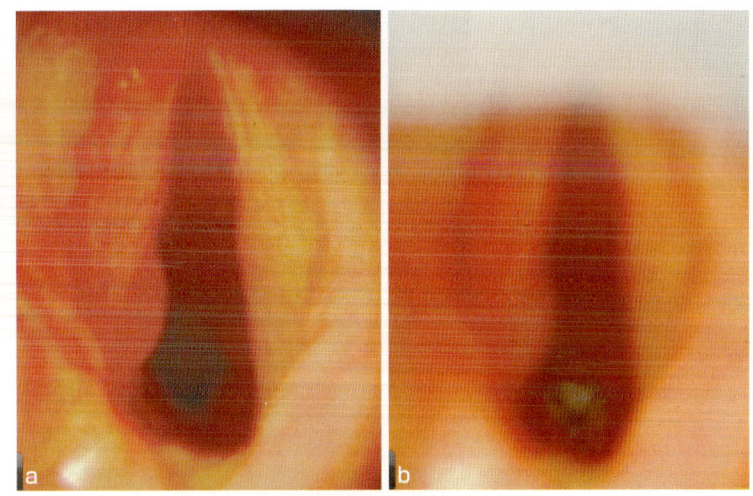

❿声門下狭窄の顕微鏡下喉頭直達鏡検査所見
a：声帯レベルに焦点を当てた写真．
b：声門下狭窄部に焦点を当てた写真．
狭窄部は輪状軟骨レベルで内径2mm程度．

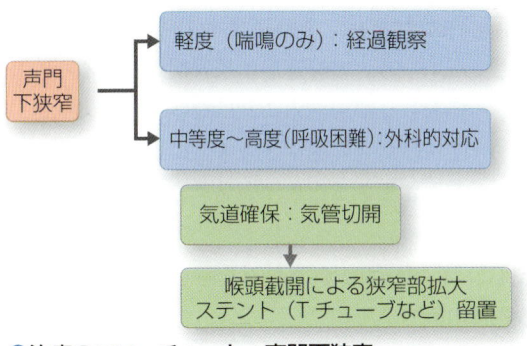

⓫治療のフローチャート：声門下狭窄

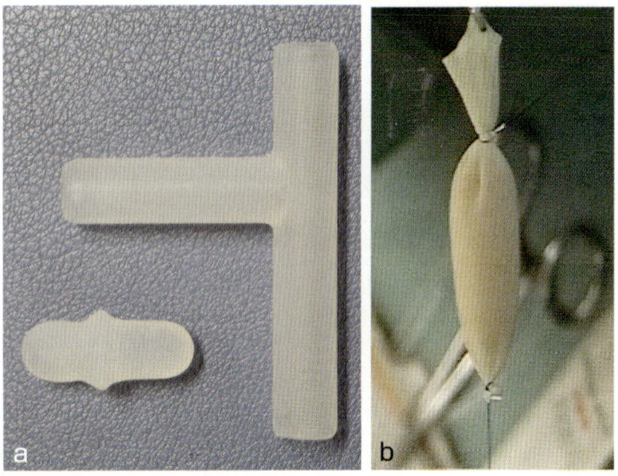

声門下狭窄
→ 軽度（喘鳴のみ）：経過観察
→ 中等度〜高度（呼吸困難）：外科的対応
　気道確保：気管切開
　　喉頭截開による狭窄部拡大
　　ステント（Tチューブなど）留置

⓬気道狭窄で用いるステント
a：Tチューブ．
b：手袋を用いたステント．

の状態はCTなどの画像診断を併用する必要がある．

治療（⓫）

- 狭窄の程度で対応が異なる．
- 軽度な場合には経過観察とし，気道の発育を期待することが多い．
- 狭窄が中等度以上で，呼吸困難が高度な場合には，気道を確保しつつ気道再建手術が行われる．
- 輪状軟骨部に狭窄が限局している場合には，輪状軟骨離断や軟骨移植が行われる．
- 狭窄部分が長い場合には，拡張後Tチューブやステント（⓬）を気管内に留置し内腔を維持する．

⑬**喉頭血管腫**
a：小児の披裂部の血管腫（★）．無症状であるため経過観察中．
b：成人女性の血管腫（★）．小児期に診断され気道狭窄に対し気管切開がなされている．

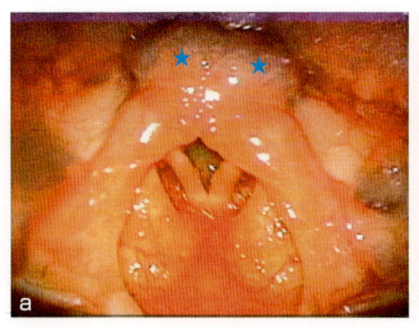

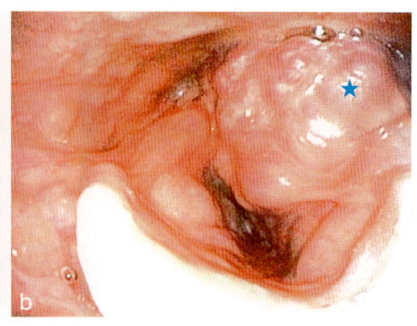

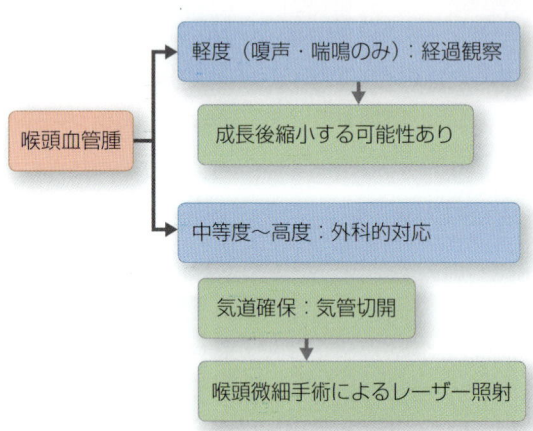

⑭治療のフローチャート：喉頭血管腫

```
喉頭血管腫 ─→ 軽度（嗄声・喘鳴のみ）：経過観察
               ↓
               成長後縮小する可能性あり

           ─→ 中等度～高度：外科的対応
               ↓
               気道確保：気管切開
               ↓
               喉頭微細手術によるレーザー照射
```

乳児血管腫であれば自然消退が期待できる．血管奇形は成長期などに増大する

KTP/YAG レーザー照射は機能障害も少なく，縮小効果の高い治療である

- 狭窄部位，範囲，狭窄程度によりさまざまな方法があり，また手術時期についても患者の状態により考慮される．

喉頭血管腫（⑬）

- いわゆる「血管腫（hemangioma）」は，乳児血管腫と血管奇形に分類される．
- 乳児血管腫であれば多くの場合自然消退する．一方，血管奇形は成長期などにゆっくり増大し，消退することはない．
- 症状は病変の部位と大きさによって，無症状からさまざまな程度の発声および呼吸障害を呈する．
- 「血管腫」は内視鏡所見や CT および MRI などから診断されるが，乳児血管腫か血管奇形かの鑑別診断は困難である．

治療（⑭）

- 喉頭における血管腫の摘出手術は機能障害を引き起こすおそれがあるため，まずは呼吸困難に対応することであり，病変の自然消退を期待することが多い．
- 縮小しない場合（多くは血管奇形）には，切除，硬化療法，レーザー治療などが行われるが，KTP/YAG レーザー照射が少ないダメージで縮小効果が得られる．

症例 血管腫に対するレーザー照射治療

19 歳，女性．
現病歴：⑬-b は本症例の喉頭所見である．顔面・頸部の深部にも「血管腫」が多発していた．呼吸困難に対して気管切開が施行され，スピーチカニューレを装着したまま現在に至ったが，進学を機会に治療可能かどうか近医より紹介となった．
所見・考察：「血管腫」が乳児血管腫であれば消退する可能性もあるため，また血管奇形であっても周囲構造の成長により相対的に気道が確保されることも考

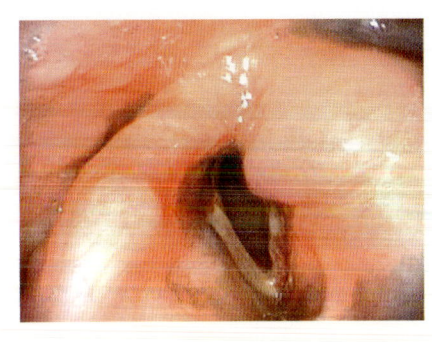

⓯ KTP/YAGレーザー照射による血管腫の縮小
⓭-bと同一症例．気管切開孔の閉鎖が可能の状態となった．

えられるため，経過を観察していたものであろう．本症例の場合の気道狭窄は高度であり，このままでは気管カニューレの抜去は困難と考えられた．血管腫の治療方法として，外科的治療をはじめさまざまな治療法があるが，喉頭においては機能を温存しつつ治療することが求められる．

治療：本症例に対してKTP/YAGレーザー照射による血管腫の縮小術を行った．その結果，期待どおり「血管腫」は縮小し（⓯），気管切開孔の閉鎖が可能の状況となった．

（田山二朗）

引用文献

1) 切替一郎原著，野村恭也編著．新耳鼻咽喉科学．改訂10版．東京：南山堂；2004. p.528.
2) Benjamin B, Inglis A. Minor congenital laryngeal clefts：diagnosis and classification. Ann Otol Rhinol Laryngol 1989；98（6）：417-20.

第 1 章 小児に特有な耳鼻咽喉科疾患の診療

のど・気道
小児気道異物

はじめに

- 小児，とくに幼児は，その性質よりさまざまな食べ物，おもちゃ，生活用品を自ら，もしくは事故にて口腔，鼻腔，咽頭，喉頭の上気道から，気管，気管支の下気道にまで取り込むことにより異物症を発症する．
- 異物は，その存在部位，異物の侵入経路，侵入の経緯により，その発症形態はさまざまである．
- 生後 4～5 か月の乳幼児は，手にした物を口に入れることが多い．また，1 歳を過ぎると，周囲に対する興味が発達し，さまざまな物を触ったり，手に取るようになってくる．このため，気道異物は，3 歳以下，とくに 1 歳以下の乳児に多く，咽頭異物は，8 か月から 2 歳ごろに多い．鼻腔異物は，3 歳から小学校低学年に多い．また，鼻腔異物では，本人のみならず，兄弟，友人などがイタズラで入れてしまうこともある[1]．
- 異物の頻度については，菊池らの埼玉県における耳鼻科救急患者に関する 8 年間の報告では，鼻腔異物は 407/13,817 例（2.9％）で年平均 50 例，咽頭異物は 907/13,817 例（6.6％）で年平均 110 件であったという[2]．気管異物については，家根らの奈良県における報告では，23 年間で 29 例を報告している[3]．当院での 10 年間の統計でも，39 例の症例がみられた．
- 本項では，小児の気道異物を，鼻腔，咽頭，喉頭の上気道異物，気管・気管支の下気道異物に分けて，その実態と対処法について症例を紹介しつつ解説する．

> 気道異物は 1 歳以下の乳児にとくに多い
>
> 咽頭異物は 8 か月から 2 歳ごろに多い
>
> 鼻腔異物は 3 歳から小学校低学年に多い

上気道異物

- 小児の鼻腔異物，咽頭異物，喉頭異物は，耳鼻科外来で比較的簡単に除去できる場合が多い．
- しかし，無理に除去を試みると，小児の協力が得られず，副損傷にて出血，周囲の腫脹をきたし，摘出が困難になる場合がある．また，思わぬ合併症の危険もある．その場合は，緊急性の判断を行い，無理せず，全身麻酔下の摘出も考慮する必要がある．
- 松谷は，全身麻酔を要する状況として，①患児の協力が得られない場合，②処置が困難で痛みが強いとき，③気道異物になる危険のある場合，④除去に際し重篤な副損傷が懸念される場合，をあげている[1]．

> 無理せず状況に応じ緊急性の判断を行い，全身麻酔下の摘出も考慮

鼻腔異物

- 鼻腔異物は，小児，幼児では比較的よく認められる．
- 主として，小児が自分で鼻腔内に異物を挿入して取れなくなったことが多い．その際に，すぐに保護者や周囲の人が，異物の挿入に気がつくこともあるが，本人が訴えず，そのままになり，長期間にわたり異物が鼻腔内に存在し，悪臭を放つ慢性鼻炎の原因になることもある．
- 若山らは，小児の鼻腔異物281例の検討にて，異物症例は2歳，3歳，4歳の学齢期以前の幼児が多くを占め，その内訳は，2歳児が全体の34.2％，3歳児が28.5％，4歳児が16.4％で，これらの年齢で全体の約80％を占めたと報告している．また性差は認めなかった[4]．
- 異物の種類は，ビーズ，プラスチック玩具，BB弾，消しゴム，ドングリ，小石，トウモロコシ，ボタン型電池と多種類に及んだ．そのなかで，頻度の高いものは，ビーズ（41.7％），プラスチック玩具（16.5％），BB弾（6.1％）の順であった．
- 鼻内異物は，幼児が自分で鼻内に挿入する事例が多いことより，幼児の生活環境の周辺に存在し，手に取りやすいものが多くを占めていると考えられた．
- 異物の大きさについては，平均8.6 mmで，長径6〜12 mmが93％を占めたと報告されている．
- 異物の存在部位は，中鼻甲介の前方，中鼻道入口部下方に位置するものが大半であった．これは，一定の大きさを超えた異物は，特殊な形状のものを除き，下鼻甲介前端より後方に挿入するのが困難であるからとされている．

鼻内異物の摘出

- 鼻内異物は，前鼻鏡にて異物を確認し，鉗子，吸引，異物鉤などを用いて摘出する．
- 児の固定が重要であるが，大半の異物は，とくに鎮静を必要とせずに安全に摘出できる．
- 児の固定に際しては，幼児であっても十分に処置の説明を行い，納得させて行うことが重要である．
- 処置の実施に際しては，頭部の固定を十分に行い，鼻処置を丁寧に行う．不要な操作による鼻出血などに注意する．
- また，咽頭腔に落下させて，咽頭気道異物にならないように注意する必要がある．しかし，前述の理由で，慎重に操作すればその危険は高くない．
- むしろ摘出後，前鼻鏡，ファイバースコープなどで，ほかに異物が残存していないかを確認することは重要である．

当科で経験した鼻内異物例

- ❶に，当科で2008〜2011年に経験した鼻内異物の概要を示す．
- 本院の性格上，他院にて摘出困難で紹介された症例である．そのため，発達遅滞，自閉症を有する児や，他院で安静に座位がとれなかった児が大半であ

❶当科における鼻内異物の概要

症例	年齢	性別	異物	摘要
1	2歳11か月	男児	プラスチックの小片	自己挿入
2	4歳5か月	男児	ビーズ玉	自己挿入
3	6歳4か月	男児	ティッシュペーパー・ビーズ玉	自閉症・膿性鼻汁
4	16歳10か月	女子	紙片	発達遅滞・膿性鼻汁
5	4歳1か月	男児	プラスチックのブロック	口臭
6	3歳2か月	女児	石	鼻閉

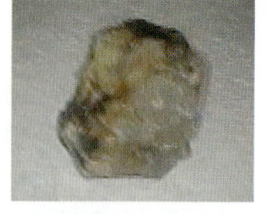

(2008〜2011年)

❷3歳2か月女児（❶の症例6）の右鼻腔内より摘出された異物（石）

った．
- 全例外来座位にて吸引，鉗子，異物鉤などの組み合わせで摘出可能であった．
- 摘出後，ファイバースコープで異物の遺残の確認を行った．
- 十分な説明と十分な鼻処置，局所麻酔で摘出は可能であるが，どうしても安静が困難な場合は全身麻酔も考慮しなくてはならない．
- ❷に，3歳2か月女児（❶の症例6）の右鼻腔より摘出された小石を示す．他院にて摘出には全身麻酔が必要と説明され紹介来院．右中鼻道入口部に異物を認め，十分な説明の後，局所の処置を行い，異物鉤，鉗子にて外来にて摘出された．

咽頭異物，喉頭異物

- 咽頭異物，喉頭異物は，耳鼻科医が最も多く体験する異物であり，その存在部位としては中咽頭が最も多く，次いで下咽頭である．
- 内容としては魚骨が圧倒的に多い．ほかに問題になる異物として，箸，歯ブラシ，ストローなどをくわえて転倒し，口蓋に刺入してしまう場合がある．
- 小児では，骨壁が薄く，口腔と大血管，脳脊椎との距離も短く，その評価にはCTなどの画像診断が必要である．具体的には，金属，プラスチックの異物にはCT，木材などはMRIが望ましい．しかし，異物の大きさによっては，必ずしも明らかにならない場合もあるので慎重に対処する．
- また，咽喉頭の鈍的外傷による，内頸動脈閉塞症の可能性も考慮する．これは，異物による内頸動脈の圧迫による内膜損傷で，血栓形成，血管攣縮が生じて痙攣，片麻痺，意識障害などの中枢神経症状を呈する病態である[5]．
- 筆者らも，歯ブラシ異物刺入後に意識障害で発症した梗塞例を経験している．

魚骨が圧倒的に多い

刺入異物の評価にはCTなどの画像診断が必要

症例1

2歳5か月の女児．
現病歴：歯ブラシをくわえて転倒，口腔内に歯ブラシが刺さり，すぐに母親が引き抜いたところ，出血は少量で経過をみていたところ，受傷後3時間で嘔吐，6時間で左顔面神経麻痺，左上下肢の不全麻痺が出現した．

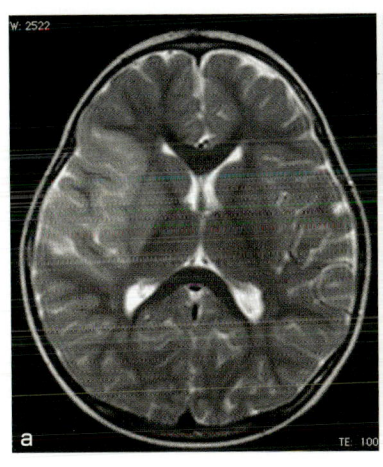

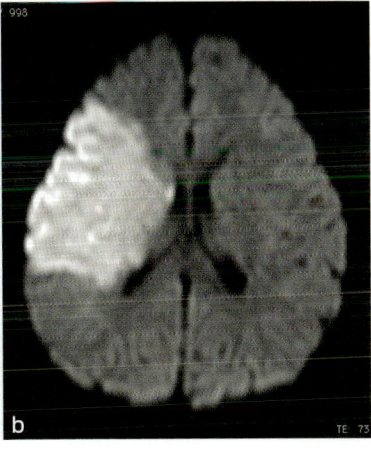

❸**右軟口蓋歯ブラシ異物後に発症した右中大脳動脈梗塞例のMRI所見（2歳5か月女児）**
拡散強調画像（b）では，右中大脳動脈領域に高信号領域を認める．また，T2強調画像（a）でも同部位に信号の上昇を認める．

診察・検査所見：救急病院にて，外傷性の梗塞を疑われて当院搬送．局所はとくに出血なく軟口蓋右側に軽度の発赤を認めるのみであった．しかしMRIにて，右中大脳動脈領域の広範な急性梗塞像を認めた（❸）．
治療：本例は，脳浮腫に対してグリセオール®を投与し，麻痺は徐々に改善した．現在，他院にて理学療法，言語療法を行っている．

- 本例のように，受傷後に出血などの症状がなくとも，3日以内に片麻痺，意識障害が発生した場合は，内頸動脈閉鎖症の可能性を疑い，脳MRIなどの評価が必要である．
- そのほか異物として，こんにゃくゼリー，餅，肉塊，フィルムなどさまざまなものがみられる．このような窒息の危険のあるものは，家庭でも処置，予防が重要である．

魚骨異物

- 最も頻度の高い魚骨異物では，15mm以下の短く細い骨（ウナギ，アジ）は口蓋扁桃に多く，25mm以上の比較的大きな骨（サケ，ブリ，タイ）は，下咽頭に多いとされている．
- 症状としては，年長児の場合は嚥下時の痛みや違和感を訴えることが多いが，症状を訴えられない乳幼児では，流涎，嚥下困難，嘔吐をきたすことがある．
- 口蓋扁桃に刺さった魚骨は，鑷子，鉗子で除去できる．
- 細い骨は，唾液と区別がつきにくいが，空嚥下を繰り返すと判別できることが多い．
- 発見しにくい場合は，ファイバースコープを用いて丁寧に，口蓋扁桃，舌根扁桃，下咽頭を観察する．
- 明らかに，異物がなくとも，痛みが限局している場合は，魚骨が刺入されていることもあるので注意して，周囲を圧迫しつつ検索すると発見される場合もある．
- 下咽頭，舌根に魚骨が発見された場合，年長児では，鉗子つきファイバース

> ウナギ，アジは口蓋扁桃に多く，サケ，ブリは下咽頭に多い

❹全身麻酔下の摘出が必要であった症例の概要

症例	年齢	性別	部位	異物	摘要
1	0歳9か月	男児	下咽頭	母の髪留め	マギール鉗子にて摘出
2	1歳3か月	女児	中咽頭	歯ブラシ	歯ブラシくわえて転倒
3	1歳8か月	女児	喉頭	指輪	突然の吐き気
4	6歳4か月	女児	咽頭	魚骨（うなぎ）	口蓋扁桃下極 協力得られず

(2008～2011年)

コープを用いた摘出が可能なこともあるが，魚骨が鼻腔を通過できるサイズであること，鉗子で十分把持できるかを判断することが重要である．しかし，患児の協力が得られない場合，周辺損傷の危険のある場合は，無理せず全身麻酔下の摘出を行うべきである．

> 患児の協力が得られない場合は無理せず全身麻酔を考慮する

摘出に全身麻酔が必要であった例

- ❹に，当科における咽頭異物で全身麻酔下の摘出が必要であった症例の概要を示す．全身麻酔が摘出に必要であったのは，過去3年で4例であった．
- 中咽頭異物の場合は，多くは，全身麻酔下に，マギール（Magill）鉗子などで容易に除去できるが，異物落下による食道異物，気管異物になる可能性，気管切開の可能性も十分説明しておくのが重要である．

症例2

1歳3か月女児（❹の症例2）．
現病歴：歯ブラシを口に入れたまま走って転倒，右軟口蓋に歯ブラシが刺さった状態で受診した．
診察・検査所見：意識障害，麻痺は認めず，CTにて，歯ブラシが右内頸動脈近傍まで刺入していた（❺）．
治療・経過：動脈静脈に損傷なく，全身麻酔下に摘出した．術後経過観察にてとくに，麻痺，神経症状は認めなかった（❻）．

- ❼に，1歳8か月女児（❹の症例3）の指輪異物の所見を示す．指輪の一部が，仮声帯にはまり込んでいた．このため，簡単に摘出ができなかったことが判明した．

- 以上，咽頭喉頭異物に関しては，外来で比較的容易に摘出できる例が多いが，患児の状況，異物の特性を考え，より安全な摘出を行うように心がける必要がある．

気管・気管支異物

- 乳幼児の気管・気管支の異物は，呼吸困難をきたし，窒息により死亡の可能性もある重要な救急疾患である．

> 乳幼児の気管・気管支異物は重要な救急疾患

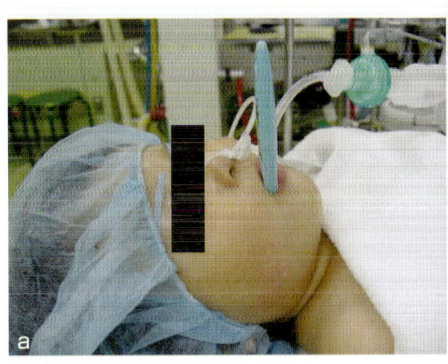

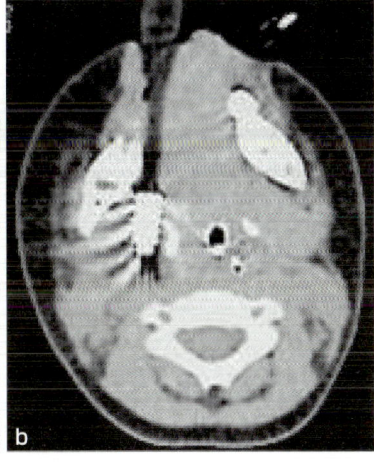

❺ 1歳3か月女児（❹の症例2）の右咽頭歯ブラシ異物例の摘出前所見とCT所見

歯ブラシは，右咽頭から内頚動脈の前方まで侵入していた．

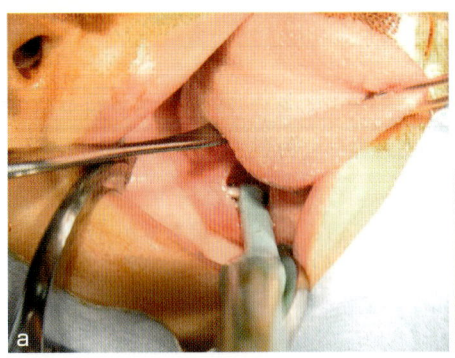

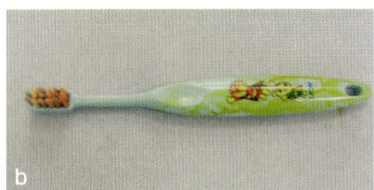

❻ 1歳3か月女児（❹の症例2）の右咽頭歯ブラシ異物例の全身麻酔下，摘出術中所見と摘出された異物

歯ブラシの刺入部から異物を周囲組織を保護しつつ，逆行性に摘出した．術後とくに出血は認めなかった．

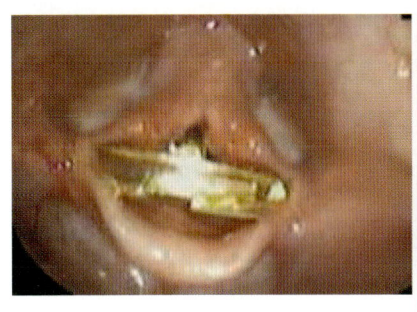

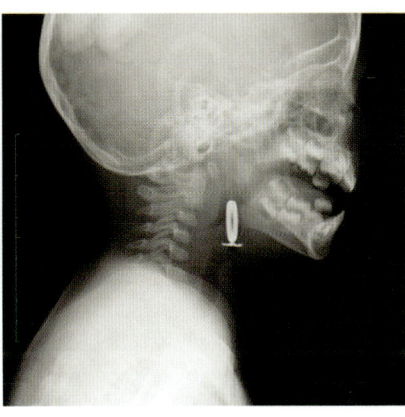

❼ 1歳8か月女児（❹の症例3）の喉頭に嵌頓した指輪異物

内視鏡所見と頸部側面X線所見．

- 気管支異物は小児では3歳以下，とくに1歳以下に多いとされている．
- 原因として，ピーナッツなどの豆類の危険が従来から指摘されている[6,7]．

当院で摘出した気管異物症例について

- ❽，❾に2003年から2012年の10年間に当院小児外科にて摘出した，気管異物症例の年齢分布と異物の種類を示す．
- 年齢別では，1歳代の症例が最も多く22例（56％）を占めた．全体でも3歳以下の症例が82％を占めた．
- 年齢の高い症例は，転落に伴う外傷に伴い歯牙を吸引した例，兄弟とのけん

気管支異物は3歳以下，とくに1歳以下に多い

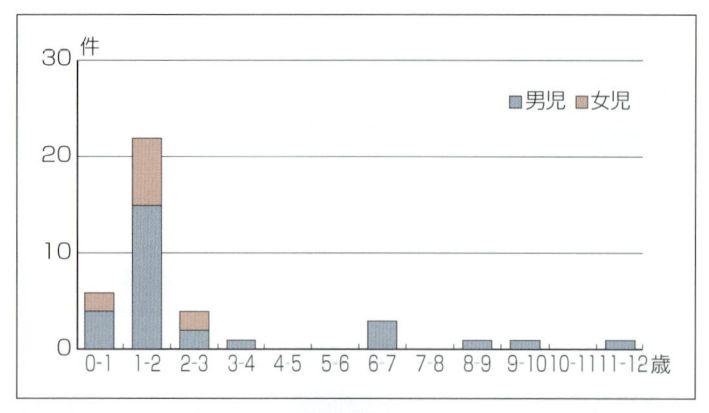

❽ 当院における気管異物の年齢性別件数
当院にて摘出された気管異物の年齢別分布では1歳代が最多であり，大半が3歳以下であった．性別では，男児に多い．

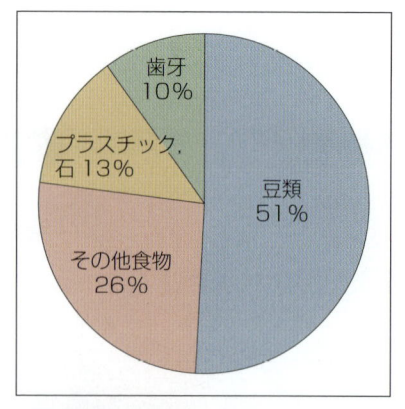

❾ 気管異物の種類
当院で過去10年間で摘出された異物は，豆類が最も多く51％を占めた．

かに伴う例などがみられた．

原因として，ピーナッツなどの豆類が過半数

- 異物の内容は，従来の報告どおり，ピーナッツをはじめとする豆類が51％と過半数を占めた．続いて，栗，肉など他の食物が26％，以下，おもちゃの部品，ブロックなどのプラスチックの小片や石などが13％，歯牙が10％と続いた．豆類のなかでは，ピーナッツが55％を占めて最も多かった．
- 異物の存在部位に関しては，右気管支は，左に比べやや太く，分岐の角度が25°と左気管支（45°）に比べて分岐角度が小さいことより異物は右気管支に多いとの報告がある．当院の症例でも分岐部までの気管に異物が存在していたものが6例．右気管支が18例，左気管支が15例で，やや右気管支に存在している例が多かった[7,8]．

気管異物の臨床症状

- 異物の種類，形状，大きさなどによりさまざまで，急速にチアノーゼ，呼吸困難をきたす例から，ほとんど症状のないものまでさまざまである．
- 多くの例では，豆類を食べていて，急にムセ込み，咳嗽を認めることで発症することが多い．

原因不明の肺炎，遷延する咳嗽では異物の存在を疑う

- その後症状は一時的に軽快し，遷延する咳嗽，喘鳴，抗生物質で改善しにくい肺炎を呈することもある．
- 当院の症例でも，異物吸入より数か月後に摘出された例もあり，原因不明の咳嗽，繰り返す肺炎では，異物の存在を疑うことも必要である．

気管異物の診断

- 気道異物の診断は，まず，異物の吸入状況を保護者よりよく聴取する．次いで，呼吸状態をチェックする．
- 視診にて，胸郭運動の左右差をよく観察する．
- 聴診では，呼吸音の減弱に注意する．

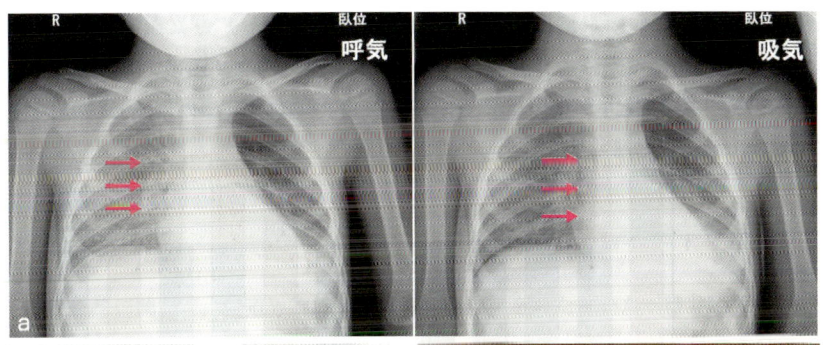

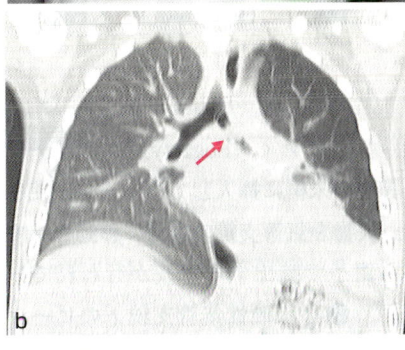

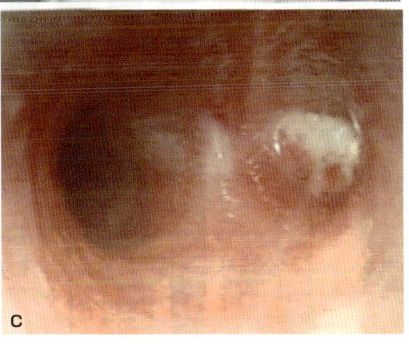

⓾ 2歳11か月女児左主気管支異物例の画像所見

a：吸気（右図），呼気（左図）の単純X線画像．吸気で心臓縦隔陰影が左に偏位（→）している（ホルツクネヒト徴候）．
b：CT所見．左主気管支に異物陰影を認める（→）．
c：気管支鏡所見．左主気管支に異物を認める．フォガティカテーテルと鉗子にて摘出された．異物はピーナッツであった．

画像検査

- まず最初に，胸部単純X線を行う．
- 異物自体の撮影は難しくとも，異物がチェックバルブになれば，患側肺野の透過性亢進（気腫状）と，完全閉塞では無気肺，肺炎像を呈する．
- また，吸気，呼気での撮影が可能であれば，深吸気に空気がよく入り，心臓縦隔陰影を患側に押されるホルツクネヒト（Holzknecht）徴候が認められることがある．必ずしもホルツクネヒト徴候が認められない場合もあるので注意する．
- むしろ，X線透過異物の確認のため，CT，MRIの重要性が高まっている．とくにCTは比較的短時間に撮影が可能で，異物の確認に重要な検査となっている[6]．
- ⓾-aに2歳11か月女児の左気管支異物の胸部単純X線所見（ホルツクネヒト徴候）と，⓾-bにCT所見を示す．

摘出

- 緊急時には，異物誤嚥の現場で，背部圧迫法，胸部圧迫法が行われる．
- 呼吸状態が落ち着いていれば，十分な準備と計画を立てて摘出を試みる．
- 乳幼児の気管支は狭く，鉗子付きのファイバースコープによる摘出は困難で，換気型の硬性気管支鏡を用いることが多い．当院の症例でも39例中33例（85％）が硬性気管支鏡にて摘出されていた．ファイバースコープにて摘出されたのは5例であった．最近は，換気型のテレスコープ型の内視鏡が使用されより安全に操作可能となっている．
- また，ピーナッツなどの比較的小さな異物が，気管末梢に嵌頓している場

最初に，胸部単純X線

CTは異物の確認に重要な検査

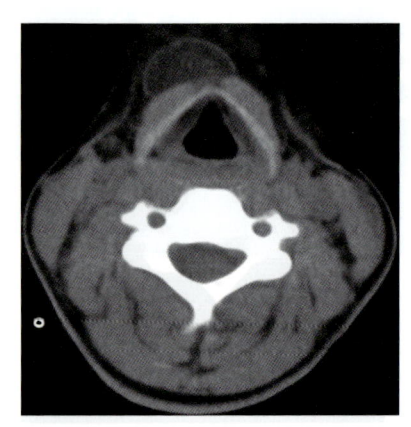

❺ 皮様嚢胞のCT所見

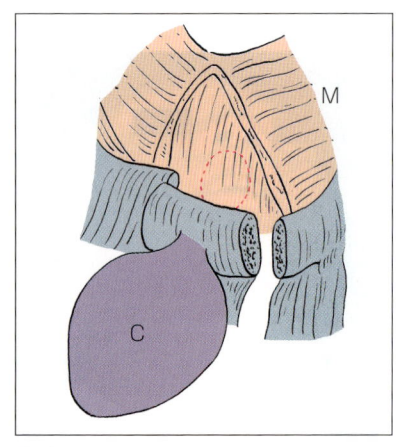

❻ くりぬき操作
顎舌骨筋正中縫線を切開し破線の範囲でくりぬいていく．
C：嚢胞，M：顎舌骨筋．
（市村恵一，JOHNS 1993[2] より）

シストランク法が定番の手術

鑑別診断

- 頤下正中部にみられる腫瘤性病変が鑑別対象となる．幼児では表皮嚢胞，頤下リンパ節炎が，10歳以上や成人では皮様嚢胞，悪性腫瘍のリンパ節転移，側頸嚢胞が候補にあがる．
- 皮様嚢胞は挺舌や嚥下で動かないこと，存在部位が顎下・舌下間隙が主なこと，内容液に角化物が混在することなどで鑑別可能である．また画像診断上，CT値が0～18HUと低密度である（❺）．通常は頤舌骨筋より上に存在し，典型例ではsack of marble appearance（脂肪の合体でできる小結節陰影）を呈する．MRIではT1強調像で脂肪の存在のため高信号から等信号，T2強調像で高信号となる．
- 頤下リンパ節炎はネコひっかき病やトキソプラズマ症，結核でもみられることがあり，病歴を参考にする．

治療

- 定番の手術はシストランク（Sistrunk）法であり，これにより，再発率は著減する．
- シストランク法のポイントは2つある．一つは舌骨中央部の切除であり，もう一つはそれより上方の瘻管を剥離同定せずに周囲組織を付け一塊にして摘出する点である．前者については，その実施の有無が再発率に大きく影響することから，きわめて妥当である．
- 嚢胞は通常胸骨舌骨筋の中央縫線の後方で，甲状舌骨膜の前にあるので，胸骨舌骨筋中央を分け，嚢胞を露出し，下後方で甲状軟骨や甲状舌骨膜から剥離していく．
- 組織学的検索を行った最近の報告では瘻管の舌骨貫通例はないとする意見が圧倒的に優勢である．
- 舌骨正中部の摘出範囲は中央から各15mmのところで行うのがよい．舌骨切除後もその上方では瘻管，索状物を周囲組織から剥離してはならない．組織の芯をくりぬくように後上方に舌盲孔方向に進む．頤舌骨筋から先は切断しなくても正中線に沿い指でも左右に分離できる．これを少し開いた後，一定の径をもった芯をくりぬいていく（❻）．この径の大きさは1～3cmの範囲でよい．
- 多数例のメタ解析ではシストランク法を行っても6.6％の再発がある．

その他

- 1％は甲状腺癌を合併する．多くは乳頭癌であるが，どんなタイプもありうる．
- 異所性甲状腺の合併は1～2％といわれ，そのほとんどは嚢胞が舌根近くにある場合である．なかには62％で合併したという報告もあるので，その疑

いは常にもって検査しておく必要があろう．

側頸嚢胞・瘻

成因

- 外胚葉由来の将来体表面に分化するものが4対の鰓溝であり，これに対応する内胚葉由来の5対の構造が鰓嚢である．両者を合わせて鰓裂とよぶ．一方，鰓裂によって分けられる中胚葉由来の構造が6対の鰓弓である．4～7週で6対の鰓弓が出現し，消失して顔面下部と頸部をつくるが，この際に，第2鰓弓が第2, 3, 4鰓溝の上を覆い，外側鰓壁と癒合する外胚葉に裏打ちされた空間であるHis頸洞ができる（❼）．この閉塞が不十分だと側頸嚢胞（lateral cervical cyst）/ 側頸瘻（lateral cervical fistula）ができる．
- 発生途中でリンパ節内に上皮が封入されてリンパ節の嚢状変化が起こることも成因として考えられている．

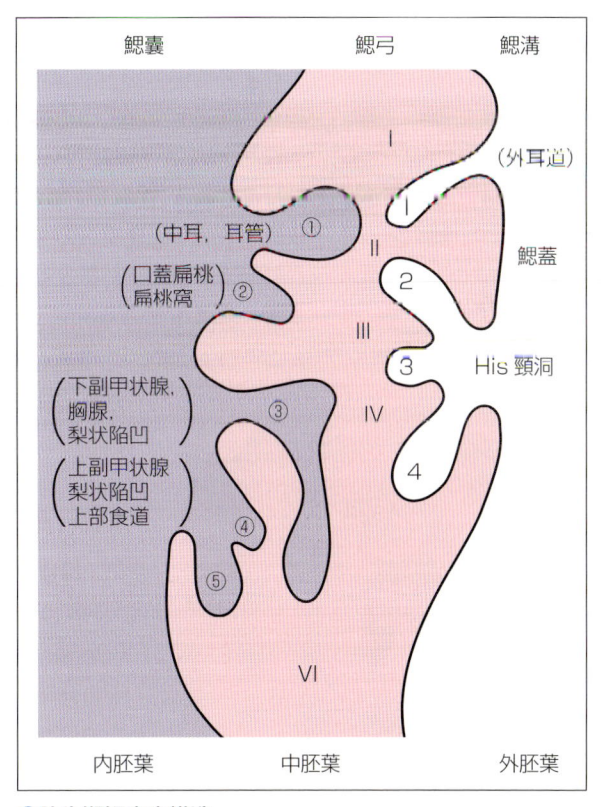

❼胎生期鰓由来構造
6対の鰓弓があるが，ヒトでは第5鰓弓は欠如することが多い．

発生頻度

- 頸部の先天奇形の30％を占める．うち95％くらいが第2鰓溝由来，次いで第1鰓溝由来（5～8％），第3や第4鰓溝由来はきわめてまれである．第2鰓溝由来の嚢胞は10～40歳に好発する．第1鰓溝由来のものは中年女性に好発する．
- 全体として，嚢胞の形をとるものが75～81％，瘻が19～25％である．嚢胞は年長児や若年成人に多く，瘻は乳幼児に多い．
- 両側性症例が2～3％にみられる．
- branchio-oto-renal syndrome（BORS：鰓耳腎症候群）では，難聴，腎奇形に加え，第2鰓溝由来の側頸瘻が約半数の例でみられる（❽）．
- 第1鰓溝の閉鎖は耳下腺の発達や顔面神経の移動と関係するため，第1鰓溝由来の奇形ではこれらの奇形も伴いやすい．瘻の形をとるものが52％，嚢胞が48％であるという報告をはじめ，瘻がやや多い．

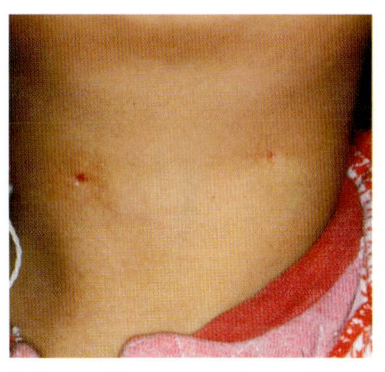

❽ branchio-oto-renal syndrome 症例にみられた両側側頸瘻

> 頸部先天奇形の30％を占めうち約95％が第2鰓溝由来

症状

- 第1鰓溝由来のものでは，抗菌薬にあまり反応しない耳下腺炎の反復と誤るような耳周囲や下顎角付近の膿瘍の反復をみる（❾）．顔面麻痺の合併も報告されている．下顎角部の陥凹から分泌していることもある．感染すると頸

下腺炎の像を呈することもある．
- 第2鰓溝由来のものは無痛性の波動のある球形の腫瘤として受診されている．感染をかぶると有痛性になる．瘻の場合は鎖骨上の前頸部に出やすい．大きさは10 cm以内で，濁った黄色の液が貯留し，コレステロール結晶を含むことあり．
- 第3や第4鰓溝由来のものはどちらかというと瘻の形をとりやすい．また異所性副甲状腺を合併しやすい．
- 第2鰓溝由来の瘻孔は上頸皮膚（第2鰓弓由来）と中頸皮膚（第3鰓弓由来）のあいだ，すなわち頸部の下1/3の胸鎖乳突筋前縁付近に開口する．胸鎖乳突筋前縁から頸動脈鞘外側に沿い，上行し，舌骨大角の高さで内外頸動脈間を通り，咽頭壁に向かう．嚢胞の存在部位からBaileyが1から4までの型を定めている（❿）．なかでは頸動脈鞘の外側にある2型が圧倒的に多い．
- 第1鰓溝由来の瘻孔は下顎角から耳前にあり，外耳道に瘻孔が向かう．Shaw et al.（1962），Arnot（1971），Work（1972），Belensky & Media（1980），Olsen et al.（1980）などいくつかの分類法があるが，ここではWork分類で話を進める．耳介の内側で外耳道と平行して走行し，中鼓室の深さで盲端となる1型（嚢胞は耳下腺浅葉上極内に存在）と下顎角の瘻孔から外耳道軟骨部に達する2型（嚢胞は耳下腺深葉内）に分かれる（⓫）．1型は外胚葉系成分のみから成り，顔面神経

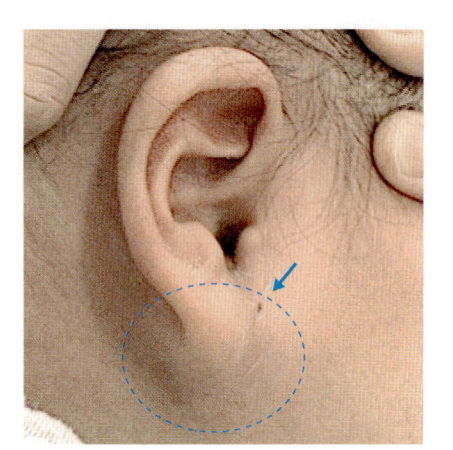

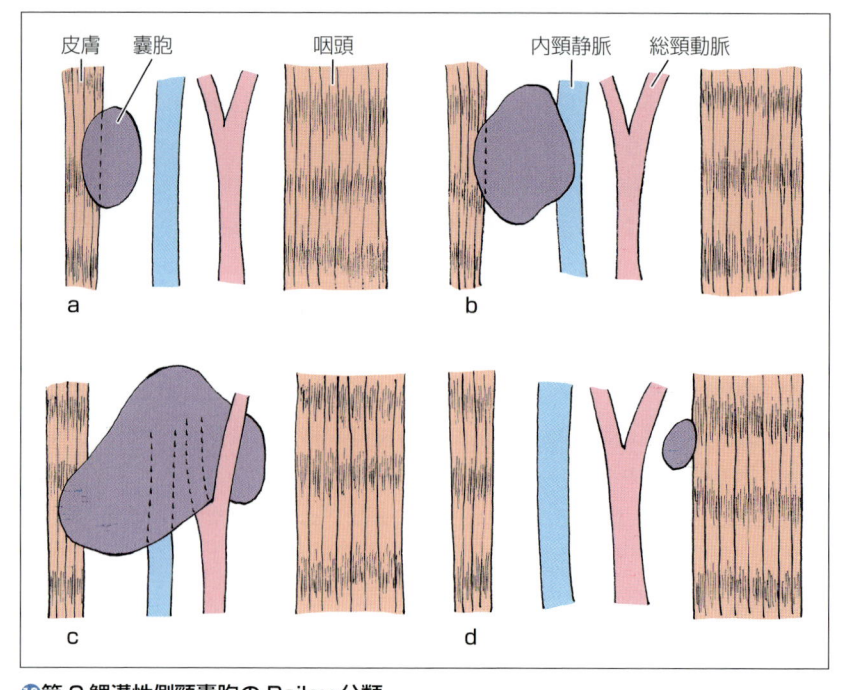

❾ Type 1 第1鰓溝性瘻＋嚢胞

❿ 第2鰓溝性側頸嚢胞のBailey分類
a：1型，b：2型，c：3型，d：4型．

の外側を走るのに対し，2型は外胚葉と中胚葉由来で，軟骨成分を含み，囊胞の内容にケラチンを含むのが特徴で，顔面神経の内側を走る．2型のほうが多い．
- 第3鰓溝由来の瘻では胸骨柄付近の胸鎖乳突筋前縁に開口し，胸鎖乳突筋前縁に沿い総頸動脈，内頸動脈の後方を走り，舌下神経（下）と舌咽神経（上）のあいだに行き，上喉頭神経内枝の上で輪状甲状膜を貫通し，梨状陥凹に入る．囊胞だと胸鎖乳突筋の後方にできる．
- 第4鰓溝由来のものは右鎖骨下動脈か左大動脈弓の下を通り，次いで下降して，気管食道溝で反回神経と併走し，上喉頭神経の下から輪状甲状膜を貫通し，梨状陥凹に達する．
- 第3と第4のいずれの鰓溝由来かの鑑別は困難で，上喉頭神経との関係で判断するしかない．

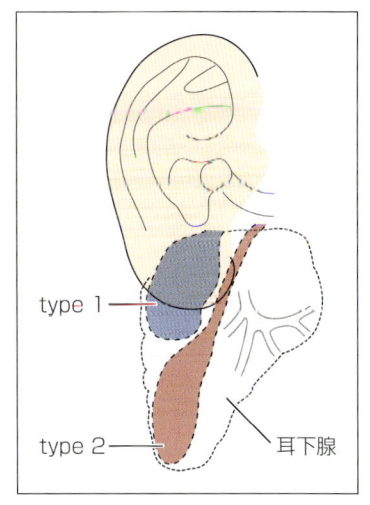

⓫ 第1鰓溝性側頸囊胞の Work 分類

■ 診断

第2鰓溝由来のもの

- 超音波では辺縁明瞭，無エコーの腫瘤として認められる．バックエコーの強調があり，時に過エコーで偽充実性または細かくて不明瞭な内部エコーを伴う低エコー像を呈する．成人では壁が厚かったり，隔壁があったりする．
- CT や MRI では，最も多い2型は横断像で顎下腺後方，胸鎖乳突筋前内側，頸動脈間隙の外側に位置する囊胞性腫瘤として描出される．
- CT では均一で辺縁明瞭な低密度の充実性腫瘤で，壁は薄いが，感染既往があると厚くなり造影効果が増強する．
- MRI では T1 強調像で低-中間信号（やや高信号の場合もある），T2 強調画像で高信号の像が得られる．内外頸動脈間から内側に向かう beak sign（くちばし様所見）が時にみられるが，これは Bailey の3型と診断できる．

第1鰓溝由来のもの

- 軟骨部外耳道に平行な，あるいは耳下腺内の楕円形または円形の囊胞状腫瘤として認められ，CT での内容液の密度は 10～25 HU であり，MRI では T1 強調像で低から中間信号，T2 強調像で高信号を呈する．

■ 鑑別診断

- 第1鰓溝由来のものでは，外耳道への瘻がないときは耳下腺囊胞（リンパ上皮性囊胞など），耳下腺囊胞状腫瘍，壊死性リンパ節炎などが鑑別対象となる．
- また，第2鰓溝由来のものでは囊胞性リンパ節転移，甲状腺乳頭癌の転移リンパ節，リンパ管腫，傍咽頭間隙や頸動脈間隙の深頸部膿瘍などと鑑別する．

⓬先天性頸部嚢胞性疾患

病変		ピーク年齢層	性差	主な部位	頻度
正中頸嚢胞		10歳以下	男性＝女性	舌骨下，正中から2cm以内	60%
側頸嚢胞	第1鰓溝性	中年	男性＜女性	耳下腺，外耳道	2%
	第2鰓溝性	10〜40歳	男性＝女性	顎下〜上内深頸部	25%
	第3鰓溝性	10〜30歳		後頸三角（とくに左）	まれ
皮様嚢胞		10〜20歳	男性＝女性	口腔底〜頤下	10%
表皮嚢胞		6歳以下	男性＝女性	口腔底〜頤下	2%

治療

外科的完全摘出が必須

- どれも外科的完全摘出が必須である．
- 感染をかぶったときはまず抗菌療法で抑えた後に手術とする．
- 第2鰓溝由来の嚢胞は横切開で胸鎖乳突筋前縁を出し，同筋を後方に牽引して嚢胞壁を見つけ，剥離摘出する．内瘻がある場合は舌咽神経以下の脳神経の損傷に注意しながら剥離を進め，咽頭収縮筋を貫くところで結紮切断する．外瘻の開口部は頸部のかなり下にくるので，皮膚の横切開は階段状に数個おく．
- 第1鰓溝由来の嚢胞は耳下腺腫瘍の術式に準じ，顔面神経本幹を同定したうえで核出する．内瘻がある場合は神経との関係に注意する．

- 最後に先天性の頸部嚢胞性疾患を一覧表にして提示する（⓬）．

（市村恵一）

参考文献

1. Harnsberger H. Handbook of Head and Neck Imaging. 2nd edition. St Louis：Mosby-Yearbook；1995.
2. 市村恵一．甲状舌管嚢胞の手術．JOHNS 1993；9：1365-9.
3. 市村恵一．正中頸嚢胞摘出術．加我君孝ほか編．基本手術手技．新臨床耳鼻咽喉科学 5．東京：中外医学社；2003．p.219-21.
4. 尾尻博也．第2鰓裂嚢胞（側頸嚢胞）の画像所見と臨床．耳展 2007；50：55-60.
5. Acierno SP, Waldhausen JHT. Congenital cervical cysts, sinuses and fistulae. Otolaryngol Clin North Am 2007；40：161-76.
6. Mukherji SK, et al. Imaging of congenital anomalies of the branchial apparatus. Neuroimaging Clin N Am 2000；10：75-93.
7. Woo EK, Connor SEJ. Computed tomography and magnetic resonance imaging appearances of cystic lesions in the suprahyoid neck：A pictorial review. Dentomaxillofac Radiol 2007；36：451-8.

第1章 小児に特有な耳鼻咽喉科疾患の診療

のど・気道
小児の唾液腺疾患

- 小児の唾液腺疾患（salivary gland disease）は成人のそれと同様の疾患がみられるが，小児に特有な疾患群も存在し適切な診断と対応が求められる．とくに母親の安心と納得を得るための説明も必要となる．
- 炎症性疾患，腫瘍性疾患，先天性の疾患，全身性の基礎疾患に起因する疾患などがみられ，正確な鑑別診断に向けての検査が大切である．MRIやCTなどの検査は年齢によるが，しばしば覚醒の状態では困難である．
- 唾液腺には大唾液腺である耳下腺，顎下腺，舌下腺と小唾液腺があり，おのおのに特徴的な疾患が発生する．
- 本項では小児唾液腺疾患の実際と鑑別，治療の要点を解説したい．

成人の唾液腺疾患が小児にまれにみられることと，小児に特有な疾患も存在する

小児唾液腺疾患の診断手順

問診
- 問診では本人から情報を得るが，年齢が若い場合は主に両親（母親が多い）から詳細な話を聞くことになる．
- 症状の発生時期，疼痛や発熱の有無，機嫌の良し悪し，唾液腺腫脹に症状を伴うか否か，軽快・増悪・反復などの特徴について確認する．

臨床所見
- 基礎疾患，合併症の有無を確認する．
- 小児シェーグレン（Sjögren）症候群はまれであるが，成人と異なり，乾燥症状に乏しく微熱，耳下腺腫脹が優位にみられる．
- 精神的要因や摂食障害の有無を知る．唾液腺症の基礎疾患として多くみられる．

画像検査
- 唾液腺疾患で行う主な画像検査には，超音波検査，CT，MRI，唾液腺造影があげられる．
- 超音波検査は苦痛もなく安全に行えるが，小児の多くはCT，MRI検査は催眠薬により寝かせた後でないと行えず，医師の立ち会いが必要である．
- 唾液腺造影を行うことは少ないが，小児シェーグレン症候群などで行う検査である．

> **Advice** 耳下腺造影による鑑別
>
> シェーグレン症候群（❶）と反復性耳下腺炎（❷）の耳下腺造影は類似しており，本検査単独での鑑別は難しい．

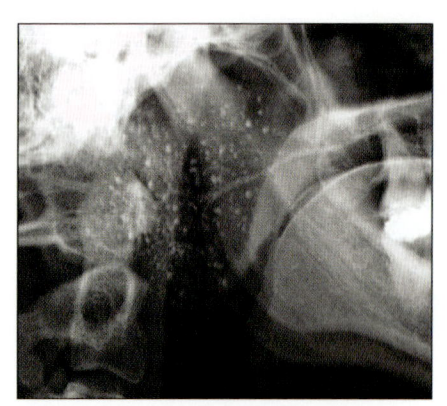

❶シェーグレン症候群耳下腺造影像
点状漏洩像が特徴的である．

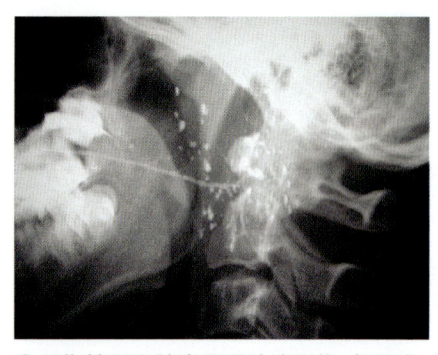

❷反復性耳下腺炎耳下腺造影像（13歳，男児）
シェーグレン症候群に類似する漏洩像を認める．

鑑別

- 唾液腺疾患の鑑別のほか，唾液腺以外の疾患の鑑別が大切である．
- また，小児の場合，新生児・乳児の唾液腺疾患から学童期から10歳代までの唾液腺疾患と比較的幅が広く特徴も異なる．
- 新生児や乳児の診察に際して，成人のような問診，画像検査が安易にできないこと，触診上も唾液腺炎とリンパ節炎，腫瘍，嚢胞などの鑑別が難しいことがある．

代表的疾患

唾液腺の先天性形成不全

- きわめてまれであるが，下顎や顔面骨の形成不全に伴うことが多い．
- また新生児では奇形である憩室の存在が再発性の唾液腺炎の原因の一つとなっている．

流行性耳下腺炎（ムンプス）

- パラミクソウイルスの一種であるムンプスウイルスの感染によって発症し，好発年齢は3〜16歳である．
- 一般に片側あるいは両側有痛性耳下腺腫脹で発症するが，顎下腺，舌下線の腫脹を伴うことがある．
- 潜伏期は2〜3週間で多くは発熱を伴い，唾液腺はびまん性腫脹を示す．
- 合併症として髄膜炎，脳炎，膵炎，卵巣炎，迷路炎などがあげられる．迷路炎ではめまいや難聴の原因となる．
- ムンプス難聴の発生の多くは10歳以下の小児である．
- 診断は以上の臨床症状のほか，流行の有無，血清アミラーゼ（S-type）の上昇，急性期と回復期とのペア血清で4倍以上の上昇が確認されれば確定診断される．

急性化膿性耳下腺炎

- まれであるが，生後7〜14日で兆候がみられことがあり，しばしば脱水など全身状態の悪化に先行し，一側あるいは両側耳下腺いずれにもみられる．
- ステノン管開口部からの膿汁排泄，さらに膿瘍形成を認めた場合は顔面神経の走行に留意しながら切開も必要となる．
- 成人と異なり敗血症へと進行することもある．
- 耳下腺炎の頻度は顎下腺や舌下腺に比べ多いが，ステノン管が他の腺の導管より長く頬筋を貫いて口腔へ開口することによると考えられる．

- 鑑別疾患としてリンパ節炎，蜂窩織炎，鰓性嚢胞の感染があげられる．
- 高齢者に多いが，ステノン管開口部から逆行性に *Staphylococcus aureus*（黄色ブドウ球菌）や *Streptococcus pneumoniae*（肺炎球菌）などが起因菌となる．

反復性耳下腺炎
- ムンプスを除き，小児では最も一般的な唾液腺炎である．5〜6歳に初発することが多いがあらゆる年齢層で発症しうる．
- 急に疼痛を伴う腫脹やステノン管開口部からの膿汁排泄が出現し，症状は3〜7日間続き，症状の間隔は数週間から数か月と症例によっておのおの異なる．
- 男児に優位にみられるが，まれに成人まで遷延化することもある[1]．

シェーグレン症候群
- 富板らの報告[2]では，61例の小児シェーグレン症候群患者の発症年齢は3〜15歳で，平均10歳7か月，女児52例，男児9例としている．
- 口唇生検や抗SS-A抗体や抗SS-B抗体の検査が必要となる．
- ムンプスや反復性耳下腺炎との鑑別は臨床症状の慎重な観察や血清学的検査で比較的容易である．

血管腫
- 小児のうち，新生児・乳児耳下腺の腫瘍で最も多いのは血管腫であり，耳下腺部にもしばしばみられる（❸）．
- とくに生下時にみられ，急速に増大する場合，年長児から成人にみられる海綿状血管腫と異なり，benign infantile hemangioendothelioma（良性乳児性血管内皮腫）である．
- 血管腫は病理組織学的分類とは別に臨床的な見地からの分類がなされている（❹）．

リンパ管腫
- 頸部に好発し，しばしばcystic hygroma（嚢胞状リンパ管腫）と称される．生下時に60%，1歳未満に80%は頸部にびまん性に発生し，耳下腺部にも発生する．
- リンパ管腫は一般に緩徐な増大を示すが，1歳未満で出血を伴った場合や，血管腫様成分を含む場合は血管腫との鑑別はしばしば難しい．
- 耳下腺部や頸部の深部に進展した場合は気道狭窄から呼吸困難をきたすこと

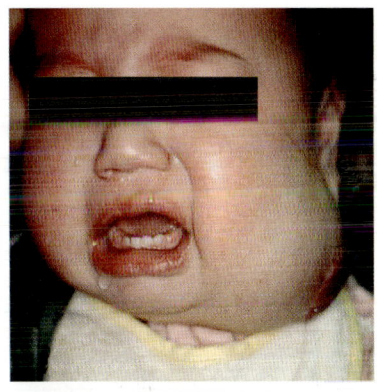

❸ 女児耳下腺血管腫
皮膚毛細血管拡張性の紅斑と瘤状隆起を認める．

❹ 血管腫の臨床的分類

① **単純性血管腫**（port-wine stain）
皮膚表面から隆起せず，境界明瞭な赤〜暗赤色の紅斑で出生時から存在する．自然消退はなく，色調が濃くなったり瘤状になることがある．

② **サーモンパッチ**（salmon patch）
最も頻度の高い血管腫である．皮膚表面から隆起せず平坦かつ境界不鮮明な紅斑で，通常出生時から認められ，指圧で退色する．顔面では前額，眉間，上眼瞼，後頭部で淡紅色のもので自然消退するものが多い．

③ **イチゴ状血管腫**（strawberry mark）
はじめは小さい紅斑で，生後1〜3か月ころに表面のぶつぶつしたイチゴ状，鮮紅色の腫瘤を形成する．いわゆる赤あざといわれるものである．6〜12か月で最も大きくなり，その後5〜7年と学童期にかけて自然消退がみられる．

小児，若年のシェーグレン症候群は成人のような乾燥症状は乏しく，不明熱，唾液腺腫脹，腺外症状が主体となる

がある．

耳下腺腫瘍

- 小児耳下腺腫瘍は手術例1,043自験例のうち18歳以下症例は17例（1.6％）で，うち耳下腺癌は4例であった．低悪性粘表皮癌2例，扁平上皮癌1例，腺房細胞癌1例であるが（❺）[3]．画像検査，穿刺吸引細胞診からも，小児悪性腫瘍の術前診断は困難な例が多く，常に悪性の可能性を念頭において治療にあたる必要がある．

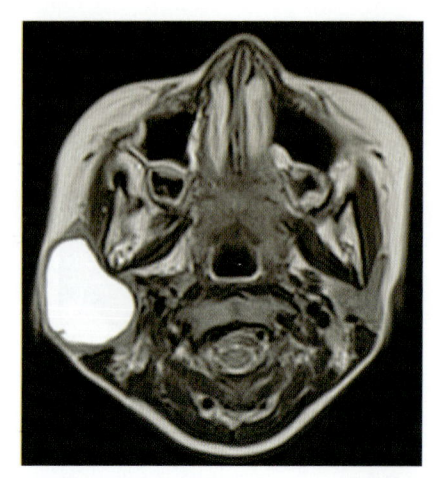

線維素性唾液管炎

- 通常一側耳下腺腫脹を示し，20歳以降の女性に多いが，小児にも発症する．
- 耳下腺のほか，顎下腺腫脹を主訴とする場合もあり，唾液管開口部より白色のゼリー塊排出が特徴である．この排出物は好酸球の集積から成り，アレルギーの関与が推測されている．
- とくに腺・導管移行部付近の導管上皮下の好酸球と肥満細胞の集簇が著明である（❻）[4]．

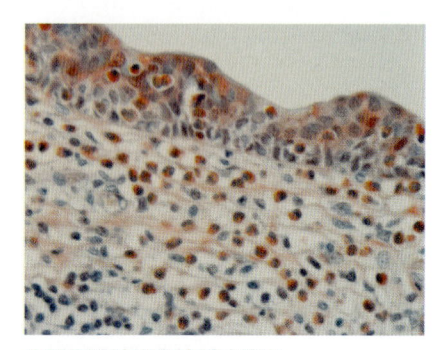

唾石症

- 顎下腺に多く耳下腺では少ないが，小児ではさらにその頻度は低い．
- 筆者の施設で手術を施行した顎下腺唾石70症例のうち，最年少が11歳で10歳代は10例以下である[5]．
- 画像検査は唾液腺造影，CT，超音波検査を行うが，協力を得られない小児では検査に工夫を要する．

❺ 耳下腺腺房細胞癌MRI（T2強調像）所見
囊胞性疾患を疑わせる．

❻ 顎下腺線維素性唾液管炎
腺・ワルトン（Wharton）管移行部付近導管に著明な好酸球浸潤を認める（コンゴーレッド染色，×400）．

木村病（軟部好酸球肉芽腫症）

- 成人男性に多くみられるが，まれに男児にもみられる．
- 正確には唾液腺疾患ではないが，耳下腺部に好発する．
- 抗カンジダIgE抗体が高値を示す症例が多い．

唾液腺症

- 唾液腺症は非炎症性，非腫瘍性に両側の唾液腺腫脹をきたす疾患群の総称である．
- 多くは無痛性で，再発性のものと持続性に腫脹を呈するものとがある．
- 多くの症例は基礎疾患を有し，これまで糖尿病，末端肥大症，尿崩症，甲状腺機能異常，性ホルモン機能異常，アルコール中毒，降圧薬や向精神薬の連用，栄養失調などさまざまな疾患と関連して発症した症例が報告されてい

- る.
- 若年者では拒食症（神経性食欲不振症〈anorexia nervosa〉）や過食症（bulimia）に伴う唾液腺腫脹をしばしば経験する.
- 拒食症は精神的な原因によって起こる疾患で若い女性に多く，近年その発症は増加している．著明な体重減少と続発性の無月経，種々の身体的異常を示す．一方，過食症は嘔吐や抑うつ症状を示す疾患であるが，過食と嘔吐を繰り返しやせている場合と肥満を伴っている場合がある．両者を総称して広義に摂食障害としてとらえたほうが理解しやすい．
- 両側唾液腺腫脹を主訴として来院する患者のうち，炎症所見や腫瘍を疑わせる所見がなく，シェーグレン症候群も否定される場合，唾液腺症を念頭において診察を進める必要があるが，拒食症あるいは過食症の治療中か治療歴のある患者の場合唾液腺症を強く疑う．

ガマ腫
- ガマ腫は発生部位によって舌下型，顎下型，顎下・舌下型に分けられ，おのおのの口腔底粘膜に透見される囊胞状腫脹，顎下部の軟らかいびまん性腫脹が特徴である．舌下腺からの唾液の漏出による偽性囊胞で，上皮性被膜を有さず真性の囊胞とは異なる．

治療法の要点

流行性耳下腺炎
- 治療は対症療法が主体となる．
- 唾液腺以外の臓器の炎症の併発や全身状態不良の場合は入院安静が必要とされる．
- ワクチンによる予防接種も大切であるが，個人差があり抗体の産生が不十分な場合は感染，発症しうる．

急性化膿性耳下腺炎
- 成人と同様に安静と補液，抗菌薬の全身投与を行い，膿瘍が著明な場合は穿刺排膿や顔面神経の走行に注意しながら切開を行う．

反復性耳下腺炎
- 小児反復性耳下腺炎は男児に多く，ほとんどの例は10歳までに自然治癒する．
- 基本はペニシリン系やセフェム系抗菌薬の投与，疼痛の強い際は消炎鎮痛薬を併用する．口腔内の衛生環境の維持に努める．
- ステノン管開口部からの細菌学的検査では*Streptococcus*や口内常在菌がほとんどである[6]．
- ほとんどの症例は10歳までに自然治癒し予後良好である．

血管腫

- 血管腫のうち出血やなんらかの症状を続発するものを除いて一般に外科的治療は少ない．咬筋内血管腫や耳下腺血管腫では美容上問題となる場合でも，少なくとも 10 歳以上になるまでは保存的にみることが多い．
- 生下時にみられ，増大するものは benign infantile hemangioendothelioma（血管内皮腫）とよばれ，wait and see policy すなわち経過観察でほとんどの症例は自然縮小をみる．
- 気道に影響を及ぼすような急速増大例では，小児科との連携のもと，プロプラノロール塩酸塩の投与が選択される[7]．

リンパ管腫

- リンパ管腫に対しての完全摘出は困難なことが多く，顔面神経が巻き込まれている際は麻痺のリスクと腫瘍残存の可能性も増大する．
- 気道確保が最も重要な課題であるが OK-432 の硬化療法が有効である．

線維素性唾液管炎

- 副腎皮質ステロイドや抗アレルギー薬の投与を試みる．
- 治療に抵抗する例では唾液管の洗浄や副腎皮質ステロイドの導管内局所投与が行われる．

唾石症

- 唾石症の治療は耳下腺と顎下腺においてアプローチが異なる．
- 耳下腺およびステノン管唾石では口内法，外切開法（耳下腺腫瘍に準じる）があげられる．唾液腺内視鏡（sialendoscope）の細径のものが有用だが[8]，若年者では挿入困難例が存在する．
- 顎下腺唾石では顎下腺摘出，口内法，唾液腺内視鏡を選択するが，口内法に舌下腺摘出を併用することで移行部までのワルトン（Wharton）管のアプローチが可能であり，内視鏡併用も行いやすくなる．

木村病

- 整容的に問題となる場合はステロイドホルモンや抗アレルギー薬の投与を試みる．
- 難治例では切除術が行われるが，耳下腺部の病変では顔面神経温存のため可及的切除が行われる．

> **Advice　小児反復性耳下腺炎の治療**
>
> 抗菌薬投与で改善することが多いが，反復の頻度，間隔が短い場合，治療する医師側，母親も不安になるが，予後良好であること，体調を整えてあげること（無理させていることが多い）など環境整備について説明する．

唾液腺症

- 基礎疾患,摂食障害の治療を優先する.
- 唾液腺症の診断後に耳鼻咽喉科で摂食障害を疑った場合は,内科や精神科に診察を依頼する.唾液腺腫脹の原因と腫瘍のようにそれ自体生命にかかわるものでないことを説明し安心させることが大切である.
- 唾液腺腫脹に対してピロカルピン塩酸塩内服の効果を示す例がある.
- 手術的に耳下腺浅葉切除,顎下腺摘出術を行った報告もみられるが,病態からみて美容を目的として切除することには抵抗がある.

ガマ腫

- 自然治癒する例もみられるが多くは難治性である.
- 自然に破けて消退,再増大と反復する例が多い.
- 自覚症状のない小さいもので増大傾向のない場合は保存的に経過をみてもよい.
- 増大した例では一時的に穿刺で縮小を図るが,根治治療としてOK-432(ピシバニール®)注入による硬化術が効果的である.硬化療法に抵抗する場合は舌下腺全摘出術の適応となる.

(吉原俊雄)

引用文献

1) 吉原俊雄.成人の反復性耳下腺炎の対処.野村恭也ほか編.耳鼻咽喉科・頭頸部外科クリニカルトレンド part 4.東京:中山書店;2004.p.189-91.
2) 富板美奈子ほか.小児シェーグレン症候群の臨床像.リウマチ 1994;34:863-70.
3) 吉原俊雄.小児耳下腺癌.II.唾液腺腫瘍:唾液腺疾患の病態解明と臨床.東京;SPIO出版;2013.p.48-52.
4) 吉原俊雄.線維素性唾液管炎の病態解明に向けて.IV.特異性炎症:唾液腺疾患の病態解明と臨床.東京:SPIO出版;2013.p.225-7.
5) 山村幸江,吉原俊雄.顎下腺唾石70例の臨床像ならびに病理組織学的検討.東京女子医科大学雑誌 1997;67:808-14.
6) 工藤典代,笹村佳美.反復性耳下腺炎の臨床的検討.小児耳鼻咽喉科 1998;19:50-4.
7) Holmes WJM, et al. Propranolol as first-line treatment for rapidly proliferating infantile haemangiomas. J Plast Reconstr Aesthet Surg 2011;64:445-51.
8) 吉原俊雄.唾液腺管内視鏡治療.V.唾液腺疾患の非侵襲的治療・検査:唾液腺疾患の病態解明と臨床.東京;SPIO出版;2013.p.242-6.

第1章 小児に特有な耳鼻咽喉科疾患の診療

音声・言語

小児の音声・言語障害

小児の音声言語障害：概論

- 音声言語機能は，聴覚と並んで耳鼻咽喉科の重要な領域である．とくに，学童期は音声言語機能の発達・確立に重要な時期であり，聴覚を包含した音声言語機能，すなわち"Speech Chain"を扱う科として，耳鼻咽喉科の役割は非常に重要である[1,2]（❶）．
- 耳鼻咽喉科医が小児の音声言語障害に遭遇する機会としては，大きく分けて，外来診療の場合と，学校医として検診を行う場合（Advice〈p.212〉参照）があるが，いずれの場合も，与えられた診療時間は非常に短い．後述するように，耳鼻咽喉科医が扱う音声言語障害の領域は広い．それを，外来や検診の短い時間だけで検出するのは容易ではない．そこで重要になるのは，音声言語の4つのレベル[3]（❷）の障害を分析的に抽出する姿勢であろう．

発声言語の4つのレベルの障害を分析的に抽出する姿勢

■ 音声言語の4つのレベル

- 小児の音声言語を診るにあたってまず重要なことは，音声言語における4つ

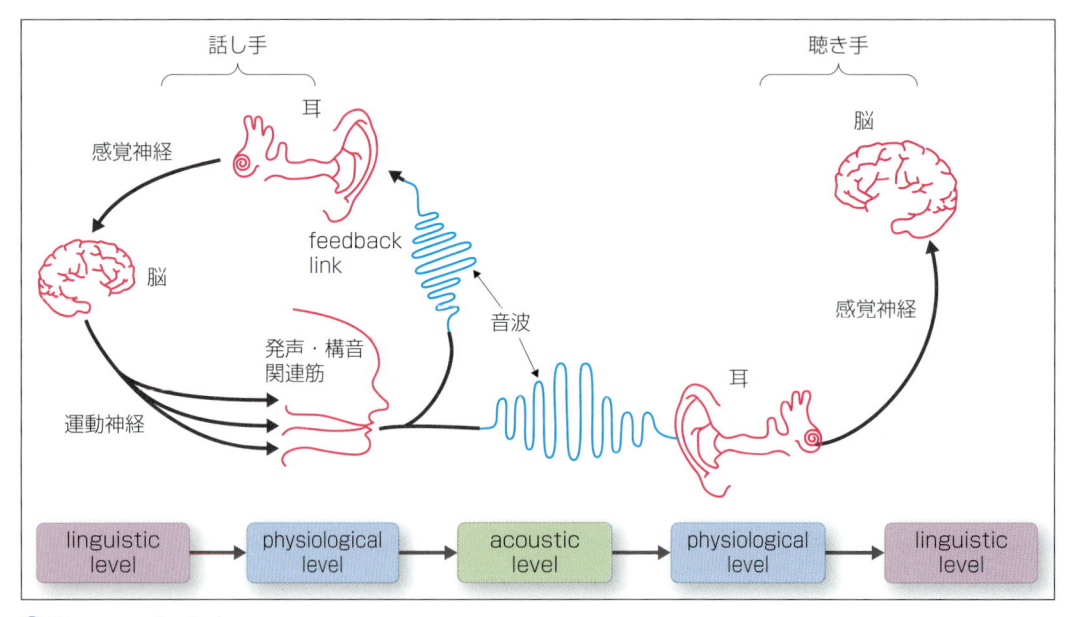

❶ the speech chain
（Denes PB, Pinson EN. The Speech Chain : The Physics and Biology of Spoken Language. 2nd edition Oxford : WH Freemar ; 1993 より）

のレベルを明確に分類し，それぞれの障害の有無を分析的に検出しようとする姿勢である．4つのレベルとはすなわち，発声・構音・プロソディ・言語学的レベルである[2,3]．

発声レベル
- 喉頭音源のレベルである．
- その障害は，嗄声や声の高さなどの声そのものの障害であり，持続発声母音でも検出可能である．
- 英語でいうところのvoiceのレベルである．

構音レベル
- 声道における喉頭音源の共鳴と気流雑音生成によって産出された，音素・音節・モーラ（mora）といった言語音のレベルである．
- その障害は単一モーラの発音の障害として記載できる．
- 構音と，次のプロソディ（prosody）は，英語のspeechに相当するレベルである．

プロソディのレベル
- 複数のモーラが結合して，単語や文が生成されるが，そこにおいて現れる，リズム，アクセント，流暢性といった現象のレベルをさす．
- このレベルの障害としては，小児においては，流暢性の障害である吃音が代表的であろう．
- 構音とともに，英語のspeechに相当する．

言語学的レベル
- これまでの3つのレベルが主に音のレベルを扱っているのに対して，言語学的レベルは，意味，文脈，言語発達といった，高次脳機能のレベルを扱う．英語でいうlanguageのレベルと考えてよい．
- このレベルの障害としては，小児においては言語発達遅滞と，コミュニケーション障害をきたす他の疾患（自閉症など）がある．後述するように，これらにおいては他のレベルの障害を主訴に受診することがあるので，注意が必要である．

- 以上4つのレベルの検査タスクをまとめると❸のようになる．つまり，自由会話はすべてのレベルを含む重要なタスクであるが，外来の限られた時間で，しかも小児から自由会話を引き出すのは一般的に困難であり，言語聴覚士による評価においてそれはなされる場合が多い．
- 一方，名前（「やまだたろうです．」）などの短文や，「よろしくお願いしま

❷音声言語の4つのレベル

レベル	要素	主な疾患
発声	声の音質，高さ，大きさ	小児嗄声，変声障害
構音	発音	機能性構音障害
プロソディ	流暢性，リズム，アクセント	吃音
言語学的	発話の意味内容　文脈，言語発達	言語発達遅滞，コミュニケーション障害をきたすその他の疾患

❸重要なタスク

レベル	持続発声母音	短文・あいさつ文	自由会話
発声	○	○	○
構音		○	○
プロソディ		○	○
言語学的			○

4つのレベル←→発声・構音・プロソディ・言語学的レベル

> **Advice** 学校検診における音声言語障害
>
> 　学校検診においては，学童・生徒を診る一人あたりの時間がきわめて短い．したがって，重要となるのは，事前の情報・効率の良い検診・事後措置の3点であろう[5]（❼）．
>
> **1．事前の情報**
> 　家庭からの調査票が中心であるが，学校からの情報も重要である．すなわち，養護教諭を通じて，担任教諭から事前に子どもたちに声・ことばに関する症状がないかどうかの情報を収集しておくとよい．そのためには，耳鼻咽喉科校医から，養護教諭などに，どのような声・ことばの所見に注意すべきかの啓蒙を行っておく必要があろう．この際も，❸に示した，音声言語を4つのレベルに分析的に分けて聴取することが重要であることを先生たちに伝える．また，可能であれば，最長発声持続時間（maximum phonation time：MPT）の事前の計測を行ってもらうことも考えてよいであろう[5]．
>
> **2．効率の良い検診**
> 　ことばや声の検査をしていることを，児童に意識させない．養護教諭には「これから，みみ，はな，のどの検査をします」とのみ言ってもらい，実はことばや声の検査も行われていることは伝えないようにする．子どもの発話としては，名前を言ってもらう（「なにのなにがしです」）だけでも，嗄声の有無の検出には有効である[5]．
> 　事前に情報を得た患者は，長めに診察する必要があろう．視診中に自由会話を誘発（たとえば「のどは痛い？」などの質問）したり，また，必要なら絵カードを用いる[5]．
> 　口蓋垂裂の子どもがいた場合は，粘膜下口蓋裂の有無を調べるべく，口蓋骨触診を行うが，事前に触診用の手袋を学校に準備してもらっておく．
>
> **3．事後措置**
> a）家庭への通知
> 　両親へのフォローは重要である．とくに，学校保健安全法における「音声言語異常」という言葉を両親がどうとらえるか，配慮が必要である．
> b）医療介入：診断・治療・フォローアップ
> 　疾患によっては専門機関にての評価・音声言語訓練が必要となろう．
> c）環境調整：学校と家庭
> 　とくに吃音や機能性構音障害などでは配慮が必要であり，言い直しをさせない，楽しく話せる，周りもゆっくりしゃべるなどの環境調整を行うように指導する．とくに学校では，いじめに至ることのないように注意する．

❻ 機能性構音障害訓練症例の合併障害*

機能性構音障害	57
とくになし	47
広汎性発達障害	3
注意欠陥多動性障害	1
難聴	1
運動性構音障害	1
発達障害（診断名なし）	2
発達障害疑い	2

*評価のみの例も含む．
（クマダ・クリニック，2006.9.1～2013.3.7）

出の❺，および当院における機能性構音障害訓練症例の合併障害（❻）を参照されたい．

小児の発声障害

- 前述のように，発声障害とは喉頭原音の障害であり，主に音質と声の高さの障害として検出されうる．小児においては音質の障害としての小児嗄声，声の高さの障害としての変声障害が代表的であろう（❽）．
- 小児において最もよくみられるのは，音質の障害，すなわち嗄声である．小児嗄声という用語がよく用いられる．小児嗄声とは文字どおりに解釈すれば，小児にみられる嗄声であり，広義にはその病態を問わず使用することも可能であるが，狭義には，小児声帯結節（結節型）とその類似の慢性炎症（浮腫型，腫脹型）によるものをさす．
- ここでは，広義のものを「小児の嗄声」，狭義のものを「小児嗄声」と，便

宜的に区別する（❽）．「小児の嗄声」には，それら慢性炎症以外に，まれに喉頭乳頭腫などもあり，早い段階で必ず鑑別をすべきである．
- また，声の高さの障害としては，変声期を過ぎても，裏声にて高い声が保たれる変声障害があげられる．
- ここでは，「小児嗄声」と変声障害について詳しく述べる．

❼学校検診における要点

要点	内容
1．事前の情報	家庭への調査票，養護教諭による事前調査，先生への啓蒙
2．効率の良い検診	自己紹介，あいさつ，粘膜下口蓋裂の触診
3．事後措置	両親への follow-up，環境調整，医療介入

❽小児の主な発声障害

要素	疾患	備考
声の音質の障害（＝「小児の嗄声」）	慢性声帯炎（＝「小児嗄声」）	小児声帯結節（結節型）浮腫型 腫脹型
	喉頭乳頭腫	
声の高さの障害	変声障害	

「小児嗄声」

定義
- 「小児の嗄声」のうち，小児声帯結節とその類似の慢性炎症（いわゆる浮腫型，腫脹型）によるものをここでは「小児嗄声」と定義した．

病態
小児声帯結節（いわゆる結節型）
- 両側声帯膜様部中央にほぼ対称に広基性の隆起がみられる．これは，上皮の肥厚によって形成されたもので，声帯振動上最も振幅の大きい，つまりは上皮への刺激も最も大きい当該部に形成されたものである．
- 「小児の嗄声」の約80％を占めるという報告があり[6]，また，男子に多いと諸家が報告している[6-11]．
- したがって，声の乱用や，発声法の問題（喉詰め発声など）の背景が考えられるが，成人の場合と異なり，声の衛生指導や発声訓練は小児には困難であるばかりか，心理的な面を考慮するとむしろ contraindication になりうることは後述のとおりである．

浮腫型
- 声帯全体がみずみずしく腫脹しており，腫脹が声帯膜様部中央で大きいとはいえ，結節のように限局的な隆起は示さないタイプである．
- 女児に多いという報告がある．

腫脹型
- 隆起病変のみられない，声帯全体の発赤や腫脹を主なる所見とするタイプで，ちょうど成人の慢性喉頭炎所見に似る．

原因
- 諸家[9,12,13]が指摘しているように，その原因の主なるものは，小児の声帯の組織学的脆弱性という器質的原因と，声の乱用・不適切な発声法といった機能的原因との，複合的なものであろう．
- また，年齢によっては変声との関連，また，副鼻腔炎の患児においては，後

鼻漏による持続的刺激もその原因の一つとして考慮する必要があろう．

疫学
- その発生率は報告によりまちまちである[11]．
- それは，対象とする小児の地域性や，嗄声の定義（どの程度から嗄声として扱うか）などによるものであろう[11,14]．また，嗄声の全例にて喉頭所見がとられていないため，そこにはいわゆる広義の「小児の嗄声」の発生率と考えるべきであり，そこには少数ながら乳頭腫や麻痺などが混入していると考えられる．
- 筆者の印象では，GRBAS 尺度での G2-3[15] を「小児の嗄声」と定義すれば，1 クラスに 1〜2 人，すなわち 5〜10％ 程度と考えており，これは，前川らの 6.3％ の報告に近い．また，男児に多い傾向がある[9,10]．

治療

「小児嗄声」は，基本は経過観察

- 基本は経過観察である[7-9,13,16]．
- その理由として一つは，成人に行うような声の衛生指導が，活発な小児には困難であり，時には精神衛生的にむしろ contraindication になりうるということがある．発声訓練に関しても同様の理由で適応にならない場合もある．
- これらの積極的な医療介入を行わないもう一つの理由は，多くの症例において，経過観察のみでも，変声期に自然治癒するからである[8,9,16]．自然治癒の機序として一つは，変声期に起こる声帯の前後方向への伸張によって，結節部位も伸張し，当該部位への発声時の機械的刺激が減少することがあげられる[17]．また，変声期前後から一般に男子の発話量が減少することも関与している可能性があろう．

小児声帯結節に対する手術
a）適応
- 前述のように，小児声帯結節においては変声期の自然治癒が高率でみられることから，その手術適応にはかなり慎重になる必要があることはいうまでもない．
- 適応の要件として，楠山ら[18] や諸家[6,8,13] が共通してあげている点は，嗄声が高度であり，日常の音声言語によるコミュニケーションが困難で，早急に嗄声を改善させる必要に迫られていることである．
- つまり，音声言語によるコミュニケーションは，小児の言語発達面や，社会性の発達に重要であり，これらの発達が障害を受けるような例，コミュニケーションの困難さによって心理的なストレスが大きい例には手術の検討が必要であろう．

b）手技
- 手術手技は大人の場合のそれと基本的には同様であるが，小池[17] が指摘するごとく，術後の瘢痕形成を極力避けねばならないので，切除範囲をできるだけ浅く，限局するなどの配慮が必要である[14]．

c）手術の予後，再発率
- 楠山らのまとめたレビュー[18]によれば，再発率は，諸家の報告[6,13]とも20％程度でほぼ一致している．
- また，再発例でもその後の保存的治療により結節消失をみる例が多くあること[6]，また，再発率は小学校3年以上で大きく減少することより，楠山ら[18]は，手術例を小学校3年以上に絞ること，術後の保存的治療の重要性[14]を強調している．

■ 変声障害

- 変声期を経過し，すでに声帯が伸張して低い話声位に移行できる状態にもかかわらず，裏声様に高い話声位で話す[19]．
- 一種の機能性発声障害であり，Kayser-Gutzmann法等を用いた訓練[20]にて比較的短期間に低い話声位に移行できる例が多い．
- 一方，訓練に抵抗性を示す症例には，心理的背景を考慮する必要がある．すなわち，大人になることへの抵抗，性同一性障害における男性的な声への抵抗などである．

> Kayser-Gutzmann法などを用いた訓練にて治療可能な症例が多い

Kayser-Gutzmann法

- 変声障害においては，この手技を行うことにより，外来受診のみでの治療も可能な症例があり，初診時の時点でぜひ試みられたい．
- 高音発声時，患者の喉頭は挙上する．そこで，安静時，喉頭が挙上していない位置にて，喉頭隆起を指で下方に押す要領で，喉頭を固定する．次に患者に発声してもらうが，その際，喉頭が挙上しないように下方に喉頭隆起を押し下げる要領である．喉頭挙上がないため，低い声での発声を誘導できる場合がある．
- いったん低い声での発声が誘導できれば，その後は，訓練や，自己Kayser-Gutzmann手技（患者自身で手技を行う）によって，低い声での持続的な発話が可能となる場合が多い．

（熊田政信）

引用文献

1) 熊田政信．第2章　機能性構音障害の基礎　1　構音器官の形態と機能．1　ヒトのコミュニケーションにおける音声言語の重要性．白坂康俊，熊田政信著．言語聴覚士のための機能性構音障害学．東京：医歯薬出版；2012．p20-1．
2) 熊田政信．小児の音声言語障害．小児の音声障害—学校医の立場から．東京：港区耳鼻咽喉科医会；2013.3.13．
3) 熊田政信．第2章　機能性構音障害の基礎　2　構音の障害．1　音声言語の4つのレベルとその障害．白坂康俊，熊田政信著．言語聴覚士のための 機能性構音障害学．東京：医歯薬出版；2012．p.27-32．
4) バリー・ギター著．長澤泰子監訳．吃音の基礎と臨床—統合的アプローチ．東京：学苑社；2007．
5) 日本耳鼻咽喉科学会 社会医療部 学校保健委員会．新美成二監修．学校保健での音声言語障害の検診法．平成24年1月改訂．
6) 宇津見瑞雄．小児声帯結節の手術的療法に関する臨床的研究．日気食会報 1970；21

(4)：166-82.
7) 川崎順久ほか．小児声帯結節の治療方針．音声言語医学 1990；31(4)：381-7.
8) 蓼原東紅ほか．当院における小児声帯結節についての統計的観察．耳鼻 1989；35(4)：646-9.
9) 古川政樹ほか．小児声帯結節症例の検討．耳鼻 1988；34 Suppl 1：250-7.
10) 佐藤克郎ほか．当科音声外来における小児受診例の疾患分布と音声機能検査成績の検討—声帯結節症例を中心に．日気食会報 2008；59(4)：388-94.
11) 前川彦右ヱ門ほか．学童嗄声についての観察．日耳鼻 1973；76(12)：1459-71.
12) 広戸幾一郎ほか．学童の音声に関する統計的観察．耳鼻臨床 1960；53(7)：756-61.
13) 西山耕一郎ほか．小児声帯結節．喉頭 2002；14(2)：64-8.
14) 岩田義弘ほか．声帯結節．音声言語医学 1996；37(2)：229-34.
15) 小西知子．音質の検査．小林武夫編．新図解耳鼻咽喉科検査法．東京：金原出版；2000．p.120-1.
16) 角田晃一ほか．小児嗄声の予後の検討．日耳鼻 1988；91(11)：1892-7.
17) 小池靖夫．V．音声言語．小児声帯結節の取り扱いは．耳鼻咽喉科・頭頸部外科クリニカルトレンド Part 3．東京；中山書店；2001．p.257.
18) 楠山敏行，福田宏之．小児声帯結節に対する外科的治療の適応と実際．JOHNS 2003；19(11)：1610-3.
19) 澤島政行．声変り．音声言語医学 1988；29：299-300.
20) 廣瀬肇．音声障害の臨床．東京：インテルナ出版；1998．p.124-7.

第1章 小児に特有な耳鼻咽喉科疾患の診療

音声・言語
構音障害

子どもの構音障害

■ 構音とは
構音のしくみ
- 音声コミュニケーションにおいて，話し手のことばの産生過程には「発声」「共鳴」「構音」の段階がある．
- 「発声」については他項（p.212）を参照されたい．「共鳴」とは，鼻腔共鳴の有無などで音声の音色を調節することである．「構音」とは，共鳴腔の形態を変化させたり雑音成分をつくったりして，音声に言語音の特徴をもたせることであり，一般に「発音」ともよばれる[1]．
- 呼吸筋群や喉頭および口腔の各器官を発声発語器官といい，なかでも構音に大きな役割を果たすものを構音器官という（❶）．
- 日本語において，母音は下顎の開きや舌の形状などを変化させてつくられる．それぞれの子音は，音をつくる場所を示す「構音位置（構音点）」と，音をつくる方法を示す「破裂」「摩擦」などの「構音様式（構音方法）」の組み合わせによって表現される．たとえば，無声両唇破裂音 /p/ が母音 /a/ とつながって「ぱ」/pa/ の単音節となる．
- 母音の共鳴が正常であるためにも，子音の産生に必要な口腔内圧を高めるためにも，正常な構音の産生には鼻咽腔閉鎖機能が不可欠である．

> 正常な構音の産生には鼻咽腔閉鎖機能が不可欠

子どもの構音発達
- 構音発達は全般的な成長・発達や言語発達とともに進むものであり，言語発達については他項（p.229）を参照されたい．
- 正常な構音発達の場合は，生後2か月ごろから泣き声の種類が増え，泣かずに声を出すようにもなる．喃語の時期には，まず母音に似た音，続いて /p/ /b/ /m/ などの口唇を使う音，その後に /t/ /d/ /n/ などの舌尖を使う音や /k/ /g/ などの奥舌を使う音が出せるようになる．構音操作が比較的難しいとされる /s/ や /r/ などの習得は5～6歳ごろと報告されており，日本語の構音すべてを獲得する

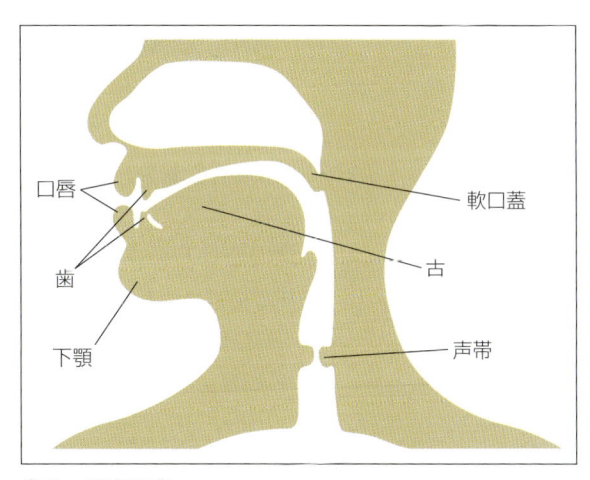

❶ 主な構音器官
発声発語器官のなかでも，構音に大きな役割を果たす軟口蓋・舌・口唇・歯・下顎などを構音器官という．

音声・言語／構音障害 ● 217

目安は就学のころとなる.
- 構音発達の途上段階には, 音韻発達や構音操作の未熟さによる音の誤りがみられる. いわゆる「赤ちゃんことば」であり,「未熟構音」ともよばれる.
- この時期に大切なことは, 周囲の人が誤りを指摘したり, わざと正しく言わせようとしたりしないことである. 本人が意識しすぎると, 自然な構音発達が妨げられたり, 精神面を含む二次的問題が生じたりするからである. 周囲の人は自然な調子の通常のことばで話しかけ, 会話を自由に楽しませることが構音発達の促進にもつながる.

> 赤ちゃんことばは, 指摘したりわざと言わせたりしない

■ 構音障害の分類

構音障害とは
- 構音障害（articulation disorder）とは, 社会的または年齢的に可能なはずの構音の産生ができない状態をいう.
- したがって, 話し手の母国語や方言の影響として許容される場合や, 構音発達の途上段階として許容される場合などは, 構音障害には該当しない.

原因による分類
- 構音障害は, 原因によって「器質性構音障害」「機能性構音障害」「運動障害性構音障害」に分類される.
- 「器質性構音障害」とは, 構音器官の形態異常によって生じるもので, 口蓋裂などの先天性疾患と, 外傷や口腔腫瘍術後の欠損などがある.
- 「機能性構音障害」は, 構音器官の形態異常や神経・筋肉などの運動機能異常が認められないにもかかわらず, 構音の誤りが習慣化している状態を示す.
- 「運動障害性構音障害」については, 呼吸・発声・共鳴・構音・プロソディーの発話障害を総称する用語として「運動性発話障害」や「dysarthria」なども提唱されている. 中枢から末梢に至る神経・筋肉の異常による発声発語器官の運動障害から発話障害を生じるもので, 神経筋疾患, 脳血管障害の後遺症, 頭部外傷, 脳腫瘍などが原因となる.
- なお, このほかに聴覚障害が原因となる構音障害を「聴覚性構音障害」という場合もある.

音の誤り方による分類
- 聴覚判定に基づく音の誤り方によって, 構音障害を「置換」「省略」「歪み」に分類することもある.
- 「置換」は, ある音が他の音に置き換わっている状態で, たとえば「たいこ」/taiko/ が「たいと」/taito/ と聞こえる場合は /k/ の /t/ への置換 (t/k) という.
- 「省略」は, 子音が省略されて母音のみになっている状態で, たとえば「そら」/sora/ が「そあ」/soa/ と聞こえる場合は /r/ の省略という.

- 「歪み」は日本語として表記できない音に歪んで聞こえる状態である．「歪み」には，構音操作が不十分なために生じる歪み，呼気鼻漏出による子音の歪み，構音操作が正常と異なるために生じる独特な歪み（「異常構音」）などがある．詳細は「口蓋裂の構音障害」の項で後述する．

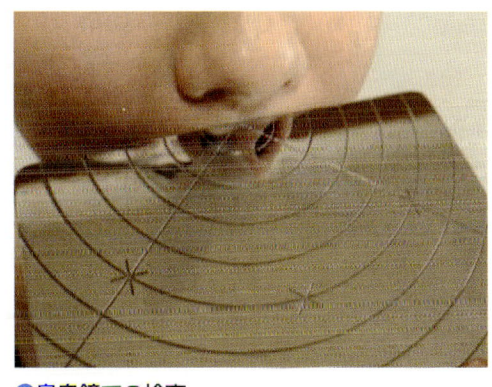

❷ **鼻息鏡での検査**
鼻息鏡を鼻孔の下に当てて，呼気鼻漏出の有無や程度を確認する．

■ 構音障害の検査

構音検査

- 代表的な構音検査[2]は，会話の観察，単語検査，音節検査，音検査，文章検査，構音類似運動検査で構成されている．
- 各レベルの発話で，構音の正誤や誤りの種類・特徴とともに誤りの起こり方や誤り方の一貫性を評価して分析する．なお，臨床場面では簡略化して部分的に用いる場合もある．
- 検査は主に言語聴覚士が担当するが，検査者には構音発達の理解や異常構音の聴取訓練などが要求される．

> 構音の評価や訓練には言語聴覚士との連携を

構音器官の形態と機能の検査

- 安静時の口唇や舌の形態を観察し，「舌で上唇をなめる」などの運動を促し，運動範囲や課題動作の習熟度（拙劣さ）などについて評価する．
- 舌小帯短縮症については論議もあるが，極端な例を除けば日本語において大きな影響を及ぼすことは少ない．

鼻咽腔閉鎖機能検査

- 鼻咽腔閉鎖機能に関しては，次にあげるような検査が臨床的に使われている．とくに鼻咽腔閉鎖不全が疑われる場合などは単独の検査で判定することが困難であり，いくつかの方法を組み合わせて判定する必要がある．
- 「音声言語の検査」では，共鳴の異常や構音障害について聴覚的に判定したり，鼻息鏡を用いて構音時の呼気鼻漏出について確認したりする（❷）．
- 「ブローイング検査」では，口唇から息を吹く動作（ブローイング）を用いて呼気鼻漏出の有無や程度を鼻息鏡などで観察する．
- 「口腔内の評価」は，前項「構音器官の形態と機能の検査」に準じる．
- 「内視鏡による検査」では，鼻咽腔ファイバースコープを用いて，発声時・嚥下時・ブローイング時などの軟口蓋・咽頭側壁・咽頭後壁の動きを観察する．
- 「X線による検査」では，頭部X線規格写真（セファログラム）が用いられることが多い．

> 鼻咽腔閉鎖機能の判定には複数の検査が必要

❸ 口蓋裂の裂型分類

口唇裂	片側性口唇裂
	両側性口唇裂
口唇口蓋裂	片側性口唇口蓋裂
	両側性口唇口蓋裂
口蓋裂	口蓋裂
	軟口蓋裂
	口蓋垂裂
	粘膜下口蓋裂

口唇口蓋裂はその裂型により分類される．なお，先天性鼻咽腔閉鎖不全症も口蓋裂に準じるものとされる場合が多い．

❹ 口蓋裂治療の流れ

（出生前）	保護者カウンセリング
出生	全身検査・哺乳床作製など
3か月ごろ	口唇形成術
1歳ごろ	口蓋形成術
2〜3歳	発育や言語発達の経過観察
4〜6歳	咽頭弁形成術・言語訓練・外鼻修正術
7〜8歳	簡単な歯科矯正治療
9〜10歳	顎裂部骨移植
11〜15歳	本格的な歯科矯正治療
16〜18歳	顎外科手術・外鼻修正術

成長発育に応じて適切な治療を体系的に行うことが必要である．時期はあくまでも大まかな目安であり，それぞれの治療は必要な場合に行われる．

口蓋裂

■ 口蓋裂（cleft palate）とは

裂型分類

- 口唇口蓋裂（cleft lip and palate）は，先天異常として口唇または口蓋に裂がみられる疾患の総称である．
- その裂のみられる部位によって裂型分類される（❸）．
- なお，先天性鼻咽腔閉鎖機能不全症も口蓋裂に準じるものとされる場合が多い．

治療の流れ

- 口蓋裂には，成長発育に応じて適切な治療を体系的に行うことが必要である（❹）．
- 治療にあたっては，耳鼻咽喉科医，形成外科医，口腔外科・矯正・補綴を専門とする歯科医，言語聴覚士など，多くの領域の専門家によるチーム医療が必須とされ，各地域の各医療機関で取り組みがなされている[3]．具体的な治療などについては成書を参照されたい[4,5]．

> 粘膜下口蓋裂や先天性鼻咽腔閉鎖不全症の診断が重要

- 粘膜下口蓋裂や先天性鼻咽腔閉鎖不全症については，裂が明らかなタイプとは異なって診断や治療に至らないままでいる患者もあるため，耳鼻咽喉科医による適切な診断と鼻咽腔閉鎖機能の判定が求められる．

■ 口蓋裂児の言語発達

- 口蓋裂児の言語発達についての研究では必ずしも一致した結果が得られてはいないが，初期の言語表出の遅れや音韻発達の未熟さを指摘する報告は多い．始語や二語文の表出時期となる時期，つまり通常の言語発達の2歳代にあたるころまでの段階で遅れがあっても，3〜4歳ごろには追いついて正常

な言語能力を獲得することが期待される．
- 出生前から言語発達期において，保護者の精神的負担や不安が言語環境に及ぼす影響は大きいので，全体的な成長・発達をとらえて保護者を支援し，良好な言語環境となるように調整する必要がある．
- また，言語発達や構音発達の促進のためにも経過観察や助言は重要であり，これらの言語指導を3～6か月に1回の頻度で継続的に実施することが望ましい．
- 発達過程に応じたそれぞれの時期の指導内容については成書を参照されたい[6]．

■ 口蓋裂の構音障害
共鳴の異常
- 開鼻声とは，鼻腔共鳴が過多となり，母音が鼻母音に聞こえる状態である．鼻咽腔閉鎖機能が不十分な場合に生じやすいが，口蓋の瘻孔が関与することもある．
- 閉鼻声とは，鼻音において鼻腔共鳴が不足する状態であり，非鼻音に聞こえる．咽頭弁形成術やスピーチエイドのバルブの影響で鼻咽腔が狭すぎる場合や，鼻中隔彎曲症や鼻の炎症などで鼻腔そのものが狭い場合に生じる．

呼気鼻漏出による子音の歪み
- 鼻咽腔閉鎖機能が不十分な場合には，開鼻声に加えて「呼気鼻漏出による子音の歪み」が生じる．
- 具体的な歪みとしては，鼻腔共鳴が加わることによって起こる「鼻音化」と，口腔内圧を高められず破裂や摩擦の子音成分が不十分で鼻音に近い音になる「弱音化」がある．
- また，鼻腔から呼気が漏れる音が聞かれる場合には「鼻雑音」という．

異常構音
- 異常構音とは，構音操作が正常と異なるための独特な歪み音であり，口蓋裂に多くみられるが機能性構音障害にもみられる．
- 構音操作の特徴によって次のように分類される．

異常構音の分類
① 「声門破裂音」は，声帯と仮声帯が強く閉鎖して産生される音であり，鼻咽腔閉鎖機能不全のため代償的に生じることが多いとされる．聴覚的には，喉頭に力を入れて母音を発したような音になる．
② 「咽(喉)頭摩擦音」や「咽頭破裂音」なども鼻咽腔閉鎖機能不全の代償として生じやすいとされるが，近年は手術の早期化などのためきわめてまれになっている．
③ 「口蓋化構音」は，歯音・歯茎音の構音位置が後方化して，舌中央部の挙上によって産生される歪み音である．唇顎口蓋裂の症例に多くみられ，口蓋

の狭小が一因と考えられている．聴覚的には，全体的に口の中にこもったような音になる．

④「側音化構音」は，舌の後方の舌縁で音がつくられ，口腔の側方から呼気が流出する歪み音である．口蓋裂の症例にもみられるが，機能性構音障害にも多くみられる．聴覚的には，呼気の流れる音が口腔内に響くような独特の摩擦成分を伴う音になる．

⑤「鼻咽腔構音」は，軟口蓋と咽頭壁でつくられ，口腔が閉鎖されていて鼻腔から出される音である．口蓋裂の症例にもみられるが，機能性構音障害や言語発達遅滞を伴う症例にもみられる．聴覚的には，「ん」あるいは「くん」に近い音になる．

■ 構音器官の検査

- 口蓋裂においても，前述の「構音器官の形態と機能の検査」「鼻咽腔閉鎖機能検査」と同様である[7]．ただし，口蓋裂の場合には，手術前後の顔面口腔器官・歯列や咬合の状態・術後の瘻孔の有無についても留意する．
- また，飲食物の鼻漏出なども確認し，咽頭口蓋間距離や軟口蓋および咽頭側壁の動きも観察し，鼻咽腔閉鎖機能の判定に役立てる．

■ 合併症など

- 一般に口蓋裂症例では滲出性中耳炎の罹患率が高い．症例に応じて鼓膜切開術や鼓室換気チューブ留置術を実施し，定期的な診察で聴力低下に留意しながら適切な治療を行う．
- くわえて，嗄声・鼻中隔彎曲症・副鼻腔疾患・鼻炎症状などの耳鼻咽喉科的疾患についても，必要に応じた治療を行う．

■ 医療費の補助制度など

- 口蓋裂の治療では，基本的に公的医療保険が適用される．また，指定医療機関における治療には，公費負担医療制度である「自立支援医療制度」の補助が申請によって受けられる．
- なお，近年では自治体ごとに乳幼児や小児の医療費負担を補助する制度がある場合も多いので，まずは居住地の自治体に問い合わせることが有益である．

機能性構音障害

■ 機能性構音障害とは

- 機能性構音障害（functional articulation disorder）とは，器質的な異常が認められないにもかかわらず構音の誤りが習慣化している状態を示す．そのため，粘膜下口蓋裂や先天性鼻咽腔閉鎖不全症との鑑別診断が重要である．
- なお，機能性構音障害においては，異常構音のなかでは側音化構音が最も多

くみられるが，声門破裂音や口蓋化構音や鼻咽腔構音もみられる．また，異常構音ではなくても音の置換が習慣化している場合には機能性構音障害として扱う．

■ 治療の流れ

- 機能性構音障害の治療においては構音訓練が適応となり，その内容は「口蓋裂の構音障害」に準じることが多い．
- 訓練の対象者は主に幼児とその保護者であるが，適切な治療を受けられないまま成人になってから受診する例もあり，その場合には本人が訓練の対象者となる．

構音訓練

■ 構音訓練の基本

- 構音訓練は主に言語聴覚士が担当する．
- 言語発達促進や構音発達促進の指導においては，遊びを通じて言語刺激を与えたり，保護者への助言を通じて環境調整を行ったりする．
- 構音そのものの改善を目指す「構音訓練」の段階では，子どもと保護者が一緒に週1回ほどのペースで言語聴覚療法を受け，自宅でも毎日の練習を積み重ねて課題に習熟していくことが重要である．
- 構音訓練の対象年齢は，言語発達の観点からおおむね5歳ごろ，早くても4歳以降と思われる．
- 訓練期間としては，順調に進めば半年から1年半くらいで通常の会話レベルまで改善して訓練終了となる場合が多いが，2年以上と長引く場合もある．訓練期間には，構音の誤りの種類や数および通院環境や個人的な要因などの影響なども大きい．
- また，言語発達遅滞やその他の重複障害がある場合には，それぞれの状態に

Column　言語聴覚士

言語聴覚士（speech therapist：ST）とは，ことばによるコミュニケーションに問題がある方の評価やリハビリテーションを行う国家資格の専門職で，医療機関，保健・福祉機関，教育機関などの領域で勤務している．1993年3月に第1回の国家試験が実施され，2011年3月には約1万9,000人となっている．職能団体としての日本言語聴覚士協会ではHPも開設されており，言語聴覚士が在籍する施設の検索などが可能である．

医療機関などにおいては，医師または歯科医師の指示のもとに医療保険の診療報酬の体系のなかでリハビリテーションとして言語聴覚療法を実施することができる．ただし，その保険請求のためには医師・人員・スペース・機器などの要件を満たし，当該医療機関がリハビリテーション施設として届出をする必要がある．また，言語聴覚療法は保健福祉施設や教育機関などにおいても実施されている．

❺構音訓練の手順

単音の練習	目標となる音節の子音部分の産生を導く
単音節の練習	子音部分の後に母音をつけて単音節をつくる
無意味音節連鎖の練習	目標の音節の前後に他の音節をつける
単語練習	意味のある単語のなかで目標の音節を使う
目標の音節それぞれについて，この段階まで練習を進める	
短文練習	短文でそれぞれの練習した音を使う
本読み・歌など	練習した音をすべて正しく使う
会話練習	練習した音を使う会話時間を徐々に延ばし，最終的に日常会話で正しい音を使いこなす

「系統的構音訓練」においては，順を追って「正しい音の習慣化」を図る．

- 合わせて訓練開始時期や適応について検討する必要がある．
- なお，公立小学校の通級教室「ことばの教室」で就学後に構音訓練を受けることも可能である．

■ 構音訓練の内容

- 構音訓練の具合的な内容は，「誤り音の自覚」「正しい構音操作の獲得」「正しい音の習慣化」から成る．
- まず「誤り音の自覚」から動機づけを促す．
- そして，「正しい構音操作の獲得」では，「構音器官の位置づけ法」などを用いて正しい構音器官の使い方を導き，子音部分の音の産生につなげる．正常な子音の産生が可能になったら，その後に母音をつけて目標とする単音節をつくる．
- 「正しい音の習慣化」のための方法が「系統的構音訓練」であり，無意味音節連鎖，単語，短文，文章，歌，会話などと順を追って正しい音の活用を段階的に練習し，徐々に習慣化させて日常会話で無意識に使えるまでに習得させる（❺）．具体的な訓練方法については成書を参照されたい[8]．
- 構音訓練は本人や保護者にとって根気を要する治療であり，保護者指導が訓練の鍵となる．医師が言語聴覚士と連携して進捗状況を把握しながら本人や保護者を励ますことは，訓練意欲の維持，しいては訓練の定着促進にもつながることとして期待される．

（大塚満美子）

引用文献

1) 風間喜代三ほか．言語学．東京：東京大学出版会；1993．
2) 構音臨床研究会編．新版 構音検査．東京：千葉テストセンター；2010．
3) 日本口蓋裂学会学術調査委員会編．口唇裂・口蓋裂の治療プラン―全国111診療チームにおける現状．東京：一ツ橋印刷；1998．
4) 高戸 毅監．口唇口蓋裂のチーム医療．東京：金原出版；2005．
5) 昭和大学口唇裂・口蓋裂診療班編．口唇裂・口蓋裂治療の手引．改訂第3版．東京：金原出版；2010．
6) 岡崎恵子ほか．口蓋裂の言語臨床．第3版．東京：医学書院；2011．
7) 日本コミュニケーション学会口蓋裂言語委員会編．口蓋裂言語検査（言語臨床用）DVD付．東京：インテルナ出版；2007．
8) 阿部雅子．構音障害の臨床―基礎知識と実践マニュアル．改訂第2版．東京：金原出版；2008．

第1章 小児に特有な耳鼻咽喉科疾患の診療

音声・言語
吃音

- 発声発語器官の多くは耳鼻科で扱う領域であり，診療のなかで吃音の相談を受ける機会はあると考えられる．
- 吃音の概要，評価の方法と適切に紹介していく手順について解説する．
- 吃音には，発達性吃音のほかに，獲得性神経原性吃音と獲得性心因性吃音があるが，今回は小児の吃音の多くを占める発達性吃音について述べる．

吃音とは

- 吃音（stuttering）とは流暢性が阻害された発話の状態である．
- 日本ではICD-10に準じた厚生労働省の「疾病，傷害及び死因分類」によって「小児〈児童〉期及び青年期に通常発症するその他の行動及び情緒の障害」に分類されている．

吃音の概要

- 発吃（発症）時期は主に2歳から5歳である[1]．
- 発症率は約5％である．有症率は年齢や研究によって差があるが，学齢期以降では約1％とされる[1]．
- 吃音の原因は不明である．しかし，現在では体質的要因が大きく関与していると考えられており，遺伝子研究や脳画像による研究が行われている．吃音の発症には体質的要因に加えて，環境的・発達的要因も関与していると考えられている．

主に2〜5歳に発吃し，発症率は約5％

吃音の症状

- 吃音の症状は中核症状と二次症状に分類される．
- 発話の非流暢性にはさまざまなものがあるが，そのなかで吃音の核となる言語症状が中核症状である．
- 中核症状として，語の一部の繰り返し，音の引き伸ばし，ブロック（発話の意図がありながら構音運動が停止する）がある．これらは不随意的なものである．吃音のない人に比べて高頻度にみられる．中核症状のすべてが出現することもあれば，いずれかの症状がみられることもある．

中核症状──①語の一部の繰り返し，②音の引き伸ばし，③ブロック

> **例**
> 語の一部の繰り返し　　　　かかかかかいしゃにいく
> 音の引き伸ばし　　　　　　ごーはんたべる
> ブロック　　　　　　　　　……おはようございます

- 二次症状とは，吃音の症状に対応しようとして学習された行動である．中核症状と併せて，二次症状がみられる場合がある．
- 二次症状は逃避行動（吃音の症状が出ている状態から抜け出そうとして生じる行動）と回避行動（吃音の症状が生じないようにするための行動）に分類される．

二次症状は逃避行動と回避行動

> **例**
> 逃避行動　　体の一部を動かす・渋面・まばたきなど
> 回避行動　　言いにくいことばの言い換え・思い出せないふりなど

吃音の評価

- 現在のところ，吃音の評価法には統一されたものがない．
- 日本では，「吃音検査法」[2] が知られている．併せて，会話場面の観察や，幼児の場合には遊戯場面での発話の観察が行われる．

自然回復

- 吃音は自然回復が起こることが知られている．
- 自然回復率は約7割[1]と考えられ，発吃から3年以内に起こりやすいとされる[3]．
- 自然回復した子と吃音が持続した子を対象とした調査によれば，自然回復した子は，中核症状の減少が，12か月以内にみられることが多い[3]．
- 自然回復するかどうかを正確に予測することは困難であるが，良好な予後を予測させる要因としてほかに以下のようなものがあげられる[3]．
  ①吃音がある親族が1人もいない，もしくは全員が回復している．
  ②発吃が低年齢である．
  ③音韻スキルが良好である．
  ④非言語性知能が高い．
  ⑤女児である．

吃音の治療

- 吃音の治療は子どもを対象とする医療機関などで言語聴覚士が行っている．
- 小（中）学校の通級指導教室として設置されていることが多い「ことばの教室」でも吃音の指導をしているところがある．
- 比較的一般的な方法として，流暢に話しやすい環境をつくるための環境調整

や，本人との直接的な言語訓練が行われる．また，本人の吃音理解の促進，吃音によって生じる日常生活上の困難や問題への対応なども必要に応じて行われる．

①環境調整，②言語訓練，③本人の吃音理解の促進，④日常生活上の困難や問題への対応　など

- 上記のような治療によって，必ず吃音の症状が軽快するということではない．しかし，治療の効果は報告されてきており，自然回復が見込めない場合にはとくに専門機関での治療が受けられるとよい．
- 吃音について正しく理解し，流暢性を増す話し方を身につけることは，日常生活における困難や不安を軽減し，子どものコミュニケーションに対する自信や社会参加の意欲を損なわないようにするためにも重要であると考えられる．

診察の手順

- ❶に診察の手順を示す．

経過観察とする場合の注意点

- 経過観察とする場合にも，できる限り以下のようなことを実践するよう保護者に説明する．

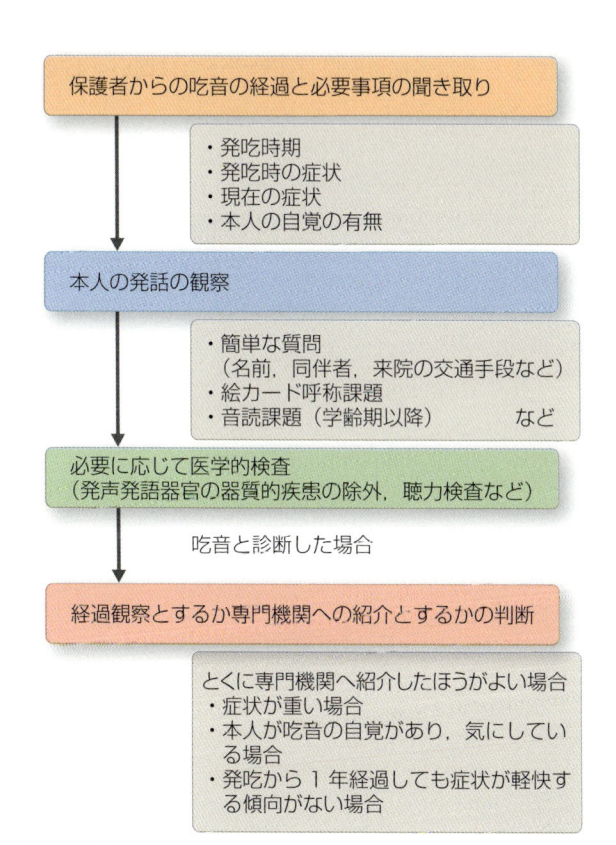

```
保護者からの吃音の経過と必要事項の聞き取り
  ・発吃時期
  ・発吃時の症状
  ・現在の症状
  ・本人の自覚の有無
       ↓
本人の発話の観察
  ・簡単な質問
    （名前，同伴者，来院の交通手段など）
  ・絵カード呼称課題
  ・音読課題（学齢期以降）　　など
       ↓
必要に応じて医学的検査
（発声発語器官の器質的疾患の除外，聴力検査など）
       ↓ 吃音と診断した場合
経過観察とするか専門機関への紹介とするかの判断
  とくに専門機関へ紹介したほうがよい場合
  ・症状が重い場合
  ・本人が吃音の自覚があり，気にしている場合
  ・発吃から1年経過しても症状が軽快する傾向がない場合
```

❶診察の手順

音声・言語／吃音　227

①周りからのからかいや指摘がないようにする．
②子どもが話そうとしたら，なるべく早く子どもに注目して話を聞く姿勢をつくる．
③吃音の症状があっても話を遮らずに最後まで聞く．
④ゆったりとした速度で話しかけ，十分に間をとって会話する．
⑤生活のペース自体もゆったりしたものになるよう心がけ，行動をせかさない．

診察の際のポイント

日ごろのことばの様子は？
複数の場面での発話を聞く

- 子どもの場合は症状に変動性があることが多いため，診察時に吃音の症状が出ないこともある．吃音の状態を把握するためには，保護者から日ごろのことばの様子を聞く，複数の場面（別の日の診察場面や待合室）での発話を聞くなどすることが大切である．

発吃時期を可能な限り正確に把握する

- 発吃時期を可能な限り正確に把握することは，吃音が続いている期間を明らかにし，予後予測や訓練適応を決定するうえで重要である．
- 小児の吃音と鑑別を要するものとして，チック障害，選択性緘黙，cluttering（早口症）があり，吃音の逃避行動はチック障害と誤って診断されることがある[4]．逃避行動であれば，発話場面以外では症状はみられない．
- 吃音に対応できる言語聴覚士のいる病院や施設などを調べる場合には，日本言語聴覚士協会もしくは各都道府県言語聴覚士会に問い合わせるとよい．

（友永朋美）

引用文献

1) バリー・ギター．長澤泰子監訳．吃音の基礎と臨床—統合的アプローチ．東京：学苑社；2007．
2) 小澤恵美，ほか．吃音検査法．東京；学苑社；2013．
3) Yairi E, Ambrose NG. Early Childhood Stuttering For Clinicians by Clinicians. Austin：Pro-ed, Inc；2005．
4) 坂田善政．小児の吃音．JOHNS 2011；27：1195-9．

第 1 章　小児に特有な耳鼻咽喉科疾患の診療

音声・言語
言語発達障害

言語発達障害とは

- 言語発達障害（child's developmental speech and language disorders）とは，子どもの生活年齢において期待される水準，いわゆる定型発達のマイルストーン（❶）に沿って言語が発達していないことで日常生活に支障をきたしている状態であり，発達の状態は各種の発達検査法（「知的発達の障害」の項参照）が用いられる．

> 定型発達のマイルストーンとの比較

- ただし乳幼児期の言語発達の個人差は大きく，"ことばが遅れている" ことが「障害」なのか「個性」なのかを見極めることはしばしば困難であり，そのあいだのグレーゾーンに入るお子さんをもつご両親には，専門機関の受診すら相当なストレスになることが推測される[1]．

> ことばの遅れが障害か個性か，見極めることはしばしば困難

- そのような状況のなかで，日常診療のなかで言語発達障害のある幼児，学童，青年を長期にわたってサポートするためには，耳鼻科医，保健師，言語聴覚士そのほか各職種が障害の臨床像を広い年齢スパンのなかで理解する必要がある．
- ここでは，それぞれの症候群についての概要，検査法，言語発達の臨床像をまとめた．また，聴覚障害は感覚障害であり言語そのものの発達障害ではないが，臨床ではどちらも言語聴覚士の治療対象であり，外来では合併症例も少なくないのであえて含めている．

❶ 定型発達のマイルストーンの例

	発語	言語理解
1 歳前後	ことばを 1～2 語，正しくまねる	おいで，ちょうだい，ねんねのうち 1 つ以上わかる
	2 語言える	上のことばが 3 つともわかる
2 歳前後	二語文を話す．「わんわんきた」など	「もうひとつ」「もうすこし」がわかる
	「きれいね」「おいしいね」などの表現ができる	鼻・髪・歯・舌・へそ，爪のうち 4 つ以上わかる
3 歳前後	二語文が復唱できる	赤・青・黄・緑がわかる
	同年齢の子どもと会話ができる	高い・低いがわかる
4 歳前後	両親の姓名・住所が言える	用途によるものの指示ができる
	聞いた 4 つの数字を復唱できる	数の概念が 5 までわかる

（遠藤寺宗徳．遠城寺式・乳幼児分析的発達検査表（九大小児科改訂版）．慶応義塾大学出版会 2009[2] より抜粋）

聴覚障害によることばの遅れ

■ 概要

- 聴覚障害は末梢性の感覚障害であり，先天性の聴覚障害は乳児で 1,000 人に 1 人，幼児で 1,000 人に 2〜3 人といわれている[3]．
- 低出生体重（1,500 g 以下）や新生児重症黄疸，家族内難聴者の存在をはじめリスクファクターは多種にわたる．
- 聴覚障害は，二次的にはコミュニケーション，言語獲得，構音と多面的に影響を及ぼしていく．

> 先天性聴覚障害は乳児 1,000 人に 1 人

■ 検査法

- 乳児の聴覚検査法としては自動 ABR（auditory brainstem response；聴性脳幹反応）や DPOAE（distortion product otoacoustic emission；歪成分耳音響放射）などが，生後 2 日目以降に行われる新生児聴覚スクリーニング検査に用いられている．自動判定の結果，要再検になれば再検査あるいは精密検査を行い医学的診断に至る．
- 乳幼児から施行できる聴覚検査としては，BOA（behavioral observation audiometry；聴性行動反応検査）や，COR（conditioned orientation response audiometry；条件詮索反応聴力検査）がある．精査機関ではさらに ABR，ASSR（auditory steady-state response；聴性定常反応），CT や遺伝子検査なども必要に応じて行う．
- また，聴覚障害児を対象として，言語検査を包括的にパッケージングして評価するという考え方が示されている．2012 年（平成 24 年）1 月，テクノエイド協会より『聴覚障害児の日本語言語発達のために― ALADJIN のすすめ』[4]が刊行された[*1]．聴覚障害児の言語発達を測定する尺度として現在利用できる検査法をパッケージングしたもので，あげられた検査法は比較的実施が容易で言語の各領域を網羅できるように設定され，今後聴覚障害児以外への適用も期待される．

> ★1 ALADJIN（アラジン）とは Assessment of Language Development for Japanese Children の略である．

> 言語検査を包括的にパッケージングして評価

■ 言語発達と支援

- 前述のとおり聴覚障害は末梢性の障害であるため，合併症がない限り言語そのものには異常はないと考えられる．
- しかし，聴覚から入るあらゆる情報が生まれる前から制限されている聴覚障害児を取り巻く音の世界は，聴者が聞いている音の世界とはかなり違った世界である．聴覚でとらえられる音全体からすれば言語音などごく一部であり，聴覚障害児は想像以上にさまざまな音を聴取することが困難である．胎内で聞こえる音に始まり，車の騒音や風に揺れる木立の音，兄弟がお菓子を食べる音，自分が椅子を引く音，ドアをバタンと閉める音も聴者のようには入らない．
- 乳幼児で重度難聴の場合には，口から声が出ていることすら知ることは容易

ではなく，養育環境において言語・非言語コミュニケーションの基盤をつくることにつまずく．

重度の聴覚障害の場合

- このため，とくに重度の聴覚障害児では早期からの専門的治療が重視されてきた．
- 補聴器や人工内耳の装用に至る過程から始まり，初期的コミュニケーションの確立，共感的なかかわりの形成，繰り返し遊びのなかで音声言語聴取へ進み，音声によるコミュニケーションを学んでいく．環境音に合わせて行動を調整することや，言語の発達レベルに合わせて単語や文を聴取することを学習し，子どもどうしの相互関係も幼児期では重要になる．
- 子どもの育ちと同時に，乳幼児期は養育者の難聴に対する理解やコミュニケーションについての教育が重要な時期でもある．
- 聴覚障害は見えない障害であり，子どもが，家族のなかで当たり前に交わされている会話の蚊帳の外に（結果として）置かれている，あるいは大人が置き去りにしてしまっているのに，そのことをお互い気にしていないことがその問題を深刻にする．
- さらに，学齢・思春期以降の生活環境の変化（進学・就労）に沿った聴覚管理と障害理解，コミュニケーションの支援が必要である．

軽度〜中等度の聴覚障害の場合

- 一方，軽度〜中等度の聴覚障害の場合，とくに軽度では補聴器の装用効果は高い．
- それにもかかわらず，生活上は早期から明らかな問題を起こしにくいため，逆に発見そのものが遅れてしまうことがある．幼児期以降，「聞こえないふりをしている」あるいは「聞こえている」と誤解されやすい．
- 発音のひずみや，会話や説明の聞き逃しはもちろん，学校の休み時間のようにノイズの多い環境下では友人とのおしゃべりについていけなくなるなど，それぞれの年齢における生活環境ならではの問題があり，さらに年長になれば聴覚障害者としての自覚をもつことや，社会適応上「自分に何が聞こえ，何が聞こえないか」を知る必要がある．
- 聴覚の問題は，情報の乏しさや学習困難を越えて，長期的には人間関係そのもののあり方や自尊心のありよう，就労・結婚にまで影響を与える可能性をもっている．したがって，学校教諭や耳鼻科医など聴覚障害児の可能性があるこどもと接する専門職が意識を高め，できるだけ早期に発見し，継続的に支援することが必要である．

知的発達の障害

■ 概要

- 言語は知的発達の一つの側面であり，知的発達が遅延すれば，それに沿って言語発達も遅延する．

❷ AAMRによる知的障害の定義より作成

定義	知的機能が平均よりも2標準偏差以上低いこと，適応行動の3領域のうち少なくとも1つ以上の領域の得点か，すべての領域の総合得点が平均よりも2標準偏差以上低いこと		
知的機能	IQ 70以下		田中ビネー式知能検査，WISC等の標準化された知能検査
適応スキル	概念的スキル		言語，読み書き，金銭の概念，自己管理
	社会的スキル		対人関係，責任，自尊心，だまされやすさ，無邪気さ，規則を守ること，遵法，被害者となることを避ける
	実用的スキル		日常生活活動，日常生活に有用な活動，職業スキル，安全な環境の維持

- 外来で，ことばの遅れを主訴に受診する事例の多くはボーダーライン（IQ 70〜85）以下の精神発達遅滞児である．

養育者の「遅れ」に対する認識への配慮

- 養育者からみると，「運動は大丈夫なのに，話すところだけが遅い」という訴えを聞くことが時にある．実際，知的発達や言語理解力そのものを見ることはできない．しかも，発達に不安を抱えていればこそ，発達の問題が発語のことだけに限られていてほしいという期待があることも容易に推測される．診療にあたっては，このことに配慮する必要がある．

- ❷はアメリカ精神遅滞学会（American Association on Mental Retardation：AAMR）の定義をまとめたものである．定義上，知能指数あるいは発達指数が70以下（定型発達から2SD以上の遅れ）であり，医師により精神遅滞があると診断される．

- 指数が70以下の場合には比較的早期から言葉の遅れが顕著であるため，保護者のことばの遅れに対する気づき不足や問題の否認などがない限り，療育や保健師によるフォローなど介入が行われることが多い．

正確な測定，保護者に対する発達理解促進は大きな課題

- 一方，70〜85のあいだはボーダーラインであり，とくに指数が70後半くらいになると，多少言葉の遅れがあっても定型発達児と同様に保育園や幼稚園，普通小学校に在籍することが多々あり，幼児期に保健所の検診で「男の子だからよくあることです」「ゆっくりな子もいるので大丈夫」といったコメントとともに，フォローなどの対象から外れていた経緯をもつ場合もある．発達の個体差は大きいとはいえ，コメントが仇となって，養育者の「遅れ」に対する認識が低いまま，あるいは養育者の心理的不安が強いまま育児を続け，4歳以降になって幼稚園などから指摘を受けたため医療や行政に対する不信をもって専門機関の言語外来に来られた事例もある．養育者の不安軽減は重要だが，正確な測定および保護者に対する発達理解促進はさらに大きな課題であろう．

- 精神遅滞の有病率については，1％とされている[5,6]．原疾患としてはダウン（Down）症候群や脆弱X症候群のように病理群に属する場合もあるが，原因が特定できない生理群に属するものも多い．

知的障害に伴う言語発達障害の場合，前言語期から遅れが

- 知的障害に伴う言語発達障害の場合，前言語期から遅れがみられる．マイルストーンの表に示した，指さしや喃語・反復喃語，初語の時期が定型発達に比して遅れる．

❸ 主な発達・知能検査

種類	検査名	適用年齢	方法	検査時間目安
発達検査	遠城寺式乳幼児分析的発達検査法	0～4歳7か月	直接的検査	15分
	KIDS乳幼児発達スケール	0～6歳	質問紙（間接的検査）	15分
	新版K式発達検査2001	0歳～成人	直接的検査	30分
知能検査	田中ビネーV（ファイブ）	0歳～成人	直接的検査	50分
	WISC-IV	5～17歳	直接的検査	60分

❹ 主な言語検査

種類	検査名	適用年齢	方法	検査時間目安
言語発達	国リハ式〈S-S法〉言語発達遅滞検査	言語発達が0～6歳程度	直接的検査	30分
	LCスケール	0～6歳	直接的検査（項目により間接的方法も可）	30分
	LCSA	5～9歳	直接的検査	40分
	PVT-R（絵画語彙発達検査）	3～12歳3か月	直接的検査（語彙の側面のみ）	5分

■ 検査法

- 全般的な知的能力の発達を測定する検査は大きく分けて2種類ある．一方は質問紙法のように間接的な方法によるもの，他方は直接子どもから診断に必要な行動サンプルをとる直接的方法によるものである．
- 間接的方法の代表的なものに，津守・稲毛式乳幼児発達検査や，KIDS乳幼児発達スケールなどがある．それぞれ，発達の諸側面についての行動指標を問診によって聞き，発達の遅れの有無や領域間のディスクレパンシー（discrepancy）をみる．記入者は養育者など子どものことをよく知る人が行う．利点としては臨床場面以外での状況や行動について知ることができることがある一方，記入者（主に母親）の主観的判断が，お子さんへの思いや母親自身の知的水準によって変動することにも留意が必要である．
- 直接子どもから行動サンプルをとる検査の例として，先述した遠城寺式乳幼児分析的発達検査，田中ビネー（Tanaka-Binet）V，WISC（Wechsler intelligence scale for children；ウェクスラー児童用知能検査)-IV，新版K式発達検査などの知能検査・発達検査があげられる（❸）．表の検査時間は経験的な目安で，ケースによりかなり開きがある．
- また「ことばに遅れがある」という場合に，精神遅滞の有無にかかわらず，高頻度に自閉症スペクトラムを合併することがあるため，問診のなかで必要性が明らかになればASD（自閉症スペクトラム障害）の有無についても評価する必要があろう．
- 言語評価を詳細に行う必要性がある場合には，❹に示すような言語領域の検査を発達・知能検査とバッテリーを組んで評価するとよい．
- 国リハ式〈S-S法〉言語発達遅滞検査は，音声言語（音声記号）の理解が困

「ことばに遅れがある」場合，ASDの合併が高頻度にある

難なケースにも適用でき，指導の手がかりが得られる包括的評価法である．動作性課題（非言語的な能力を測定する課題）も組みこまれているので，症候群の鑑別にも有用である．
- LCスケール，LCSAは近年発売された言語・コミュニケーション領域に関する検査である．文法，語彙，統語，語用，音韻といった言語の各側面にわたって検査が可能である．LCSAは学齢期レベルの児童に適用できるので，言葉の教室などでの利用も推奨されよう．
- PVT-Rは実施は簡易だが，語彙の領域のみの測定になる．

■ 言語発達と支援

- 精神遅滞に伴う言語発達の遅れの場合は，他の合併症がない限りは基本的に定型発達に準じて少しずつゆっくり発達する．指さし，初語，二語文の表出といった言語のマイルストーンが定型発達に比して時期的に遅く出現する．会話も幼児期，学齢期と徐々にできるようになり，小学生にもなれば「わかりません」「何だっけ…」といった，定型発達にはよくみられるごく自然な会話表現も適切に表現できるようになる．そのため，言語発達について集中的な訓練が必ずしも必要ではない子も多い．

> 言語のマイルストーンが定型発達に比べ遅く出現

- 中等度〜重度の知的障害がある場合，幼児期には児童発達支援センターなどでの療育が推奨される．
- 一方，中等度〜軽度では家庭の事情に合わせ，保育園や幼稚園といった療育機関以外の所属をもつ子どもも珍しくはなく，定型発達の見本をみながら生活のなかでたくさんのことを学ぶことができる．
- しかし療育機関以外に通う場合，養育者・施設職員の障害に関する知識が不十分なためにトラブルを生じるリスク，子どもの状況に関係なく通わせるだけで養育者が満足してしまうリスクにも注意が必要である．
- 専門職のいない保育園や幼稚園に通う障害児や養育者には，長期的かつ定期的なアセスメントが推奨される．幼児期であればADL（日常生活動作）上の生活習慣（食事，排泄，更衣）やしつけ（片づけやお手伝い，約束を守るなど），学齢期以降は社会常識の獲得（洗濯物の扱い方や携帯電話の扱い，通学通勤路での振る舞いなど）も支援する必要がある．
- 検査の項でも述べたが，精神遅滞が認められる場合には，次項で述べる自閉症スペクトラム（ASD）を合併するケースが多々ある．そして，定型発達以上のレベルであっても（IQ 85以上）ASDの場合はあるので，鑑別が必要である．

社会性の障害によるコミュニケーション障害

■ 概要

- 従来，ICD-10では，広汎性発達障害（pervasive developmental disorder：PDD），DSM-IV TRでは自閉症（autism），アスペルガー症候群（Asperger

> PDD，自閉症，ASなど一連の症候群はASDに一括された（DSM-V）

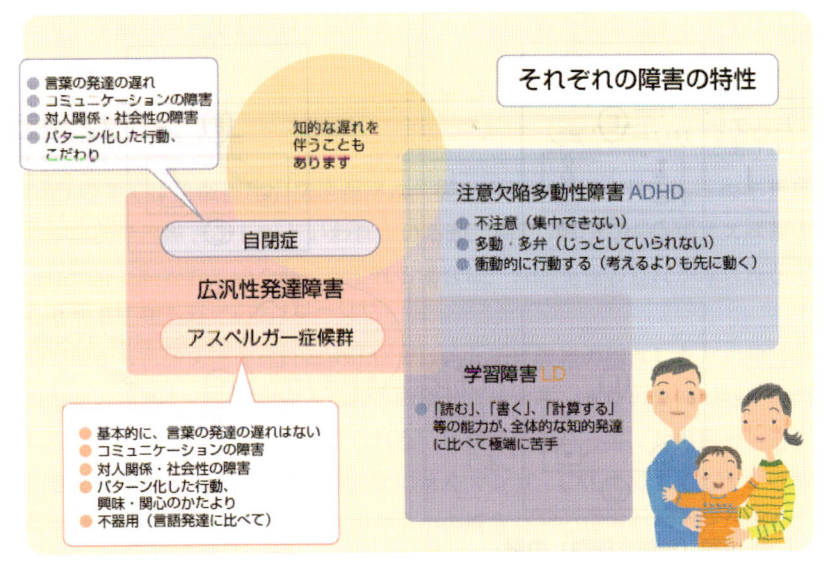

❺ 種々の発達障害の相関図

(厚生労働省．発達障害の理解のために．2008[7] より)

syndrome：AS）などといわれていた一連の症候群は，社会性およびコミュニケーションの質的異常という観点から，2013年発行されたDSM-Vにより自閉症スペクトラム障害（autistic spectrum disorder：ASD）という用語で一括された．

- ❺は2005年（平成17年）に制定された発達障害者支援法における発達障害の相関図である．ここでいう発達障害とは，PDD，AD/HD（attention deficit / hyperactivity disorder：注意欠陥多動性障害），LD（learning disorder：学習障害）である．
- DSM-VでいうASDは，❺における広汎性発達障害と一致する．なお，臨床上ASDと精神遅滞は合併することが多いので，常に併せて見極めることが重要である．
- ASD有病率は，Baron-Cohenら（2009）[8] の5〜9歳を対象とした調査では人口10,000人あたり157人であった．Wing L.の調査結果（1979）が人口10,000人あたり21人であったのと比してかなり増加しているが，増加の背景として，ASD概念の相違が推測されている[9]．
- 個々のタイプにもよるが，乳児期は比較的育てやすいにもかかわらず徐々に症状が明確になり，行動上のこだわり（道順・押しボタンはじめさまざま）や言語の遅れ，集団生活への不適応などが起きる例がある．いじめ，うつなどの精神疾患，てんかんを発症する例もあり，医学的な側面のサポートも重要である．自己モニターの難しさ[10]から職業適性の判断がうまくいかず転職を繰り返す例や，興味の狭さから引きこもりやゲームやネットへの没頭がみられる例も報告されている．
- 対人関係の様相は特徴的である．場の雰囲気には合わせないため，人見知り

ASDと精神遅滞は，常に併せて見極めることが重要

多いので，他の症候群と合わせて常に早期発見に取り組むべき症候群であろう．

（下嶋哲也）

引用文献

1) 中川信子．検診とことばの相談．東京：ぶどう社；1999．
2) 遠城寺宗徳．遠城寺式・乳幼児分析的発達検査法．九州大学小児科改訂新装版．東京：慶應義塾大学出版会；2009．
3) 中村公枝ほか編．聴覚障害学．東京：医学書院；2010．
4) 公益社団テクノエイド協会．聴覚障害児の日本語言語発達のために— ALADJIN のすすめ．2012．
5) 清野佳紀ほか編．NEW 小児科学．改訂第 2 版．東京：南江堂；2009．
6) American Psychiatric Association. Diagnostic and Statistical Manual of Mental Disorders：Dsm-5. American Psychiatric Publishing；2013.
7) 厚生労働省．発達障害の理解のために．2008．http://www.mhlw.go.jp/seisaku/dl/17b.pdf
8) Baron-Cohen S, et al. Prevalence of autism-spectrum conditions；UK school-based population study. Br J Psychiatry 2009；194：500-9.
9) 土屋賢治．自閉症・自閉症スペクトラムの疫学研究の動向．脳と精神の医学 2009；20（4）：295-300．
10) 米田衆介．自閉症スペクトラムの人々の就労に向けた SST．精神療法 2009；35（3）：34-40．
11) Baron-Cohen S, et al. Does the autistic child have a "theory of mind"? Cognition 1985；21：37-46.
12) フランシス・ハッペ．石坂好樹ほか訳．自閉症の心の世界—認知心理学からのアプローチ．東京：星和書店；1997．
13) アンディ・ボンディほか．園山繁樹ほか訳．自閉症児と絵カードでコミュニケーション— PECS と AAC．東京：二瓶社；2006．
14) Tomblin JB, et al. Prevalence of specific language impairment in kindergarten children. J Speech Lan Hear Res 1997 Dec；40（6）：1245-60.
15) 田中裕美子．特異的言語発達障害．玉井ふみ，深浦純一編．言語発達障害学．東京：医学書院；2010．p.136-48．
16) 宇野　彰．学習障害．笹沼澄子編．発達期言語コミュニケーション障害の新しい視点と介入理論．東京：医学書院；2007．p.133-6．
17) 石田宏代，大石敬子編．言語聴覚士のための言語発達障害学．東京：医歯薬出版；2008．

参考文献

1. 大石敬子編．ことばの障害の評価と指導．入門コース ことばの発達と障害．東京：大修館；2001．
2. 辻井正次監修．ともに歩む親たちのための家族支援ガイドブック．特定非営利活動法人アスペ・エルデの会；2010．
3. 埼玉県．保育士・幼稚園教諭向け 実践に活かす 気になる子への支援ガイドブック．2011．
4. 大伴　潔ほか．LCSA．東京：学苑社；2012．

第2章 高齢者に特有な耳鼻咽喉科疾患の診療

❸高齢者診療の特徴と対処

	高齢者の特徴	対処
1	動作や反応が鈍くなりペースが遅くなる	見守り，せかさずに"待ち，そして観察する"（病態把握の一環）
2	不安感や疎外感を感じ閉じこもりがちになる	日常会話にも耳を傾け，社会的背景を把握する
3	話が聴き取りにくい	大きな声で子音をはっきりゆっくり話す 短文で簡潔な図や書面を活用する
4	自分の価値観に固執しがちである	話の内容を交通整理しながら，受容し傾聴を
5	転倒しやすくなる	段差や履物，照明などの物的環境の整備
6	多彩な合併症を有する	既往歴や合併症，内服薬の聴取にとくに留意を
7	臨床検査データ上基準値を外れることがまれではない	臨床検査データは経時的に評価を
8	全身疾患の一症候としての耳鼻咽喉科症状が増加する	他科領域疾患の可能性も念頭におき，幅広い知識をアップデート

- 残存能力の活性化に関する原則は，介護する対象者に何を支援するべきかの見極めが重要であり，必要以上の支援はかえって本人の状態を悪化させることもある．
- 人間は，肉体的に衰えて支援が必要になっても，「できることを自分でする」ことにより，自尊心を保ち意欲を高めていく効果につながる．支援する側は，支援される側のできない点や限界にばかり着目するのではなく，年齢を重ねながら身につけてきたその人の知識や技能を正当に評価し，本人の可能性や興味やかかわり方をケアのなかに取り入れる支援が重要である．

高齢者の診療のコツと注意点 ❸

①動作や反応が鈍くなりペースが遅くなる

- 高齢者診療では「待ち」の姿勢が求められる．
- 診察室に呼び入れてから入るまで，入ってからユニットに腰掛けるまで，病歴の聴取や診察，あるいは診察が終わって退室するに至るまで，若年層の倍以上の時間がかかる場合もしばしばで，多数の患者の診察を求められることが多い耳鼻咽喉科診療の現場においては対応が難しい．
- 一方で，高齢者のペースを見守ることで，認知機能の評価や，歩行障害や難聴の有無，言語障害の有無など，non-verbal communicationによる患者の病態把握ができることもしばしばある．
- 医療者側のペースではなく高齢者のペースに合わせ，本人ができることは手を出さないで見守り，せかさずに"待ち，そして観察する"ことが重要である．

見守り，せかさずに"待ち，そして観察"

②不安感や疎外感を感じ閉じこもりがちになる

- 高齢者は，仕事からの引退，家族関係の変化，身近な人との死別など数々の喪失体験を重ねている．自分の価値観に固執し疎外感を感じ，身体，経済，社会の変化により将来への不安を感じ閉じこもりがちになるのも特徴である．
- 所見のないめまいや咽喉頭異常感を訴える高齢者の診察中，近親者の介護や死別，若年の家族との葛藤，今後への不安などがせきを切ったように語られることがある．高齢者の場合は，こういった社会的要因が身体症状として表出される場合もしばしばで，とりとめもないような日常会話にも耳を傾けることで社会的背景を把握することも診療における重要なポイントである．

> 日常会話にも耳を傾け，社会的背景を把握

③話が聴き取りにくい

- 老人性難聴はわれわれ耳鼻咽喉科医にとってなじみの深い病態である．高音障害型感音難聴を呈することが多いことから，多くの教科書には「低めの声で」はっきりと話しかけるようにと記載されている．しかしながら，実際の臨床の現場でしばしば耳にするのは「男性医師の話は聞き取れない」「女性のアナウンサーの言葉なら聞き取れる」という訴えである．
- 意図して低い声を出すことは，通常基本周波数を変化させることであるが，男性の音声の基本周波数は約 125 Hz，女性の基本周波数は約 250 Hz であり，これらの周波数帯の変動は老人性難聴においては影響がない．語音の弁別に必要な周波数帯は 200 Hz から 6,000 Hz の範囲であり，とくに子音の弁別は老人性難聴において障害されやすい 1,000〜6,000 Hz の範囲に存在する[2]．
- したがって，「低い声で」ではなく，「大きな声で子音をはっきりゆっくり話す」ことが，高齢者の診療においては重要である．

> 子音をはっきりと大きな声でゆっくり話す

- また，加齢により難聴だけでなく，視力や，認知機能といった知覚機能全般の障害も生じてくる．限られた診療時間のなかで，説明内容を理解してもらうためには，短文で簡潔な図や書面を活用することが有効である．
- とくに，認知症を伴う高齢者の場合においては，短期記憶すなわち「覚える」ことが障害されていることから，大きな文字で書かれたわかりやすい内容の文書を渡すことで理解の補足につながることがある．

> 短文で簡潔な図や書面を活用する

- 通常の病状説明以外にも，医療保険外の取引を伴う補聴器のフィッティングや，認知障害の合併など病状理解に乏しいと判断される場合は，ご家族の同伴を促すことが望ましい．

④自分の価値観に固執しがちである

- 高齢者は，医療者が生まれる以前の，戦前戦後のわが国の困難な時代から日本の復興，成長を担ってきた人々であり，彼らのおかれた心身・社会的状態，対象者の思いに近づく努力，敬意を払うことが大切である．
- 言葉が間違っていたり，話題にまとまりがなかったりしても，否定の姿勢はみせず，話の内容を交通整理しながら，受容し傾聴する姿勢は，その後の診

> 話の内容を交通整理しながら，受容し傾聴

療を円滑にするうえで重要である．

⑤転倒しやすくなる
- 高齢者は，身体機能の低下により転倒しやすく，また転倒した場合は骨折など重症化しやすい．
- 日常診療においても，移動の際にはいつでも手を差し伸べられるようさりげなく見守り，転倒のきっかけとなりそうな障害物はあらかじめ除去しておくように配慮する．
- 転倒の主な危険因子には，内的因子として身体的疾患，薬物，加齢変化などが，外的因子として段差や履物，照明などの物的環境があり，高齢者の身体状況をよく理解して診療環境を整えることが重要である．

> 段差や履物，照明などの物的環境の整備

⑥多彩な合併症を有する
- 高齢者は加齢に伴い多様な合併症を有し，多剤を内服していることが多いため，他科領域の疾患やそれらの治療法を常にアップデートしておく必要がある．
- 循環器系疾患や脳血管障害に対する抗凝固薬・抗血小板薬の投与の有無の把握は観血的処置を行う際のリスク評価に必須である．
- また，アンギオテンシン変換酵素阻害薬による慢性咳嗽や血管浮腫，薬剤性パーキンソニズムによる嚥下障害，薬剤と亜鉛のキレート効果により二次性の亜鉛欠乏状態を呈する薬剤性味覚障害，降圧薬や抗不安薬・睡眠薬の内服による薬剤性めまいなど，既存疾患の治療の副産物として生じる病態もまれではない．
- 既往歴や合併症，内服薬の聴取は高齢者診療においてはとくに留意を要する．

> 既往歴や合併症，内服薬の聴取にとくに留意を

⑦臨床検査データ上基準値を外れることがまれではない
- 高齢者では，実際には異常はなくとも臨床検査データ上基準値を外れることがまれではない．これは，「基準値」が20〜60歳の健常者の95％が当てはまる「正常範囲」により定義されることによる．
- 血液生化学データにおいては，20〜30歳代の平均値と65歳以上の平均値を比較した場合，若年成人のほうが高齢者よりも高値を示すものとしては赤血球数，Hb，Ht，TP（総蛋白），ALB（アルブミン），A/G（アルブミン／グロブリン比），HDL-Cがあり，逆に高齢者のほうが若年成人より高いものとしてAST，ALP，LDH，AMY（アミラーゼ），BUN，CRE（クレアチニン），TC，TG，GLU（グルコース）があげられる[3,4]．
- これらの現象は年代に基づく造血機能の低下や，栄養や脂質代謝の問題，肝機能・腎機能の状態を反映している．
- たとえば，脱水状態の高齢者の診察においては，HtやHbは正常範囲内でBUN（尿素窒素）のみ上昇している症例をしばしば経験するが，これはそ

の症例においては発症前のベースの Ht や Hb 値が正常範囲を下回っていることによるものである.
- したがって，過去の検査データのある高齢者の診察においては，その患者のベースとなるデータとの乖離がないかを時系列で読み取る心がけが必要である.

> 臨床検査データは経時的に評価を

⑧全身疾患の一症候としての耳鼻咽喉科症状が増加する

- 脳血管障害とめまい，神経変性疾患や脳血管障害に起因する嚥下障害，パーキンソン（Parkinson）病やアルツハイマー（Alzheimer）型認知症，びまん性レビー（Lewy）小体病の初期症状としての嗅覚障害など，高齢者においては全身疾患の一症候としての耳鼻咽喉科症状が増加することも特徴である.
- 耳鼻咽喉科疾患のみならず，全身疾患の症候についても常にアップデートを行うことが重要である.

> 他科領域疾患の可能性も念頭におき，幅広い知識をアップデート

（木村百合香）

引用文献

1) 内閣府．平成25年版 高齢社会白書．
2) 厚生省．第1編第2部第3章第1節ゴールドプランの5年間 2「地域介護・福祉の展開」．厚生白書（平成7年度版）．
(www.mhlw.go.jp/toukei_hakusho/hakusho/kousei/1995/dl/10.pdf)
3) 森眞由美．高齢者の貧血をどう診るか．日老医誌 2008；45：594-6.
4) 富田明夫ほか．高齢者の正常値・基準値の考え方，生化学検査27項目における検討．日老医誌 1999；36：449-56.

第2章 高齢者に特有な耳鼻咽喉科疾患の診療

高齢者の診療の進め方
高齢者における治療上の注意点──薬物投与を中心に

- 高齢者における薬物治療と全身麻酔管理を含めた外科的治療の注意点について述べる.

高齢者に対する薬物治療の注意

高齢者では薬物有害作用が増加する

- 高齢者では,薬物有害作用が増加するが,その要因として疾患面,機能面,社会面の3つの要因がある（❶）[1].
- 疾患面では,高齢者では多くの疾患を有すること,多剤を内服する傾向の強いことがあげられる.
- 機能面では,薬物吸収,分布,代謝,排泄の過程すべてにおいて変化が生ずる[2].

高齢者における薬物吸収

- 経口摂取された薬物は胃内で溶解し,小腸で吸収され体循環血中に入る.加齢により,胃内pH上昇や消化管運動の減弱が認められる.その結果,薬物の排出速度が遅延し,最高血中濃度に到達するまでの時間に延長がみられる.ただし,血中濃度曲線下面積（area under the curve：AUC）にはほとんど影響がないといわれている[2].

高齢者における薬物分布

- 若年者と比べて体脂肪が20〜40％増加し,体内の水分量は高齢者では10〜15％減少する[2].したがって,水溶性薬物の血中濃度は増加し,脂溶性薬物の体内からの消失時間は延長する.

高齢者における薬物代謝

- 薬物は主に小腸や肝臓で代謝される.高齢者では肝血流量が20〜50％減少

❶高齢者で薬物有害作用が増加する要因

疾患上の要因
・複数の疾患を有する─→多剤服用,併科受診
・慢性疾患が多い─→長期服用
・症候が非定型的─→誤診に基づく誤投薬,対症療法による多剤併用
機能上の要因
・臓器予備能の低下（薬物動態の加齢変化）─→過量投与
・認知機能,視力・聴力の低下─→コンプライアンス低下,誤服用
社会的要因
・過少医療─→投薬中断

（秋下雅弘. 日本老年医学会雑誌 2007[1] より）

❷薬物動態と薬力学の加齢変化に基づく薬物治療の留意事項

- 治療を急ぐ場合を除き,初期投与量は原則として若年成人の1/2〜1/3程度に.
- 臓器機能（とくに肝機能,腎機能,血清アルブミン）に配慮して投与量と投与回数を決定する.
- 長年服用している薬剤も臓器機能の低下に配慮して調節する.
- 薬物血中濃度のモニタリングが可能な薬剤では適宜モニタリングする.

（秋下雅弘. 日本老年医学会雑誌 2007[1] より）

❸薬剤起因性老年症候群と主な原因薬剤

症候	薬剤
ふらつき・転倒	降圧薬（とくに中枢性降圧薬，α遮断薬，β遮断薬），睡眠薬，抗不安薬，抗うつ薬（三環系），抗てんかん薬，抗精神病薬（フェノチアジン系），抗パーキンソン病薬（トリヘキシフェニジル），抗ヒスタミン薬
抑うつ	降圧薬（中枢性降圧薬，β遮断薬），H₂ブロッカー，抗不安薬，抗精神病薬，抗甲状腺薬
記憶障害	降圧薬（中枢性降圧薬，α遮断薬，β遮断薬），睡眠薬，抗不安薬（ベンゾジアゼピン），抗うつ薬（三環系），抗てんかん薬，抗精神病薬（フェノチアジン系），抗パーキンソン病薬，抗ヒスタミン薬（H₂ブロッカー含む）
せん妄	抗パーキンソン病薬，睡眠薬，抗不安薬，抗うつ薬（三環系），抗ヒスタミン薬（H₂ブロッカー含む），副腎皮質ステロイド，降圧薬（中枢性降圧薬，β遮断薬），ジギタリス，抗不整脈薬（リドカイン，メキシレチン），気管支拡張薬（テオフィリン，ネオフィリン®），副腎皮質ステロイド
食欲低下	非ステロイド性消炎鎮痛薬（NSAID），アスピリン，緩下剤，抗菌薬，ビスホスホネート，抗不安薬，抗精神病薬，抗パーキンソン病薬（トリヘキシフェニジル）
便秘	睡眠薬・抗不安薬（ベンゾジアゼピン），抗うつ薬（三環系），膀胱鎮痙薬，腸管鎮痙薬（ブチルスコポラミン，プロパンテリン），H₂ブロッカー，αグルコシダーゼ阻害薬，抗精神病薬（フェノチアジン系），抗パーキンソン病薬（トリヘキシフェニジル）
排尿障害・尿失禁	抗うつ薬（三環系），腸管鎮痙薬（ブチルスコポラミン，プロパンテリン），膀胱鎮痙薬，H₂ブロッカー，睡眠薬・抗不安薬（ベンゾジアゼピン），抗精神病薬（フェノチアジン系），抗パーキンソン病薬（トリヘキシフェニジル），α遮断薬，利尿薬

（秋下雅弘．Journal of Clinical Rehabilitation 2011[3]）より）

し，肝血流量依存型薬物（ベラパミル塩酸塩など）の肝クリアランスは15～60％低下する[2]．
- 少量から投与を開始するなど，状態を観察しながら慎重に投与する．
- とくに，肝代謝率の高い薬物では血中濃度が増加しやすい．

高齢者における薬物排泄過程

- 腎血流量，糸球体濾過量の低下，糸球体硬化によって薬物の腎排泄機能に低下を認める．腎排泄薬物の排泄が遅延し，作用が増強するおそれがある．
- 抗菌薬のゲンタマイシン硫酸塩，レボフロキサシン水和物は腎排泄の薬物であり，腎機能が低下している高齢者では用量調節のため，薬物血中濃度モニタリング（therapeutic drug monitoring：TDM）を活用する[2]．
- 上記の点をふまえ，薬物吸収の観点から投与量を控え，肝・腎機能に配慮する（❷）[1]．
- したがって，高齢者では薬物有害事象が若年者より起きやすく，とくに高齢者特有の症候（ふらつき，抑うつ，記憶障害，せん妄，食欲低下，便秘，排尿障害）の原因となる薬が多いことに注意が必要である（❸）[3]．とくに抗コリン作用のある薬剤に留意する．
- ❹[3]では，高齢者に対する薬物治療の原則を示すが，最も重要な介入方法の

❹高齢者薬物療法の原則

1. 可能な限り非薬物療法を用いる
2. 薬剤数を最小限にする（なるべく5剤以下）
3. 服用法を簡便にする
4. 明確なエンドポイントを設定して処方する
5. 生理機能に留意して用量を調節する
6. 必要に応じて臨床検査を行う
7. 定期的に処方内容を見直す
8. 新規症状出現の際はまず有害事象を疑う

（秋下雅弘．Journal of Clinical Rehabilitation 2011[3]）より）

> 高齢者特有の症候の原因となる薬が多いことに注意

❺ 高齢者に対してとくに慎重な投与を要する薬物のリスト（日本老年医学会，2005）（1）

系統	薬物（一般名）	商品名	理由，主な副作用	代替薬
降圧薬（中枢性交感神経抑制薬）	メチルドパ	アルドメット	徐脈，うつ	長時間作用型カルシウム拮抗薬，アンジオテンシン変換酵素阻害薬，アンジオテンシンII受容体拮抗薬，少量の利尿薬
	クロニジン	カタプレス	起立性低血圧，鎮静，めまい	
降圧薬（ラウオルフィア）	レセルピン	アポプロン	うつ，インポテンツ，鎮静，起立性低血圧	
降圧薬（カルシウム拮抗薬）	短時間作用型ニフェジピン	アダラート，セパミット，ヘルラートなど	過降圧，長期予後悪化	
血管拡張薬	イソクスプリン	ズファジラン	より効果の明らかな代替薬あり	リマプロスト，ベラプロスト，シロスタゾール，サルポグレラート
強心配糖体	ジゴキシン（≧0.15mg/日）	ジゴキシン，ジゴシン	ジギタリス中毒のリスク増大	低用量
抗不整脈薬	ジソピラミド	リスモダン，ノルペース，カフィール	陰性変力作用による心不全，抗コリン作用	上室性不整脈に対してジギタリス，カルシウム拮抗薬（ベラパミル，ジルチアゼム），β遮断薬，心室性不整脈に対して，ジソピラミドはメキシレチン，アミオダロンは代替薬なし
	アミオダロン	アンカロン	致死的不整脈の誘発，高齢者での有用性不明	
抗血小板薬	チクロピジン	パナルジンなど	顆粒球減少，血小板減少，出血傾向，下痢，皮疹，無顆粒球症	クロピドグレル，アスピリン
睡眠薬（バルビツレート系）	ペントバルビタール	ラボナ	中枢性副作用，依存性	非ベンゾジアゼピン系薬剤（ゾルピデム，ゾピクロン），短時間作用ベンゾジアゼピン系薬剤（ロルメタゼパム），抗ヒスタミン剤（ヒドロキシジン），抗うつ薬（トラゾドン）など
	アモバルビタール	イソミタール	同上	
	バルビタール	バルビタール	同上	
	合剤	ベゲタミンA，ベゲタミンB	中枢性副作用，抗コリン作用	
睡眠薬（ベンゾジアゼピン系）	フルラゼパム	インスミン，ダルメート，ベノジール	過鎮静，転倒，抗コリン作用，筋弛緩作用，長時間作用	
	ハロキサゾラム	ソメリン	同上	
	クアゼパム	ドラール	長時間作用型	
	トリアゾラム	ハルシオン	健忘症状	
抗不安薬（ベンゾジアゼピン系）	クロルジアゼポキシド，ジアゼパムをはじめとするベンゾジアゼピン系抗不安薬	コントール，バランス，セルシン，セレナミン，セレンジン，ホリゾンなど	過鎮静，転倒，抗コリン作用，筋弛緩作用，長時間作用	タンドスピロン，SSRI
抗うつ薬	アミトリプチリン，イミプラミン，クロミプラミンなどの三環系抗うつ薬	トリプタノール，トフラニール，アナフラニールなど	抗コリン作用，起立性低血圧，QT延長	SSRI（フルボキサミン，パロキセチン），SNRI（ミルナシプラン），トラゾドン，ミアンセリン
	マプロチリン	ルジオミールなど	抗コリン作用，より安全な代替薬あり	
抗精神病薬（フェノチアジン系）	チオリダジン，レボメプロマジン，クロルプロマジンなど	メレリル，ヒルナミン，レボトミン，コントミン，ウインタミンなど	錐体外路症状，抗コリン作用，起立性低血圧，過鎮静，チオリダジンはさらに併用禁忌多剤	非定型抗精神病薬（リスペリドン，ペロスピロン，オランザピン，クエチアピン，チアプリド）
抗精神病薬（ブチロフェノン系）	ハロペリドール，チメペロン，ブロムペリドール	セレネース，リントン，トロペロン，インプロメンなど	錐体外路症状，遅発性ジスキネジア	非定型抗精神病薬（リスペリドン，ペロスピロン，オランザピン，クエチアピン，チアプリド）
抗精神病薬（ベンズアミド系）	スルピリド，スルトプリド	ドグマチール，アビリット，ミラドール，バルネチールなど	同上	
抗パーキンソン病薬	トリヘキシフェニジル	アーテン，トレミン，セドリーナ，ピラミスチンなど	抗コリン作用	L-dopa剤が最も標準的薬剤

❺ 高齢者に対してとくに慎重な投与を要する薬物のリスト（日本老年医学会，2005）(2)

系統	薬物（一般名）	商品名	理由，主な副作用	代替薬
抗てんかん薬	フェノバルビタール	フェノバール，ルミナール	中枢性副作用，転倒	バルプロ酸など
	フェニトイン	アレビアチン，ヒダントール，フェニトインN	同上	特になし
麻薬性鎮痛薬（経口）	ペンタゾシン	ソセゴン，ペンタジン，ペルタゾン	中枢性副作用（錯乱，幻覚）	特になし
非ステロイド性消炎鎮痛薬（NSAID）	インドメタシン	インダシン，インテバン	中枢性神経症状，消化性潰瘍，腎障害	必要量少量・最少期間で使用，COX-2特異的阻害薬への変更
	COX阻害薬以外の長時間作用型NSAID（常用量）	ボルタレン，ノイキリン，フェルデンなど	消化性潰瘍，腎障害	
小腸刺激性下剤	ヒマシ油	ヒマシ油	嘔吐，腹痛	酸化マグネシウム，センナ，アロエ
骨格筋弛緩薬	メトカルバモール	ロバキシン	抗コリン作用（口渇，便秘，排尿困難），鎮静，虚弱	特になし
平滑筋弛緩薬	オキシブチニン	ポラキス	抗コリン作用（口渇，便秘，排尿困難），鎮静，虚弱	膀胱選択性の高い同系統薬
腸管鎮痙薬	ブチルスコポラミン	ブスコパン，ブチスコ	抗コリン作用（口渇，便秘，排尿困難），眼圧上昇，頻脈	グルカゴン
	プロパンテリン	プロ・バンサイン	同上	
制吐薬	メトクロプラミド	プリンペラン，テルペランなど	遅発性ジスキネジア，錐体外路症状	モサプリド，バンテリン，バンテノール
	ドンペリドン	ナウゼリンなど	錐体外路症状，高プロラクチン血症	
男性ホルモン	メチルテストステロン	エナルモン，エネルファ	前立腺癌，前立腺肥大	特になし
女性ホルモン	エストロゲン製剤単独	プレマリンなど	子宮癌，乳癌発症率上昇，明らかな心保護作用は確認されていない	プロゲステロンと併用
甲状腺ホルモン	乾燥甲状腺	チラーヂン，チレオイド	心刺激作用，T_3，T_4いずれも含む	チラーヂンS
血糖降下薬（第一世代スルホニル尿素）	クロルプロパミド	アベマイド	低血糖の遷延	グリクラジド，グリメピリド
	アセトヘキサミド	ジメリン	同上	
血糖降下薬（ビグアナイド薬）	メトホルミン	グリコラン，メルビンなど	低血糖，乳酸アシドーシスなど，高齢者では禁忌	αグルコシダーゼ阻害薬，インスリン抵抗性改善薬
	ブホルミン	ジベトスB，ジベトンS	同上	
鉄剤	鉄（≧300mg/日）	各種	消化器系副作用増加，吸収量の上限	低用量
ビタミンD	アルファカルシドール（≧1.0μg/日）	アルファロール，ワンアルファなど	ビタミンD中毒症	低用量

＊ジゴキシン，鉄剤，ビタミンDは括弧内の用量の場合．（日本老年医学会編．高齢者の安全な薬物療法ガイドライン　2005．メジカルビュー社；2005[4]より）

一つは，薬物を中止することである．また，高齢者では，薬剤数の増加，認知機能および視力，聴力の低下などに伴う服薬アドヒアランスの低下が有害事象増加の一因となっている可能性がある．処方薬数を減らし，服薬方法を簡便化（食前，食後などの服薬方法の混在を避ける），剤形の工夫が必要である．処方薬について理解不足にならないように努める．一方で服薬数を減らしすぎて過小医療にならないよう注意が必要である．

●❺[4]には，高齢者に使用する際に注意が必要とされる薬物リストを引用し

❻ 合併症と使用を控えるべき薬剤（1）

合併症ならびに症候	薬剤名	代表的商品名	理由
心血管病			
心不全	非ステロイド性抗炎症薬（NSAID）/COX-2 阻害薬 ジヒドロピリジン系以外のカルシウム拮抗剤 　　ジルチアゼム 　　ベラパミル ピオグリタゾン シロスタゾール	 ヘルベッサー ワソラン アクトス プレタール	水貯留作用により心不全悪化
失神	アセチルコリン・エステラーゼ阻害薬 　　ドネペジル 　　リバスチグミン 　　ガランタミン α遮断薬 　　ドキサゾシン 　　プラゾシン 　　テラゾシン 三環系抗うつ薬（第3級アミン・アミトリプチリン，イミプラミン，クロミプラミンなど） クロルプロマジン チオリダジン オランザピン	 アリセプト イクセロンパッチ，リバスタッチパッチ レミニール カルデナリン ミニプレス ハイトラシン トリプタノール，トフラニール，アナフラニールなど コントミン，ウインタミン メレリル ジプレキサ	起立性低血圧もしくは徐脈のリスクを増加
中枢神経系			
慢性痙攣／てんかん	クロルプロマジン クロザピン マプロチリン オランザピン チオリダジン チオチキセン トラマドール	コントミン，ウインタミン クロザリル ルジオミール ジプレキサ メレリル ナーベン トラマール	痙攣発作閾値の低下
せん妄	全三環系抗うつ薬 抗コリン作動薬 ベンゾジアゼピン系薬剤 クロルプロマジン 副腎ステロイド ヒスタミンH2受容体拮抗薬 メペリジン 催眠・鎮静薬 チオリダジン	トリプタノール，アナフラニール，トフラニール，スルモンチール，ノリトレンなど ハルシオン，レンドルミン，ユーロジン，ロヒプノール，ソラナックス，コンスタン，など多数 コントミン，ウインタミン プレドニン，リンデロンなど タガメット，ザンタック，ガスター オピスタン，ペチジン ハルシオン，デパス，セルシンなど メレリル	せん妄を悪化させる可能性がある．もし，慢性的に使用した薬剤なら徐々に減量して中止する必要がある（禁断症状を避けるため）
認知症 （認知機能障害）	抗コリン作用薬 ベンゾジアゼピン系薬剤 ヒスタミンH2受容体拮抗薬 ゾルピデム 抗精神病薬（常用，屯用とも）	ハルシオン，レンドルミン，ユーロジン，ロヒプノール，ソラナックス，コンスタン，など多数 タガメット，ザンタック，ガスター マイスリー	中枢神経系への副作用のため使用は控える．抗精神病薬使用は他の非薬物療法が無効の時のみ．抗精神病薬は認知症患者の脳血管障害発生や生命予後に悪影響を及ぼす可能性がある

た．リストによって，薬物有害作用の減少，多剤併用の改善に伴う医療費の削減を目的としたものである．

- 高齢者は合併症を多く抱えている．❻[5]には，高齢者に多い合併症と投与を

❻合併症と使用を控えるべき薬剤（2）

合併症ならびに症候	薬剤名	代表的商品名	理由
転倒や骨折の既往	抗痙攣薬	フェノバール，アレビアチン，リボトリール，デパケン，テグレトールなど多数	失調をきたすリスクあり，転倒リスクを高める
	抗精神病薬 ベンゾジアゼピン系薬剤	ハルシオン，レンドルミン，ユーロジン，ロヒプノール，ソラナックス，コンスタン，など多数	
	非ベンゾジアゼピン系眠剤 　エスゾピクロン 　ゾルピデム	アモバン，ゾピクール マイスリー	
	三環系抗うつ薬	トリプタノール，アナフラニール，トフラニール，スルモンチール，ノリトレンなど	
	選択的セロトニン再取り込み阻害薬（SSRI）	デプロメール，ルボックス，パキシルなど	
不眠症	（偽性）エフェドリン フェニレフリン メチルフェニデート ペモリン テオフィリン カフェイン	リタリン，コンサータ ベタナミン テオドール 無水カフェイン	中枢神経系刺激作用
パーキンソン病	すべての抗精神病薬（クエチアピンとクロザピンは除く） 制吐剤 　メトクロプラミド 　プロクロルペラジンマレイン 　プロメタジン	プリンペラン ノバミン ヒベルナ，ピレチア	ドパミン受容体拮抗作用のある薬剤はパーキンソン病を悪化させる可能性がある
消化器系			
便秘	過活動性膀胱に使用する抗コリン（ムスカリン）作用薬 　オキシブチニン 　コハク酸ソリフェナシン 　トルテロジン ジヒドロピリジン系以外のカルシウム拮抗薬 　ジルチアゼム 　ベラパミル 第一世代の抗ヒスタミン薬 　カルビノキサミン 　マレイン酸クロルフェニラミン 　フマル酸クレマスチン 　シプロヘプタジン 　ジフェンヒドラミン系 　塩酸ヒドロキシジン 　塩酸プロメタジン 　塩酸トリプロリジン 抗コリン薬または鎮痙薬 　抗精神病薬 　ベラドンナアルカロイド 　clidinium-chlordiazepoxide 　ジサイクロミン 　ヒヨスチアミン 　プロパンテリン 　スコポラミン 三環系抗うつ薬（第3級アミン：アミトリプチリン，イミプラミン，クロミプラミンなど）	ポラキス ベシケア デトルシトール ヘルベッサー ワソラン シベロン ポララミン，ネオレスタミン，アレルギン タベジール ペリアクチン レスタミン，ベナ，ドリエル アタラックス ピレチア，ヒベルナ ベネン ロートエキス，アトロピン コランチル配合顆粒 アトロピン プロ・バンサイン ブスコパン トリプタノール，トフラニール，アナフラニールなど	便秘を悪化させる可能性のある薬剤：尿失禁に使用する抗ムスカリン作用薬は薬剤により便秘との関連が異なり，もし使用した薬剤により便秘が悪化したら薬剤変更を考慮
消化性潰瘍の既往	アスピリン（> 325 mg/d） non-COX-2 selective NSAIDs		潰瘍の再発のリスク上昇

❻合併症と使用を控えるべき薬剤（3）

合併症ならびに症候	薬剤名	代表的商品名	理由
腎臓，尿路系			
慢性腎臓病（IV，V期）	非ステロイド性抗炎症薬（NSAID） トリアムテレン	アムテレン，トリテレン	腎障害のリスクを上昇
全尿失禁（女性）	エストロゲン製剤（経口，経皮）		尿失禁の悪化
下部尿路兆候，前立腺肥大	吸入用抗コリン製剤 尿失禁治療目的に使用している抗ムスカリン薬以外の抗コリン作動薬	アトロベント	尿流量の低下や尿閉を起こす可能性がある
腹圧性尿失禁や混合型尿失禁	α遮断薬 　ドキサゾシンメシル 　プラゾシン 　テラゾシン	ドキサゾシン ミニプレス ハイトラシン	尿失禁を悪化させる可能性がある

(The American Geriatrics Society 2012 Beers Criteria Update Expert Panel. American Geriatrics Society. Updated Beers Criteria for Potentially Inappropriate Medication Use in Older Adults. J Am Geriatr Soc 2012；60：616-31.の table 3 をもとに作成／葛谷雅文．JOHNS 2012[5]より)

❼加齢に伴う生理的変化と周術期の問題点

	生理的変化	周術期の問題点
循環器系	冠動脈，大動脈の硬化 刺激伝導系の変性 弁膜の変性・石灰化 心室拡張能低下	心筋虚血，高血圧 不整脈 弁膜症 心不全
呼吸器系	肺活量，一秒量，拡散能低下 クロージングボリューム増加 咳反射，嚥下機能低下	動脈血酸素分圧低下 換気血流不均等，無気肺 誤嚥，肺炎
腎臓系	腎血流量，糸球体濾過率低下 尿濃縮力低下	腎不全 電解質異常，脱水
肝臓系	肝臓重量，肝血流量低下	薬物代謝速度低下
代謝・内分泌系	耐糖能低下	糖尿病
脳神経系	認知機能低下 脳血管の動脈硬化	せん妄 脳血管障害
そのほか	基礎代謝，熱産生低下	低体温

(坂口了太ほか．臨床外科 2012[6]より)

抗コリン作用を含む薬剤の投与には注意

控えるべき薬剤についてリストを示す．抗コリン作用は高齢者において認知機能，尿閉，失禁，便秘，眼圧上昇にかかわる可能性が高い．したがって，抗コリン作用を含む薬剤の投与には注意を要する．耳鼻咽喉科医であれば，第一世代抗ヒスタミン薬の処方などの処方は慎むのが好ましい．

高齢者に対する全身麻酔下手術とその周術期管理の注意

- 高齢者では中枢神経の活動性が低下する．全身麻酔の導入および維持に使用される薬剤であるプロポフォールは感受性も増大しているため，意識消失が生じやすい[3]．鎮静薬の必要濃度が低下するとともに鎮痛薬によって意識障害が起こされるリスクが高まる．したがって，意識に影響を与えないよう非ステロイド性消炎鎮痛薬や局所麻酔薬の併用により，オピオイド鎮痛薬の使用を最低限にする．
- 周術期管理では以下の点が重要である．
  ①主要臓器機能の予備能の低下に，外科的侵襲が加わり，さらに予備能低下を誘発する．
  ②併存疾患の有無や程度に個人差が大きく，各患者の臓器機能を評価したうえで周術期管理を行う．
- 虚血性心疾患あるいは高血圧合併例，脳虚血疾患の既往例には，一般的な輸血基準であるヘモグロビン値"7g/dL"よりも高い値で輸血を考慮するのが

- 望ましい．
- 高齢者の呼吸器疾患で最も問題になるのは慢性閉塞性肺疾患（chronic obstructive pulmonary disease：COPD）である．予後不良因子である高齢，長期の喫煙歴，呼吸困難感，低一秒量，低酸素血症，高二酸化炭素血症，肺性心，低栄養をもつ患者は術後の呼吸不全のリスクが高くなる．
- 腎機能障害例では，周術期管理で腎保護作用をもつ薬剤はないため，循環の安定を保ち，術中の腎血流を維持することが重要である．さらに拡張能が低下している高齢者は，前負荷の低下により，容易に心拍出量が低下するため，利尿薬の安易な投与には注意が必要である．
- 周術期の血糖値は180 mg/dL以下にコントロールし，高血糖と低血糖を避けることが望ましい．
- 脳血管障害の既往，末梢血管障害，高血圧の合併は周術期脳梗塞のリスク因子である．
- 高齢者に対する手術術後にみられやすい疾患として，無気肺，心不全，肺炎，せん妄，神経疾患，急性気管支炎，心筋梗塞などに注意が必要である．
- 高齢者では，併存疾患の有無や程度，各臓器機能に個人差が大きいため，術前検査による評価をきめ細かく行い，個々のケースに応じて慎重に適応を検討する必要がある．
- ❼[6]には，加齢に伴う生理的変化と周術期の問題点をまとめた．

まとめ

- 以上より高齢者における薬物治療の注意点，全身麻酔下手術における周術期管理に関する原則をまとめた．

（神崎　晶）

引用文献

1) 秋下雅弘．高齢者の安全な薬物療法ガイドライン．日老医誌 2007；44(1)：31-4．
2) 西　弘二，谷川原祐介．老化の影響を知る　高齢者に対する薬剤投与の留意点．臨床外科 2012；67(9)：1104-8．
3) 秋下雅弘．高齢者の薬物代謝と薬物管理．Journal of Clinical Rehabilitation 2011；20(9)：856-60．
4) 日本老年医学会編．高齢者の安全な薬物療法ガイドライン 2005．東京：メジカルビュー社；2005．
5) 葛谷雅文．特集　高齢化社会と耳鼻咽喉科　高齢者に対する薬物療法―合併症のある患者の薬物投与の注意点．JOHNS 2012；28(9)：1461-4．
6) 坂口了太，武田純三．老化の影響を知る　麻酔科医からみた高齢者外科手術周術期管理の注意点．臨床外科 2012；67(9)：1100-13．

耳鼻咽喉科における在宅医療

耳鼻咽喉科開業医の往診・訪問診療は今までほとんど行われておらず，その意義も論じられていない．介護保険導入に伴う在宅医療への加速化が進むなか，在宅患者・家族だけでなく，主治医，看護師，ヘルパー，ケアマネジャーなどから「訪問してくれる耳鼻咽喉科医」の要望が増加している．在宅で寝たきりの高齢患者や障害者の，放置されている中耳炎，緊急の鼻出血，誤嚥性肺炎後の摂食嚥下障害（胃瘻造設後も含む），在宅気管切開口管理（気管カニューレ），経鼻胃管チューブ管理など，耳鼻咽喉科専門医が担うべき疾患および病態が急増している．

病院診療と在宅診療の違い

病院診療は発症した疾患を治す医療であり，在宅診療は現状を維持する医療であり，近い将来起こりうる病態を予測して必要な処置や訓練を行い，病気を予防する医療である．往診依頼は，患者・家族だけでなく，多くは在宅主治医，訪問看護ステーション，訪問ヘルパーステーション，ケアマネジャーなど医療従事者からで，往診希望者は，①寝たきり患者，②体幹機能不全患者，③付き添いがいなくて外来受診できない患者など，自宅の寝室から出られない患者である．その患者にとって唯一その居室こそが生活空間のすべてであることを理解したうえで，個々のオーダーメイド医療が必要である．

チーム医療という意識をもつこと

在宅では病院と違い，24時間患者の病態を観察・管理ができないため，付き添っている家族やヘルパーの観察力が患者の生命維持を左右する．そのため患者に関与するすべての職種（医師，看護師，ヘルパー，歯科医師，歯科衛生士，理学療法士など）と家族との情報交換を頻繁にして，刻々変化する患者情報を常に共有する努力が求められる．医師もこの情報ネットワークのチームの中の一員とならなくてはいけない．医師が上から指示を出す仕組みではなく，全職種がフラットな関係で意見交換ができ，希望を話せる人間関係を構築することが肝要である．

往診，訪問診療の実際 ❶

一般耳鼻咽喉科診療の実際（携帯用ファイバー携帯）

①難治性中耳炎（耳漏主訴）：耳漏菌検査提出後，耳処置，点耳し点耳指導し1週間後再診（訪問診療）．
②耳垢充満除去：初回で除去困難なら耳垢水を手渡し再診する．
③鼻出血：ボスミン®綿球などで止血できなければ，メロセルタンポン®を鼻内に留置し2日後再診．
④めまい：フレンツェル（Frenzel）眼鏡でめまい検査し，重症時点滴内容を検討し主治医と連携して施行．内服処方検討．良性発作性めまい症なら，Lempert，Epley法など運動療法を施行指導する．
⑤高度難聴（感音性）：簡易聴力検査（音叉によるリンネ〈Rinne〉法，ウェーバー〈Weber〉法）後，適応があれば希望を聞いて補聴器専門店に指示書を書いて訪問販売を依頼し後日報告を受ける．

気管切開口管理

気管口に合わせて気管カニューレを購入し，閉塞状況に応じて定期的（基本的に1週間に1回）に交換する．必要に応じて家族，ヘルパーに吸痰方法・手技を教授する．なお，気管カニューレ交換のように，定期的に訪問を必要とする場合の診療は「訪問診療」となるので，訪問診療計画書を作成する必要がある．

経鼻胃管チューブ交換

嚥下障害があり胃管チューブが飲み込みにくい患者の交換を喉頭ファイバースコープ下に定期的に行う．

摂食嚥下評価，誤嚥防止，嚥下指導

脳梗塞後遺症をはじめとする脳血管疾患，パーキンソン（Parkinson）病などの神経変性疾患，ALS（amyotrophic lateral sclerosis；筋萎縮性側索硬化症）・筋ジストロフィーなどの神経筋疾患，精神

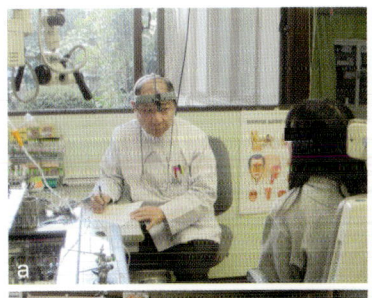

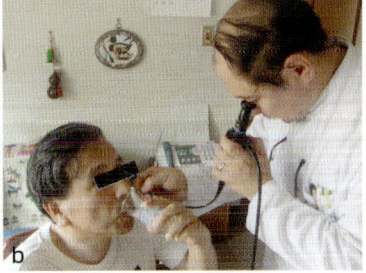

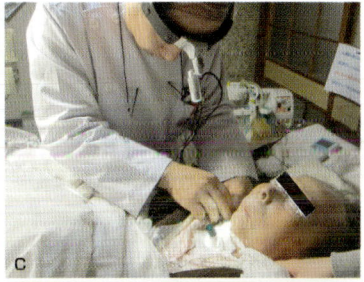

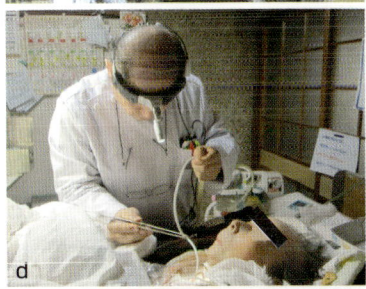

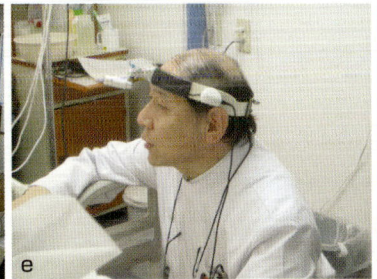

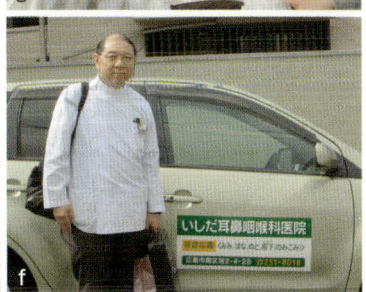

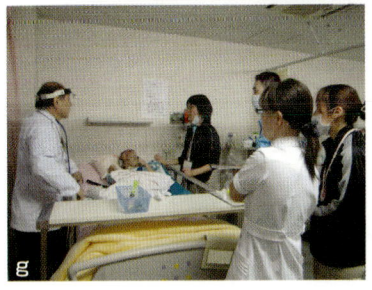

❶往診，訪問診療の実際
　a：診察．医院にて，b：往診．嚥下評価，c：往診．カニューレ交換，d：往診．吸痰指導，e：対診．ベッドサイドでの問診，f：往診スタイル，g：対診．コメディカルと．

疾患，咽喉頭食道腫瘍術後などで摂食嚥下障害があり，誤嚥性肺炎反復患者を紹介された場合，自宅に往診し，同意を得て，摂食嚥下評価，嚥下指導，嚥下訓練，嚥下食指導，摂食機能療法を家族，ヘルパー，看護師に説明する．

①摂食嚥下評価（内視鏡下嚥下機能検査）：
　在宅では嚥下造影による評価ができない．口腔期観察はできないものの，初回往診時，携帯用喉頭ファイバースコープで経鼻的に咽喉頭を観察し，日本耳鼻咽喉科学会「嚥下障害診療ガイドライン」に沿った評価（嚥下内視鏡検査）をする．
　a）咽喉頭の器質的異常，唾液貯留，食物残渣，感覚有無，嚥下反射遅延，嚥下前後の誤嚥の有無，など．
　b）改訂水飲みテスト
　c）フードテストによる簡易評価法（金谷節子）
　〔3 cc水飲みテスト→嚥下開始食 ゼリー→嚥下食1プリン→嚥下食2ヨーグルト→嚥下食3おかゆ・とろみ茶→移行食 やわらか煮〕（❷）

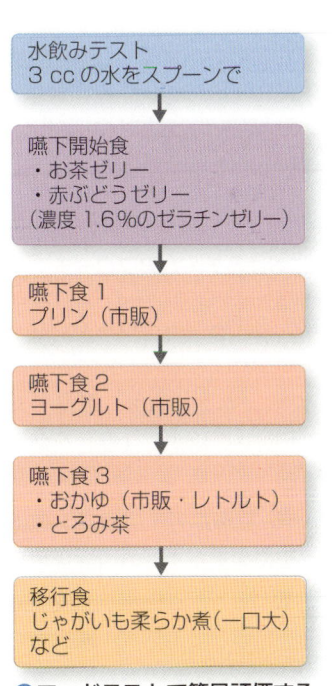

水飲みテスト
3 ccの水をスプーンで
↓
嚥下開始食
・お茶ゼリー
・赤ぶどうゼリー
（濃度1.6％のゼラチンゼリー）
↓
嚥下食1
プリン（市販）
↓
嚥下食2
ヨーグルト（市販）
↓
嚥下食3
・おかゆ（市販・レトルト）
・とろみ茶
↓
移行食
じゃがいも柔らか煮（一口大）
など

❷フードテストで簡易評価する
（金谷節子編著．ベッドサイドから在宅で使える嚥下食のすべて．医歯薬出版；2006より作成）

❸ 摂食・嚥下能力のグレード（評価とゴール）

I. 重症 経口不可	1	嚥下困難または不能．嚥下訓練適応なし
	2	大量の誤嚥あり，嚥下困難または不能 基礎的嚥下訓練のみの適応あり
	3	条件が整えば誤嚥は減り，摂食訓練が可能
II. 中等症 経口と補助栄養	4	楽しみとしての摂食は可能
	5	一部（1〜2食）栄養摂取が経口から可能
	6	3食とも栄養摂取が経口から可能
III. 軽症 経口のみ	7	嚥下食で，3食とも経口摂取が可能
	8	特別に嚥下しにくい食品を除き，3食とも経口摂取が可能
	9	普通食の摂食嚥下が可能だが，臨床的観察と指導を要する
IV. 正常	10	正常の摂食嚥下能力

食事介助が必要な場合はAをつける．（例 7Aなど）

（聖隷三方原病院嚥下チーム．嚥下障害ポケットマニュアル．東京：医歯薬出版；2002．p.37より）

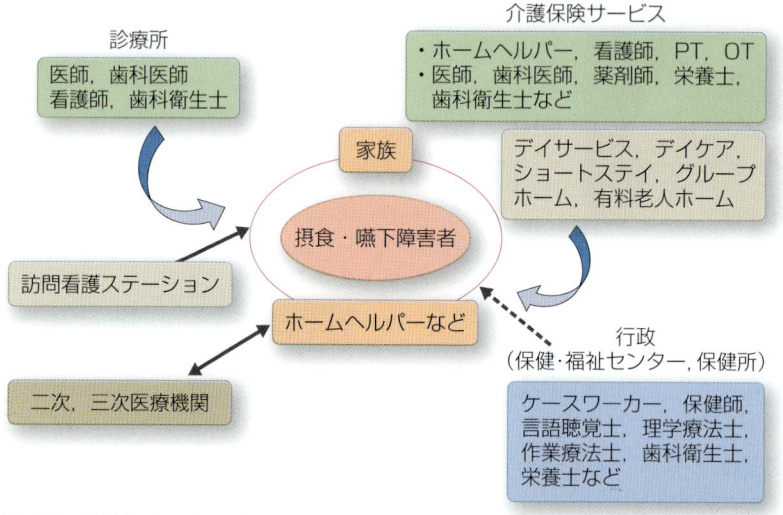

❹ 在宅におけるチームアプローチ

（水上美樹ほか．在宅におけるチームアプローチ．金子芳洋，向井美惠編．摂食・嚥下障害の評価法と食事指導．医歯薬出版；2001．p.190．より）

を使って評価した後，嚥下状態を，藤島一郎10段階摂食・嚥下能力グレード（❸）を使って重症度を判定する．
2008年（平成20年）以降はガイドラインに沿って，嚥下内視鏡検査の観察ポイントの評価項目を追加し判定している．嚥下の6過程（食物の認識，口への取り込み，咀嚼と食塊形成，咽頭への送りこみ，咽頭通過食道への送りこみ，食道通過）障害部位評価をし，それによって以下の訓練法選択を行う．

②摂食機能訓練：
　a）間接訓練（アイスマッサージ，摂食機能療法に含まれる嚥下体操，パタカラ発語，呼吸排痰訓練，K-ポイント刺激など）
　b）直接訓練（段階的摂食訓練：ゼリー・プリン・ヨーグルト，うなずき嚥下，横向き嚥下，交互嚥下など）を行う．
③開始嚥下食の決定：
　主食〔米飯・軟飯・おかゆ，とろみが必要か否か〕，副食〔ゼリー食・プリン状・ペースト状・寒天状・

あんかけ状・ミキサー状，とろみが必要か否か）を決定し，摂食時どれくらいムセなく食べられるか経過をみる．
④できれば，患者，家族，ヘルパー，看護師，ケアマネジャー全員で同時にサービス担当者会議を開き，同じ意識をもって嚥下トレーニングを開始する（❹）．
⑤患者の生活環境・家族環境などを十分考慮し，たくさんのことを一度にせずに一つ一つ訓練を積み重ねていく．
⑥往診，訪問診療の際，食事に立ち会うことができれば食事の観察を行う（ⓐ食べ物として認知しているか否か，ⓑ食塊をつくれるか否か，ⓒ舌で食塊を咽頭に送り込めるか否か，ⓓ「ごっくん」ができるか否か）．
⑦1～2週間後再診（訪問診療）し，効果判定をし，効果が安定するまで継続診療していく．

往診，訪問診療の未来

在宅寝たきりの高齢患者や障害者は人間としての尊厳を侵されがちである．在宅患者の現状は一般耳鼻咽喉科開業医にはあまり知られていない．何より，経口で栄養を摂れること・食べる楽しみを取り戻すことの重要性はもっと医療従事者に認識されていい．半年間絶食状態の在宅患者が正しい介護によってゼリーを数口，ムセなく食べたのをみて，家族は涙を流す．耳鼻外来受診が難しい患者をもつ家族が耳鼻咽喉科医の往診を熱望している事実があることを認識すべきである．

〈浜井行夫〉

参考文献

1. 聖隷三方原病院嚥下チーム．嚥下障害ポケットマニュアル．東京：医歯薬出版；2002．
2. 藤島一郎編著．ナースのための摂食・嚥下障害ガイドブック．東京：中央法規出版；2005．
3. 金谷節子編著．ベッドサイドから在宅で使える 嚥下食のすべて．東京：医歯薬出版；2006．
4. 藤島一郎．口から食べる 嚥下障害Q&A．第3版．東京：中央法規出版；2002．
5. 藤島一郎，柴本 勇監．動画でわかる摂食・嚥下リハビリテーション．東京：中山書店；2004．
6. 日本嚥下障害臨床研究会編．嚥下障害の臨床―リハビリテーションの考え方と実際．第2版．東京：医歯薬出版；2008．
7. 特集 耳鼻咽喉科・頭頸部外科医のリハビリテーション―症例を中心に．耳鼻咽喉科・頭頸部外科 2007；79(5) 増刊号．

第2章 高齢者に特有な耳鼻咽喉科疾患の診療

耳・めまい
老人性難聴・耳鳴

老人性難聴

「老人性難聴」と「加齢性難聴」

- 一般に加齢に伴い徐々に進行する両側性感音難聴を「老人性難聴（presbycusis）」とよんでいるが，必ずしも高齢期に始まる現象ではなく，加齢変化は30歳を過ぎるころから始まっていることより，近年では「加齢性難聴（age-related hearing loss）」とよばれることが多くなっている．加齢とともに生ずる難聴のうち，年齢以外に特別な原因がないものをさす．

- 聴覚の加齢変化は，外耳，中耳から内耳，中枢に至る聴覚路すべてに生じる可能性があるが，他臓器の老化関連病態同様に，個体差が大きいのが特徴である．

- 外耳，中耳の加齢変化は，内耳に比べて実用面での聴力にもたらす影響は少ない．

老人性難聴の特徴は，両側対称性の高音漸傾型感音難聴

- 老人性難聴の聴覚的特徴は，両側対称性の高音漸傾型感音難聴で，同年齢で比較すると一般に男性のほうが女性より聴力が悪い．聴力レベルの年齢変化に関するISO（国際標準化機構）7029：2000 基準値を示す（❶）[1,2]．この基準では，耳の健康な同性の18歳聴力中央値を0dBとしている．

老人性難聴を修飾する要因

- 老人性難聴について現時点では，回復させる方法はない．しかし，危険要

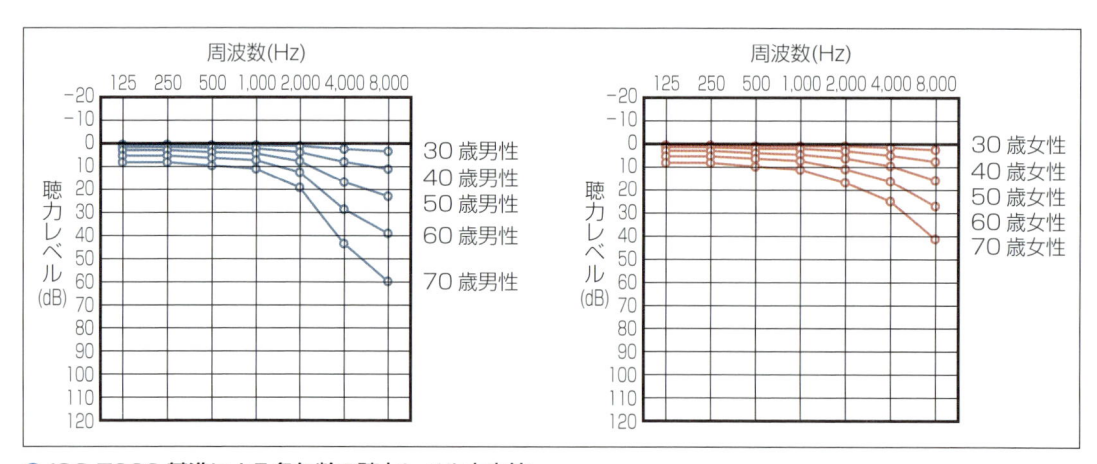

❶ ISO 7029 基準による各年齢の聴力レベル中央値
(International Standards Organization. ISO 7029：2000（E）[1] により算出／内田育恵．高齢者検査基準値ガイド．2011[2] より引用)

❷ 老人性難聴を修飾する遺伝外要因

要因	聴力に対する効果の方向性	例	コメント
騒音,音響曝露	有害作用	職業性騒音,レジャー騒音（狩猟,レクリエーション用車両）	蝸牛に対する機械的,代謝性の損傷.騒音曝露に伴う血流障害,酸化ストレス等
		携帯音楽プレイヤー使用	加齢性難聴発症の若年化
医学的健康状態	有害作用	腎不全	uremic toxin,電解質と浸透圧の変化の影響
		糖尿病	早期発症の加齢性難聴様聴力障害
		高血圧/脳卒中/心循環器系疾患	心血管イベントと低周波数領域聴力の関連
		動脈硬化	動脈硬化のある群で聴力閾値上昇
耳毒性薬剤	有害作用	アミノ配糖体系抗生物質	障害初期には有毛細胞から受傷
		白金製剤	蝸牛内フリーラジカル発生高度
		ループ利尿薬	蝸牛のエネルギー産生部位である血管条を傷害
		サリチル酸剤	蝸牛の代謝障害
化学物質	有害作用	トルエン,トリクロロエチレン,スチレン,キシレン	産業労働者で騒音負荷との相加相乗効果
性別		性ホルモン（男性はリスク増加）	エストロゲンが聴覚に保護的に作用.閉経期女性へのエストロゲン療法が加齢性難聴抑制効果あり
生活習慣/嗜好品/サプリメント	有害作用	喫煙	ニコチン等有害物質の影響.蝸牛の低酸素症.喫煙量と聴力レベルに正の量-反応関係あり.副流煙により難聴のリスク増加.
	条件つき有害作用	飲酒	少量では難聴リスク低下 大量飲酒者では難聴リスク増加
	有害作用	栄養素の不足（葉酸,ビタミンB群）	葉酸不足で難聴リスク増加
	条件つき有害作用	慢性的な日光曝露	男性でのみ,顔面皮膚画像解析による皺の多さが難聴と関連
	保護作用	カロリー制限	モデル動物で,加齢性難聴に対して進行抑制あり（一定期間の高脂肪飼料で聴力閾値上昇）
	保護作用	魚や多価不飽和脂肪酸摂取	摂取で難聴リスク低下
	保護作用	抗加齢食品 ポリフェノール,αリポ酸,コエンザイムQ10,ビタミンE,ビタミンC,Lカルニチン	実験動物レベルでは,老化個体の蝸牛細胞変性の有意な抑制

（内田育恵.綜合臨牀2011[7]より改変）

因,促進要因,また進行抑制が期待できる要因については,多くの知見が報告されている[3,4].
- 聴覚の加齢変化は,遺伝性,遺伝外性からさまざまな要因が関与し合う多因子性機転により発生すると考えられており,遺伝性要因の占める割合は35〜55%に及ぶと報告されている[3].加齢性難聴を修飾する遺伝外要因について,❷に代表的な例をあげる.
- 老化のしくみに関する有力な学説のうち,フリーラジカル説または酸化ストレス説は,聴覚の加齢にとっても重要である.騒音曝露,耳毒性薬剤などの

❸ WHO グレード分類による聴力障害の重症度

重症度	良聴耳聴力レベル[a]	障害の状況	アドバイス
0 (no impairment)	≦25 dB	難聴による支障なし，またごく軽度にとどまる．ささやき声も聞こえる．	
1 (slight impairment)	26～40 dB	1 m の距離からの普通音量の話声を聞き取ったり復唱することができる．	カウンセリング．補聴器が必要な可能性もある．
2 (moderate impairment)	41～60 dB	1 m の距離からの大きめの音量の話声を聞き取ったり復唱することができる．	通常，補聴器を勧める．
3 (severe impairment)	61～80 dB	良聴耳に叫ぶような大声で話されれば，部分的に聞き取れる．	補聴器が必要．読唇や手話の併用．
4 (profound impairment, including deafness)	≧81 dB	叫ぶような大声で話された単語も聞き取れず理解できない．	補聴器は単語理解の補助にはなるかもしれない．読唇，手話ほか追加的なリハビリテーションが必要である．

[a] 500, 1,000, 2,000, 4,000 Hz の閾値平均を基準とした良聴耳の聴力レベル．
(Mathers C, et al. Global burden of hearing loss in the year 2000. World Health Organization ; 2005[5] より)

代表的な難聴危険要因について，産生される活性酸素が，内耳組織傷害をもたらすことが報告されている．
- また，糖尿病をはじめとする医学的健康状態も，聴器に有害な作用をもたらすと考えられている．糖尿病では，蝸牛の糖尿病性微小血管症メカニズムのほか，高いエネルギー需要のある聴覚系が，酸化ストレスや糖化最終産物（advanced glycation end product：AGE）の標的になりやすく，代謝障害や炎症性サイトカインを介した神経細胞傷害をきたすという説もある．

聴力障害の重症度

- 聴力障害の重症度については，いくつかの分類があるが，ここでは世界保健機関（World Health Organization：WHO）のグレード分類および障害程度について紹介する（❸）[5]．
- WHO では，500, 1,000, 2,000, 4,000 Hz の閾値平均を基準とした良聴耳の聴力レベルにより，グレード 0 から 4 に分類している．良聴耳の平均聴力レベルから，コミュニケーション障害や日常生活支障度を推定する．
- WHO が "disabling hearing impairment（日常生活に支障をきたす程度の聴力障害）" と定義しているのは moderate 以上，すなわち良聴耳の聴力レベルが 41 dB 以上の場合であり，補聴器の適応になりうる障害程度である．

> WHO の日常生活支障程度の聴力障害↔良聴耳聴力レベル 41 dB 以上で補聴器の適応

聴覚コミュニケーション能力

- また聴覚コミュニケーション能力は，語音明瞭度検査の最高語音明瞭度から予測することができる．

- 原則としては語音明瞭度検査で明瞭度曲線を描いて最高語音明瞭度を決定するが，高齢になると集中力の持続が困難であったり，全身状態によっては測定不可能の場合もある．
- 最高明瞭度は，簡便な方法として500 Hz，1,000 Hz，2,000 Hzの平均聴力レベル上30 dBの大きさで測定した値により代用する[6]．
- 最高語音明瞭度が60％以上あれば，会話理解が聴覚のみでほぼ可能であるが，60％未満になると，補聴器を使用しても会話内容を正確に理解できない場面がしばしば生じうる[7]．
- 平均聴力レベルの重症度に加えて，語音明瞭度や本人の生活環境，日常生活支障度を考慮して，補聴器適応を個別に判断する．

補聴器について

補聴器適合検査

- すでに補聴器を使用している患者の，適合の程度を簡便に判断するために，日本聴覚医学会『補聴器適合検査の指針（2010）』にある「きこえの評価─補聴前・補聴後─」（❹）を活用することができる[6]．
- この質問紙は，日常生活で語音や環境音を聴取する具体的な状況についての10項目の質問で構成されている．補聴器を装用しないときと装用したときに分けて回答してもらうことにより，補聴器の効果について，装用者の主観的な評価を，効率的に得ることができる．

補聴器の適応または調整

- 補聴器の適応と判断された場合や，手持ちの補聴器の調整が必要と判断された場合は，医療機関の補聴器外来または認定補聴器技能者，認定補聴器専門店への紹介を勧める．
- 「認定補聴器技能者」は，補聴器の専門的な知識や技能の習得について公益財団法人テクノエイド協会が試験を行い，付与する資格であり，認定補聴器技能者が常勤し補聴器販売の設備，器具の整備を含む審査基準を満たした店舗は，「認定補聴器専門店」として認定されている★1．
- 補聴器販売店との情報のやりとりには，一般社団法人日本耳鼻咽喉科学会ホームページ★2よりダウンロードできる「補聴器適合に関する診療情報提供書」を活用する．

a）装用耳に関して

- 装用耳に関しては，片耳装用の場合，一般に良聴耳平均聴力レベルが45 dB未満であれば不良聴耳に補聴器使用を考えるが，45 dB以上の場合は良聴耳への装用を勧める[7]．また語音明瞭度の良い耳に装用するのが望ましい．
- そのほか外・中耳疾患の存在，耳鳴，聴覚過敏，聴力の変動などの事由から，医学的に装用耳について注意事項があれば記載して伝える．
- イヤモールドや補聴器シェル作成のために，耳型採型をする場合もあり，印象剤による副損傷を回避するために，外耳道および鼓膜形状，耳手術歴，鼓膜穿孔，チューブ留置等について十分な情報伝達を行うことが重要である．

★1
最寄りの専門店リストは，公益財団法人テクノエイド協会のウェブサイト内 "認定補聴器専門店認定システム" http://www5.techno-aids.or.jp/shop/search.php より検索できる．

★2
http://www.jibika.or.jp/members/nintei/hochouki/hochouki_houkoku.html

「補聴器適合に関する診療情報提供書」の活用

【きこえの評価―補聴前・補聴後―】
〔　年　月　日〕お名前〔　　　　　　　　　〕

補聴器を［装用しないとき］［装用したとき］
日常生活のさまざまな場面で，どのように聞こえますか．
A～Jの各項目の選択肢から当てはまるものを1つだけ選び，○で囲んでください．
　経験しなかった場面であれば，「経験なし」を○で囲んでください．

例	病院の受付で自分の名前を呼ばれたとき，聞き取れる

経験　いつも　　聞き取れる　　　　　　聞き取れない　いつも
なし　聞き取れる　ことが多い　半々ぐらい　ことが多い　聞き取れない
　　　　1　　　　2　　　　3　　　　4　　　　5

A　静かな所で，家族や友人と1対1で向かいあって会話する時，聞き取れる

経験　いつも　　聞き取れる　　　　　　聞き取れない　いつも
なし　聞き取れる　ことが多い　半々ぐらい　ことが多い　聞き取れない
　　　　1　　　　2　　　　3　　　　4　　　　5

B　家の外のあまりうるさくないところで会話する時，聞き取れる

経験　いつも　　聞き取れる　　　　　　聞き取れない　いつも
なし　聞き取れる　ことが多い　半々ぐらい　ことが多い　聞き取れない
　　　　1　　　　2　　　　3　　　　4　　　　5

C　買い物やレストランで店の人と話す時，聞き取れる

経験　いつも　　聞き取れる　　　　　　聞き取れない　いつも
なし　聞き取れる　ことが多い　半々ぐらい　ことが多い　聞き取れない
　　　　1　　　　2　　　　3　　　　4　　　　5

D　うしろから近づいてくる車の音が，聞こえる

経験　いつも　　聞こえる　　　　　　聞こえない　いつも
なし　聞こえる　ことが多い　半々ぐらい　ことが多い　聞こえない
　　　　1　　　　2　　　　3　　　　4　　　　5

E　電子レンジの「チン」という音など，小さな電子音が聞こえる

経験　いつも　　聞こえる　　　　　　聞こえない　いつも
なし　聞こえる　ことが多い　半々ぐらい　ことが多い　聞こえない
　　　　1　　　　2　　　　3　　　　4　　　　5

⇩
裏に続きがあります

❹「きこえの評価―補聴前・補聴後―」質問紙

b）その他の留意点
- 高齢者では，外耳道の軟骨部硬化や彎曲，狭窄をきたしている場合があり，補聴器からの音漏れによるハウリング（howling）がしばしば問題となる．
- ハウリング音が出ない程度に音量を下げて装用する結果，補聴効果がまったく出ていない場合も見受けられる．
- 外耳道皮膚の自浄作用低下から，頻繁に耳垢が堆積するケースや，体重減少や義歯変更に伴い外耳道形状が変化し，作製早期に耳型が合わなくなる場合

| F | うしろから呼びかけられた時，聞こえる |

経験なし	いつも聞こえる	聞こえることが多い	半々ぐらい	聞こえないことが多い	いつも聞こえない
	1	2	3	4	5

| G | 人ごみの中での会話が聞き取れる |

経験なし	いつも聞き取れる	聞き取れることが多い	半々ぐらい	聞き取れないことが多い	いつも聞き取れない
	1	2	3	4	5

| H | 4，5人の集まりで，話が聞き取れる |

経験なし	いつも聞き取れる	聞き取れることが多い	半々ぐらい	聞き取れないことが多い	いつも聞き取れない
	1	2	3	4	5

| I | 小声で話された時，聞き取れる |

経験なし	いつも聞き取れる	聞き取れることが多い	半々ぐらい	聞き取れないことが多い	いつも聞き取れない
	1	2	3	4	5

| J | テレビのドラマを，周りの人々にちょうどよい大きさで聞いている時，聞き取れる |

経験なし	いつも聞き取れる	聞き取れることが多い	半々ぐらい	聞き取れないことが多い	いつも聞き取れない
	1	2	3	4	5

以下は記入しないでください

〈結果のまとめ〉

結果のまとめ方
A～Jの各項目の選択肢の下に示したスケール上の数字（スコア）に応じて，該当する欄に補聴前は○を，補聴後は●を記す．

□の欄が，軽中等度難聴（補聴器装用者）の中央値以下のスコア範囲を示す．

●が□に入ることを適合の指標とする．補聴前と比べて，スコアが1以上減少した場合も「補聴による改善あり」と評価する．

❹「きこえの評価―補聴前・補聴後―」質問紙（つづき）
（日本聴覚医学会「補聴器適合検査の指針（2010）」より）

もある．
- 補聴器販売店へ紹介した場合も，数か月に1度の定期的な耳科診察が望ましい．耳鳴対策として補聴器を活用する場合に関しては後述する．

耳鳴

- 外環境からの音刺激がないのに音の知覚を生じる現象を耳鳴と定義すること

> 外環境からの音刺激がないのに音の知覚を生じる現象

ができる．大部分は自覚的耳鳴で，難聴との関連が深いため，高齢者の有症率は高く，諸家の報告によれば，45歳以上の中高年齢者では15〜20％の頻度で認められる[8,9]．

> 高齢者に多く，45歳以上で15〜20％頻度

- 高齢者の耳鳴で，加齢以外に明らかな原因のない場合，そのほとんどの症例に老人性難聴を認めるため，老人性難聴に伴う耳鳴（老人性耳鳴〈presbytinnitus〉）と考えられるが，耳鳴を伴わない老人性難聴や，難聴の程度が両側対称性であっても耳鳴が一側のみの場合もあるなど，不明な点も少なくない[9]．

> 加齢以外明らかな原因のない症例はほとんどが老人性耳鳴

耳鳴の検査法

- 耳鳴の診療では，耳鳴の原因となる疾患の検索，耳鳴性状の聴覚的な評価に加えて，耳鳴に伴う心理的苦痛度・生活障害度についても評価することが重要である．
- 耳鳴診療における検査法としては，「標準耳鳴検査法1993」にて，I）自覚的表現の検査，II）ピッチ・マッチ検査，III）ラウドネス・バランス検査，IV）遮蔽検査，により構成されており参照されたい．
- 自記式質問紙に関しては，国際的に多くの調査票が用いられているが，なかでもとくに汎用されている方法としてNewmanらにより提唱されたTinnitus Handicap Inventory（THI）がある（❺，❻）[9-11]．
- THIは質問項目25問から成り，回答することにより0から100点までに得点化される．点数により耳鳴による苦痛，日常生活への影響の重症度が評価できる．また経過中の治療効果判定としても有用で，20点以上の改善がみられた場合，臨床的に有意な改善であるとされている[12]．

> THIは自記式質問紙で耳鳴による苦痛度，重症度を評価

指示的カウンセリング

- 耳鳴を訴えて受診した患者に対しては，すべての場合で指示的カウンセリング（耳鳴の説明・情報提供）を行う[9]．指示的カウンセリングは，教育的な意味合いの強いカウンセリングで，Jastreboffによる神経生理学モデルをも

> 指示的カウンセリングは教育的意味合いが強い

Column　補聴器購入後の高齢者についての追跡調査

　高齢期に補聴器装用を開始した症例について，聴覚活用の実態を知る目的で追跡調査をしたことがある．初診時年齢65歳以上で，①過去に補聴器使用経験がない，②国立長寿医療研究センター補聴器外来受診時に補聴器を購入して1年以上経過している，③追跡評価が可能，の要件を満たした30人を調べたところ，「補聴器を毎日使用している」と答えたのは18人で，しかもそのうち，適正に使用できていたのはたった3人であった．ほかは，電池切れのまま装用，さびや耳垢でフックや音道が閉塞，ハウリングのため極端にボリウムを絞って装用，故障したままの補聴器を装用，慢性中耳炎の悪化や耳管機能障害などにより聴力が悪化し利得不足など，治療的介入や補聴器再調整を必要とした．

　イギリスでは，補聴器装用者は最後に補聴器の評価を受けてから3年以内に再受診することを推奨している．とくに高齢者においては，聴覚管理と補聴器適正使用の確認目的で，年1回程度は定期受診が望ましいと考えている．

❺ Tinnitus Handicap Inventory（THI）日本語版

この検査は，耳鳴りがあなたにどのような障害を引き起こしているか調べるためのものです．
それぞれの質問について，あてはまる番号に○をつけてください．

		よくある	たまにある	ない
1	耳鳴りのために物事に集中できない．	4	2	0
2	耳鳴りの音が大きくて人の話が聞き取れない．	4	2	0
3	耳鳴りに対して腹が立つ．	4	2	0
4	耳鳴りのために混乱してしまう．	4	2	0
5	耳鳴りのために絶望的な気持ちになる．	4	2	0
6	耳鳴りについて多くの不満を訴えてしまう．	4	2	0
7	夜寝るときに耳鳴りが妨げになる．	4	2	0
8	耳鳴りから逃れられないように感じる．	4	2	0
9	耳鳴りにより社会活動が妨げられている．（例えば，外食をする，映画を観るなど）．	4	2	0
10	耳鳴りのために挫折を感じる．	4	2	0
11	耳鳴りのために自分がひどい病気であるように感じる．	4	2	0
12	耳鳴りがあるために日々の生活を楽しめない．	4	2	0
13	耳鳴りが職場や家庭での仕事の妨げになる．	4	2	0
14	耳鳴りのためにいらいらする．	4	2	0
15	耳鳴りのために読書ができない．	4	2	0
16	耳鳴りのために気が動転する．	4	2	0
17	耳鳴りのために家族や友人との関係にストレスを感じる．	4	2	0
18	耳鳴りから意識をそらすのは難しいと感じる．	4	2	0
19	自分一人で耳鳴りを管理していくのは難しいと感じる．	4	2	0
20	耳鳴りのために疲れを感じる．	4	2	0
21	耳鳴りのために落ち込んでしまう．	4	2	0
22	耳鳴りのために身体のことが心配になる．	4	2	0
23	耳鳴りとこれ以上つきあっていけないと感じる．	4	2	0
24	ストレスがあると耳鳴りがひどくなる．	4	2	0
25	耳鳴りのために不安な気持ちになる．	4	2	0

（小川 郁．聴覚異常感の病態とその中枢性制御．SPIO 出版；2013[9]／Newman CW, et al. Arch Otolaryngol Head Neck Surg 1996[10] より）

❻ THI のカテゴリー分類

THI 得点	分類
0〜16	正常（no handicap）
18〜36	軽症（mild handicap）
38〜56	中等症（moderate handicap）
58〜100	重症（severe handicap）

とに，耳鳴増悪のしくみについて理解を促す（❼）[13]．
- 一般にわれわれは音を聞くと，過去の経験により蓄積された聴覚記憶により，その音に対する感度や検出閾値が変化する．Jastreboff は，赤ちゃんの泣き声が，無関係な人にとっては容易に無視できる音であっても，その子の

❼ 耳鳴の神経生理学モデル

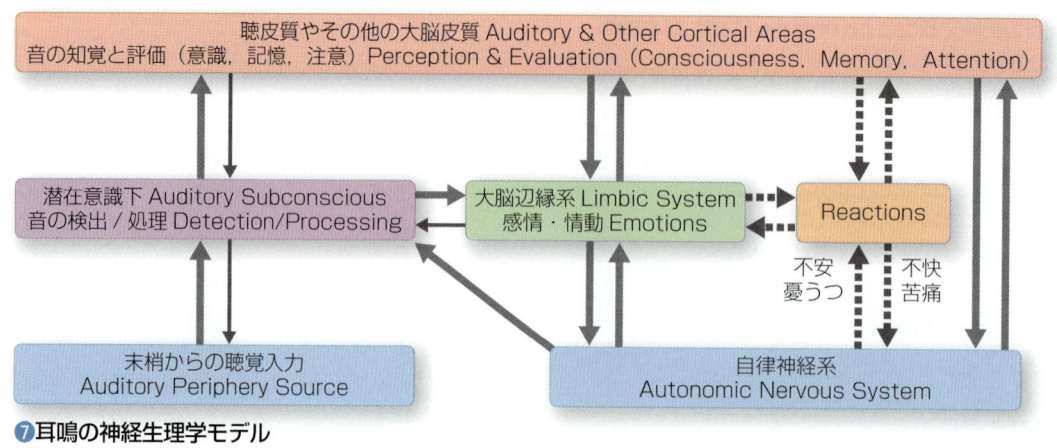

(Jastreboff PJ. Prog Brain Res 2007[13] より)

母親にとっては強力な信号となり，眠っていても眼が覚める聴覚刺激となりうることを例としてあげ，このような感情や情動との結びつきが，ある種の音に対する注意や知覚の強調につながることを指摘している．
- 耳鳴を知覚し，ひとたび重大な病気の前兆ではないかといったマイナス感情と結びつくと，不安や苦痛などネガティブな情動反応が生じ耳鳴を持続的に認知するようになる．そして大脳辺縁系や自律神経系が刺激され，悪循環のネットワークが働くようになり耳鳴が悪化すると考えられている．

tinnitus retraining therapy（TRT）
- TRTは，指示的カウンセリングと音響療法を組み合わせ，神経生理学的モデルに基づいて体系化した耳鳴治療法である．
- カウンセリングにより，耳鳴が重大な意味をもつ音ではないとの理解を促し，耳鳴への注目を軽減させるとともに，音響療法で外部から音を入力し，耳鳴とのコントラストを減らし相対的に耳鳴が小さく感じるよう耳鳴への順応（habituation）を誘導する．
- 音響療法として用いる音源は，家庭でできる外部音源として，TV，ラジオ，自然環境音等のCD，携帯音楽プレーヤー，スマートフォンのアプリなどがあり，専用機器としては耳鳴治療器のサウンドジェネレータや，サウンドジェネレータと補聴器の両機能を備えた機器もある．家庭での外部音源では，治療音に注意を傾けないで長時間聞くことができる，情動への影響が出にくいなどの理由で，無意味音を選択肢として提案するが，本人の好む音源を選択すればよい．
- 耳鳴への順応には，完全遮蔽でなく部分遮蔽が有効であり，音量は耳鳴が少し聞こえる程度の小さな音を勧める[9,11]．

耳鳴患者への補聴器装用
- 高齢者では難聴を伴っている場合がほとんどで，難聴があると末梢からの音

> **Topics** 経頭蓋磁気刺激法の耳鳴抑制効果
>
> 経頭蓋磁気刺激法（transcranial magnetic stimulation：TMS）は，頭蓋上に設置した電磁コイルにパルス電流を流すことによって磁場を発生させ，それに伴う誘導電流で神経細胞を刺激する方法で，単発刺激は臨床検査として用いられており，反復刺激は治療またはリハビリテーション目的で，脳卒中，パーキンソン病，難治性神経障害性疼痛，うつ病などを対象に用いられる（反復経頭蓋磁気刺激（repetitive transcranial magnetic stimulation：rTMS））．rTMS は，刺激頻度が 1 Hz 以下の低頻度では刺激部位の神経活動を抑制し，5 Hz 以上の高頻度では神経活動を興奮性に刺激することが知られており，脳の可塑性を誘導する効果が認められている．
>
> 耳鳴に対する rTMS の効果を期待して，トライアルが相次いで実施されているが，有効性は現在までのところ限定的で，耳鳴抑制効果には個人差があり，今後のさらなる臨床評価の蓄積が望まれる．

入力が低下して，周囲の環境音が脳へ届きにくくなり，相対的に耳鳴を大きく感じる．中等度以上の難聴がある場合は，補聴器使用が第一選択となる．

- THI の設問 2 で，「耳鳴りの音が大きくて人の話が聞き取れない」と回答するケースでは，補聴器装用により会話の不自由と耳鳴の両方への効果が期待できる．
- 補聴器の調整にあたっては，騒音抑制や指向性を過度に機能させると，生活環境音をはじめとした音入力が低減され，耳鳴患者にとっては豊かな音環境形成という観点でマイナスに作用する可能性がある．
- 耳鳴を主訴とする患者への補聴器装用では，音入力を豊富にすることが耳鳴の部分遮蔽に有用であること，補聴器使用により耳鳴が軽減されうることを十分に説明する必要がある．
- 補聴器による耳鳴治療効果が認識され，ユーザーの関心が聞き取りの改善にシフトした場合に，騒音抑制や指向特性について，適宜効果を入れる[9]．

（内田育恵，杉浦彩子，植田広海）

> 中等度以上の難聴がある場合は補聴器使用が第一選択

引用文献

1) International Standards Organization. Acoustics-Statistical distribution of hearing thresholds as a function of age. ISO 7029：2000（E）. Geneva：ISO；2000.
2) 内田育恵．聴力．下方浩史編．高齢者検査基準値ガイド―臨床的意義とケアのポイント．東京：中央法規出版；2011．p.340-1．
3) Yamasoba T, et al. Current concepts in age-related hearing loss：Epidemiology and mechanistic pathways. Hear Res 2013：Feb 16. pii：S0378-5955（13）00035-X.
4) 内田育恵．診断の指針　治療の指針　加齢性難聴の疫学．綜合臨牀 2011；60：131-2．
5) Mathers C, et al. Global burden of hearing loss in the year 2000. Geneva：World Health Organization；2005.
（http://www.who.int/healthinfo/statistics/bod_hearingloss.pdf, accessed 16 September 2012）
6) 真鍋敏毅ほか．補聴器適合検査の指針（2010）．Audiology Japan 2010；53：708-26．
7) 小寺一興．補聴器の適応，語音明瞭度と補聴器の効果と適応．小寺一興著．補聴器フィッティングの考え方．東京：診断と治療社；1999．p.2-5．
8) Fujii K, et al. Prevalence of tinnitus in community-dwelling Japanese adults. J Epidemiol 2011；21：299-304.

9) 小川　郁．聴覚異常感の病態とその中枢性制御．東京：SPIO 出版；2013.
10) Newman CW, et al. Development of the Tinnitus Handicap Inventory. Arch Otolaryngol Head Neck Surg 1996；122：143-8.
11) 森　浩一．耳鳴．小川　郁編．よくわかる 聴覚障害 難聴と耳鳴のすべて．大阪：永井書店；2010. p.268-78.
12) Newman CW, et al. Psychometric adequacy of the Tinnitus Handicap Inventory（THI）for evaluating treatment outcome. J Am Acad Audiol 1998；9：153-60.
13) Jastreboff PJ. Tinnitus retraining therapy. Prog Brain Res 2007；166：415-23.

第2章 高齢者に特有な耳鼻咽喉科疾患の診療

耳・めまい
加齢による（高齢者の）耳管機能障害

- 耳管の発育と退行変性は，日常診療で取り扱う耳管関連疾患に深く影響を及ぼしている．
- 小児の耳管は成人に比べ柔らかく短く水平位に近く（Bluestone）[1]，生理的，機能的に未熟である．
- 加齢による退行変性の結果，耳管軟骨の石灰化が生じ，高齢者では耳管のrigidityが高まり，耳管を開く口蓋帆張筋の筋線維が萎縮し耳管の開閉障害が生じる．さらに，加齢に伴う耳管粘膜下の腺組織の萎縮，線毛細胞および分泌細胞の減少などによる排泄障害が，高齢者の滲出性中耳炎の原因となりうる．
- 一方，従来注目されていなかった耳管開放症も近年頻繁に認められる．耳管の上方は換気機能，下方は排泄機能という基礎的な学説により，耳管開放症を合併した滲出性中耳炎は，両機能が障害されて起こる病態であると理解できるようになった．
- 本項では，耳管の構造，加齢に伴う耳管の組織的変化や機能障害など，日常臨床に有用性の高いシェーマや写真を提示しながら高齢者の耳管機能障害を解説したい．

> 加齢に伴う耳管閉鎖障害で耳管開放症が頻繁にみられる

> 耳管の上方は換気機能，下方が排泄機能を営む

> 耳管開放症合併の滲出性中耳炎は耳管両機能の障害で起こる

耳管の発育と退行変性（高齢化・老化）

■ 小児と成人の違い（❶）[1]
- 小児の耳管は柔らかく短く水平位に近く，成人の耳管はドイツ水平面★1に対し約30°上方に向かう．臨床的に前方斜視（30°）型硬性内視鏡を用いると，耳管内腔を観察しやすい．

> 前方斜視（30°）型硬性内視鏡は耳管内腔を観察しやすい

> ★1
> 外耳孔上縁と眼窩下縁を結ぶ面．

■ 耳管の解剖と機能（❷）[2]
- 耳管は，安静時に粘膜下組織，腺組織やオストマン（Ostmann）の脂肪組織によりほどよく耳管内腔が閉じている．
- 嚥下により口蓋帆張筋が収縮し，口蓋帆挙筋が挙上し耳管軟骨が回転して耳管腔が開く．
- 耳管のフレイムとなる耳管軟骨は，軟骨細胞やエラスチンに富み耳管の開閉に役立っている．
- 耳管粘膜下に弾力線維板があり管腔を保っている[3]．
- 耳管の上方は換気機能，下方が排泄機能を営む．

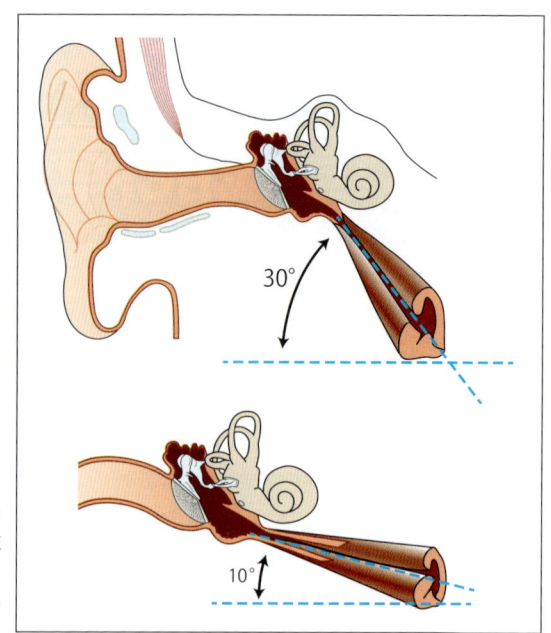

❶ **小児と成人の違い（Bluestone のシェーマより）**
乳幼児（下）の耳管は柔らかく短く水平位に近く，成人（上）では約 30°上方に向かう．鼻内から前方斜視（30°）型硬性内視鏡を用いると，耳管咽頭口から耳管内腔を観察しやすい．
(Bluestone CD, et al. Pediatric Otolayngology. 2nd edition. WB Saunders；1990[1] を参考に作成)

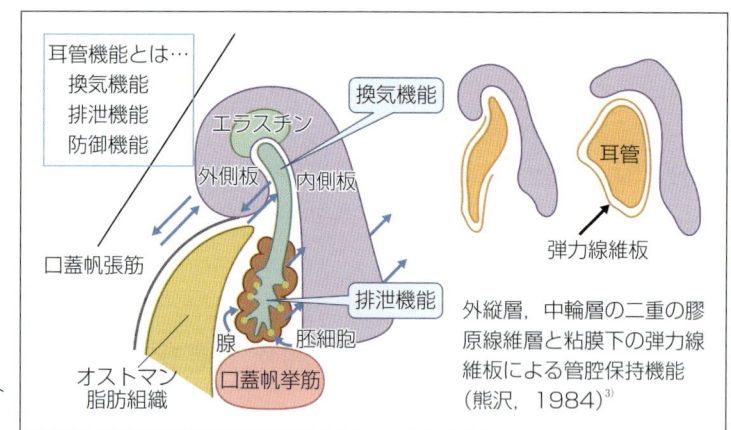

❷ **耳管の構造**
(山藤 勇．臨床医のための側頭骨・耳管アトラス．金原出版；1998[2] を参考に作成)

■ 高齢者の耳管（❸）

- 耳管軟骨の石灰化により rigidity の増加→耳管が開きにくく閉じにくくなる：耳管軟骨の石灰化細胞数は加齢とともに増加し耳管軟骨の石灰化は弾性力の低下を示唆し，高齢者の耳管機能不全の素因となる（参照：山口[4]，Takasaki[5]）．
- 口蓋帆張筋の萎縮・脂肪組織へ置換（参照：Tomoda[6]，Takasaki[5]）：筋力の低下→耳管の開閉障害．
- 耳管腔を保持する耳管粘膜下弾性に富む細い線維の減少（参照：Tomoda[7]，熊沢[3]）．
- 耳管腺組織の萎縮（参照：Tomoda[8]）．
- オストマン脂肪組織の減少（やせた体格，高齢者）．
- 線毛細胞の減少：粘膜線毛輸送能の低下→滲出性中耳炎（参照：Tomoda[9]，

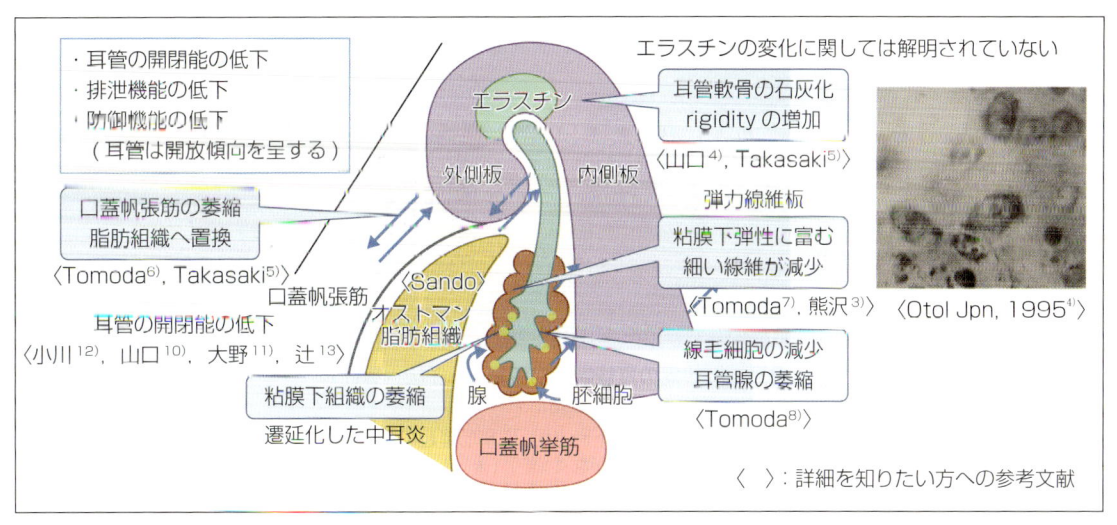

❸ 高齢者の耳管

(山藤 勇．臨床医のための側頭骨・耳管アトラス．金原出版；1998[2] を参考に作成)

熊沢[3]）．
- 耳管上部の換気を保ち下部の排泄機能の低下→耳管開放症の症状を伴った滲出性中耳炎．

高齢者の耳管機能

- 耳管は開きにくく，耳管の開く圧（開大圧）が上昇するが，その反面，耳管開放症も存在する．
- 加齢とともに音響法による耳管機能検査にて耳管開閉陽性率は低下し，耳管の開大圧は高くなる（参照：山口[10]，大野[11]，小川[12]）．耳管開閉持続時間は，短縮[10]，延長[11]，相違なし[12] と一致していない．これは耳管が開大しにくいタイプ，一度開大すると閉鎖しにくいタイプ，耳管の開放しているタイプが混在しているためと考えられる．
- トインビー（Toynbee）法（両鼻腔を閉じて嚥下する）においても高齢者（平均年齢80歳）の耳管の開く陽性率は24％と低く，青年群の78％に比べ有意に耳管機能が低下している（参考：辻[13]）．

耳管開放症

- 50歳以上の男性に多く，耳管の退行変性が疾患の誘因になりうる[4]．
- 耳管開放症症例の耳管咽頭口を❹に示す．前方斜視（30°）型硬性内視鏡で耳管咽頭口を観察すると，耳管内腔の萎縮性病変を認め，耳管咽頭口が開放している．嚥下時のみでなく発声時に耳管が開放し，挙筋隆起が減少し粘膜下組織の萎縮が著明である．音響法で著明な負荷音圧の低下（89 dB）があり，鼓膜の呼吸性移動が認められた．

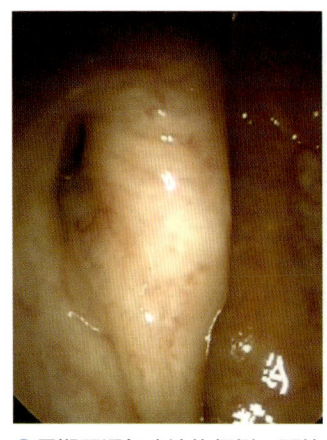

❼ **長期間通気療法施行例の耳管咽頭口**
耳管の開閉能の低下，嚥下しても耳管が開放せず，音響法にて音圧が上昇しない．咽頭口周囲が瘢痕状である．

- 放しているために呼吸音の聴取，自声強聴が生じると考えられる．中耳の粘液線毛機能も低下していることが推測される．
- 老人の耳管咽頭口は萎縮して開放症のような所見であるが，一方，口蓋帆張筋の萎縮，軟骨の弾力性の低下で，嚥下により開放できない閉塞型が多いことを熊沢が指摘している．
- 鼓膜弛緩部の陥凹（dimple）症例では，過去に長期にわたる滲出性中耳炎の罹患があったことが推測される．このような症例では粘膜下組織や腺組織の萎縮が生じ，結果として耳管が開放傾向を呈することがある．
- 保存的治療（クラリスロマイシンや粘膜線毛機能促進薬であるカルボシステインによる薬物療法，耳管通気療法など）で改善しない場合は，鼓膜切開術，鼓膜換気チューブ挿入術などを行う．

いわゆる耳管狭窄症

- 耳管カテーテル通気法で通らない，通気圧を上げないと通らない通気障害，嚥下時に耳管が開かないものは，耳管狭窄症と称されていた．
- 退行変性に基づく耳管の開大障害（いわゆる狭窄症）に対してアレルギー性疾患，感染が併発しているときはその対症療法を行う．
- 耳管内の分泌物を排除するための耳管通気療法が有効な例もあるが，耳管の根本的な治療には及ばない（❼）．
- 難治症例に対しては人工耳管挿入術（守田[15]）が有効との報告もある．

環境圧変化に伴う気圧外傷[17]

文明の進化により生じた環境の圧変化に伴う気圧外傷例は問診で推察

- 高齢者は耳管の開閉能が低下しているため，大気圧の変化する環境下では耳の障害を生じることがある．
- 航空機搭乗（航空性中耳炎），自動車による峠越え・下山時，高層ビルの高速エレベーター，高速鉄道のトンネル通過，高圧酸素療法室など，いずれも文明の進化により生じた環境である．
- 通常は，保存的治療によって経過良好である．

おわりに

- 加齢に伴う耳管機能障害は，耳管の構造上，機能的な面からも若い人とは異なる．耳管が開きにくく，一度開くと閉じにくく，耳管開放症も頻繁にみられる．感染・アレルギー性炎症が加わると耳管機能が悪化し，滲出性中耳炎も生じやすい．

社会的背景も含めた総合的な治療の対応

- 高齢者は内耳障害，成人病の基礎疾患を併合していることも多く，社会的背景も含めた総合的な治療の対応がよいと考えている．大気圧環境の変化に伴

❽高齢者の耳管障害

耳管障害	耳管軟骨の硬化，耳管筋の低下	粘膜下組織・耳管腺・脂肪組織の萎縮	線毛細胞・腺組織の減少
	いわゆる耳管狭窄症 耳管開大障害	耳管開放症 （耳管閉鎖障害含む）	滲出性中耳炎 耳管の排泄障害
主な症状	耳閉塞感，難聴	耳閉塞感，自声強聴，呼吸性耳鳴 体位により軽減，常時とは限らず	耳閉塞感，難聴，自声強聴
誘因	アレルギー性炎症，感染症	やせ，体重減少，中耳炎 夏場の脱水，大手術後，透析	アレルギー性炎症，感染症
基礎疾患，既往症	中耳炎	糖尿病・高脂血症などの成人病，シェーグレン症候群（唾液腺），リウマチ（軟骨）	中耳炎，鼓膜内陥症
鼓膜所見	鼓膜内陥，ほぼ正常 鼓膜の萎縮	鼓膜正常 鼓膜の萎縮，弛緩部陥凹	中耳貯留液透見像
鼓膜の動き	なし	呼吸・鼻すすり時に同調する鼓膜変動 トインビー法：大きな波動	なし
オトスコープの聴診	呼吸音聴取なし	呼吸音，自声強聴の聴取	呼吸音聴取あれば開放合併
耳管機能検査音響法 インピーダンス法	嚥下にて耳管開放せず バルサルバ法陰性 開大圧が高い	負荷音圧低下，開閉持続時間延長* 呼吸，鼻すすり，バルサルバ法時鼻咽腔圧と同調，開大圧低い	嚥下時に音圧上がらず 開放併合例は負荷音圧低下
耳管通気 （高圧の通気に注意）	通気音なし（開大圧が高い） 通っても狭窄音 乾燥した高調な鋭い吹音 分泌物が多いとき荒い音，水泡音	耳管カテーテルを鼻腔へ挿入時より通気音聴取，低い圧で通気音 高度の圧負荷は行わないように，内耳障害の予防	通気音なし 通ったとき水泡音
耳管閉鎖試験		耳管を試験的に閉鎖して症状軽減	
予防・治療	誘因となる感染やアレルギー性炎症への対症療法 鼻・鼻咽腔の清掃 耳管通気療法 耳管扁桃のレーザー療法 人工耳管（守田）	生活指導：繰り返すダイエット，体位 生理食塩水点鼻，薬物療法 耳管の局所処置：薬剤塗布 鼓膜処置（村上） 難治性：耳管ピン挿入術（小林），自家脂肪移植術（守田）	マクロライド系抗菌薬，粘膜線毛機能促進薬投与 耳管通気療法 難治性は鼓膜切開術または鼓膜換気チューブ留置術

*負荷音圧が低い場合，嚥下時の音圧が上昇しないことがあるので注意．

う耳障害もあり，高齢化社会での加齢に伴う耳管関連疾患の臨床的検討が期待される．

> **ポイント　高齢者の注意点**
>
> 多様な合併症（感音難聴，聴覚過敏症，高血圧，心疾患，糖尿病，緑内障，軟骨病変を伴うリウマチ，肝腎障害，透析，唾液腺萎縮を伴うシェーグレン〈Sjögren〉症候群，心身症など）を伴い，加齢による耳管機能障害のみでは解決できない面も多い．常用薬にも配慮を要する．

■ 視覚系
- 体平衡の維持に用いられている平衡覚，視覚，体性感覚（深部知覚）の3つの入力系のなかで，視覚入力は最も優先度が高く，加齢に伴う視覚情報の減少は，体平衡の維持に多大な影響を与える．

加齢による眼への影響
①調節力の低下
②網膜感度の低下
③涙腺分泌機能の低下
④実用視力の低下

加齢とともに増加する眼疾患
①老眼
②老人性白内障
③加齢性黄斑変性症
④糖尿病性網膜症
⑤緑内障

■ 体性感覚系（深部知覚）
- 四肢の振動覚が加齢により徐々に低下する[2]．

■ 中枢前庭系
- 小脳の退行性変化
- 前庭系の代償機能低下

加齢と平衡機能検査

■ 温度刺激検査
- 最大緩徐相速度（maximum slow phase velocity：MSPV）を用いた解析で，MSPVが低下したという報告や，変化しなかったという報告，上昇したという報告がある．
- 平均緩徐相速度については，高齢者群が対照群と比べて有意に低かった[3]．

■ 追跡眼球運動検査（ETT）
- 追跡眼球運動検査（eye tracking test：ETT）（視標追跡検査）において，高齢者では視標と眼球のずれが大きくなり，眼球運動の正確さの低下やsaccadeの混入が起こる．

■ 視運動性眼振検査（OKN）
- 視運動性眼振検査（optokinetic nystagmus：OKN）において，緩徐相速度

では，20歳代を100％とすると，30歳代では低下がみられないが，40歳代では96.4％，50歳代では87.1％，60歳代では82.9％となる[4]．

■ 単脚起立検査

- 20歳代を100％とすると，30歳代より低下が始まり，40歳代では約60％，50歳代では約40％，60歳代では約20％，70歳代では約10％と急速に低下する[4]．

各種平衡機能検査のなかで加齢による影響が最も鋭敏に出る

■ 重心動揺検査

- 移動距離や動揺面積を指標とすると，20歳代，30歳代をピークとし，その後年齢の上昇とともに徐々に指標の値が増加していく[5]．

老人性平衡障害とは

- 老人性平衡障害（presbystasis）（加齢性平衡障害）は，老人性難聴（presbycusis）（加齢性難聴）と対になる疾患概念として，中枢・末梢前庭系の加齢性変化に伴う平衡障害をさす．
- 国内外の文献において散見される[4,6-8]が，必ずしも一般化してはいない．
- 吉本[4]は老人性平衡障害の概念として，
  ①身体の至るところに現れる加齢現象の一つで，明らかな外因なく徐々に進行する平衡障害
  ②所見は左右差に乏しく，個人差が大きい
  としている．

> **ポイント　注意**
> "老人性平衡障害"の安易な使用は慎むべきである．
> 他の疾患（とくに中枢性や薬剤性）の見落としにつながる．「年のせい」と切り捨てられたと感じられる可能性もある．

老人性平衡障害の診断

- 老人性平衡障害の診断について，現時点では確立した診断基準はない．室伏は私案[8]として，
  ①高齢者（65歳以上）における比較的緩徐に進行する平衡障害
  ②著しい左右差を認めない
  ③既存の疾患が除外できる[★1]
  ④使用している薬剤などの影響が除外できる
  としている．
- 検査を行うことにより，末梢前庭系，固有知覚系，視覚系，中枢神経系，運動器系のいずれの機能低下が優位であるかを判定し，サブグループに分類さ

★1
除外すべき疾患の範囲は議論の余地がある．

第2章 高齢者に特有な耳鼻咽喉科疾患の診療

鼻・口腔
加齢性嗅覚障害

加齢により嗅覚機能は低下する

- 嗅覚機能は60歳代から有意に低下し，65歳以上では約14％に嗅覚低下を認める．
- 加齢に伴う嗅覚の低下の原因は，嗅細胞と嗅覚中枢両者の機能低下によるものと考えられる．
- アルツハイマー（Alzheimer）病やパーキンソン（Parkinson）病など神経変性疾患において，発症前の初期症状として嗅覚低下が起こる．
- 嗅覚障害では，食品の腐敗に気づかない，味覚の変化など食に関すること，ならびにガス漏れ，煙に気づかないなど身の安全に関することで支障をきたし，とくに高齢者では運動機能，身体機能ともに低下していることが多いため，被害はより深刻となる傾向にある．

嗅覚の加齢変化

- 加齢により他の感覚や運動機能と同様，嗅覚機能も低下する．

嗅覚障害の場合，自覚しないことが多い

- 高齢者人口の増加に伴い，嗅覚障害者も増えていることが予想されるが，嗅覚障害の場合，起こっていても自覚しないことが多く，病院，医院受診者以上に対応が必要な障害者がいることが予想される．
- アメリカの研究では，30歳代をピークに嗅覚機能が低下し，男性では60歳代から，女性では70歳代から有意に低下している（❶）[1]．

嗅覚機能は60歳代から有意に低下し，男性は女性に劣る

- わが国でのにおいスティックを用いたにおい同定の検討においても，60歳代からにおい同定能が低下し，男性が女性よりも嗅覚が低下していると報告されている（❷）[2]．

- 2,838人の成人を対象とした大規模調査によると，全体の嗅覚障害有病率は3.8％であった．そのなかで，35歳未満での有病率が0.8％であったのに対し，65歳以上では有病率は13.9％と有意に上昇した[3]（Column参照）．
- 加齢に伴う嗅覚低下の病態として，動物実験では嗅粘膜の面積の減少，嗅上皮の萎縮などが指摘され，末梢での機能低下が予想されるが，一方で，ヒトでの検討では検知域値と認知域値との乖離や同定能の低下など，中枢レベルでの嗅覚機能低下も指摘されていることから，末梢，中枢両方での

Column　嗅覚障害の大規模疫学調査

アメリカで行われたBeaver Dam Offspring Studyでは，2,838人という大規模調査がなされ，本文中に記したように65歳以上の高齢者で嗅覚障害有病率が増加することが報告された．この研究では，嗅覚障害の発生率を有意に高める因子として，男女ともに鼻茸，鼻中隔彎曲の存在，動脈狭窄の程度を示す足関節・上腕血圧指数が0.9未満，女性に限れば喫煙も指摘されている．

❶ 嗅覚の加齢変化

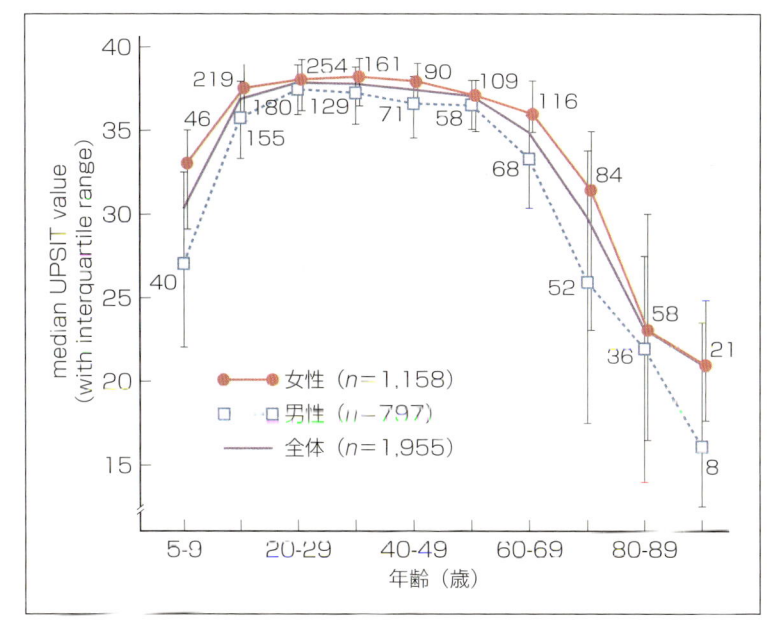

年代別のUPSIT（University of Pennsylvania Smell Identification Test）の平均スコア（40点満点）．アメリカ人男性では60歳代から，女性では70歳代から有意な低下を認める．

(Doty RL, et al. Science 1984[1] より)

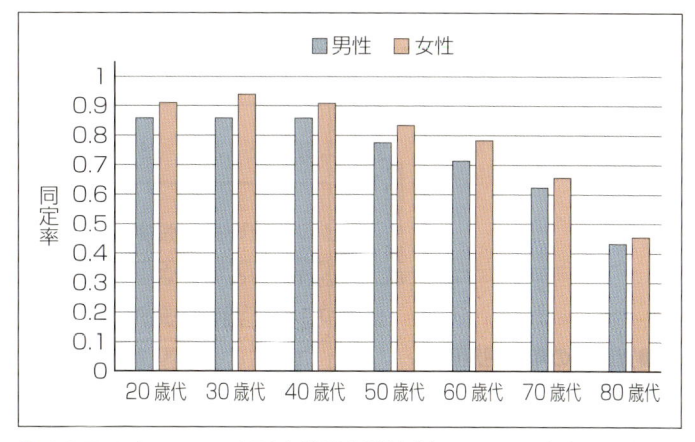

❷ OSIT-J（スティック型嗅覚同定脳検査）による日本人の年代別，性別におい同定率

日本人でも60歳代から有意に嗅覚機能は低下し，男性は女性に劣っていることがわかる．

(綾部早穂ほか．AROMA RESEARCH 2005[2] より)

低下が予想されている．

嗅覚障害の病態と原因

- 嗅覚障害はその病態から次の4つに分類される（❸）．そのうち，加齢性嗅覚障害は②，④単独あるいは両者の合併するものである．
  ①呼吸性嗅覚障害：鼻・副鼻腔の病変により，嗅粘膜までにおいが到達しない状態（慢性副鼻腔炎，アレルギー性鼻炎など）
  ②嗅粘膜性嗅覚障害：嗅粘膜，嗅神経の病変（感冒後嗅覚障害，薬物性嗅覚障害など）
  ③末梢神経性嗅覚障害：嗅神経軸索の断裂（外傷性嗅覚障害）
  ④中枢性嗅覚障害：嗅球を含めた嗅覚中枢の病変（外傷性，脳腫瘍，神経変性疾患など）
- 嗅覚障害の原因として，最も多いのは副鼻腔炎であり，次いで感冒後，外傷性が多いが，原因不明の嗅覚障害も少なくない（❹）．
- 原因不明の嗅覚障害は，他の原因が明らかな嗅覚障害と比較して平均年齢が高い傾向にあり，加齢性嗅覚障害は主にこのなかに含まれている（❺）．
- アルツハイマー病，パーキンソン病などの神経変性疾患では，認知症，運動障害など特有な症状が出る前に前駆症状として嗅覚障害が出現することが知

神経変性疾患では，前駆症状として臭覚障害が出現する

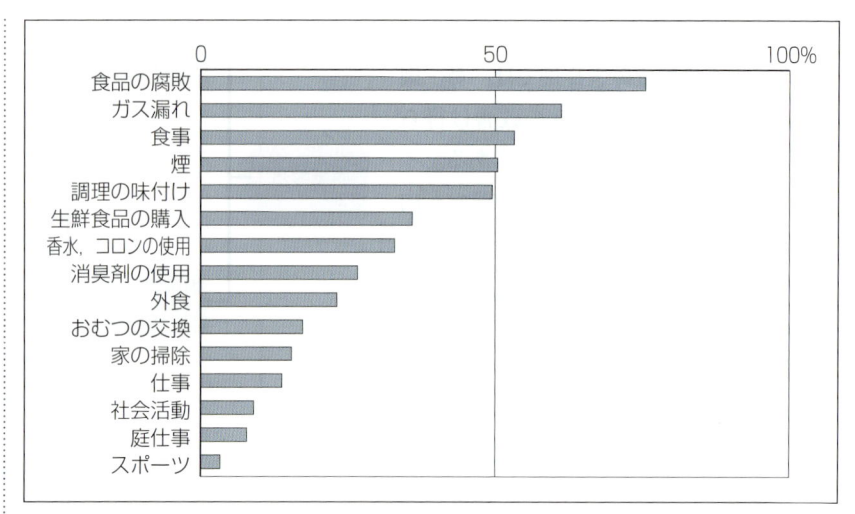

❼ 嗅覚障害患者における日常生活の支障度

(Miwa T, et al. Arch Otolaryngol Head Neck Surg 2001[7] より)

- 生活習慣病やその治療薬でも嗅覚低下をもたらす可能性があるため，それらの予防が重要である．

■ 中枢疾患の早期発見

- 嗅覚障害と関連の深い神経変性疾患として，パーキンソン病，アルツハイマー病，レビー（Lewy）小体認知症が指摘されており，とくにパーキンソン病の一症状であるパーキンソン病認知症や関連疾患であるレム睡眠行動異常では，嗅覚障害を高率に合併することが知られている．
- 嗅覚障害の発見により，神経変性疾患が早期に発見できれば，それらの疾患の早期治療が可能となる．

■ 日常生活での支障への対応

- 食品の腐敗に気づかないことへの対応としては，食品の賞味期限を守ることはもちろんであるが，一度開封した食品に対しては賞味期限は意味をなさないので，冷蔵庫の扉にペンをぶら下げておき，開封日を食品の容器に記載するよう指導する．また，いつ開封したか定かでない場合は，もったいないとは思わず廃棄することも大切である．
- ガス漏れ，火災に対しては，ガス警報器，火災警報器の設置を促すとともに，調理器具もガスではなく電磁調理器の使用を勧める．システムキッチンに組み込むと高価となるが，卓上タイプでは安価で購入可能である．

■ 食に関する楽しみと関心の維持 ❽

- 嗅覚障害患者の半数は味覚の変化も自覚し，食べ物がおいしくない，すなわち風味障害を訴える．
- 風味を構成するものとして重要なものは味覚と嗅覚であるが，それ以外にも

食品の温度（温かさ，冷たさ），硬さ，歯触り，食感も重要な要素である．また，一人で食べる場合と多人数で食べる場合とでも味わいが異なってくる．

- 食に対する関心を失わないこと，家族との対話も重要であることを理解してもらうようにする．

- 加齢により低下した嗅覚機能を改善することは現代の医療では不可能であるが，他の感覚，脳機能あるいは他者の関与により，それを補うことは可能である．

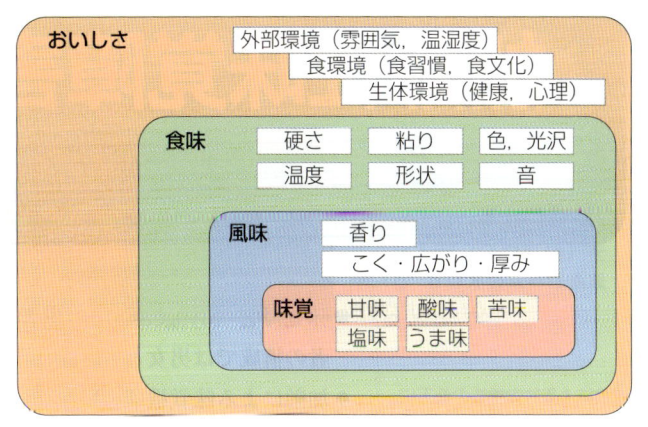

- 嗅覚は視覚，聴覚に比べると日常生活の支障度は重くないが，そのために他者により気づかれることはほとんどない．嗅覚障害患者を取り扱う医療従事者および共同生活者は，嗅覚障害患者のもつハンディキャップを認識，理解することが重要である．

（三輪高喜）

❽ おいしさを構成する要素

引用文献

1) Doty RL, et al. Smell identification ability : Changes with age. Science 1984 ; 226 : 1441-3.
2) 綾部早穂ほか．スティック型嗅覚同定能力検査法（OSIT）による嗅覚同定能力―年代と性別要因．AROMA RESEARCH 2005 ; 6 : 52-5.
3) Schbert CR, et al. Olfactory impairment in an adult population : The Beaver Dam Offspring Study. Chem Senses 2012 ; 37 : 325-34.
4) 三輪高喜．高齢者の嗅覚障害．Geriat Med 2006 ; 44 : 813-7.
5) Devanand DP, et al. Combining early markers strongly predicts conversion from mild cognitive impairment to Alzheimer's disease. Biol Psychiatry 2008 ; 64 : 871-9.
6) Doty RL. Olfactory dysfunction in Parkinson disease. Nat Rev Neurol 2012 ; 8 : 329-39.
7) Miwa T, et al. Impact of olfactory impairment on quality of life and disability. Arch Otolaryngol Head Neck Surg 2001 ; 127 : 497-503.

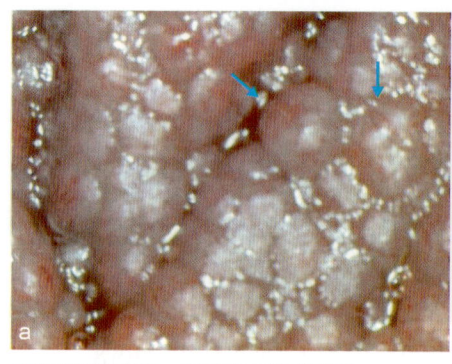

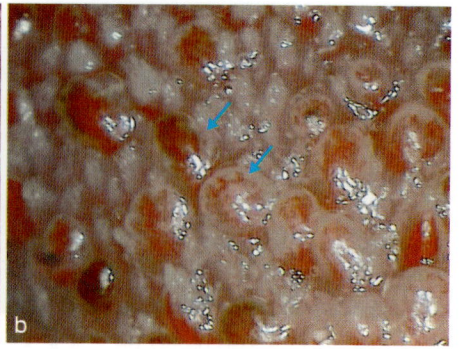

❹ 味覚障害患者・健常者の茸状乳頭
a：72歳男性，亜鉛欠乏性味覚障害患者．茸状乳頭（→）の血流が乏しく，隣の乳頭と癒合してしまっている．乾燥で舌溝ができている．
b：26歳女性，健常者．血流が良く，境界が鮮明なきれいな茸状乳頭（→）．

■ 歯牙・咀嚼機能の加齢変化

- 加齢に伴う欠損歯の増加などにより味蕾が直接的，外的に障害される頻度が増す．
- また欠損歯の増加は咀嚼機能の低下をきたし，栄養素の吸収障害，唾液分泌低下を引き起こす．
- 義歯の不適合，不適切な装用により，唾液腺開口部の障害や咀嚼能力の低下による唾液分泌の低下などもきたし，味覚に対しても悪い影響を及ぼす可能性もある．
- また，口腔内の衛生環境状態が，味覚の老化にも影響していると考えられる．

■ 消化器系の加齢変化

- 加齢により腸管吸収機能の低下により必須微量元素の鉄，亜鉛などの吸収が低下し，味覚低下をきたす可能性がある．

高齢者の味覚障害

加齢性変化以外の原因で薬剤性，全身疾患性が多い

- 加齢性変化以外に考えられる味覚障害の原因でとくに多いのは，薬剤性，全身疾患性があげられる[6,7]．
- 逆に若年層で多く認められる原因が特定できない特発性は，高齢者においては少ないといわれている[7,8]．
- 若年層・高齢者についての味覚障害の原因を❺に示した．
- 薬剤性味覚障害は味覚障害の原因のなかで頻度の高いものの一つである．原因となる薬剤には，解熱薬，高脂血症治療薬，肝治療薬，消化性潰瘍治療薬，甲状腺疾患治療薬，パーキンソン（Parkinson）病治療薬，抗菌薬，抗ウイルス薬，抗真菌薬，抗悪性腫瘍薬，抗精神病薬，抗アレルギー薬，痛風治療薬，インターフェロンなどの生物学的製剤などが知られており，250種

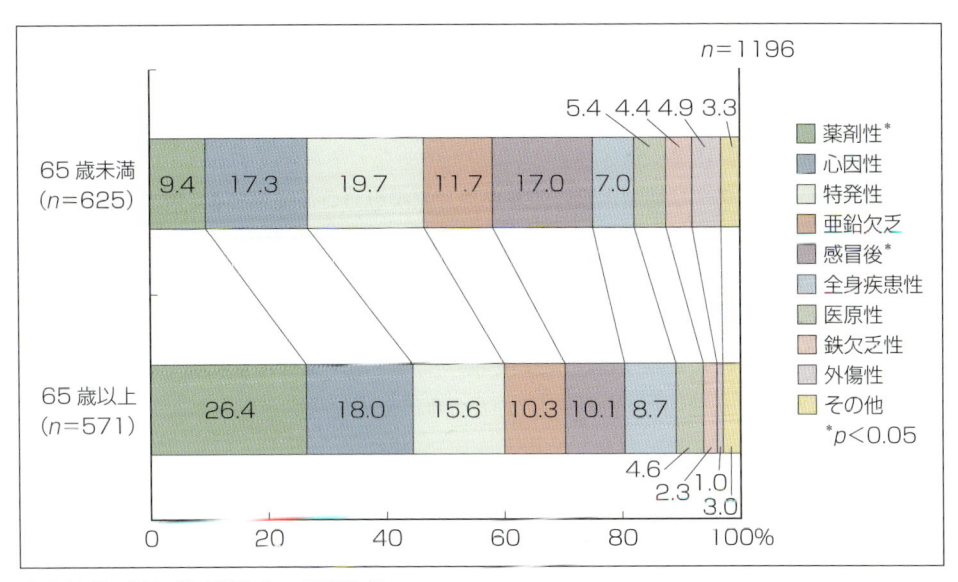

❺ 高齢者，若年者味覚障害の原因比較
高齢者では薬剤性が有意に多く，若年者では感冒後，特発性が多い．

類以上の薬剤が味覚に影響を与えるといわれている．
● 高齢者は多種類の薬剤を内服している場合が多い．
● 薬剤性味覚障害の機序の一つとして，亜鉛に対する薬剤のキレート作用の関与が知られている．
● 味覚障害を引き起こす全身性疾患として，糖尿病，肝障害，腎障害，甲状腺疾患，消化器疾患（胃・十二指腸切除術後を含む）などの多くの疾患があり，高齢者になると合併症を有する割合が高い．
● 全年齢層で近年増加傾向にあるのが心因性である[8]．抑うつ状態になると味覚閾値が上昇するとの報告があり，とくに老年期のうつ状態は，他の種々の要因もあり，味覚障害を増悪させる可能性がある[9]．
● 高齢者では加齢性による変化のうえに，上述のさまざまな影響が加わり発現していると考えられる．

高齢者での味覚障害治療

● 加齢性による変化のみでない味覚障害を疑う場合，味覚障害に対する治療を行う．
● 高齢者でも若年者と治療法は基本的には同じである．
● 血清亜鉛値にかかわらず潜在性亜鉛欠乏を考慮して亜鉛内服療法を行う．亜鉛製剤は硫酸亜鉛カプセル100〜300 mg/日分1〜分3，またはポラプレジンク（プロマック®錠★1）を通常用量150 mg/日分2で3か月から6か月間服用させる．
● 亜鉛の摂取にはホメオスタシスが働き，体の不足分だけ腸管から吸収されるので，経口摂取である限り過剰摂取は少ないといわれている．しかし，長期

高齢者では薬剤性が，若年者では感冒後，特発性が多い

★1
プロマック®は味覚障害に対し保険適用はとれていないが，2011年（平成23年）9月28日に医薬品の適用外使用にかかわる保険診療上の取り扱いで，味覚障害に対して保険審査上使用が認められるようになった．

連用の場合は定期的に血清亜鉛値を測定する必要がある．
- 薬剤性は薬剤のもつ亜鉛キレート作用で，二次的に亜鉛欠乏をきたすと推測されるので亜鉛製剤の投与が必要である．強いキレート作用をもつ薬剤は利尿薬，降圧薬，糖尿病薬，肝疾患治療薬など多数存在する．
- 全身疾患性は亜鉛内服のみでなく，原疾患のコントロールが重要である．
- 心因性は亜鉛製剤より抗不安薬が著効を示すことが多い．うつ病や神経症，転換ヒステリーなどの精神疾患の一症状である可能性も考慮し，精神科受診や臨床心理士によるカウンセリングも勧める必要があると思われる．
- 口腔内乾燥を伴う場合，麦門冬湯，セビメリン塩酸塩水和物（エボザック®）やニザチジン（アシノン®）などの唾液分泌促進薬を用いる．

高齢者の味覚障害の治療経過

若年層と比較して，改善期間に長期間を要する

- 高齢者味覚障害は若年層と比較して自覚症状，味覚検査上ともに改善率に差は認めないが，改善期間については長期間を要する[7]．
- 高齢者は原因として薬剤性が多いことが影響し，改善期間が長期に及ぶ傾向にある．
- 改善率は若年層と差を認めないため，高齢者に対しても積極的に治療する必要がある．

高齢者の味覚障害への予防と対策

亜鉛を多く含む食物を摂取する

亜鉛は味覚障害の治療としては50 mg/日程度は必要

- 亜鉛の所要量は日本人では1日に9～12 mg（成人）とされているが，味覚障害の治療としては50 mg/日程度は必要といわれている．
- 亜鉛を多く含んだ食材の摂取（日本茶，かき，レバー，かずのこ，ココア，ナッツ，みりん干し，煮干し，赤味噌，カニ，もずく酢など）や栄養補助食品の摂取を勧める．
- 亜鉛キレート作用の強いポリリン酸やフィチン酸が繁用されている加工食品は控えたほうがよい．

全身疾患性味覚障害の認識

- 高齢者では全身疾患に伴う味覚障害の頻度が高い．原疾患のコントロールにより改善する場合が多い．

内服薬を考慮する

- 高齢者は多くの薬剤を服用している場合が多く，薬剤性味覚障害を考慮する必要がある．
- 治療に必須の薬剤以外はできるだけ整理することが望ましい．

治療に必須の薬剤以外はできるだけ整理

口腔内の清潔と義歯の管理
- 十分に咀嚼し，口腔内を清潔に保つように心がけることが重要である．

精神面での衛生
- 孤食老人は食事量の減少，食事内容の隔たりをきたし，他人との比較の機会がないため，味覚異常に気づきにくい．
- 趣味や友人，家族との交流などで可能な限り充実した時間を過ごすことが望ましい．

> **ポイント**
> ①高齢者の味覚障害は加齢による生理的変化のうえに，全身性疾患，薬剤などが関与して発症する．
> ②若年層と比較して，治療後自覚症状の改善率は差がなかったが，改善期間は長期間を要する．

（坂口明子，阪上雅史）

引用文献
1) 中里真帆子ほか．電気味覚検査の加齢変化について．日耳鼻会報 1995；98：1140-53.
2) Terada T, et al. Taste function in elderly patients with unilateral middle ear disease. Acta Otolaryngol 2004；Suppl 553：113-6.
3) 池田 稔．濾紙ディスク法閾値の年齢変動．冨田 寛．味覚障害の全貌．東京：診断と治療社；2011. p.135-7.
4) Negoro A, et al. Observation of tongue papillae by video microscopy and contact endoscopy to investigate their correlation with taste function. Auris Nasus Larynx 2004；31：255-60.
5) 愛葉庸雅．加齢と味覚機能—どこまでが生理的加齢変化か．JOHNS 1999；15(7)：1004-8.
6) 坂口明子，阪上雅史．老人性疾患の予防と対策．味覚障害．JOHNS 2012；28：1362-5.
7) Ikeda M, et al. Causative factors of taste disorders and therapeutic effects of zinc agents among aged people. J Laryngol Otol 2008；122：155-60.
8) 坂口明子ほか．味覚障害1059例の原因と治療に関する検討．日耳鼻会報 2013；116：77-82.
9) 宍倉久里江ほか．味覚障害と老年期うつ病．老年精神医学雑誌 1998；9：799-804.

鼻・口腔
口腔乾燥症・舌痛症

口腔乾燥症

■ 定義および特徴

- 口腔の乾燥感・口が渇くという場合は，①主に唾液の分泌が低下して口腔内の湿潤が低下した場合，②運動した後にのどが渇くという場合がある．口腔乾燥症（xerostomia）とは，なんらかの原因で唾液の分泌が低下して口腔・咽頭粘膜や舌表面が乾燥することをいう（①に該当）．その特徴は以下のようである．

口腔乾燥症の特徴

①口腔乾燥を訴えている患者は高齢化や若者の不規則，偏った食生活，ストレスの多い社会環境により増加している．口腔乾燥を訴える患者は800万～1,000万人いるといわれている．

②口腔乾燥は加齢，全身疾患（糖尿病，腎不全，膠原病〈シェーグレン症候群；Sjögren syndrome，など〉），薬の副作用，ストレス，放射線治療，食生活などさまざまな原因で生じる．

③口腔乾燥症は単に口腔内が乾燥して舌の痛み，摂食・嚥下しにくいなどの訴えはあるものの器質的な疾患がないため，不定愁訴として扱われてきた傾向がある．QOL（quality of life）を低下させてストレスになるばかりでなく，最近の治験でさまざまな疾患の誘引となることが判明して積極的に加療するようになってきた．

④以前はガムテストで唾液腺を刺激して分泌した唾液量を測定する方法がとられてきたが，最近はさまざまな検査が行われるようになってきた．

⑤口腔乾燥症は口腔内疾患（う歯，カンジダ症，舌炎，味覚障害など）が生じるばかりでなく摂食不良，上気道感染，誤嚥性肺炎などを引き起こす原因になる．

⑥口腔ケアが病院・介護施設で普及してきたことで，口腔ケアや口腔乾燥症の概念が患者にも広く浸透してきた．

⑦口腔乾燥症を改善することは患者のQOLを改善し，さらに引き起こされる疾患の予防に重要である．

■ 口腔乾燥症の自覚症状と疾患

- 他覚的にはなかなか評価できない以下に示すようなさまざまな症状がある．
- 味覚障害：味覚がなくなる．

唾液分泌が低下し口腔・咽頭粘膜や舌表面が乾燥する

患者数は増加しており，現在800万～1,000万人

加齢，全身疾患，薬物性ストレスなどさまざまな原因

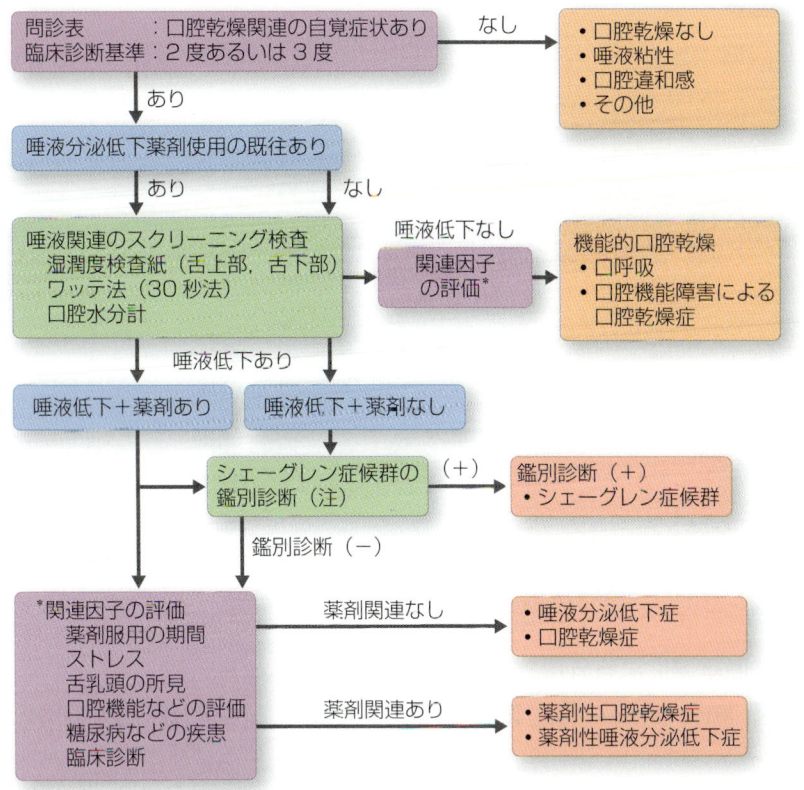

```
問診表          ：口腔乾燥関連の自覚症状あり    なし    ・口腔乾燥なし
臨床診断基準：2度あるいは3度          ───────→   ・唾液粘性
         ↓ あり                                ・口腔違和感
唾液分泌低下薬剤使用の既往あり                    ・その他
         ↓ あり    ↓ なし
                   唾液低下なし     機能的口腔乾燥
唾液関連のスクリーニング検査  →  関連因子    ・口呼吸
  湿潤度検査紙（舌上部，古下部）    の評価*    ・口腔機能障害による
  ワッテ法（30秒法）                            口腔乾燥症
  口腔水分計
         ↓ 唾液低下あり
唾液低下＋薬剤あり  唾液低下＋薬剤なし
              ↓
         シェーグレン症候群の  (＋)   鑑別診断（＋）
         鑑別診断（注）       ────→  ・シェーグレン症候群
              ↓ 鑑別診断（−）

*関連因子の評価     薬剤関連なし    ・唾液分泌低下症
  薬剤服用の期間  ─────────→   ・口腔乾燥症
  ストレス
  舌乳頭の所見
  口腔機能などの評価  薬剤関連あり   ・薬剤性口腔乾燥症
  糖尿病などの疾患 ─────────→   ・薬剤性唾液分泌低下症
  臨床診断
```

（注）薬剤服用で鑑別診断を行う場合は，病理検査や血液検査等を含めて実施する.

❶口腔乾燥症の検査法

(柿本保明ほか．歯科展望 2004[1]より)

- 咀嚼障害：食物がよくかめない，かみにくい．
- 嚥下障害：飲み込みにくい（とくに乾燥したもの）．
- 口の不快感：べたべたする，のどに詰まった感じがする．
- 口腔粘膜の外傷：傷つきやすい，口内炎ができやすい．
- 言語障害：しゃべりにくい，話していると泡立ちしゃべりにくい．
- 口腔乾燥：口が乾燥しやすい．夜中に口が渇いて起きる．
- 口臭：口臭が強くなった．
- 舌痛症：舌の痛みが増強した．
- 口が汚い：汚れやすく食物残渣が多い．
- う歯：う歯の増加．
- 口腔内真菌症：カンジダ症など．

■ 口腔乾燥症の検査法（❶）[1]
自覚症状の問診
- 口腔乾燥症の診断には非常に有効である．
- 既往歴や現在服用中の薬物のなかには口腔乾燥が生じるものが含まれている．

自覚症状の問診が，診断に非常に有効

鼻・口腔／口腔乾燥症・舌痛症 ● 305

❷ 口腔乾燥症の問診表

口腔乾燥感（自覚症状）の該当するものに○印を付けてください．			
1. 口の中が乾く，カラカラする	0：ない	1：時々・少し	2：ある
2. 水をよく飲む，いつも持参している	0：ない	1：時々・少し	2：ある
3. 夜間に起きて水を飲む	0：ない	1：時々・少し	2：ある
4. クラッカーなど乾いた食品が噛みにくい	0：ない	1：時々・少し	2：ある
5. 食物が飲み込みにくい	0：ない	1：時々・少し	2：ある
6. 口の中がネバネバする，話しにくい	0：ない	1：時々・少し	2：ある
7. 味がおかしい	0：ない	1：時々・少し	2：ある
8. 口で息をする（寝るときも含む）	0：ない	1：時々・少し	2：ある
9. 口臭が気になると言われる	0：ない	1：時々・少し	2：ある
10. 目が乾きやすい	0：ない	1：時々・少し	2：ある
11. 汗をかきやすい	0：ない	1：時々・少し	2：ある
12. 義歯で傷がつきやすい	0：ない	1：時々・少し	2：ある

（柿本保明ほか．歯科展望 2004[1]）より）

- さらに本人の自覚症状によるところが大きいのでVAS（visual analogue scale）を用いて評価するのも有効である[1]（❷）．

臨床診断基準による分類

- 視診，触診，唾液腺（顎下腺，耳下腺）の圧迫による唾液分泌の観察が重要である．

口腔乾燥症の臨床診断基準[1]

0度（正常）：1〜3度の所見がなく正常範囲と思われる．
1度（軽度）：唾液の粘性が亢進する．
2度（中等度）：唾液中に細かい唾液の泡がみられる．
3度（重度）：舌の上にほとんど唾液がみられない．

唾液分泌量の測定（安静時・刺激時）

安静時

- 吐唾法：10分間口腔内にたまった唾液を採取する方法である．
- ワッテ法：舌下部にロールワッテを留置して30秒あるいは60秒後に取り出して，吸湿された唾液量を計測する方法．健常者の平均値は，約0.2 g/30秒，0.4 g/60秒であり，0.1 g/30秒以下，0.2 g/60秒以下は要注意．

刺激時

- ガムテスト：ガムをかんで10分間口腔内にたまった唾液を測定する方法である．
- サクソン（Saxon）テスト：一定時間規定のガーゼをかんだ後にガーゼの重量を測定して唾液量を測定する方法である．

唾液腺分泌検査

- 試験紙法：試験紙を口唇に当ててヨードデンプン反応をみる検査法である．

視診，触診，唾液腺の圧迫による唾液分泌の観察が重要

口腔内の舌の水分量測定
- 口腔水分計[2]（Mucus®：❸）を舌表面に当てて口腔内の水分量を測定する方法である．絶対量は測定できないが，容易に他覚的に数値として水分量を測定することができる．

唾液腺シンチグラフィー
- 被検者に^{99m}Tcを静注して唾液腺の集積と排出をみる検査である．
- シェーグレン症候群などの検査として有効である．

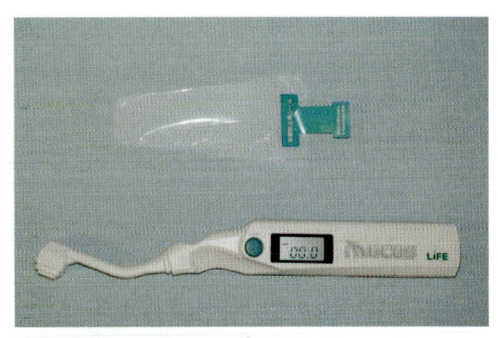

❸ 口腔水分計（Mucus®）

■ 口腔乾燥症の原因
- 唾液分泌低下の原因は，①唾液腺の機能障害によるもの，②唾液分泌を刺激する神経や薬物性のもの，③全身疾患や代謝異常によるものと大きく分けることができる[3]．

唾液腺の機能障害によるもの
- シェーグレン症候群
- 放射線性口腔乾燥症
- 加齢性口腔乾燥症
- GVHD（graft-versus-host disease；移植片対宿主病）
- サルコイドーシス
- 後天性免疫不全症候群（AIDS）
- 悪性リンパ腫
- 特発性口腔乾燥症（原因不明なもの）
- その他

神経性や薬物性のもの
- 神経性口腔乾燥症（唾液分泌にかかわる神経系の障害によるもの）
- 薬物性口腔乾燥症

全身疾患や代謝異常によるもの
- 全身性代謝性口腔乾燥症（熱性疾患，脱水症，下痢，尿崩症状，糖尿病，甲状腺機能障害，心不全，腎機能障害など）
- 蒸発性口腔乾燥症（口呼吸，過呼吸，開口，摂食嚥下障害などによる水分の蒸散）

■ 口腔乾燥症の治療法（❹）
- 大きく原因疾患の治療と，それに付随する症状を軽減するための対症療法に分けられる[4]．

```
┌─────────┐ ┌─────────┐ ┌─────────┐ ┌─────────┐
│唾液粘性 │ │口呼吸や │ │唾液分泌 │ │シェーグ │
│口腔違和感│ │口腔機能 │ │低下症   │ │レン症候 │
│その他   │ │障害による│ │口腔乾燥症│ │群(SJ)  │
│         │ │口腔乾燥症│ │(薬剤性も│ │         │
│         │ │         │ │含む)   │ │         │
└────┬────┘ └────┬────┘ └────┬────┘ └────┬────┘
     ▼           ▼           ▼           ▼
┌──────────────────────────────────────────────┐
│ 検査結果判断，患者への説明，治療法とケア方法選択 │
│ 臨床診断基準                                    │
│  0：正常範囲：必要に応じて，保健指導，過敏症や違和感の治療 │
│  1：軽度　：必要に応じて，保健指導，過敏症や違和感の治療，唾液分泌改善 │
│  2：中程度：唾液分泌改善，口腔粘膜の湿潤度改善   │
│  3：重度　：口腔粘膜の保湿，唾液分泌改善，湿潤度改善 │
└──────────────────────────────────────────────┘
```

┌─────────────┐ ┌─────────────┐ ┌─────────────────┐
│ 保健指導   │ │口腔粘膜の湿潤度改善│ │ 唾液分泌改善   │
│ 生活習慣   │ │ 保湿ケア   │ │唾液分泌改善薬(SJに適用)│
│ 食習慣見直し │ │ 保湿剤   │ │ 漢方薬   │
│ 疾患指導   │ │ 人工唾液   │ │ 原因薬物の減量   │
│ 口腔清掃   │ │ 関連症状の改善│ │ ストレス解消   │
│ その他   │ │ 口腔機能改善 │ │ 疾患治療   │
│   │ │ 過敏症状の改善│ │ 唾液腺マッサージ │
│   │ │ その他   │ │ その他   │
└──────────────┘ └──────────────┘ └──────────────────┘

┌──┐
│ 再評価   │
│ 治療効果の再判定問診・臨床診断基準・唾液検査   │
│ 治療：継続，変更，中止，薬剤の再検討   │
│ ケア：継続，変更，中止，口腔ケアの再検討   │
└──┘

❹口腔乾燥症の治療法

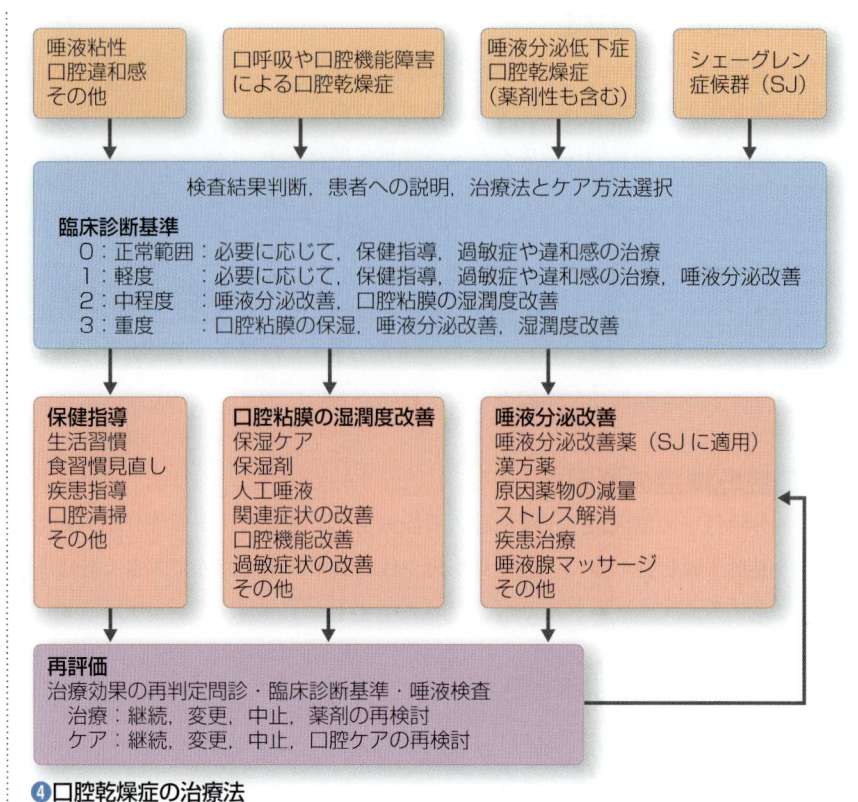

(柿本保明ほか．歯科展望 2004[1] より)

原因疾患の治療

- 唾液分泌低下や口腔乾燥の原因を改善する治療法である．
- ①水分摂取，②口腔機能の改善・リハビリテーション，③人工唾液，④生活習慣や体質改善，⑤口呼吸への対応があげられる．

対症療法

- 口腔乾燥に起因した自覚症状や臨床症状の軽減を目的に行う．

内服薬（唾液分泌亢進薬剤）[*1]

①唾液腺ホルモン（パロチン®）
②去痰薬（カルボシステイン〈ムコダイン®〉，ブロムヘキシン塩酸塩〈ビソルボン®〉，L-メチルシステイン塩酸塩〈ペクタイト®〉など）
③植物性アルカロイド（セファランチンなど）
④漢方薬（小柴胡湯，白虎加人参湯など）
⑤副交感神経刺激薬（ピロカルピン塩酸塩）
⑥セビメリン塩酸塩水和物（サリグレン®，エボザック®）

外用薬（医薬品・口臭化粧品）

①人工唾液：サリベート®，ウェットケア®など

★1 口腔乾燥症ではほとんどの薬剤は保険適応外．

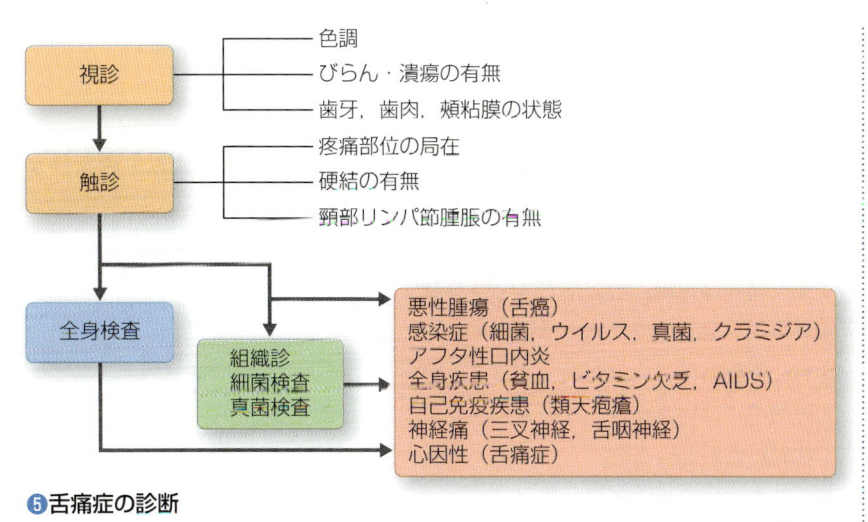

```
視診 ─┬─ 色調
      ├─ びらん・潰瘍の有無
      └─ 歯牙，歯肉，頰粘膜の状態

触診 ─┬─ 疼痛部位の局在
      ├─ 硬結の有無
      └─ 頸部リンパ節腫脹の有無

全身検査 → 組織診／細菌検査／真菌検査
```

悪性腫瘍（舌癌）
感染症（細菌，ウイルス，真菌，クラミジア）
アフタ性口内炎
全身性疾患（貧血，ビタミン欠乏，AIDS）
自己免疫疾患（類天疱瘡）
神経痛（三叉神経，舌咽神経）
心因性（舌痛症）

❺ 舌痛症の診断

（藤吉達也．治療 2004[5] より）

②洗口剤：オーラルバランス®，ヒアルロン酸ナトリウム，マウスウォッシュ® など

舌痛症

■ 舌の痛みが生じる疾患

- 舌の痛みを訴えて受診される患者のなかには，舌の炎症・びらん・潰瘍や腫瘍などのように外見的に容易に診断のつく疾患から他覚的な所見に乏しい疾患までさまざまである．
- 舌の痛みで受診された場合には，①視診，②触診，③生化学的検査（組織検査・細菌検査など）というように診察，検査を行う必要がある（❺）[5]．
- 舌の痛みを生じる疾患の鑑別が重要で，痛みの原因は大きく5つに分けられる[6]．
  ①局所の炎症：再発性アフタ，扁平苔癬，外傷による口内炎，細菌感染，カンジダなど
  ②萎縮性変化：ビタミン B_{12} 欠乏，鉄欠乏性貧血，ニコチン酸欠乏など
  ③口腔乾燥：唾液腺の異常，脱水，感染症，甲状腺機能亢進，糖尿病，悪性貧血，鉄欠乏性貧血，シェーグレン症候群，薬の副作用など
  ④血管病変：動脈硬化，静脈瘤など
  ⑤神経病変：三叉神経痛，舌咽神経痛，腫瘍による神経圧迫など

■ 舌痛症

定義および特徴

- 舌に外見上は器質的な異常（炎症，びらん，潰瘍）や臨床検査（細菌・真菌感染などもなく，唾液の分泌検査なども正常）でもとくに異常が認められないにもかかわらず，慢性的に舌に表在性，限局性に自発痛の生じる痛み（ヒ

舌の痛みの訴えには，①視診，②触診，③生化学的検査

舌の痛みを生じる疾患の鑑別が重要

診療や臨床検査で異常はないが慢性的に自発痛のある症状

リヒリ，チリチリなど）が生じることがある．このような症状を舌痛症（glossodynia）という．舌痛症の特徴は以下のようである．

舌痛症の特徴

① 男性よりも女性が多く（男性：女性＝1:4），とくに40歳代以上の女性が多い．
② 舌に持続性，限局性の自発痛．ヒリヒリ，ぴりぴりという灼熱感．
③ 主な痛みは舌縁，舌尖部が多く，移動することもある．
④ 食事中・会話中では痛みは消失すること．
⑤ 食後や会話後に痛みが増強することがあること．
⑥ 睡眠中には痛みが生じないこと．
⑦ 味覚障害がないこと．
⑧ 舌に他覚的な異常がないこと．
⑨ 臨床検査で異常を認めないこと．

> 40歳代以上の女性が多い

> 舌に表在性，持続性，限局性の自発痛

舌痛症の原因

- 舌痛症の原因は不明であるが，心因的な要素が大きく，以下のような背景のある場合が多い．
- 歯科治療，口腔疾患などに引き続いて異常感が生じる場合．
- 口腔内の正常構造物（舌扁桃，舌乳頭，舌苔など）を舌癌ではないかと心配する場合．
- 癌年齢に達して癌罹患の恐怖，死に対する恐怖を強く感じている場合．
- 近親者の癌，癌（とくに口腔・舌癌など）による死亡があった場合．
- 病前性格に強迫傾向，心気的性格傾向がある場合．

舌痛症の治療法

- 治療法として薬物療法は消炎鎮痛薬を投与しても効果が不十分であったり，一時的なことが多い．そのためマイナートランキライザーや睡眠導入薬の投与が効果的な症例が多い．そのほかにはビタミンB剤，亜鉛製剤，漢方薬，SSRI（選択的セロトニン再取り込み阻害薬），星状神経節ブロック，赤外線療法が報告されているが70〜90％の有効率であり，プラセボ効果もあるのではないかといわれている．
- 舌痛症に罹患する患者は精神的な要因・背景のある方が多いので，診療にはそのことに留意して行う必要がある．横井[7]は下記のような診療・治療への対応が重要であると述べている．筆者らも診療では舌癌を心配している患者が多いので，病変のないことを十二分に説明すること，しばらく定期的に観察して癌ではないことを納得して心配をとることが重要であると考えている．
① 安心させること．
② 痛みの性質を気づかせること（食事中は痛みがないことなど，舌癌ではありえない）．

> 診療では患者の精神的な要因・背景に留意

> 舌癌でないことを説明し，納得させ安心させることが重要

③ストレスとの関連を観察してもらうこと.
④最初から投薬しないこと.
⑤完治を期待させない(ストレスのバロメーターとしてうまく付き合う).
⑥定期的に診察して安心させる.
⑦精神疾患が疑われたら早期に精神科にコンサルト.
⑧精神科通院中でも舌痛症の診察は継続していく.
⑨患者から「うまく付き合える」と言われたら終診.

(石本晋一)

> 患者から「うまく付き合える」と言われたら終診

引用文献

1) 柿木保明ほか. 唾液検査の実際と診断のポイント. 歯科展望 2004;31:47-52.
2) 石本晋一. 口腔水分計の開発と臨床応用. 日耳鼻専門医通信 2007;92:16-7.
3) 日本口腔粘膜学会用語・分類検討委員会. 口腔乾燥症の分類. 日口粘膜誌 2008;14:54-5.
4) 篠原正徳. 口腔乾燥症. 医学と薬学 2012;67(6):806-15.
5) 藤吉達也. 舌の痛み・しびれ. 治療 2004;86(2):279-82.
6) 森 良之. 舌痛症. 綜合臨牀 2004;53:3141-2.
7) 横井基夫. 舌痛症. 医学と薬学 2012;67(6):831-6.

第2章 高齢者に特有な耳鼻咽喉科疾患の診療

のど・気道
老人性音声障害

喉頭の器質的・機能的障害，呼吸機能障害が生じる

- 年齢変化により声帯の粘膜固有層浅層の萎縮と深層の肥厚，声帯筋の萎縮が生じ，結果として声帯萎縮を呈することが知られている．
- 年齢変化により呼吸機能の障害，喉頭調節機能の障害がさらに複合する．
- こうした年齢変化を主要因とする音声障害は，老人性音声障害（presbyphonia），老人性喉頭（presbylarynx）などとよばれる．

老人性音声障害の疫学

- 高齢者の音声障害は，①高齢者自体の増加，②定年後も社会活動を継続する高齢者の増加に伴う声のニーズの増加を背景に，近年増加傾向にある．
- 2005年以降世界一の高齢大国となった日本では，2010年の時点で65歳以上の高齢者が総人口の22.7％を占めており（アメリカ12.9％，世界平均7.6％），高齢者は今後も増加の一途をたどると考えられている．

老人性音声障害は今後ますます増加する見込みである

- こうした背景のもと，老人性音声障害例は今後さらに増加すると見込まれている．

老人性音声障害の診断

- 明確な診断のガイドラインは存在しないが，一般に①自覚的に嗄声の訴えがあり，②他覚的に音声障害を認める高齢者のうち，③他の疾患を除外されて年齢変化が音声障害の主要因と判断された場合に，老人性音声障害と診断される．
- 慣例で65歳以上が高齢者とされる場合が多いものの，国によって基準は異なっている．

老人性音声障害は除外診断である

- 老人性音声障害の診断は除外診断であるため，診断に至る前提として他の喉頭疾患が除外される必要がある．とりわけ喉頭の腫瘍性病変，声帯麻痺の除外が重要である．
- 萎縮性変化が主体であるため，声帯萎縮症と同義で論じられる場合も多い．
- 一方，慢性喉頭炎との並存例は多く，声帯溝症・声帯瘢痕など声帯の萎縮像を呈する他の疾患との鑑別は時として困難である．

問診・MPT・GRBAS尺度・喉頭内視鏡が重要である

- 診断には，問診，各種音声機能検査，呼吸機能検査，喉頭内視鏡，喉頭ストロボスコピーを行うが，通常どの施設でも実行可能である最長持続発声時間（maximum phonation time：MPT）[★1]，GRBAS尺度[★2]による聴覚印象評価・

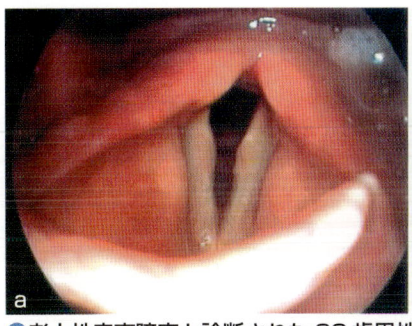

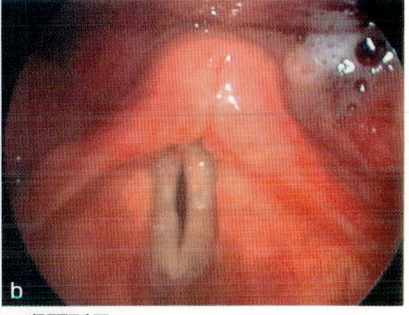

❶ 老人性音声障害と診断された 83 歳男性の喉頭所見
a：吸気時．両側声帯の弓状変化がみられ声帯突起が突出している．
b：発声時．紡錘状声門間隙を認める．

喉頭内視鏡がとりわけ重要である．
- 老人性音声障害は声の乱用，逆流性食道炎・咽喉頭酸逆流症の有無，喫煙，慢性疾患の既往，体重減少との関連が指摘されており，これらの問診が重要である．
- 音声機能検査では，最長持続発声時間（MPT），GRBAS 尺度による聴覚印象評価が重要である．
- 行える施設では，VHI-10，VRQOL による嗄声の自覚評価，気流阻止法による楽な発声時の呼気流率あるいは平均呼気流率（mean flow rate：MFR），音響分析により基本周波数（fundamental frequency：Fo），声の高さの揺らぎ（jitter，PPQ〈period perturbation quotient；周期変動指数〉），声の強さの揺らぎ（shimmer，APQ〈amplitude perturbation quotient；振幅変動指数〉），調性成分の割合（HNR〈hamonics-to-noise ratio〉，NHR〈noise-to-harmonic ratio〉など）を評価する．
- 高齢男性においては MPT の短縮と MFR の増加を認める傾向にあるが，高齢女性においては呼吸機能障害が前景に立つ場合が多く，MPT は短縮するが MFR は変化しない傾向にある．
- 呼吸機能検査は補助的な検査であるが，行えればなおよい．
- 喉頭内視鏡では，老人性音声障害に比較的特徴的とされる吸気時の①声帯突起の突出・②声帯の弓状変化，発声時の③紡錘状あるいは前方声門間隙・④声門上過緊張の所見の有無について観察する（❶）．
- 喉頭ストロボスコピーでは 3 割程度の症例が非同期となり，紡錘状あるいは前方声門間隙が比較的高頻度となり，開大期の割合（open quotient：OQ）が大きくなり，前方先行の前後位相差・左右位相差が比較的多い．

★1 MPT
数回深呼吸させた後に自然な声の高さ・強さで /a/ を発声させる．3 回測定したうちの最長のものを採用する．若年健常者ではおよそ男性で 30 秒以上，女性で 15 秒以上とされるが，高齢者では短縮する傾向にある．MPT が 10 秒以下になると日常生活に支障をきたすとされる．

★2 GRBAS 尺度
対象となる音声の持続発声母音の嗄声度（G：grade of hoarseness），粗糙性（R：roughness），気息性（B：breathiness），無力性（A：asthenia），努力性（S：strain）を 0，1，2，3 の 4 段階で検者が主観的に評価する．0 が正常，3 が最も悪い状態，1・2 がその中間である．

> **ポイント** 診断のアルゴリズム
>
> 問診
> ①嗄声の自覚がある
> ②65歳以上である
> ↓
> 診察
> ③他覚的に音声障害がある
> （MPTの短縮，GRBAS尺度のG成分1〜3点など）
> MPT，GRBAS尺度，喉頭内視鏡が重要
> ↓
> 可能であれば以下を考慮
> 気流阻止法，音響分析，喉頭ストロボスコピー，VHI-10，VRQOL
> ↓
> ④他の明らかな喉頭疾患を除外
> 必要に応じて頸胸部造影CT・頸部超音波など

老人性音声障害の治療

- まずは治療希望の有無を確認する．
- 老人性音声障害例では，年齢変化であること・癌でないことを聴いて安心し，それ以上治療を望まない場合も多い（自験例では66％）．
- 治療希望例においては，喉頭の器質的障害，呼吸機能障害，喉頭調節障害という複数の要素に効果が出るような治療計画を立案する．
- 欧米では軽症例に対して音声治療を行い，中等症以上の症例に対して声帯内注入術の併用を行っている．
- わが国においてもやはり音声治療・声帯内注入術が主に選択されているが，明確な治療指針は存在せず，実行可能な治療手法を施設ごとに個別に行っているのが現状である．
- 音声治療としては，①声の衛生，②声門閉鎖を強める練習（pushing法，硬起性発声），③過剰な過緊張を抑える練習（声の配置法，あくびため息法など），④呼気訓練（呼吸法訓練，呼吸筋訓練など），⑤音域を広げる練習（vocal function exercise）[★3]などが試みられる．
- 声帯内注入術ではアテロコラーゲン・自家脂肪が主に用いられるが，カルシウムハイドロキシアパタイト（CaHA）・ヒアルロン酸・塩基性線維芽細胞成長因子（b-FGF）の声帯内注入術も試みられてきている．
- 薬物療法として，漢方薬（補中益気湯）の有用性も報告されている．
- その他の手術治療として，甲状軟骨形成術Ⅰ型，自家側頭筋膜移植術も報告されている[★4]．
- 老年性音声障害の治療予後は良いといえず，治療方針の確立が今後の課題で

老人性音声障害例は治療を望まない場合も多い

音声訓練・声帯内注入術が治療の中心となる

★3 vocal function exercise
Stempleらが提唱した発声機能の拡張を図る音声訓練法．MPTを測定するように母音を一定の高さ・強さで発声させる手法と，同じ強さで声域の上限から下限まで上向・下降させる手法を組み合わせて行う．

★4
自家脂肪による声帯内注入術，甲状軟骨形成術Ⅰ型，自家側頭筋膜移植術は保険適応．その他は保険適応外．

> **Column** 声帯内注入術（❷）
>
> 声帯内注入術には局所麻酔下で行う方法（アテロコラーゲン，ヒアルロン酸，b-FGF）と全身麻酔下で行う方法（自家脂肪，CaHA）がある．
>
> 注入部位では粘膜固有層への注入（ヒアルロン酸，b-FGF）と甲状披裂筋への注入（アテロコラーゲン，自家脂肪，CaHA）に大別されるが，実際は甲状披裂筋への注入がほとんどである．
>
> 素材によって持続時間に違いがある点は把握しておく必要がある．たとえば，アテロコラーゲン，ヒアルロン酸は一般的には持続が短期間である素材とされており，自家脂肪，CaHA は長期的にもつ素材とされている．

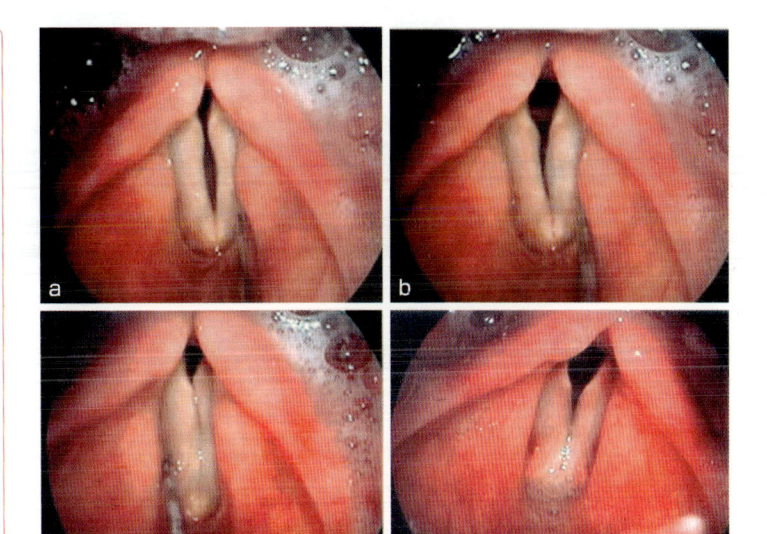

❷声帯内注入術の例

❶と同一症例．甲状披裂筋へのアテロコラーゲン局所麻酔下声帯内注入術．
a：喉頭麻酔後に田山氏コラーゲン注入針を左声帯外側に刺入．
b：高研社製の3％アテロコラーゲンを左声帯に注入している．左声帯が膨隆してきている．
c：右声帯に刺入してコラーゲンを注入している．
d：両側声帯への注入直後の吸気時所見．吸収を過矯正気味に注入されており，声帯の容量改善が得られている．

ある．

> **ポイント** 治療のアルゴリズム
>
> 結果説明
> ①それ以上治療を望まない ➡ 経過観察
> ②治療希望 ➡ 音声治療，声帯内注入術，その他の治療（薬物療法・手術治療）

（山内彰人）

参考文献

1. 日本音声言語医学会編．新編 声の検査法．東京：医歯薬出版；2009．
2. 日本音声言語医学会編．声の検査法 基礎編．第2版．東京：医歯薬出版；1994．
3. Kendall K. Presbyphonia：A review. Curr Opin Otolaryngol Head Neck Surg 2007；15：137-40．
4. 楠山敏行．音声言語と声のアンチエイジング．耳喉頭頸 2012；84：559-64．
5. 平井良治，牧山 清．声の老化とアンチエイジング．JOHNS 2011；27：1137-42．

第2章 高齢者に特有な耳鼻咽喉科疾患の診療

のど・気道
胃食道逆流症

概念

GERDは食道症候群と食道外症候群に大別される

- 2005年にモントリオールで開催された第13回世界消化器病学会議で，胃食道逆流症（gastroesophageal reflux disease：GERD）は「食道症候群」と「食道外症候群」に大別され，さらにそれぞれ食道症候群は「有症状症候群」「食道損傷症候群」，食道外症候群は「関連が明確なもの」「関連が推測されるもの」に分類された（❶）[1]。

耳鼻咽喉科医は食道外症候群が診療の中心で，咽喉頭逆流症として浸透

- われわれ耳鼻咽喉科医は「食道外症候群」の関連が明確な，逆流性咳嗽症候群，逆流性喉頭炎症候群，逆流性喘息症候群と，関連が推測される咽頭炎，副鼻腔炎，反復性中耳炎などが診療の中心で，咽喉頭逆流症（laryngopharyngeal reflux disease：LPRD）としてかなり浸透している。

- GERDが増えてきた背景（❷）として，高齢者人口の増加や食生活の欧米化，ピロリ菌（*Helicobacter pylori*）感染の減少（ピロリ除菌によって酸分泌が回復），内視鏡機器および技術の進歩がある。

臨床症状

胸やけ・胸痛，咳嗽・喘鳴

呑酸，咽頭部不快感，嗄声

内視鏡検査で肉芽腫も認める

- GERDの主症状（❸）は胸やけ，胸痛であるが，中部食道まで逆流が進むと咳嗽や喘鳴など喘息様の症状を示す。さらに咽喉頭に逆流すると呑酸，咽頭部不快感，嗄声などをきたし，内視鏡検査で肉芽腫（❹）もしばしば認め

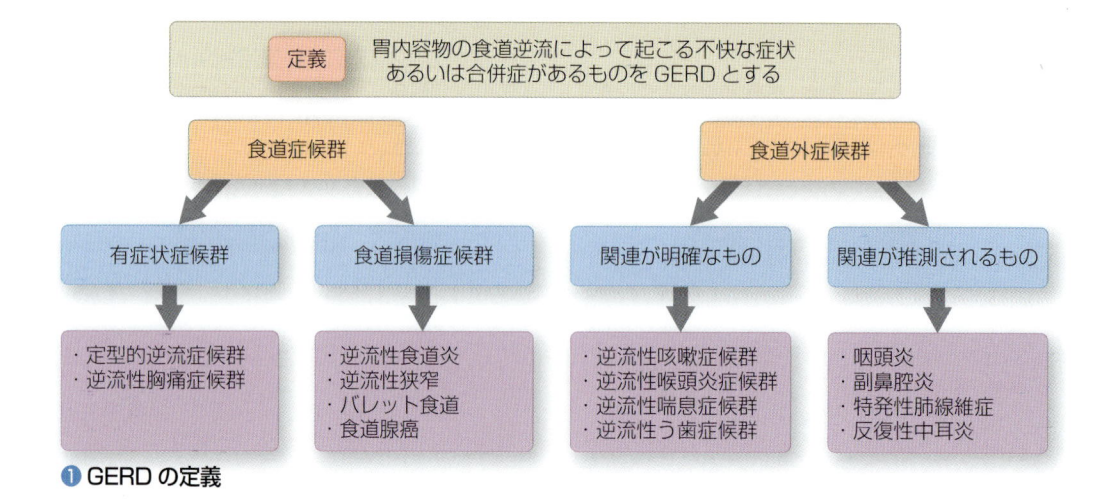

```
定義: 胃内容物の食道逆流によって起こる不快な症状
      あるいは合併症があるものをGERDとする

            食道症候群                          食道外症候群
         ┌─────┴─────┐                    ┌──────┴──────┐
      有症状症候群    食道損傷症候群        関連が明確なもの   関連が推測されるもの
      
     ・定型的逆流症候群  ・逆流性食道炎      ・逆流性咳嗽症候群   ・咽頭炎
     ・逆流性胸痛症候群  ・逆流性狭窄        ・逆流性喉頭炎症候群  ・副鼻腔炎
                      ・バレット食道       ・逆流性喘息症候群   ・特発性肺線維症
                      ・食道腺癌          ・逆流性う歯症候群    ・反復性中耳炎
```

❶ GERDの定義

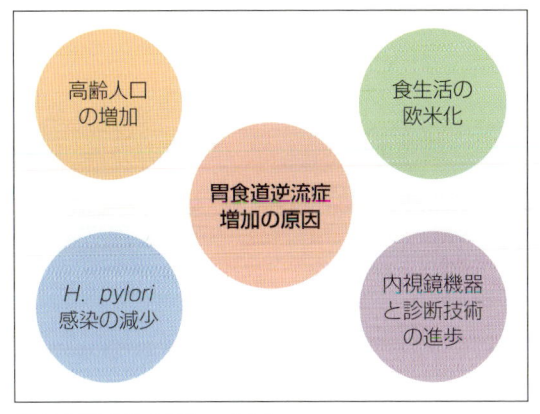

❷胃食道逆流症増加の原因

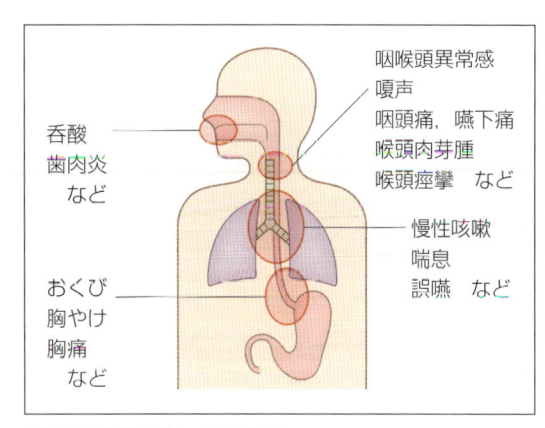

❸胃食道逆流症による症状

る．などの食道外の症状を訴える患者もGERDでは多くみられる．
- 食道と胃のあいだは，下部食道括約筋（lower esophageal sphincter：LES）によって逆流を防いでいる．蠕動運動によって食塊がLESを通過する際に，LESは弛緩し食塊は胃へと送られる．しかし，LESの圧力が下がり，胃酸を含む胃内容物が食道に逆流すると食道粘膜障害が起こる．
- 典型例が食道裂孔ヘルニアで，LES圧も低下し，胃食道逆流が起こる．また脂肪も胃運動を低下させ，胃排出能を遅延させる．

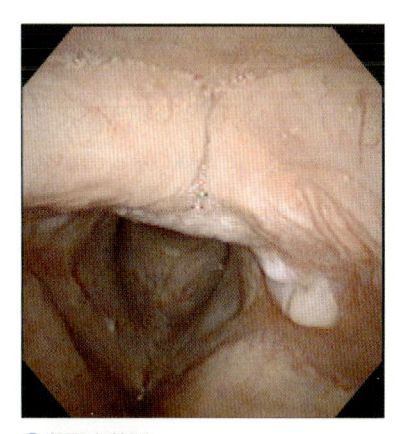

❹喉頭肉芽腫

診断

- GERDの診断には，病歴の聴取と内視鏡検査が主に用いられる．
- pHモニタが用いられることもあるが，かなりの苦痛を伴う．最近ではワイヤレスのモニタ（❺）も開発されているが，わが国ではまだ販売されていない．
- また，PPI（proton pump inhibitor；プロトンポンプインヒビター）テストが実臨床でも使われているが，正確には保険適用はない．
- 問診を補助するため問診票を使う．
- 2009年日本消化器病学会から発行されたGERD診療ガイドラインでも問診票はGERDの診断に有用であると述べられ，日本ではFスケール問診票（❻）が使われている．カットオフ値8点でGERDを疑うことができ，診断・治療効果判定に利用する．

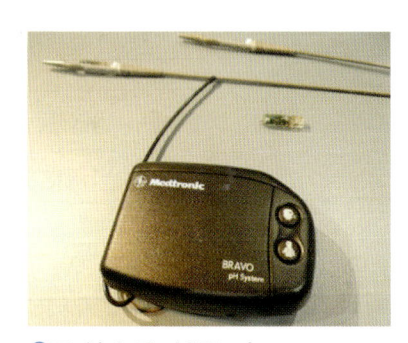

❺ワイヤレスpHモニタ

※あなたは以下にあげる症状がありますか？
ありましたら，その程度を記入欄の数字
（スケール）に○を付けてお答えください．

記入日：平成　年　月　日

お名前（ID：　　　）　年齢　歳　性別　男・女

	質問	ない	まれに	時々	しばしば	いつも
1	胸やけがしますか？	0	1	2	3	4
2	おなかがはることがありますか？	0	1	2	3	4
3	食事をした後に胃が重苦しい（もたれる）ことがありますか？	0	1	2	3	4
4	思わず手のひらで胸をこすってしまうことがありますか？	0	1	2	3	4
5	食べたあと気持ちが悪くなることがありますか？	0	1	2	3	4
6	食後に胸やけがおこりますか？	0	1	2	3	4
7	喉（のど）の違和感（ヒリヒリなど）がありますか？	0	1	2	3	4
8	食事の途中で満腹になってしまいますか？	0	1	2	3	4
9	ものを飲み込むと，つかえることがありますか？	0	1	2	3	4
10	苦い水（胃酸）が上がってくることがありますか？	0	1	2	3	4
11	ゲップがよくでますか？	0	1	2	3	4
12	前かがみをすると胸やけがしますか？	0	1	2	3	4

その他，何か気になる症状があればご遠慮なくご記入ください．

合計点数　□＋□＋□＋□＝□　総合計点数

©Eisai Co, Ltd. 2002

❻ Fスケール

（Kusano M, et al. J Gastroenterol 2004 ; 39 : 888 より）

治療

当科における PPI 単独投与例の検討

- 当科において咽喉頭異常感の精査として内視鏡を施行したものは347症例で，そのうち逆流が異常感の原因と考えられPPI単独投与されていた141症例について検討した．
- PPI投与後8週間目を判定とし，まったく症状がなくなったものを消失，PPI投与前より少しでも症状が改善したものを改善，変わらないものを不変，悪化したものを悪化とし，症状判定ができなかったもの，他剤と併用しているものは数に加えなかった．
- 内視鏡像の分類は1994年の第10回世界消化器病学会議において提唱されたロサンゼルス分類に粘膜障害のない状態を加えた星原ら（虎の門病院消化器科）の分類（❼）に従った．
- 内視鏡的に粘膜障害を認めないもの，色調変化のみのもの（Grade N，Mに相当）をGrade 0とし，5mm未満の炎症，別のひだと連続しないものを

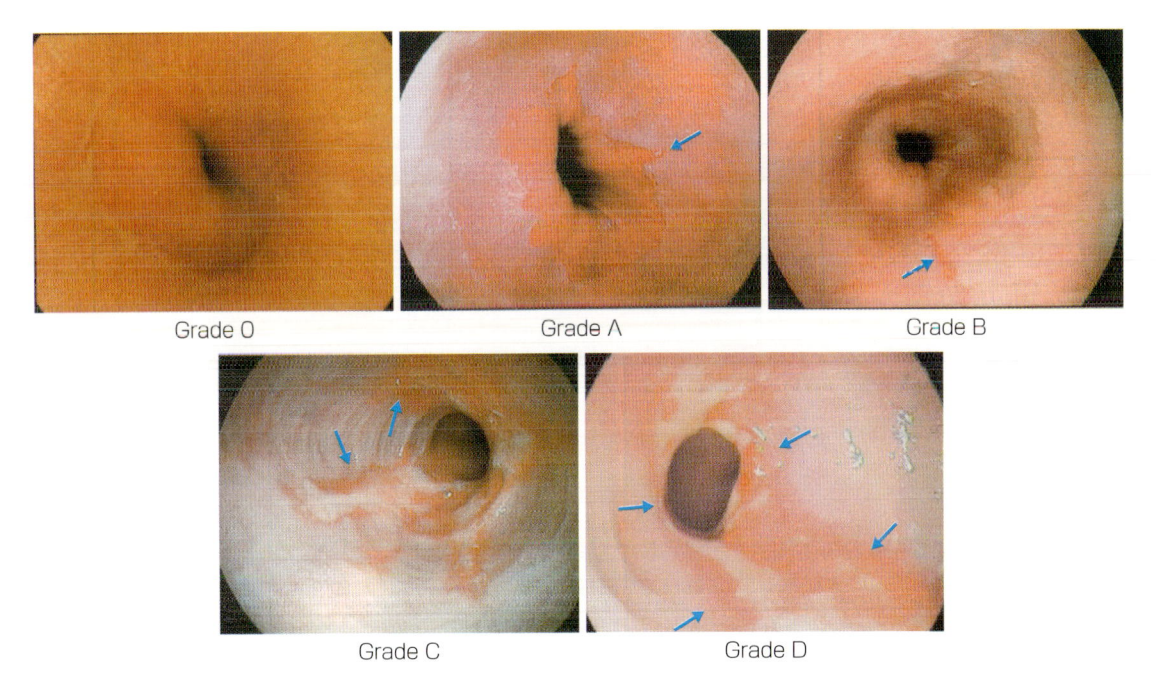

Grade 0　　　　　　　　　Grade A　　　　　　　　　Grade B

Grade C　　　　　　　　　Grade D

❼ロサンゼルス分類（改）

（星原芳雄ほか．消化器内視鏡 2003；18（2）より）

　Grade A，5mm 以上であり，別のひだと連続しないものを Grade B，炎症が 2 つ以上のひだに連続しているものを Grade C，全周性のものを Grade D とした．
- 粘膜障害のない Grade 0 は 13 %，Grade A は 28 %，Grade B は 17 %，Grade C は 25 %，Grade D は 17 % であった（❽）．
- 症状が消失したものは 51.0 %（72 例），改善したものは 24.1 %（34 例），不変は 24.1 %（34 例），悪化は 0.8 %（1 例）であった（❾）．
- Grade 別の症状改善度はそれぞれ，Grade 0 では消失が 42.1 %，改善が 31.6 %，不変が 26.3 %，Grade A では消失が 48.4 %，改善が 22.6 %，不変が 25.8 %，悪化が 3.2 %，Grade B では消失が 48.0 %，改善が 24.0 %，不変が 28 %，Grade C では消失が 61.9 %，改善が 16.7 %，不変が 21.4 %，Grade D では消失が 45.9 %，改善が 33.3 %，不変が 20.8 % であった（❿）．
- 消失，改善を合わせた改善度は各 Grade で 70〜80（78）% であり，内視鏡分類の Grade と症状の改善に相関はなかった．
- PPI の単独投与で 75.1 % の改善が得られた．

PPI 投与の一般的治療法

- PPI 投与は以前は保険診療上 8 週間の縛りがあったが，最近は長期投与も可能となっており full dose 投与を 2〜4 週，場合に

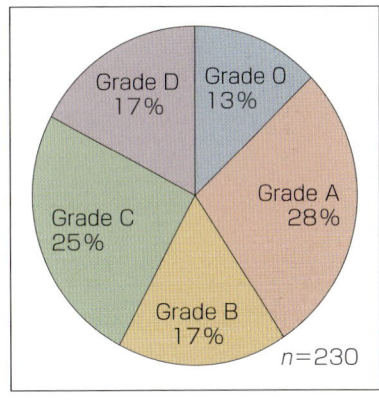

❽ 胃食道逆流症の内視鏡分類

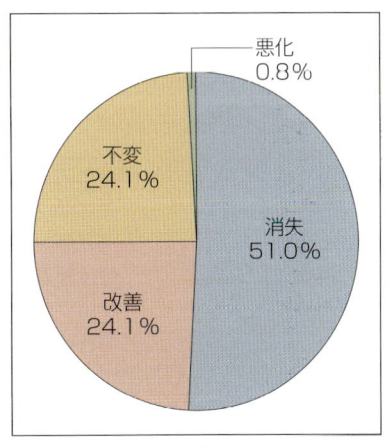

❾ PPI 投与の改善度

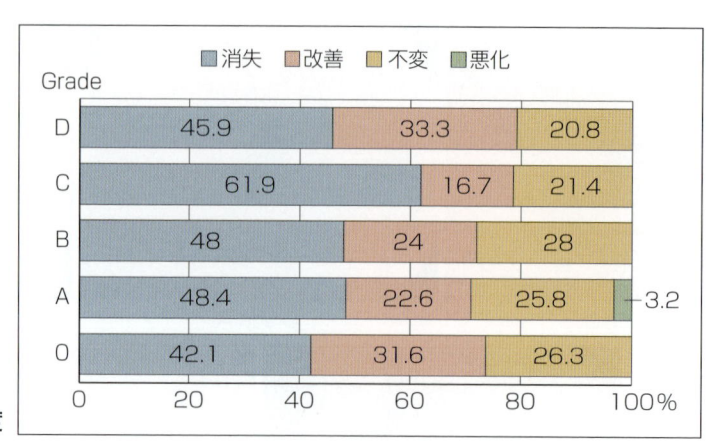

	消失	改善	不変	悪化
Grade D	45.9	33.3	20.8	
C	61.9	16.7	21.4	
B	48	24	28	
A	48.4	22.6	25.8	3.2
O	42.1	31.6	26.3	

⓾ Grade 別改善度

よってはそれ以上行う．
- 症状コントロールが良好となった時点で，half dose へ減量する（new step down therapy）．
- 減量したことにより症状が再燃すれば full dose へ戻し，再燃がなければ症状出現時のみ PPI 投与を行う（on demand therapy）のが一般的な治療方法である．

消化管運動改善薬の併用

- 消化管運動改善薬は，食道の運動機能を改善することで逆流した酸性胃内容物の食道から胃へのクリアランスを亢進させる作用，LES 圧を高め逆流そのものを防止する作用，胃排出能を改善させる作用がある．
- これらの作用は GERD 治療に有効であり，再発予防効果もある．
- また，PPI は腸溶コーティング剤であり，未活性体のまま小腸で吸収されて胃壁細胞のプロトンポンプに達して初めて効果が発揮される．十二指腸潰瘍により球部の変形を認める症例や糖尿病合併例などでは胃排出能が低下し，小腸で吸収されるべき未活性体 PPI が小腸に十分量到達できず血中濃度が上昇しないことが考えられる．

> **Advice　便秘**
>
> 逆流に伴う咽喉頭異常感を訴える女性の患者さんには，便秘の症状を伴う方が多く認められる．センナ（アローゼン®）の内服も有効であるが，最近筆者は繊維性食物のオールブラン（ケロッグ社）を勧めている．この世のものとは思えないくらいマズイが，飲み薬は多くてイヤとおっしゃる患者さんに有効で，逆流も軽減する．

制酸薬の併用

- 水酸化アルミニウムゲル・水酸化マグネシウム配合薬やアルギン酸ナトリウム製剤がある．胃内の酸や，食道に逆流してきた酸を中和し，食道粘膜障害を軽減させる．
- 症状出現時にすみやかに症状の緩和を図るのに使用される．
- 薬の作用時間が短いためこの薬剤のみで寛解を得られることはない．
- 症状増悪時の頓用薬剤として使用する．

漢方薬の併用

- 六君子湯は多施設二重盲検比較試験において胃運動不全型 NUD（non-ulcer dyspepsia），すなわち現在は機能性ディスペプシア（functional dyspepsia：FD）とよばれる胃腸症に対する臨床的有用性が証明されている．
- 作用機序として，食欲亢進ホルモンであるグレリンの分泌促進作用が報告されており，食欲不振の改善効果がとくに期待されている．
- 構成生薬はソウジュツ（蒼朮），ニンジン（人参），ハンゲ（半夏），ブクリョウ（茯苓），タイソウ（大棗），チンピ（陳皮），カンゾウ（甘草），ショウキョウ（生姜）である．
- 薬効薬理として，①消化管運動に対する作用（消化管運動促進作用，胃排出能促進作用，胃適応性弛緩に対する作用），②胃粘膜血流改善作用，③食欲ホルモンである活性型グレリン分泌促進作用が報告されている．
- 臨床効果では，①咽喉頭逆流症（LPRD）の咽喉頭症状を改善，②喉頭肉芽腫が縮小あるいは消失，③胃運動不全型 NUD 患者の上腹部不定愁訴（食欲不振，胃部不快感など）を改善，④NUD 患者の胃排出能および自覚症状を改善，⑤GERD 患者の食道クリアランスの改善である．

（平林秀樹）

> **Column　六君子湯・豆知識**
>
> 「君子危うきに近寄らず」と言われるように，「君子」は人格者の意味であり，消化器系に働く重要な6つの生薬が配合されていることで「六君子湯」の名が付いたとされている．（市村恵一．FRMによる耳鼻咽喉科領域の漢方の使い方．ライフサイエンス；2010より）

引用文献

1) Vakil N, et al. The Montreal definition and classification of gastroesophageal reflux disease：A global evidence-based consensus. Am J Gastroenterol 2006；101(8)：1900-20.

第2章 高齢者に特有な耳鼻咽喉科疾患の診療

のど・気道
誤嚥性肺炎・嚥下障害

- 「口から食べられない」,「口から食べるとむせてしまう」,「誤嚥による肺炎を繰り返している」といった高齢者を診療する機会が増えている．こうした背景には，高齢者の摂食・嚥下に関連した問題がある．
- 本項では，高齢者の誤嚥性肺炎に直結する嚥下障害の診断と対応につき概説する．

高齢者の誤嚥性肺炎

- 誤嚥性肺炎（aspiration pneumonia）は，細菌が唾液や胃液とともに肺に侵入して発症する肺炎の総称である．高齢者では，再発を繰り返すうちに難治化しやすい．

顕性誤嚥と不顕性誤嚥

- 誤嚥性肺炎の発症は，異物の気道内への侵入（誤嚥）が前提となる．本人や周囲の人が気づく誤嚥を顕性誤嚥，いつのまにか起きている誤嚥を不顕性誤嚥とよぶ．顕性誤嚥は食事中にみられることが多く，不顕性誤嚥は，食事中だけでなく就寝中に起きていることが多い．
- 顕性誤嚥に対しては，代償的手法や随意的嚥下法，嚥下機能を高める嚥下訓練や外科的治療を駆使して誤嚥のリスク軽減を目指す[1]★1．

★1
誤嚥を完全に防ぐことはできないため，誤嚥しても感染症を発症しないように対応することも重要である．

口腔ケアが重要

- 不顕性誤嚥に対しては，口腔や咽頭の残留物への対応や，口腔内の細菌を減らすことを目指す．異物の侵入に対する気道防御機構の補強や胃食道逆流への対策も重要である．
- 肺炎の発症には，①誤嚥の頻度や量（多いか少ないか），②誤嚥した内容物の細菌（口腔内の細菌叢の状況），③気道防御反射（咳反射や喀痰排出力），④宿主の体力や免疫力，が関係している．誤嚥性肺炎は一度の誤嚥で発症することはまれで，いくつかの要因が重なったときに発症する．

高齢者のラクナ梗塞とサブスタンスP

> **Column** ラクナ梗塞と誤嚥性肺炎
>
> 高齢者の脳MRI検査では，大脳基底核・内包近傍にラクナ梗塞を高頻度に認める．この領域の障害では，誤嚥性肺炎を発症する症例が多いことが知られている．このメカニズムとして，基底核の障害によるドパミンの分泌障害が指摘されている[2]．ドパミンの減少は，迷走神経感覚線維に含まれるサブスタンスP★2の量を減少させる．サブスタンスPは感覚線維中の神経伝達物質の一つで，これに伴う舌咽神経・迷走神経の活動性の低下は，①嚥下反射の惹起遅延，②気道防御反射の低下につながる[3]（❶）．

★2
ACE阻害薬やカプサイシンなどサブスタンスPの増加を促す薬物治療の効果が検証されている．

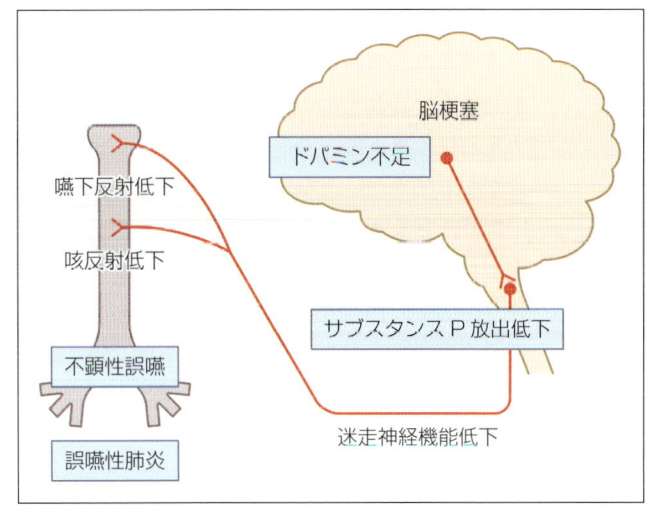

❶誤嚥性肺炎発症のメカニズム
（日本呼吸器学会HP　誤嚥性肺炎　http://www.jrs.or.jp/home/modules/citizen/index.php?content_id=11 より）

高齢者の誤嚥性肺炎の特徴

- 多くの肺炎では，発熱，喀痰，咳嗽，頻呼吸などを伴うが，高齢者では典型的な肺炎症状を呈さないことも多い．食欲低下や日常活動性の低下，意識障害，失禁など非典型的な症状にも留意する．診療の第一歩は誤嚥や嚥下障害を疑うことである．
- 明らかな誤嚥が確認される症例では診断も容易であるが，高齢者では誤嚥の確認が困難な不顕性誤嚥によるものが多い．
- 誤嚥性肺炎は繰り返し発症することが多い．このため，背景にある嚥下障害や誤嚥の予防が重要となる．再発予防には，原因疾患の管理★3 とともに，口腔ケアの徹底や，嚥下姿勢・食形態の工夫など誤嚥のリスク軽減を目指した対策をする．
- 高齢者の抱える身体的・精神的・社会的要因や加齢に伴う生理的な嚥下機能の低下がその病態を複雑にしている[4]．

> 誤嚥を疑って診療する

> 咳（ムセ）を伴わない不顕性誤嚥に留意する

★3
脳血管障害，神経筋疾患，認知症，COPDは代表的な原因疾患である．

摂食・嚥下のとらえ方

- 摂食障害と嚥下障害がしばしば混同されて扱われている．
- 摂食は，「食べる」ための"行為や行動"で，食物を認識し食べる意欲をもって口腔内に捕食する必要がある．食物を口に運ぶための身体機能なども関連する．認知症は，摂食障害★4 を呈する代表的な疾患である．
- 嚥下は，「飲み込む」ための一連の"運動"で，食塊を誤嚥することなく口腔から咽頭を経て食道に残すことなく搬送する必要がある．嚥下障害★5 では，誤嚥や咽頭残留を呈し，嚥下運動に関連する神経や筋の障害を呈するさまざまな疾患が原因疾患となる．
- 嚥下の過程★6 は，口腔期，咽頭期，食道期の3期に分けられる．この過程に加えて，摂食行為の認知期と咀嚼の口腔準備期を含めて摂食・嚥下5期と

★4
摂食障害は，摂食量減少による栄養障害に直結する．

★5
嚥下障害は，誤嚥による感染症発症に直結する．

★6
嚥下の過程は，主として側面X線造影検査を用いた液体の嚥下モデルの観察から解明されてきた．

のど・気道／誤嚥性肺炎・嚥下障害　323

❷安全な経口摂取を行うためのプロセス

①食物を認識し食べる意欲がある＝認知期
②嚥下しやすい食形態に整え保持する＝口腔準備期，口腔期
③呼吸路から嚥下路にかえる＝口腔期，咽頭期
④食塊を搬送する駆動力を生み出す＝咽頭期，食道期
⑤嚥下運動が適切なタイミングで惹起する＝感覚入力や中枢制御機構
⑥気道に流入した場合には排出する＝気道防御反射

★7
プロセスモデルを考慮して嚥下反射のタイミングや咽頭残留を評価する．

誤嚥を年のせいにしない

原因疾患やサルコペニア

嚥下反射のタイミングの遅れ

嚥下量の増大や食塊の物性変化によって誤嚥しやすくなる

誤嚥しても喀出できることが重要

★8
嚥下障害を主訴にして受診し，ALSや重症筋無力症などの筋・神経筋疾患や脳幹梗塞を診断するきっかけとなるケースもある．

して評価されることが多い（❷）．
● さまざまな食形態を用いた嚥下造影検査や嚥下内視鏡検査が普及することで，液体を用いた嚥下モデルだけで嚥下障害の病態を説明することに不具合が生じてきた．実際の経口摂取では，液体だけでなく，さまざまな食形態の食物を，口腔内で咀嚼し自由なタイミングで嚥下している．この際に，咀嚼中の食塊の一部が喉頭蓋谷から梨状陥凹に至る空間に流入し，その後，反射的な嚥下運動が惹起する．Palmer[5]は，この食塊移送を stage II transport とよび，正常な嚥下モデルとしてプロセスモデル★7を提唱している．

高齢者の嚥下機能の変化

● 高齢者では，漠然と生理的に嚥下機能が低下すると考えられてきた．最近では，健常な高齢者を対象とした横断的な研究が報告され，加齢に伴う生理的な嚥下機能の変化も明らかになりつつある
● 嚥下機能の加齢変化としては，①嚥下に関連する筋力低下や構造の変化，②嚥下に関連する感覚神経や運動神経の機能低下，③嚥下運動を制御する中枢機構の低下，④嚥下運動の予備能力の低下，⑤身体機能や精神機能ならびに呼吸機能の低下，が指摘されている[6]．
● 高齢者を対象とした嚥下機能検査では，①安静時喉頭位の下垂，②食塊の咽頭通過時間の延長，③嚥下反射の惹起遅延，④嚥下量の変化への対応能の低下，⑤咽頭後壁と舌根の接触低下，⑥嚥下圧の変化などが報告されている．いずれも，嚥下機能の低下に関連する（❸）．
● 喉頭閉鎖不全，喉頭挙上障害，食道入口部開大不全など咽頭期嚥下の運動異常が嚥下障害の原因疾患に関連して観察される．

嚥下障害の診断

● 摂食・嚥下障害の患者に直面した場合には，「経口摂食への導入や確立が可能なのか？」「栄養管理や気道管理をどうするか？」「誤嚥の予防や対策をどうするか？」といった判断に迫られる．適切な判断をするためには，嚥下障害の背景を把握し，嚥下動態の異常に応じた対応策を講じる（❹）[7]．

嚥下障害の背景

● **病歴を見直す**：経口摂食のできない嚥下障害症例の多くは，その原因疾患が明らかである．原因疾患がはっきりしない症例では，病歴を詳細に聴取し神経学的所見・画像診断などを参考にして原因の追究に努める★8．
● **精神機能を把握する**：精神機能は，摂食能力や意欲に影響する．Japan

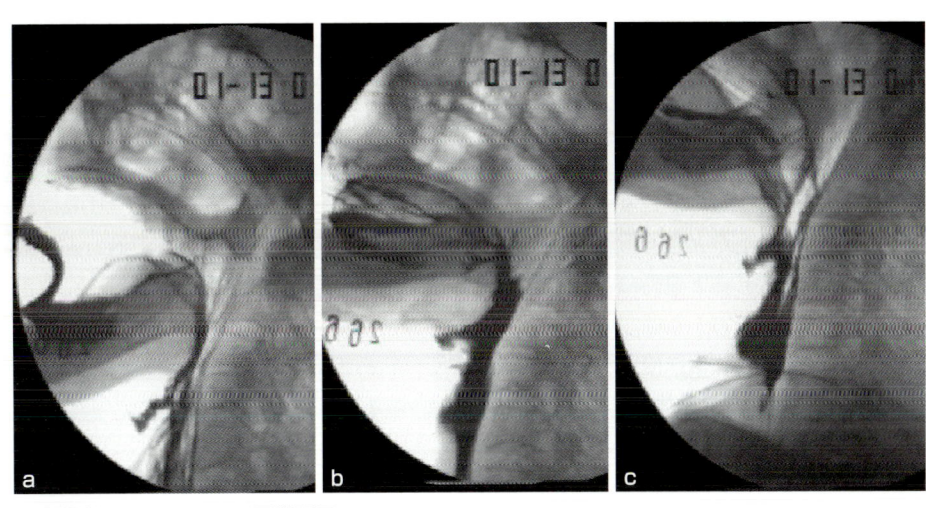

❸ **高齢者にみられやすい異常所見**
a：食塊形成と保持法の変化，b：早期咽頭流入と嚥下反射の惹起遅延，c：咽頭残留．

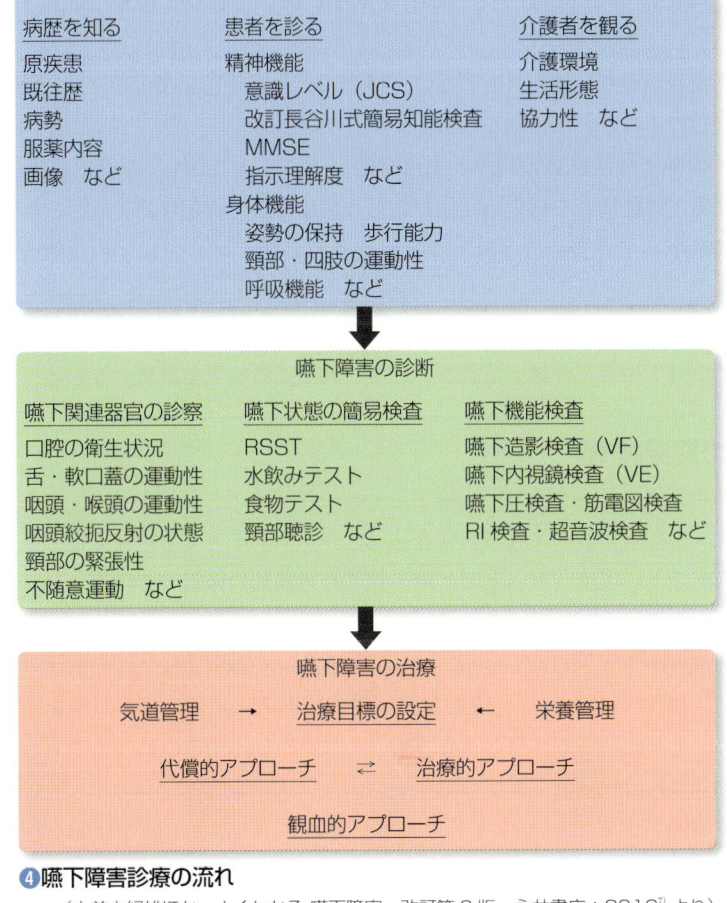

```
嚥下障害の背景

病歴を知る      患者を診る              介護者を観る
原疾患          精神機能                介護環境
既往歴            意識レベル（JCS）      生活形態
病勢              改訂長谷川式簡易知能検査 協力性  など
服薬内容          MMSE
画像  など        指示理解度  など
                身体機能
                  姿勢の保持  歩行能力
                  頸部・四肢の運動性
                  呼吸機能  など
```
↓
```
嚥下障害の診断

嚥下関連器官の診察   嚥下状態の簡易検査   嚥下機能検査
口腔の衛生状況       RSST                嚥下造影検査（VF）
舌・軟口蓋の運動性   水飲みテスト        嚥下内視鏡検査（VE）
咽頭・喉頭の運動性   食物テスト          嚥下圧検査・筋電図検査
咽頭絞扼反射の状態   頸部聴診  など      RI検査・超音波検査  など
頸部の緊張性
不随意運動  など
```
↓
```
嚥下障害の治療

気道管理  →  治療目標の設定  ←  栄養管理

代償的アプローチ  ⇄  治療的アプローチ

観血的アプローチ
```

❹ **嚥下障害診療の流れ**
（大前由紀雄ほか．よくわかる 嚥下障害．改訂第3版．永井書店；2012[7] より）

経口摂食への導入にはJCSが一桁台であることが望まれる

高齢者では，内服している薬剤をチェックする

coma scale（JCS）は意識レベルを示す尺度で，改訂長谷川式簡易知能評価スケールやミニメンタルステートテスト（MMSE）は，簡便な認知機能の検査法である．鎮静薬や睡眠薬など中枢神経に作用する薬剤や口腔乾燥をきたす薬剤にも留意する．

- **身体機能に注目する**：嚥下状況には，ADLなど身体機能の低下や呼吸機能の低下が大きく影響する．姿勢異常や肢体不自由などは，頸部の過緊張をもたらし嚥下運動にとって不利となる．呼吸機能では，息止めや随意的な咳が出るか否かを確認する．
- **介護者や生活環境を知る**：生活環境や介護環境は，嚥下障害の重症度を修飾する要因となる．また，将来的な介護環境は，治療目標を決めるうえで参考となる．

誤嚥の生じる嚥下機能を評価する

- 嚥下機能の評価と診断には，その検査で「何が見えるか」，「何がわかるのか」，「それをどう治療に生かすのか」を念頭において必要な検査を選択する．
- 嚥下機能検査はそれ自体が目的でなく，検査によって障害を明らかにし，治療に結び付けるのが目的である．
- おのおのの嚥下機能検査の利点と欠点（❺）[7]をふまえながら，病態の把握に必要な嚥下機能検査を選択し，治療方針や治療方法を決定する．
- 日本耳鼻咽喉科学会監修の「嚥下障害診療ガイドライン」[8]では，内視鏡検査を外来で実施する嚥下障害診療のファーストラインと位置づけ，その所見などから総合的に判断して4段階に分けて対応することを推奨している．また，詳細な嚥下動態を評価する検査として，嚥下造影検査を推奨している．

誤嚥の簡易検査

- 嚥下状態の評価には，空嚥下，水嚥下，ゼリーなどテスト食品を用いて実際の嚥下状況を観察する．これらの検査法は，ベッドサイドで手軽に実施できるが，内視鏡下に実施することで，嚥下状態を客観的に観察でき検査としての精度も向上する．
- 反復唾液飲みテスト★9（repetitive saliva swallowing test：RSST）や水飲みテスト★10，食物テストは，代表的な簡易検査である．水は，最も誤嚥を検出しやすい形態の一つで，潜在的な誤嚥のリスクを検出するのに有用であるが，不顕性誤嚥の検出はできない．
- 簡易嚥下誘発テスト★11[9]は，カテーテルを用いて注水による嚥下反射を誘発する検査で，不顕性誤嚥の検出にも有用と報告されている．

★9
口腔内を水または氷水で少し湿らせた後に空嚥下を繰り返すように指示し，喉頭挙上の状況を観察し嚥下回数を評価する．30秒間に3回以上の空嚥下を正常と判定する．

★10
誤嚥のリスクの高い症例では，冷水1～3 mLを使用して嚥下状況やむせの有無など臨床症状の変化を確認する．潜在的な誤嚥をスクリーニングするには，30～100 mLの飲水状況を観察する．

★11
内視鏡下に実施する方法も報告されている．

❺嚥下機能検査の利点と欠点

	利点	欠点
内視鏡検査	・機動性と簡便性に優れる ・X線被曝など検査の不利益がない ・喉頭閉鎖の状況を評価できる ・咽喉頭の知覚も評価できる ・実際の食品でも検査できる ・治療的検査としてベストな嚥下を確認できる	・咽頭期を直接観察できない ・食物によるレンズの汚れがある ・内視鏡挿入によるバイアスがある
X線造影検査	・嚥下運動全般を視覚的に観察できる ・造影剤の移動する状況（相：phase）と嚥下運動の出力状態（期：stage）がわかる ・誤嚥の有無，程度，時期がわかる ・治療的検査としてベストな嚥下を確認できる	・X線透視装置が必要 ・体位の制限がある ・X線被曝がある ・造影剤の誤嚥のリスク ・模擬検査食の準備を必要とすることがある
嚥下圧検査	・比較的侵襲が少なく，上部食道括約機構と咽頭収縮力を評価できる ・機能的嚥下障害の病態把握に有用である	・器材が高価で検査法も標準化されていない ・嚥下運動の全般は評価できない ・誤嚥の有無はわからない
筋電図検査	・嚥下運動に関連する嚥下筋の活動が評価できる ・輪状咽頭筋の収縮・弛緩が評価できる ・嚥下運動開始の指標として応用できる ・バイオフィードバック訓練への応用	・針筋電図検査は侵襲を伴う ・目的とする筋肉への刺入に熟練を要する

（大前由紀雄ほか．よくわかる 嚥下障害．改訂第3版．永井書店；2012[7] より）

■ 嚥下内視鏡検査と嚥下造影検査

嚥下内視鏡検査（VE）

- 嚥下内視鏡検査（videoendoscopic swallowing examination：VE）は，機動性と簡便性に優れ，検査の安全性からも外来診療で高齢者に実施しやすい検査である．
- VEでは，早期咽頭流入，嚥下反射惹起のタイミング，咽頭残留，喉頭流入・誤嚥を観察する（❻）．こうした異常所見を把握することで急性期から慢性期までさまざまな疾患に伴う嚥下状態の把握や治療手段の選択に役立つ[10]．

嚥下造影検査（VF）

- 嚥下造影検査（videofluoroscopic swallowing examination：VF）は，嚥下器官の運動や造影剤の動きをX線透視下に観察する嚥下機能検査で，嚥下運動の全般を観察できる．
- 誤嚥がある場合には確実に確認でき，誤嚥発症の病態や誤嚥の重症度を評価するにも優れた検査である．しかしながら，VFで誤嚥が確認できない場合もあり，嚥下動態の異常を確認することが重要である．
- 嚥下障害に対する治療効果の判定，および，経口摂取の可否・食物形態の選択についての判断を行う．

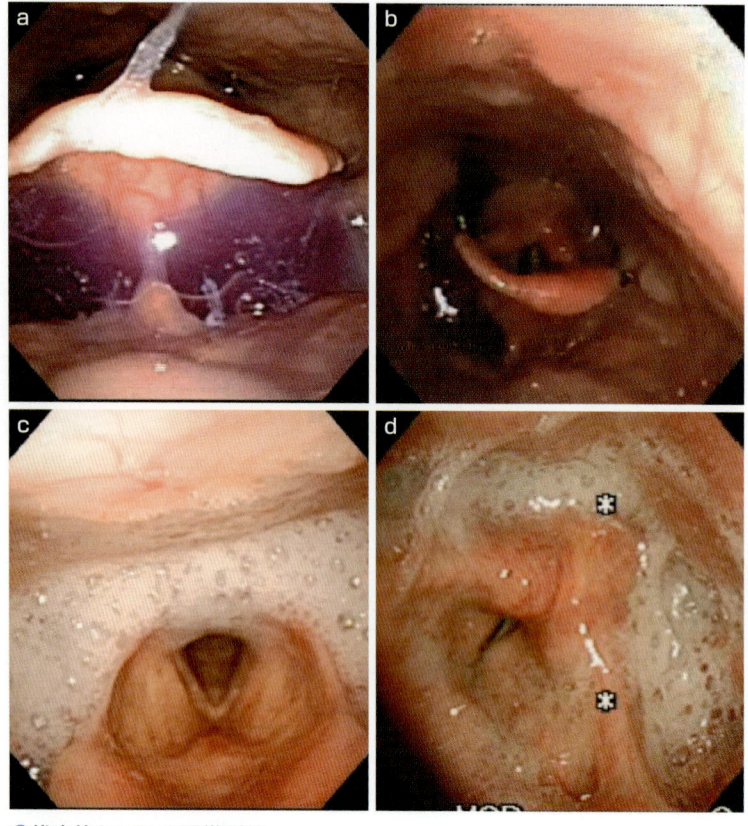

❻ 代表的な VE の異常所見
a：早期咽頭流入，b：嚥下反射の惹起遅延，c：咽頭残留，d：咽頭・喉頭残留.

> **Advice** VF・VE 像による嚥下動態の理解（❼）
>
> 　側面 VF は，嚥下動態を評価するうえで最も情報量が多い．側面から呼吸路を嚥下路に変換する過程，食塊を搬送する過程，食塊が搬送される過程など嚥下運動の全般を確認できる．一方，嚥下運動は，立体的な空間の中で遂行される一連の運動で，側面 VF でみる嚥下運動は，立体像を矢状断（横から）に投射した映像である．正面 VF は冠状断（前から），内視鏡像は横断像（頭側から）でみた映像である．3D の空間で行われている嚥下動態を理解するには，これらの所見を互いに補完することが有用である★12．

ガイドライン★13 に基づいた対応 8, 10)

誤嚥のリスク軽減を目指した嚥下指導や訓練を実施する

- VE で異常を認めるが，嚥下指導や嚥下訓練でそのリスクの軽減が期待できる．
- 対象となる患者は，医療設備，関連する医療スタッフや介護者・家族などの環境要因によって異なる．
- 嚥下動態の詳細や誤嚥量の評価には，VF を実施する★14．

★12
喉頭蓋谷から梨状陥凹に至る部位（lateral food channel）が食塊の貯留空間になっている．咀嚼中に食塊の一部は，この空間に流入し貯留する．

★13
日本耳鼻咽喉科学会監修の嚥下障害診療ガイドライン 2012 年版（金原出版）．

★14
適宜，VE や VF で治療効果を確認する．

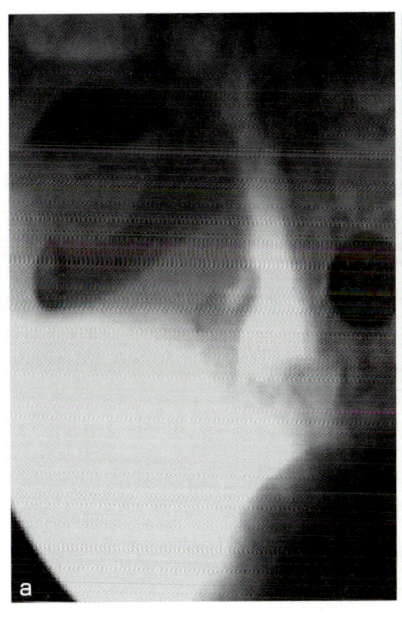

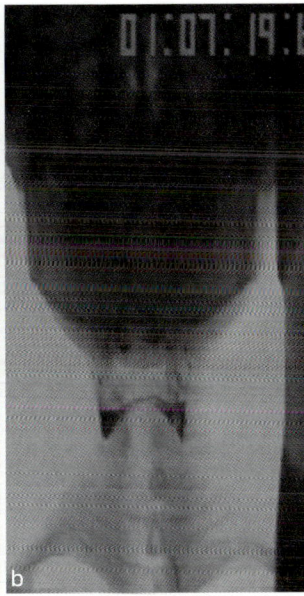

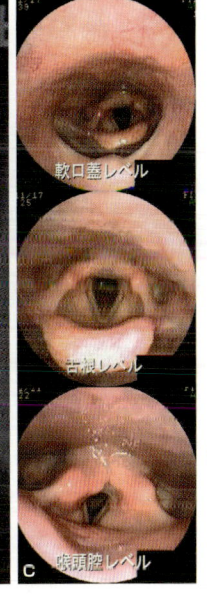

❼二次元に投影される嚥下像
a：側面VF像
b：正面VF像
c：内視鏡像

> **ポイント**
> ①嚥下反射の惹起遅延は，最も多くみられる異常所見で，頸部前屈位の指導や粘性をつけた食形態の工夫を指導する．
> ②咽頭残留がある場合は，その部位や左右差に注目する．咽頭残留では，残留しにくい食形態を選択し，病態に応じた嚥下法を指導する[★15]．残留軽減の有無の確認には嚥下内視鏡検査で確認する．
> ③喉頭に残留物がある場合は，咳嗽を促し，呼吸リハビリテーションを嚥下リハのプログラムに取り入れる．

★15
残留の多い部位や左右差に留意する．

呼吸や身体能力を高めるリハが重要

専門的な医療機関に紹介する

● 嚥下内視鏡検査で異常を認め，全身状態の改善や経口摂取の導入やレベルアップの可能性があると判断された場合は，専門の医療機関に紹介する[★16]．

> **ポイント** どのような場合に専門的な医療機関に紹介するか？
> ①嚥下運動の出力障害があり，詳細な嚥下機能評価が必要と判断した場合．
> ②専門施設でのリハビリテーションや外科的治療が必要と判断した場合．
> ③改善の可能性があるが，自施設では対応が困難と判断した場合

★16
紹介先に対しては，何を希望しての紹介であるかを明記する．現在の摂食・嚥下状況，介護背景についての情報もできるだけ提供する．

評価や治療の適応外と判断する

● 意識レベルが不良，あるいは全身状態が不良で，経口摂取を目指す段階にない．
● 患者および家族に経口摂取への希望や意欲がない．
● 咽頭期の嚥下運動が生じない，または嚥下反射の惹起が不安定．
● 十分に説明しても誤嚥に対するリスクの受け入れができない．

意識や意欲は，日によって時間によって異なることもある．状況にて診療を繰り返す

高齢者における対応の留意点

嚥下反射の惹起遅延と咽頭残留への対応が重要

- 高齢者では，嚥下反射の惹起遅延と咽頭残留への対応が重要である．現状の嚥下能力を的確に把握し，安全な条件を設定しながら残存能力を有効に引き出し，誤嚥のリスクの少ない経口摂食の継続を目指す[1]．
- 嚥下運動の出力能力に見合う適切な食形態や嚥下姿勢の選択は，代償的なアプローチ法として有用である．

随意的嚥下法は適応を選んで実施する

- 随意的嚥下法は，呼吸路を嚥下路にかえる運動や食塊を搬送する能力を補強する嚥下法である．息止め嚥下法，メンデルソン（Mendelsohn）法，努力嚥下法，アンカー強調嚥下法などがある．

筋力訓練は，嚥下機能のアンチエイジングへの応用も期待される

- 筋力訓練は，運動機能の過負荷や運動の再学習の原則に基づいて考案された訓練プログラムで，舌骨上筋群の強化を目指した訓練と咽頭収縮力の強化を目指した訓練に大別される．具体的なトレーニング法としては，頭部挙上訓練，舌背挙上訓練（舌抵抗訓練），前舌保持嚥下法（tongue holding swallow：THS），電気刺激法などが考案されている★17．

★17
これらの訓練法は，実施方法の統一や強度・持続時間・頻度など検証すべき項目も多い．

- 嚥下機能を抑制したり増悪する身体的因子の除去に努める．

姿勢保持を目指す．座位保持や歩行困難になると嚥下の問題も生じやすくなる

- 期待した効果が上がらない症例や誤嚥性肺炎を繰り返す症例では，将来的な介護環境なども視野に入れながら経管栄養（胃瘻を含む）や外科的治療などを提案し，嚥下障害に伴う栄養管理や気道管理の問題に対応する．

（大前由紀雄）

引用文献

1) 大前由紀雄．嚥下障害の保存的治療—根拠のある嚥下リハビリテーションの実践を目指して．日耳鼻 2011；114：66-71．
2) Sekizawa K, et al. Lack of cough reflex in aspiration pneumonia. Lancet 1990；335：1228-9.
3) Sekizawa K, et al. ACE inhibitors and pneumonia. Lancet 1998；352：1069.
4) 大前由紀雄．高齢者における病態生理と対応—高齢者の嚥下障害の病態とその対応．日耳鼻 2001；104：1048-51．
5) Palmer JB. Bolus aggregation in the oropharynx does not depend on gravity. Arch Phys Med Rehabil 1998；79：691-6.
6) 大前由紀雄ほか．超高齢者の嚥下機能—加齢に伴う嚥下機能の変化．日気食会報 2003；54：1-7．
7) 大前由紀雄ほか．診断と評価．藤島一郎編．よくわかる 嚥下障害．改訂第3版．大阪：永井書店；2012．p.93-125．
8) 日本耳鼻咽喉科学会編．嚥下障害診療ガイドライン—耳鼻咽喉科外来における対応．2012年版．東京：金原出版；2012．
9) Teramoto S, et al. Simple two-step swallowing provocation test for elderly patients with aspiration pneumonia. Lancet 1999；353：1243.
10) 大前由紀雄ほか．検査に基づく診療指針—嚥下内視鏡検査でどこまで診断できるか．廣瀬 肇監修．嚥下内視鏡検査—動画で診る嚥下診療マニュアル．東京：インテルナ出版；2011．p.60-83．

付録

診察に役立つ資料集

高齢者に対してとくに慎重な投与を要する薬物の
リスト 332

高齢者に多い合併症と使用を控えるべき薬剤 334

学校健診に関する資料―耳鼻咽喉科保健調査票
   市立幼稚園用 337
   小学校用 338
   中学校・中等教育学校・高等学校用 339

高齢者に対してとくに慎重な投与を要する薬物のリスト（1）

(日本老年医学会，2005)

系統	薬物（一般名）	商品名	理由，主な副作用	代替薬
降圧薬（中枢性交感神経抑制薬）	メチルドパ	アルドメット	徐脈，うつ	長時間作用型カルシウム拮抗薬，アンジオテンシン変換酵素阻害薬，アンジオテンシンⅡ受容体拮抗薬，少量の利尿薬
	クロニジン	カタプレス	起立性低血圧，鎮静，めまい	
降圧薬（ラウオルフィア）	レセルピン	アポプロン	うつ，インポテンツ，鎮静，起立性低血圧	
降圧薬（カルシウム拮抗薬）	短時間作用型ニフェジピン	アダラート，セパミット，ヘルラートなど	過降圧，長期予後悪化	
血管拡張薬	イソクスプリン	ズファジラン	より効果の明らかな代替薬あり	リマプロスト，ベラプロスト，シロスタゾール，サルポグレラート
強心配糖体	ジゴキシン（≧0.15 mg/日）	ジゴキシン，ジゴシン	ジギタリス中毒のリスク増大	低用量
抗不整脈薬	ジソピラミド	リスモダン，ノルペース，カフィール	陰性変力作用による心不全，抗コリン作用	上室性不整脈に対してジギタリス，カルシウム拮抗薬（ベラパミル，ジルチアゼム），β遮断薬，心室性不整脈に対して，ジソピラミドはメキシレチン，アミオダロンは代替薬なし
	アミオダロン	アンカロン	致死的不整脈の誘発，高齢者での有用性不明	
抗血小板薬	チクロピジン	パナルジンなど	顆粒球減少，血小板減少，出血傾向，下痢，皮疹，無顆粒球症	クロピドグレル，アスピリン
睡眠薬（バルビツレート系）	ペントバルビタール	ラボナ	中枢性副作用，依存性	非ベンゾジアゼピン系薬剤（ゾルピデム，ゾピクロン），短時間作用ベンゾジアゼピン系薬剤（ロルメタゼパム），抗ヒスタミン剤（ヒドロキシジン），抗うつ薬（トラゾドン）など
	アモバルビタール	イソミタール	同上	
	バルビタール	バルビタール	同上	
	合剤	ベゲタミンA，ベゲタミンB	中枢性副作用，抗コリン作用	
睡眠薬（ベンゾジアゼピン系）	フルラゼパム	インスミン，ダルメート，ベノジール	過鎮静，転倒，抗コリン作用，筋弛緩作用，長時間作用	
	ハロキサゾラム	ソメリン	同上	
	クアゼパム	ドラール	長時間作用型	
	トリアゾラム	ハルシオン	健忘症状	
抗不安薬（ベンゾジアゼピン系）	クロルジアゼポキシド，ジアゼパムをはじめとするベンゾジアゼピン系抗不安薬	コントール，バランス，セルシン，セレナミン，セレンジン，ホリゾンなど	過鎮静，転倒，抗コリン作用，筋弛緩作用，長時間作用	タンドスピロン，SSRI
抗うつ薬	アミトリプチリン，イミプラミン，クロミプラミンなどの三環系抗うつ薬	トリプタノール，トフラニール，アナフラニールなど	抗コリン作用，起立性低血圧，QT延長	SSRI（フルボキサミン，パロキセチン），SNRI（ミルナシプラン），トラゾドン，ミアンセリン）
	マプロチリン	ルジオミールなど	抗コリン作用，より安全な代替薬あり	
抗精神病薬（フェノチアジン系）	チオリダジン，レボメプロマジン，クロルプロマジンなど	メレリル，ヒルナミン，レボトミン，コントミン，ウインタミンなど	錐体外路症状，抗コリン作用，起立性低血圧，過鎮静，チオリダジンはさらに併用禁忌多剤	非定型抗精神病薬（リスペリドン，ペロスピロン，オランザピン，クエチアピン，チアプリド）
抗精神病薬（ブチロフェノン系）	ハロペリドール，チミペロン，ブロムペリドール	セレネース，リントン，トロペロン，インプロメンなど	錐体外路症状，遅発性ジスキネジア	非定型抗精神病薬（リスペリドン，ペロスピロン，オランザピン，クエチアピン，チアプリド）
抗精神病薬（ベンズアミド系）	スルピリド，スルトプリド	ドグマチール，アビリット，ミラドール，バルネチールなど	同上	
抗パーキンソン病薬	トリヘキシフェニジル	アーテン，トレミン，セドリーナ，ピラミスチンなど	抗コリン作用	L-dopa剤が最も標準的薬剤

高齢者に対してとくに慎重な投与を要する薬物のリスト (2)

(日本老年医学会, 2005)

系統	薬物 (一般名)	商品名	理由, 主な副作用	代替薬
抗てんかん薬	フェノバルビタール	フェノバール, ルミナール	中枢性副作用, 転倒	バルプロ酸など
	フェニトイン	アレビアチン, ヒダントール, フェニトインN	同上	特になし
麻薬性鎮痛薬 (経口)	ペンタゾシン	ソセゴン, ペンタジン, ペルタゾン	中枢性副作用 (錯乱, 幻覚)	特になし
非ステロイド性消炎鎮痛薬 (NSAID)	インドメタシン	インダシン, インテバン	中枢性神経症状, 消化性潰瘍, 腎障害	必要量少量・最少期間で使用 COX-2特異的阻害薬への変更
	COX阻害薬以外の長時間作用型NSAID (常用量)	ボルタレン, ナイキサン, フェルデンなど	消化性潰瘍, 腎障害	
小腸刺激性下剤	ヒマシ油	ヒマシ油	嘔吐, 腹痛	酸化マグネシウム, センナ, アロエ
骨格筋弛緩薬	メトカルバモール	ロバキシン	抗コリン作用 (口渇, 便秘, 排尿困難), 鎮静, 虚弱	特になし
平滑筋弛緩薬	オキシブチニン	ポラキス	抗コリン作用 (口渇, 便秘, 排尿困難), 鎮静, 虚弱	膀胱選択性の高い同糸統薬
腸管鎮痙薬	ブチルスコポラミン	ブスコパン, ブチスコ	抗コリン作用 (口渇, 便秘, 排尿困難), 眼圧上昇, 頻脈	グルカゴン
	プロパンテリン	プロ・バンサイン	同上	
制吐薬	メトクロピラミド	プリンペラン, テルペランなど	遅発性ジスキネジア, 錐体外路症状	モサプリド, バンテリン, バンテノール
	ドンペリドン	ナウゼリンなど	錐体外路症状, 高プロラクチン血症	
男性ホルモン	メチルテストステロン	エナルモン, エネルファ	前立腺癌, 前立腺肥大	特になし
女性ホルモン	エストロゲン製剤単独	プレマリンなど	子宮癌, 乳癌発症率上昇, 明らかな心保護作用は確認されていない	プロゲステロンと併用
甲状腺ホルモン	乾燥甲状腺	チラーヂン, チレオイド	心刺激作用, T_3, T_4いずれも含む	チラーヂンS
血糖降下薬 (第一世代スルホニル尿素)	クロルプロパミド	アベマイド	低血糖の遷延	グリクラジド, グリメピリド
	アセトヘキサミド	ジメリン	同上	
血糖降下薬 (ビグアナイド薬)	メトホルミン	グリコラン, メルビンなど	低血糖, 乳酸アシドーシスなど, 高齢者では禁忌	αグルコシダーゼ阻害薬, インスリン抵抗性改善薬
	ブホルミン	ジベトスB, ジベトンS	同上	
鉄剤	鉄 (≧300mg/日)	各種	消化器系副作用増加, 吸収量の上限	低用量
ビタミンD	アルファカルシドール (≧1.0μg/日)	アルファロール, ワンアルファなど	ビタミンD中毒症	低用量

＊ジゴキシン, 鉄剤, ビタミンDは括弧内の用量の場合.

(日本老年医学会編. 高齢者の安全な薬物療法ガイドライン 2005. メジカルビュー社；2005[4] より)

高齢者に多い合併症と使用を控えるべき薬剤（1）

合併症ならびに症候	薬剤名	代表的商品名	理由
心血管病			
心不全	非ステロイド性抗炎症薬（NSAID）/COX-2阻害薬 ジヒドロピリジン系以外のカルシウム拮抗剤 　　ジルチアゼム 　　ベラパミル ピオグリタゾン シロスタゾール	 ヘルベッサー ワソラン アクトス プレタール	水貯留作用により心不全悪化
失神	アセチルコリン・エステラーゼ阻害薬 　　ドネペジル 　　リバスチグミン 　　ガランタミン α遮断薬 　　ドキサゾシン 　　プラゾシン 　　テラゾシン 三環系抗うつ薬（第3級アミン・アミトリプチリン、イミプラミン、クロミプラミンなど） クロルプロマジン チオリダジン オランザピン	 アリセプト イクセロンパッチ，リバスタッチパッチ レミニール カルデナリン ミニプレス ハイトラシン トリプタノール，トフラニール，アナフラニールなど コントミン，ウインタミン メレリル ジプレキサ	起立性低血圧もしくは徐脈のリスクを増加
中枢神経系			
慢性痙攣／てんかん	クロルプロマジン クロザピン マプロチリン オランザピン チオリダジン チオチキセン トラマドール	コントミン，ウインタミン クロザリル ルジオミール ジプレキサ メレリル ナーベン トラマール	痙攣発作閾値の低下
せん妄	全三環系抗うつ薬 抗コリン作動薬 ベンゾジアゼピン系薬剤 クロルプロマジン 副腎ステロイド ヒスタミンH2受容体拮抗薬 メペリジン 催眠・鎮静薬 チオリダジン	トリプタノール，アナフラニール，トフラニール，スルモンチール，ノリトレンなど ハルシオン，レンドルミン，ユーロジン，ロヒプノール，ソラナックス，コンスタン，など多数 コントミン，ウインタミン プレドニン，リンデロンなど タガメット，ザンタック，ガスター オピスタン，ペチジン ハルシオン，デパス，セルシンなど メレリル	せん妄を悪化させる可能性がある．もし，慢性的に使用した薬剤なら徐々に減量して中止する必要がある（禁断症状を避けるため）
認知症（認知機能障害）	抗コリン作用薬 ベンゾジアゼピン系薬剤 ヒスタミンH2受容体拮抗薬 ゾルピデム 抗精神病薬（常用，屯用とも）	 ハルシオン，レンドルミン，ユーロジン，ロヒプノール，ソラナックス，コンスタン，など多数 タガメット，ザンタック，ガスター マイスリー	中枢神経系への副作用のため使用は控える．抗精神病薬使用は他の非薬物療法が無効の時のみ．抗精神病薬は認知症患者の脳血管障害発生や生命予後に悪影響を及ぼす可能性がある

高齢者に多い合併症と使用を控えるべき薬剤（2）

合併症ならびに症候	薬剤名	代表的商品名	理由
転倒や骨折の既往	抗痙攣薬	フェノバール，アレビアチン，リボトリール，デパケン，テグレトールなど多数	失調をきたすリスクあり，転倒リスクを高める
	抗精神病薬		
	ベンゾジアゼピン系薬剤	ハルシオン，レンドルミン，ユーロジン，ロヒプノール，ソラナックス，コンスタン，など多数	
	非ベンゾジアゼピン系眠剤		
	エスゾピクロン	アモバン，ゾピクール	
	ゾルピデム	マイスリー	
	三環系抗うつ薬	トリプタノール，アナフラニール，トフラニール，スルモンチール，ノリトレンなど	
	選択的セロトニン再取り込み阻害薬（SSRI）	デプロメール，ルボックス，パキシルなど	
不眠症	（偽性）エフェドリン		中枢神経系刺激作用
	フェニレフリン		
	メチルフェニデート	リタリン，コンサータ	
	ペモリン	ベタナミン	
	テオフィリン	テオドール	
	カフェイン	無水カフェイン	
パーキンソン病	すべての抗精神病薬（クエチアピンとクロザピンは除く）		ドパミン受容体拮抗作用のある薬剤はパーキンソン病を悪化させる可能性がある
	制吐剤		
	メトクロプラミド	プリンペラン	
	プロクロルペラジンマレイン	ノバミン	
	プロメタジン	ヒベルナ，ピレチア	
消化器系			
便秘	過活動性膀胱に使用する抗コリン（ムスカリン）作用薬		便秘を悪化させる可能性のある薬剤：尿失禁に使用する抗ムスカリン作用薬は薬剤により便秘との関連が異なり，もし使用した薬剤により便秘が悪化したら薬剤変更を考慮
	オキシブチニン	ポラキス	
	コハク酸ソリフェナシン	ベシケア	
	トルテロジン	デトルシトール	
	ジヒドロピリジン系以外のカルシウム拮抗薬		
	ジルチアゼム	ヘルベッサー	
	ベラパミル	ワソラン	
	第一世代の抗ヒスタミン薬		
	カルビノキサミン	シベロン	
	マレイン酸クロルフェニラミン	ポララミン，ネオレスタミン，アレルギン	
	フマル酸クレマスチン	タベジール	
	シプロヘプタジン	ペリアクチン	
	ジフェンヒドラミン系	レスタミン，ベナ，ドリエル	
	塩酸ヒドロキシジン	アタラックス	
	塩酸プロメタジン	ピレチア，ヒベルナ	
	塩酸トリプロリジン	ベネン	
	抗コリン薬または鎮痙薬		
	抗精神病薬		
	ベラドンナアルカロイド	ロートエキス，アトロピン	
	clidinium-chlordiazepoxide		
	ジサイクロミン	コランチル配合顆粒	
	ヒヨスチアミン	アトロピン	
	プロパンテリン	プロ・バンサイン	
	スコポラミン	ブスコパン	
	三環系抗うつ薬（第3級アミン：アミトリプチリン，イミプラミン，クロミプラミンなど）	トリプタノール，トフラニール，アナフラニールなど	
消化性潰瘍の既往	アスピリン（> 325 mg/d）		潰瘍の再発のリスク上昇
	non-COX-2 selective NSAIDs		

高齢者に多い合併症と使用を控えるべき薬剤（3）

合併症ならびに症候	薬剤名	代表的商品名	理由
腎臓，尿路系			
慢性腎臓病（IV，V期）	非ステロイド性抗炎症薬（NSAID） トリアムテレン	アムテレン，トリテレン	腎障害のリスクを上昇
全尿失禁（女性）	エストロゲン製剤（経口，経皮）		尿失禁の悪化
下部尿路兆候，前立腺肥大	吸入用抗コリン製剤 尿失禁治療目的に使用している抗ムスカリン薬以外の抗コリン作動薬	アトロベント	尿流量の低下や尿閉を起こす可能性がある
腹圧性尿失禁や混合型尿失禁	α遮断薬 　ドキサゾシンメシル 　プラゾシン 　テラゾシン	ドキサゾシン ミニプレス ハイトラシン	尿失禁を悪化させる可能性がある

(The American Geriatrics Society 2012 Beers Criteria Update Expert Panel. American Geriatrics Society. Updated Beers Criteria for Potentially Inappropriate Medication Use in Older Adults. J Am Geriatr Soc 2012；60：616-31. の table 3 をもとに作成／葛谷雅文．JOHNS 2012[5] より)

学校健診に関する資料―耳鼻咽喉科保健調査票

保護者　様　　　　　　　　　　　　　　　　　　　　　　　　（市立幼稚園用）

耳鼻咽喉科定期健康診断を行います。健康診断の参考にしたいので、健康状態を下記によりお知らせくださいますようお願いします。

平成25年度　耳鼻咽喉科保健調査票

新潟市立　　　　　幼稚園　　　　　組　　氏名　　　　　

（保護者記入欄）　太枠の中の該当する事項があれば、番号に○をつけてください。

本人・家族で気付いていること			
	1	耳	耳だれが出ている
	2		聞こえが悪い（呼んでも返事をしないことがある　聞き返すことが多い　テレビの音を大きくする　など）
	3	鼻	かぜをひいていないのに鼻汁が多く、鼻づまりがある
	4		くしゃみ、みず鼻がよくでる
	5		よく鼻血が出る
	6	咽喉	寝ているときに、よくいびきをかく
	7		口をあけていることがある
	8		のどがはれて熱を出すことが多い
	9		声や発音がおかしい
	10		特になし
	11		

→ 現在、耳鼻科で治療中の病気や、これまでに治療を受けたことがある病気がありましたら記入してください。

（幼稚園記入欄）

健康診断結果

異常なし

1　右・左耳垢栓塞　　　2　右・左慢性中耳炎　　　3　右・左滲出性中耳炎
4　右・左難聴の疑い　　5　慢性鼻炎　　　　　　6　アレルギー性鼻炎
7　副鼻腔炎　　　　　　8　鼻中隔湾曲症　　　　9　反復性鼻出血
10　アデノイド　　　　 11　扁桃肥大　　　　　　12　扁桃炎
13　音声異常　　　　　 14　言語異常　　　　　　15　口唇・口腔疾患

（新潟市教育委員会より提供）

(小学校用)

保護者様

学校名 ＿＿＿＿＿＿＿＿＿＿＿＿＿＿＿

耳鼻咽喉科定期健康診断を行います。健康診断の参考にしたいので健康状態を下記によりお知らせくださいますようお願いします。

平成25年度　耳鼻咽喉科保健調査票

年　組　番　氏名 ＿＿＿＿＿＿＿＿＿＿＿＿＿

太枠の中の該当する番号を○印で囲んでください。又，既往歴のある場合は記入してください。

（保護者記入欄）

家庭や自分で気付いていること	1	耳	呼んでも返事をしない
	2		テレビの音が大きい
	3	鼻	鼻がつまりやすい
	4		くしゃみや鼻水が出る
	5	咽喉	いびきをかく
	6		口をあけている
	7		のどを痛め熱を出しやすい
	8		声がかれている
	9		発音がおかしい
	10		中耳炎にたびたびかかった
	11		治療中の耳・鼻・のどの病気がある（　　　　　）
	12		特になし

既往歴	昨年又は以前指摘された病気	左記疾患の処置状況 ア　治療完了 イ　治療中 ウ　未治療 エ　中途で治療中止 オ　そのまま経過観察

（学校記入欄）

聴力検査

聞こえたら　　・・・・・　空欄
聞こえなかったら　・・・　○

	1000HZ・30dB	4000HZ・25dB
右		
左		

健康診断結果

異常なし

1　右・左耳垢栓塞　　2　右・左慢性中耳炎　　3　右・左滲出性中耳炎　　4　右・左難聴の疑い

5　慢性鼻炎　　6　アレルギー性鼻炎　　7　副鼻腔炎　　8　鼻中隔彎曲症

9　反復性鼻出血　　10　アデノイド　　11　扁桃肥大　　12　扁桃炎

13　音声異常　　14　言語異常　　15　口唇・口腔疾患

16　その他　　（　　　　　　　　　　　）

(新潟市教育委員会より提供)

(中学校・中等教育学校・高等学校用)

保護者様

学校名＿＿＿＿＿＿＿＿＿＿

耳鼻咽喉科定期健康診断を行います。健康診断の参考にしたいので健康状態を下記によりお知らせくださいますようお願いします。

平成　年度　耳鼻咽喉科保健調査票

年　組　番　氏名＿＿＿＿＿＿＿＿＿＿

太枠の中の該当する番号を○印で囲んでください。又，既往歴のある場合は記入してください。

（保護者記入欄）

家庭や自分で気付いていること	1	耳	聞こえが悪い
	2		大きな耳鳴りがして困ることが多い
	3		ふらふらする・ぐるぐるまわるなどの強いめまいや車酔いが多くて困っている
	4	鼻	くしゃみ，鼻水が出る，鼻がつまりやすい
	5		においがにぶい
	6	咽喉	声がかれる
	7		発音がおかしい
	8		現在治療している耳，鼻，のどの病気がある（病名　　　）
	9		特になし

既往歴	昨年又は以前指摘された病気	左記疾患の処置状況 ア　治療完了 イ　治療中 ウ　未治療 エ　中途で治療中止 オ　そのまま経過観察

（学校記入欄）

聴力検査

聞こえたら　・・・・・空欄
聞こえなかったら　・・・○

	1000HZ・30dB	4000HZ・25dB
右		
左		

健康診断結果

異常なし

1　右・左耳垢栓塞　　2　右・左慢性中耳炎　　3　右・左滲出性中耳炎　　4　右・左難聴の疑い

5　慢性鼻炎　　6　アレルギー性鼻炎　　7　副鼻腔炎　　8　鼻中隔彎曲症

9　反復性鼻出血　　10　アデノイド　　11　扁桃肥大　　12　扁桃炎

13　音声異常　　14　言語異常　　15　口唇・口腔疾患　　16　めまい

17　その他　　（　　　　　　　　　　　）

(新潟市教育委員会より提供)

索引

和文索引

あ

亜鉛内服療法	301
アッシャー症候群	85, 111
アデノイド切除術	167
アデノイド増殖症	51, 152, 164
アモキシシリン水和物	148
アレルギー性鼻炎	139
累積発症	140
アレルゲン免疫療法	143
アンチエイジング	283

い

いじめ対策	120
異常構音	221
分類	221
胃食道逆流症	316
イチゴ状血管腫	203
一過性脳虚血発作	285
一側性小脳半球形成不全	135
一側聾	72
遺伝子検査とカウンセリング	81
遺伝性難聴	78
異物	184
いわゆる耳管狭窄症	276
咽（喉）頭摩擦音	221
インクルージョン教育	122
咽喉頭逆流症	316
インテグレーション教育	122
咽頭異物	186
咽頭破裂音	221
インフルエンザ菌	41

う

ウイルス性鼻・副鼻腔炎	146
ウェットケア®	308
運動器症候群	282
運動機能障害	110
運動障害性構音障害	218

え

エリスロマイシン	151

お

嚥下指導	256
嚥下内視鏡検査	327
嚥下造影検査	327

お

往診	256
オーラルバランス®	309
音響法の注意点	274
音声言語障害	208
温度刺激検査	280

か

カーハルト効果	33
外耳道真珠腫	34
開鼻声	221
蝸牛奇形の形態分類	99
蝸牛神経管の狭窄	100
学習障害	112
学齢期の児童に対する装用指導	118
過食症	205
ガスリー濾紙血	88
仮性クループ	173
片側性迷路障害	136
学校健診	13
音声言語障害	212
学校の協力	119
合併奇形	31
合併症と使用を控えるべき薬剤	252
花粉症	139
ガマ腫	205, 207
ガムテスト	306
顔面神経麻痺	66
カルバペネム系抗菌薬	148
加齢	
機能低下	279
生理的変化	254
耳管機能障害	271
加齢性嗅覚障害	292
加齢性難聴	260
加齢性平衡障害	281
加齢性味覚障害	298
簡易嚥下誘発テスト	328
眼窩骨膜下膿瘍	148
顔面神経麻痺	103

き

気管食道裂	180
キーゼンバッハ部位	154
気管・気管支異物	188
気管切開口管理	256
器質性構音障害	210, 218
吃音	225
吃音検査法	226
気道の奇形	177
機能性構音障害	210, 218, 222
機能性ディスペプシア	321
機能性難聴	73
木村病	204, 206
急性化膿性耳下腺炎	205
嗅覚障害の大規模疫学調査	292
嗅覚の加齢変化	292
急性化膿性耳下腺炎	202
急性喉頭蓋炎	174
急性中耳炎	40
病期分類	43
急性鼻・副鼻腔炎の合併症	148
急性副鼻腔炎に対する薬剤選択	148
キュード・スピーチ	239
嗅粘膜性嗅覚障害	293
境界線レベルの知的能力	110
共鳴の異常	221
魚骨異物	187
拒食症	205

く

グラデニーゴ症候群	42
クラブラン酸カリウム・アモキシシリン水和物	148
クラリスロマイシン	151

け

経口のステロイド	142
軽中等度難聴児の補聴器助成	122
経頭蓋磁気刺激法	269
系統的構音訓練	224
軽度知的障害の合併	109
軽度発達障害	112
経鼻胃管チューブ交換	256
経鼻エアウェイ	8

頸部先天性嚢胞・瘻疾患	194	高齢者福祉医療三原則	243	シストランク法	196
血管奇形	181	抗ロイコトリエン薬	143	指性出血	154
血管腫	181, 203, 206	誤嚥性肺炎	322	耳前瘻孔の感染	28
血管内皮腫	206	誤嚥の簡易検査	326	舌の痛みが生じる疾患	309
言語学的レベルの障害	211	誤嚥防止	256	自閉傾向	109
言語習得期後難聴	114	呼吸性嗅覚障害	293	自閉症関連障害児の診療	4
言語習得期前難聴	114	呼吸困難	170	自閉症スペクトラム障害	112, 235
言語聴覚士	223	呼気鼻漏出による子音の歪み	221	耳鳴	266
言語発達障害	229	心の理論	236	社会性の障害	234
言語発達遅滞	211	子育てのなかの補聴器装用	118	弱音化	221
		子ども		若年一側聾	72
こ		構音障害	217	周術期の問題点	254
構音訓練	223	構音発達	218	重心動揺検査	281
構音検査	219	コネキシン 26	82	重度知的障害の合併	108
構音障害	210, 217	鼓膜換気チューブ留置術	52	出血傾向（小児）	156
分類	218	鼓膜観察用器材	42	障害者総合支援法	121
口蓋化構音	221	コミュニケーション障害	211	消化管運動改善薬	320
口蓋扁桃摘出術	168			消化器系の加齢変化	300
口蓋扁桃肥大	164	**さ**		上気道異物	184
口蓋裂	219	サーモンパッチ	203	条件詮索反応聴力検査	230
構音障害	221	鰓弓耳腎症候群	31	症候群性難聴	85
口蓋裂児の言語発達	220	鰓耳腎症候群	197	小柴胡湯	308
抗菌薬	147	在宅医療	256	小耳症	16, 23
口腔乾燥症	304	最長持続発声時間	312	小児	
臨床診断基準	306	サイトメガロウイルス	111, 128	音声言語障害	208
口腔水分計	307	鰓裂由来の瘻孔	30	顔面神経麻痺	66
航空性中耳炎	276	サクソンテスト	306	発声障害	212
口腔内の舌の水分量測定	307	サリベート®	308	鼻出血	154
口臭化粧品	308	残存能力の活性化に関する原則	243	鼻・副鼻腔	145
口唇口蓋裂	219			補聴器	115
後天性耳垂裂	21	**し**		めまい	132
喉頭異物	186	視運動性眼振検査	280	小児 AR の QOL	140
喉頭血管腫	181	シェーグレン症候群	203	小児花粉症	139
喉頭軟弱症	173	シェロング起立試験	135	小児気道異物	184
喉頭肉芽腫	317	耳介奇形	16	小児嗄声	213
喉頭乳頭腫	175	歯牙・咀嚼機能の加齢変化	300	小児シェーグレン症候群	201
喉頭嚢胞	175	視覚障害	111	小児心因性めまい	137
喉頭ファイバースコープ検査	172	耳下腺腫瘍	204	小児人工内耳の適応基準	124
喉頭裂	180	耳管		小児滲出性中耳炎	48
高度感音難聴	72	解剖と機能	271	小児声帯結節	213
高齢化率	242	構造	272	小児声帯結節に対する手術	214
高齢者		耳管機能障害	271	小児唾液腺疾患	201
誤嚥性肺炎	322	耳管狭窄症	276	小児脳腫瘍	137
耳管障害	277	止血処置	158	小児良性発作性めまい症	136
耳鳴	266	自己決定の原則	243	小脳橋角部腫瘍	73
味覚障害	300	耳小骨奇形	60	情報補償	122
薬物治療の注意	248	耳小骨の発生	60	神経性食欲不振症	205
高齢者診療の特徴と対処	244	耳垂裂	22	人工唾液	308

人工内耳	124
埋め込み術	101
成績・限界	129
総合的適応評価	129
装用効果	103
滲出性中耳炎	48, 275
自然治癒	48
治療	9
新生児聴覚スクリーニング	87
新生児に対する装用指導	117
慎重な投与を要する薬物	250
審美上の問題	118

す

随意的嚥下法	330
髄膜炎に伴う両側急性感音難聴	130
スタール耳	20

せ

生活の継続性に関する原則	243
制酸薬	320
声帯内注入術	315
正中頸嚢胞	194
声門下狭窄	180
声門下喉頭炎	173
声門破裂音	221
舌下免疫療法	143
舌根部嚢胞	175
摂食嚥下評価	256
摂食障害	323
舌痛症	309
線維素性唾液管炎	204, 206
遷延性中耳炎	44
洗口剤	309
全身疾患の症候	247
前庭水管拡大	84
前庭水管拡大症候群	135
先天性外耳道狭窄症	32
先天性外耳道閉鎖症	32, 36
先天性蝸牛神経低形成・無形成症	76
先天性嗅覚障害	2
先天性頸部嚢胞性疾患	200
先天性喉頭横隔膜症	178
先天性高度感音難聴	78, 87, 95
先天性後鼻孔閉鎖症	160
先天性サイトメガロウイルス感染症	87
先天性耳瘻孔	27
先天性真珠腫	54
病期分類	57
先天性喘鳴	178
先天性難聴	105
先天性風疹症候群	90
喘鳴	170, 178
喘鳴（吸気性）への対応	7

そ

騒音対策	119
側音化構音	222
側頸嚢胞・瘻	197

た

胎生期感染症	87
胎生期鰓由来構造	197
耐性菌感染の現状と薬剤選択	150
代理ミュンヒハウゼン症候群	5
ダウン症	109
唾液腺機能の加齢変化	299
唾液腺疾患	201
唾液腺症	204, 207
唾液腺シンチグラフィー	307
唾液腺の先天性形成不全	202
唾液腺ホルモン	308
唾液分泌亢進薬剤	308
唾液分泌量の測定	306
唾石症	204, 206
単脚起立検査	281
単純性血管腫	203

ち

知的障害	107
チーム医療	256
知的発達の障害	231
注意欠陥多動性障害	112
中咽頭癌	164
中枢性嗅覚障害	293
中等度知的障害の合併	108
重複障害	105
聴覚検査	5
聴覚コミュニケーション能力	262
聴覚障害	230
聴覚情報処理障害	116
聴覚性構音障害	218
聴神経腫瘍	73
聴性行動反応検査	230
聴性脳幹インプラント	101
聴性脳幹反応	230
聴力障害の重症度	262
聴力評価の方法	125
陳旧性ムンプス難聴	72

つ

椎骨脳底動脈循環不全	285
追跡眼球運動検査	280

て

定型発達のマイルストーン	229
ティンパノメトリー	43
転倒	282

と

トインビー法	273
統合教育	122
特異的言語発達遅滞	238
特別支援教育コーディネーター	119

な

内耳奇形	95
内耳道・蝸牛神経管狭窄	100
難治性中耳炎	44
難聴	
軽度発達障害の合併	112
原因の検索	128
視覚障害の合併	111
知的障害の合併	107
脳性麻痺・運動機能障害との合併	110
難聴遺伝子診断に関する提言	82
難聴外来の流れ	78
軟部好酸球肉芽腫症	204

に

乳児血管腫	181
認定補聴器技能者	263

の

脳性麻痺	110
脳脊髄液 gusher	103
嚢胞状リンパ管腫	203

は

肺炎球菌	41
発声障害	210
発達障害	4, 235

鼻噴霧用ステロイド薬	143
パロチン®	308
ハント症候群	66
反復性耳下腺炎	203, 205
反復性中耳炎	44
反復性扁桃炎	166
反復唾液飲みテスト	326

ひ

ピシバニール®	207
鼻アレルギー治療	10
鼻咽腔構音	222
鼻咽腔閉鎖機能検査	219
鼻音化	221
皮下免疫療法	143
鼻腔異物	185
摘出	185
鼻雑音	221
鼻出血	154
非症候群性難聴	78
原因遺伝子	79
歪成分耳音響放射	230
ヒトパピローマウイルス	164, 175
鼻・副鼻腔炎	145
鼻閉	160
——をきたす疾患（新生児）	160
白虎加人参湯	308
皮様囊胞	196

ふ

風疹	111
副耳	19
船坂の分類	61
プランルカスト水和物	143
プロソディの障害	211
プロトンポンプインヒビター	317
プロマック®錠	301

へ

平衡機能検査	134, 280
平衡障害	279
閉塞性睡眠時無呼吸症候群	165
治療	10
閉鼻声	221
ペニシリン	148
ペニシリン感受性肺炎球菌	41
ペニシリン抗菌薬	148
ベル麻痺	66

変声障害	212, 215
ペンドレッド症候群	96
扁桃炎インデックス	166
ペンドリン	84
便秘	320
扁平耳	23

ほ

包括教育	122
訪問診療	256
補聴器	263
補聴器装用	114
補聴器適合検査	263
補聴器の交付基準	121
補聴効果の評価	116
ポラプレジンク	301

ま

埋没耳	17
マカトンサイン	239
マクロライド療法	50, 151
末梢神経性嗅覚障害	293
慢性閉塞性肺疾患	255
慢性扁桃炎	166

み

味覚障害	298
水飲みテスト	328
ミトコンドリア遺伝子1555A>G変異	84
味蕾の加齢変化	299

む

| ムンプス | 202 |

め

メディカルネグレクト	5
めまい	132, 286
治療（カクテル療法）	12

も

| モラクセラ・カタラーリス | 41 |
| モンディーニ奇形 | 96 |

や

薬剤起因性老年症候群	249
薬剤耐性菌	41
薬物有害作用	248

ゆ

| 有所見率 | 14 |

よ

| 読み書き障害 | 239 |

ら

| ラクナ梗塞 | 322 |

り

リスニングテストにおける受験特別措置	122
六君子湯	321
流行性耳下腺炎	202, 205
硫酸亜鉛カプセル	301
両側性迷路障害	136
良性乳児性血管内皮腫	203
良性発作性頭位めまい症	136
リンパ管腫	203, 206

れ

| レスピラトリーキノロン系抗菌薬 | 148 |

ろ

老人性喉頭	312
老人性音声障害	312
老人性耳鳴	266
老人性難聴	260
修飾する遺伝外要因	261
老人性平衡障害	279, 281
ロコモティブシンドローム	282
ロサンゼルス分類	319

欧文索引

数字

| 2.4 GHz ワイヤレス通信 | 121 |

A

accessory ear	19
acute epiglottitis	174
acute otitis media	40
age-related hearing loss	260
ALADJIN	230
allergic rhinitis（AR）	139

AMPC		148
anorexia nervosa		205
articulation disorder		218
aspiration pneumonia		322
attention-deficit/hyperactivity disorder (ADHD)		112
auditory brainstem implant (ABI)		101
auditory brainstem response (ABR)		230
auditory processing disorder (APD)		116
autistic spectrum disorder (ASD)		112, 235

B

behavioral hearing test		125
Bell 麻痺		66
behavioral observation audiometry (BOA)		230
benign infantile hemangioendothelioma		203, 206
benign paroxysmal positional vertigo (BPPV)		136
benign paroxysmal vertigo in childhood (BPV)		136
branchio-oto-renal syndrome (BORS)		31, 197
bulimia		205

C

Carhart 効果		33
CHARGE association		160
child's developmental speech and language disorders		229
chronic obstructive pulmonary disease (COPD)		255
chronic tonsillitis		166
cleft lip and palate		219
cleft palate		219
cochlear aplasia		99
common cavity		99
conditioned orientation response audiometry (COR)		230
congenital aural atresia		32
congenital aural stenosis		32
congenital choanal atresia		160
congenital cholesteatoma		54

congenital preauricular fistula		27
congenital rubella syndrome (CRS)		90
congenital web of glottis		178
Cremers の分類		61
cryptotia		17
CVA/AMPC		148
cystic hygroma		203
cytomegalovirus (CMV)		87, 111, 128

D

distortion product otoacoustic emission (DPOAE)		230
DSM-V		235
dysarthria		218
dysgeusia		298
dyspnea		170

E

eye tracking test (ETT)		280

F

facial palsy		66
FM 補聴機器		120
functional articulation disorder		222
functional dyspepsia (FD)		321

G

gastroesophageal reflux disease (GERD)		316
GJB2		82
GJB2 遺伝子異常		128
glossodynia		310
Gradenigo 症候群		12
GRBAS 尺度		313

H

hemangioma		181
human papillomavirus (HPV)		164, 175
Hunt 症候群		66
hyperplasia of palatine tonsil		165

I

infraglottic laryngitis		173
inner ear malformation		95

J

Jackler and Luxford の分類		97
Jahrsdoerfer grading scale		34

K

Kayser-Gutzmann 法		215

L

laryngeal cleft		179
laryngeal papilloma		175
laryngomalacia		173
laryngopharyngeal reflux disease (LPRD)		316
locomotive syndrome		282

M

Marx 分類		32
maximum phonation time (MPT)		312
maximum slow phase velocity (MSPV)		280
median cervical cyst		195
medical neglect		5
microtia		23
Mucus®		307
Münchausen syndrome		6

N

newborn hearing screening (NHS)		87

O

obstructive sleep apnea syndrome (OSAS)		165
OK-432		207
optokinetic nystagmus (OKN)		280
ossicular malformation		60
ostiomeatal complex		151
otitis media with effusion		48

P

physiologic hearing test		125
port-wine stain		203
presbylarynx		312
presbyphonia		312
presbystasis		281
presbytinnitus		266
proton pump inhibitor (PPI)		317

pseudocroup 173

R
recurrent tonsillitis 166
repetitive saliva swallowing test (RSST) 326

S
saccular cyst 175
salivary gland disease 201
salmon patch 203
Sennaroglu and Saatci の分類 98
Sistrunk 法 196
SLC26A4 84
SLC26A4 変異 96
sleep apnea syndrome (SAS) 165
specific language impairment (SLI) 238
specific learning disabilities (LD) 112

speech chain 208
speech therapist (ST) 223
strawberry mark 203
stuttering 225
subannular tube 52
subcutaneous immunotherapy (SCIT) 143
sublingual immunotherapy (SLIT) 143

T
Theory of Mind 236
tinnitus retraining therapy (TRT) 268
tonsillitis index (TI) 166
TORCH 症候群 87
transcranial magnetic stimulation (TMS) 269
transient cerebral ischemic attack (TIA) 285

U
unilateral hearing loss 72
Usher syndrome 111

V
vertebrobasilar insufficiency (VBI) 285
vertigo 132
vocal function exercise 314

W
WHO グレード分類による聴力障害の重症度 262

X
xerostomia 304

中山書店の出版物に関する情報は，小社サポートページを御覧ください．
http://www.nakayamashoten.co.jp/bookss/define/support/support.html

---

ENT臨床フロンティア
"Frontier" Clinical Series of the Ear, Nose and Throat

子どもを診る 高齢者を診る
―耳鼻咽喉科外来診療マニュアル

2014年5月10日　初版第1刷発行 ©〔検印省略〕

専門編集 ……… 山岨達也

発行者 ……… 平田　直

発行所 ……… 株式会社 中山書店
　　　　　〒113-8666　東京都文京区白山1-25-14
　　　　　TEL 03-3813-1100（代表）　振替 00130-5-196565
　　　　　http://www.nakayamashoten.co.jp/

装丁 ……… 花本浩一（麒麟三隻館）

DTP・本文デザイン …… 株式会社明昌堂

印刷・製本 ……… 三松堂株式会社

ISBN978-4-521-73467-5
Published by Nakayama Shoten Co., Ltd.　　　　　Printed in Japan
落丁・乱丁の場合はお取り替えいたします

・本書の複製権・上映権・譲渡権・公衆送信権（送信可能化権を含む）は株式会社中山書店が保有します．

・**JCOPY** ＜(社)出版者著作権管理機構 委託出版物＞
本書の無断複写は著作権法上での例外を除き禁じられています．複写される場合は，そのつど事前に，(社)出版者著作権管理機構（電話 03-3513-6969, FAX 03-3513-6979, e-mail: info@jcopy.or.jp）の許諾を得てください．

本書をスキャン・デジタルデータ化するなどの複製を無許諾で行う行為は，著作権法上での限られた例外（「私的使用のための複製」など）を除き著作権法違反となります．なお，大学・病院・企業などにおいて，内部的に業務上使用する目的で上記の行為を行うことは，私的使用には該当せず違法です．また私的使用のためであっても，代行業者等の第三者に依頼して使用する本人以外の者が上記の行為を行うことは違法です．

実地医家の日常診療で遭遇する実際的なテーマを中心にとりあげ，
診療実践のスキルと高度な専門知識をわかりやすく解説

ENT [耳鼻咽喉科] 臨床フロンティア

全10冊

編集委員●小林俊光（東北大学）髙橋晴雄（長崎大学）浦野正美（浦野耳鼻咽喉科医院）

●B5判／並製／オールカラー／各巻平均280頁／本体予価13,000円

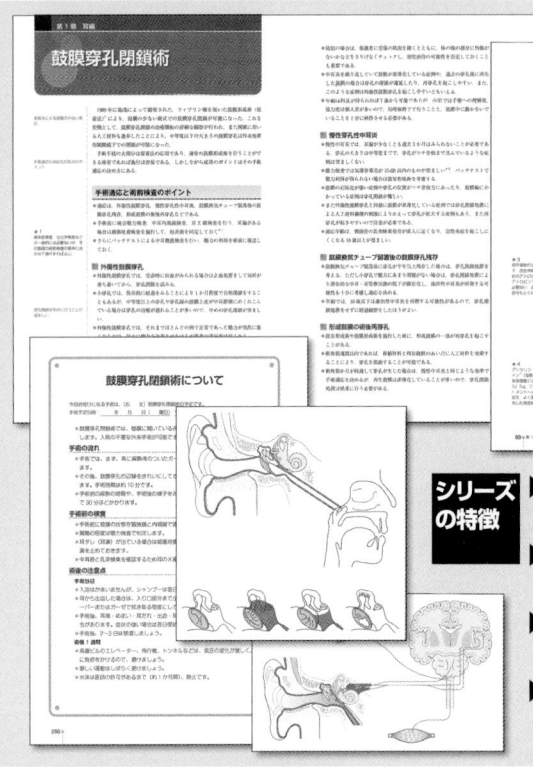

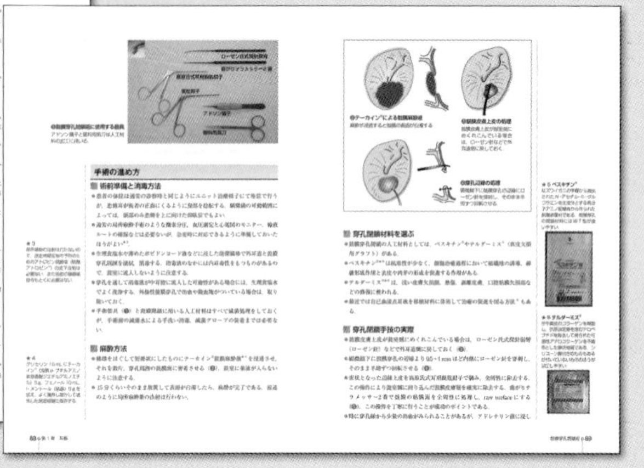

シリーズの特徴

▶ 実地医家の日常診療に求められる**身近なテーマ**が中心

▶ 高度な専門知識と診療実践のスキルを**わかりやすく，かつビジュアルに提示**

▶ **高度な機器がなくても可能な**検査，処置，小手術などに重点をおいた解説

▶ 患者説明用の文例やイラスト集など，**インフォームド・コンセント**の際にも活用できるツールを提供
（イラスト集は弊社ホームページより画像データをダウンロードしてご利用いただけます）

全10冊の構成と専門編集

■ 実戦的耳鼻咽喉科検査法	小林俊光（東北大学）	定価（本体13,000円＋税）
■ 耳鼻咽喉科の外来処置・外来小手術	浦野正美（浦野耳鼻咽喉科医院）	定価（本体13,000円＋税）
■ 急性難聴の鑑別とその対処	髙橋晴雄（長崎大学）	定価（本体13,000円＋税）
■ めまいを見分ける・治療する	内藤 泰（神戸市立医療センター中央市民病院）	定価（本体13,000円＋税）
■ がんを見逃さない―頭頸部癌診療の最前線	岸本誠司（東京医科歯科大学）	定価（本体13,000円＋税）
■ のどの異常とプライマリケア	久 育男（京都府立医科大学）	定価（本体13,000円＋税）
■ 口腔・咽頭疾患，歯牙関連疾患を診る	黒野祐一（鹿児島大学）	定価（本体13,000円＋税）
■ 風邪症候群と関連疾患―そのすべてを知ろう	川内秀之（島根大学）	定価（本体13,000円＋税）
■ 子どもを診る 高齢者を診る―耳鼻咽喉科外来診療マニュアル	山岨達也（東京大学）	定価（本体13,000円＋税）
□ 耳鼻咽喉科 最新薬物療法マニュアル―選び方・使い方	市村恵一（自治医科大学）	

※諸事情によりタイトルなど変更する場合がございます．※ ■ は既刊です．

お得なセット価格のご案内

全10冊予価合計 **130,000円＋税**
↓
セット価格 **117,000円＋税**

13,000円おトク!!

※お支払は前金制です．
※送料サービスです．
※お申し込みはお出入りの書店または直接中山書店までお願いします．

中山書店 〒113-8666 東京都文京区白山1-25-14
TEL 03-3813-1100 FAX 03-3816-1015
http://www.nakayamashoten.co.jp/